患者抄録で究める 循環器病シリーズ 1

高血圧
Hypertension

小室一成 編
千葉大学大学院 医学研究院 循環病態医科学
大阪大学大学院 医学研究科 循環器内科学

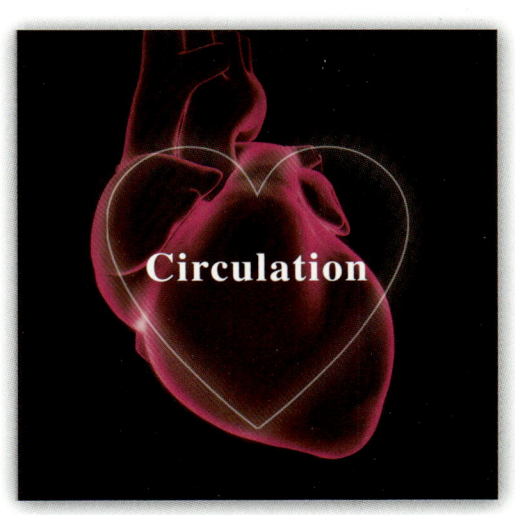

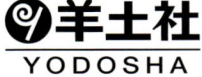

謹告

　本書に記載されている診断法・治療法に関しては，発行時点における最新の情報に基づき，正確を期するよう，著者ならびに出版社はそれぞれ最善の努力を払っております．しかし，医学，医療の進歩により，記載された内容が正確かつ完全ではなくなる場合もございます．

　したがって，実際の診断法・治療法で，熟知していない，あるいは汎用されていない新薬をはじめとする医薬品の使用，検査の実施および判読にあたっては，まず医薬品添付文書や機器および試薬の説明書で確認され，また診療技術に関しては十分考慮されたうえで，常に細心の注意を払われるようお願いいたします．

　本書記載の診断法・治療法・医薬品・検査法・疾患への適応などが，その後の医学研究ならびに医療の進歩により本書発行後に変更された場合，その診断法・治療法・医薬品・検査法・疾患への適応などによる不測の事故に対して，著者ならびに出版社はその責を負いかねますのでご了承ください．

序
― 本書とEBM（Evidence-Based Medicine）―

"Evidence based medicine is the conscientious, explicit and judicious use of current best evidence in making decisions about the care of individual patients. The practice of evidence based medicine means integrating individual clinical expertise with the best available external clinical evidence from systematic research."〔Sackett, D. L. et al.：Evidence based medicine：what it is and what it isn't. Br. Med. J., 312（7023）：71-72, 1996〕

　これは約15年前にSackett氏がEBMについて明確にした一文である．診療におけるEBMの重要性が言われるようになって久しいが，その意味するところも大分理解されてきたように思う．EBMとは，上記でSackettの言うように，大規模臨床試験やメタ解析などから得られた証拠（エビデンス）を理解したうえで，さらに個々の医師の経験を生かして診療を行うということである．

　この「患者抄録で究める　循環器病シリーズ」はまさにEBMを実践するためにつくられたと言ってよいだろう．循環器疾患，特に高血圧は，患者数が多く，新薬も次々と出ていることから，多くの大規模臨床試験が行われており，そのエビデンスに基づいて治療ガイドラインも本年改訂された．本書においては，種々の高血圧について，単に特徴，治療法ばかりでなく，エビデンスとして一部の重要な大規模臨床試験を示し，さらにより実践的な一種の「経験」を積んでいただくために，実際の症例を提示した．本書の「患者抄録」は，専門医試験に役立つばかりでなく，実際の診療における考察の仕方を学ぶうえにも有用であろう．

　本書が，高血圧診療のEBMの実践に役立てば，編者として望外の慶びである．

2009年9月

小室一成

患者抄録で究める 循環器病シリーズ 1

高血圧

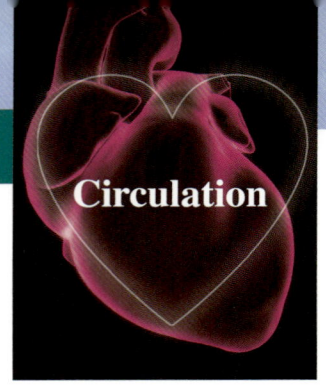
Circulation

- 序 .... 小室一成
- Color Atlas 8
- 本書の見方 12

第1章 高血圧の診療に必要な基礎知識

1. 高血圧の疫学 .... 上島弘嗣 16
2. 高血圧の発症機構 .... 茂木正樹，堀内正嗣 20
3. 高血圧治療ガイドライン（JSH2009）における治療方針
   .... 神出 計，楽木宏実 24

第2章 血圧測定と評価

1. 検査と診断 .... 齊藤郁夫 30
2. 治療対象と降圧目標 .... 片山茂裕 34

第3章 治療法の選択と基本方針

1. 薬物療法 .... 大蔵隆文，檜垣實男 38
2. 患者指導（食事・運動など） .... 荒川規矩男 43

第4章 様々な患者さんの高血圧治療

1. 高齢者の高血圧治療 .... 桑島 巖 50
2. 妊娠に伴う高血圧の治療 .... 鈴木洋通 54
   - 患者抄録 妊娠に伴う高血圧
3. 周術期の高血圧治療 .... 土橋卓也，宮田恵里 63
   - 患者抄録 未破裂脳動脈瘤を認める場合の降圧
4. 悪性高血圧 .... 石光俊彦 70
   - 患者抄録 腎不全を伴う悪性高血圧

5. 白衣高血圧 ……………………………………………… 矢野裕一朗, 苅尾七臣　79
   患者抄録 白衣高血圧

6. 仮面高血圧 ……………………………………………… 安井大策, 今井　潤　86
   患者抄録 覚醒前冠攣縮狭心症を伴った仮面高血圧

7. 早朝高血圧 ……………………………………………… 河原崎宏雄, 安東克之　95

第5章　合併症をもつ高血圧の治療

§1 脳血管障害

1. 急性期の高血圧治療 …………………………………… 大槻俊輔, 松本昌泰　100
   患者抄録 アテローム血栓性脳梗塞急性期の高血圧

2. 慢性期の高血圧治療 …………………………………………… 棚橋紀夫　110

§2 心疾患

1. 心肥大を呈する高血圧治療 …………………………… 山野　繁, 斎藤能彦　116
2. 心不全を合併する高血圧治療 ………………………… 長谷川　洋, 小室一成　122
   患者抄録 心不全を合併する高血圧
3. 心筋梗塞を合併する高血圧治療 ……………………… 山田浩之, 松原弘明　131
4. 労作性狭心症を合併する高血圧治療 ………………… 工藤博司, 甲斐久史　137
   患者抄録 労作性狭心症を合併する高血圧治療
5. 冠攣縮性狭心症を合併する高血圧治療 ……………… 岡崎史子, 吉村道博　146
6. 心房細動を合併する高血圧治療 …………………………… 川村祐一郎　150

§3 血管疾患

1. 閉塞性動脈硬化症を合併する高血圧治療 …………… 坂東泰子, 室原豊明　155
2. 大動脈解離に伴う高血圧 ……………… 仲田智之, 宮原眞敏, 伊藤正明　159
   患者抄録 大動脈解離と慢性腎不全を合併する高血圧
3. 高安動脈炎（大動脈炎症候群）に伴う高血圧 ……… 石田明夫, 大屋祐輔　168
   患者抄録 高安動脈炎（大動脈炎症候群）に伴う高血圧

§4 腎疾患

1. CKDを合併する高血圧治療 ……………………………… 駒井則夫，柏原直樹　176
   - 患者抄録　CKDを合併する高血圧
2. 透析患者の高血圧治療 …………………………………… 村田弥栄子，佐藤壽伸　184
   - 患者抄録　高血圧と急性大動脈解離を合併した透析患者

§5 生活習慣病

1. 糖尿病を合併する高血圧の管理 ………………………………………… 島本和明　194
   - 患者抄録　糖尿病を合併する高血圧治療
2. メタボリックシンドロームを合併する高血圧治療 ………… 曽根正勝，中尾一和　202

§6 その他の疾患

1. 高尿酸血症・痛風を合併する高血圧治療 ……………… 浜田紀宏，久留一郎　208
2. 肝障害を合併する高血圧 ………………………………………………… 上原誉志夫　211

第6章　特殊な高血圧の診断と治療

§1 高血圧緊急症

1. 高血圧性脳症 ……………………………………………… 江口和男，島田和幸　216
   - 患者抄録　高血圧性脳症への対応
2. 高血圧性心不全 …………………………………………… 橋村一彦，北風政史　225
   - 患者抄録　高血圧性心不全
3. 褐色細胞腫クリーゼ ……………………… 成瀬光栄，立木美香，田辺晶代　234
   - 患者抄録　急性心筋梗塞が疑われた褐色細胞腫クリーゼ

§2 その他

1. 治療抵抗性高血圧 ……………………………… 東　公一，戸谷善幸，梅村　敏　242
   - 患者抄録　CKDを伴う治療抵抗性高血圧
2. 子　癇 …………………………………………………… 上竹勇三郎，下澤達雄　250
   - 患者抄録　子癇を伴う妊娠高血圧症例

CONTENTS

第7章 二次性高血圧の診断と治療

§1 腎性高血圧

1. 腎実質性高血圧 .... 吉田篤博，木村玄次郎　260
   - 患者抄録　腎実質性高血圧で血圧管理が奏功した1例
2. 腎血管性高血圧 .... 佐原　真，平田恭信　271
   - 患者抄録　薬物治療抵抗性の動脈硬化性腎血管性高血圧

§2 内分泌性高血圧

1. 原発性アルドステロン症 .... 大村昌夫，西川哲男　285
   - 患者抄録　画像検査で副腎腫瘍が明らかでないアルドステロン産生腺腫による原発性アルドステロン症
2. 甲状腺機能異常症 .... 北　俊弘，北村和雄　293
   - 患者抄録　甲状腺機能亢進症を合併する高血圧
3. Cushing症候群 .... 平田結喜緒　301
   - 患者抄録　Cushing症候群
4. 褐色細胞腫 .... 岩嶋義雄，河野雄平　311
   - 患者抄録　褐色細胞腫

§3 その他

1. 睡眠時無呼吸症候群に伴う高血圧 .... 葛西隆敏，百村伸一　319
   - 患者抄録　SASを伴う高血圧
2. 薬剤誘発性高血圧 .... 熊谷裕生，山本浩仁郎，武智華子　327
   - 患者抄録　低K血症と腰痛を伴う高血圧（薬剤性高血圧）

● 索引 335

---

evidence

ONTARGET ……… 大蔵隆文，檜垣實男　41	CHARM試験 ……… 長谷川　洋，小室一成　129
HYVET試験の概要 ……… 桑島　巌　53	VALIANT試験 ……… 山田浩之，松原弘明　135
PRoFESS試験 ……… 棚橋紀夫　114	HOT試験 ……… 島本和明　201
LIFE試験 ……… 山野　繁，斎藤能彦　120	CASE-J試験 ……… 上嶋健治，中尾一和　207

Color Atlas

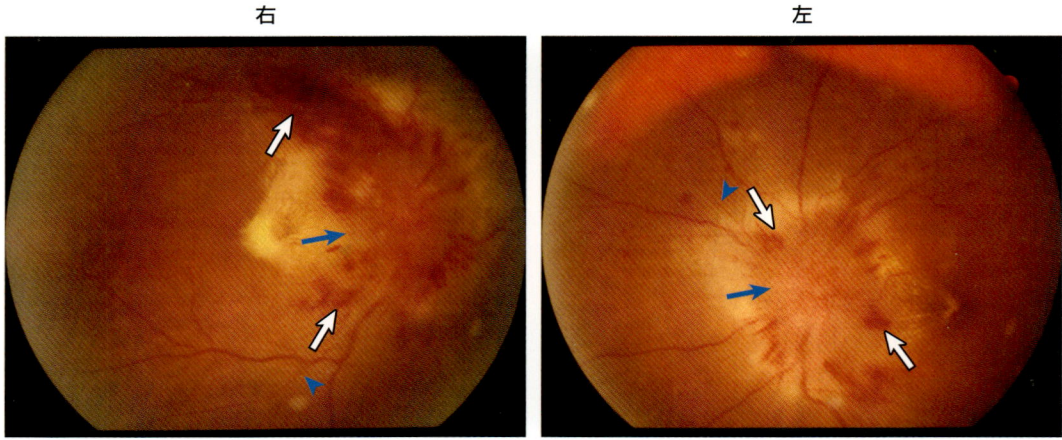

❶ 右眼および左眼の眼底写真（p75，図1参照）
乳頭浮腫（→），網膜出血（⇨）とともに網膜動脈の狭小化，硬化（▶）が観察される

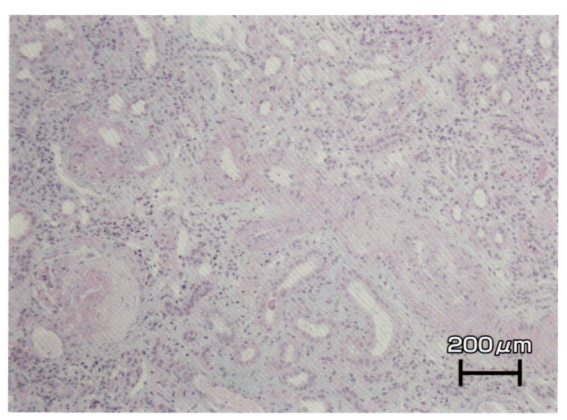

❷ 腎生検組織のPAS染色（p76，図4参照）
細動脈壁中膜の著明な肥厚と内膜増殖により内腔が著しく狭窄している．「全体的（global）」な硬化に陥り，線維化が進行しつつある糸球体が認められる

C)

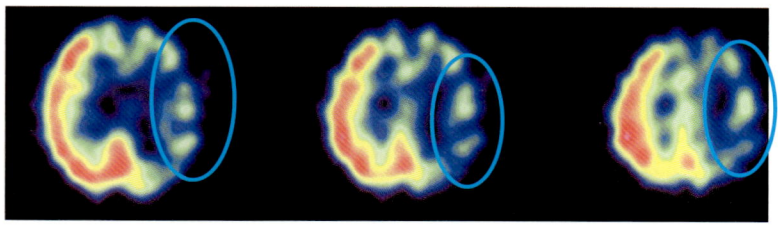

❸ 脳梗塞急性期における高血圧（p101，図参照）
安静時脳血流SPECT（C）で左中大脳動脈領域の血流低下（◯）を呈した

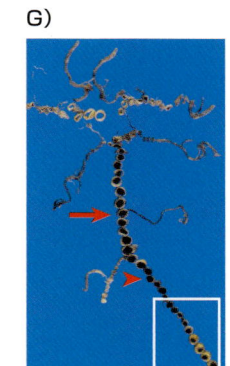

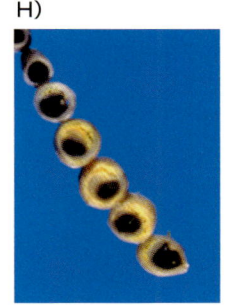

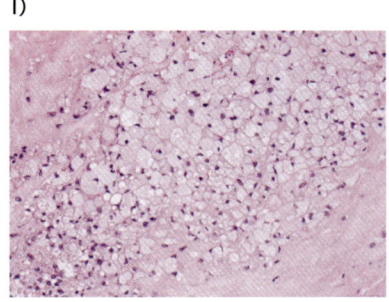

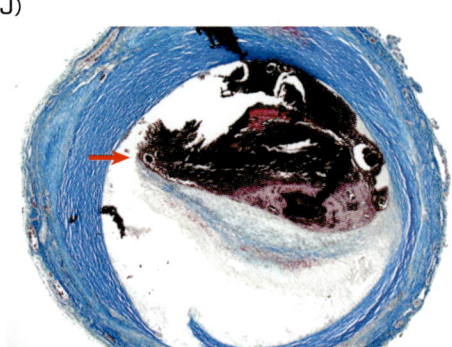

4. **本症の臨床所見（p106，図参照）**
   G) 病理解剖マクロ，脳血管を示す．左椎骨動脈（▶）から脳底動脈（→）まで血管内を血栓が充満している
   H) 軽度の狭窄部の拡大，この部位から血栓性閉塞が生じている
   I) 軽度狭窄部には泡沫細胞が多く観察される
   J) 矢印（→）の部位からプラーク破綻が示されている．血栓形成の開始部である

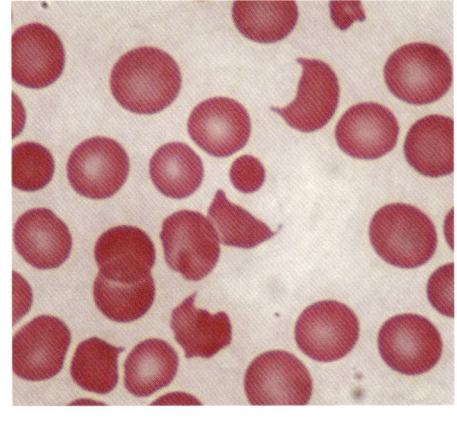

5. **末梢血液像（p220，図1参照）**
   破砕赤血球（×1000）

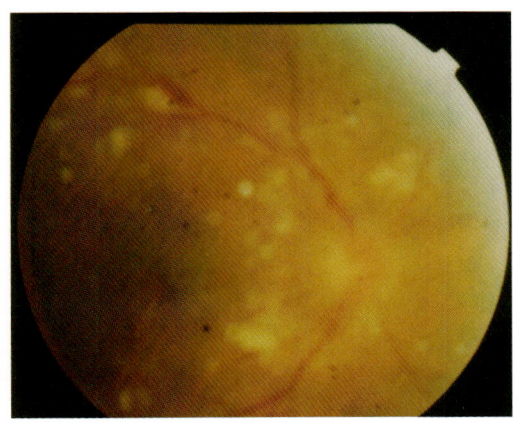

6. **眼底写真（p221，図2参照）**
   眼底写真（右5/9乳頭浮腫）

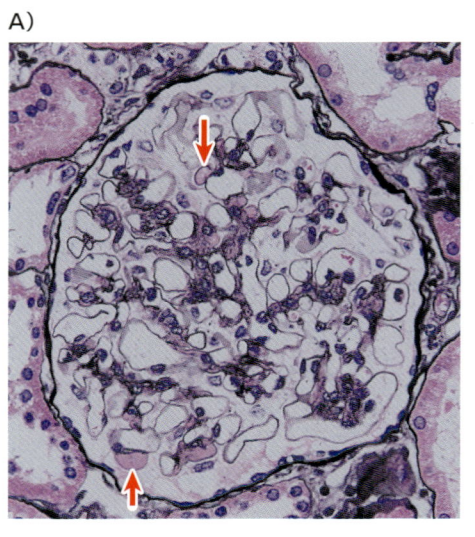
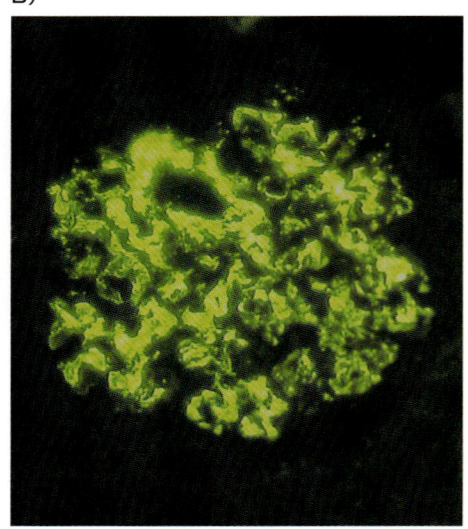
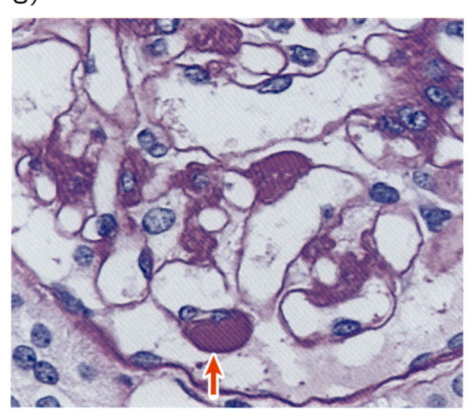

7 腎生検組織像（p268，図参照）
光顕PAM染色弱拡大（A），蛍光抗体法IgA染色（B），光顕PAS染色強拡大（A）を示す．Paramesangiumに大量のIgA陽性のdepositを認める（→）

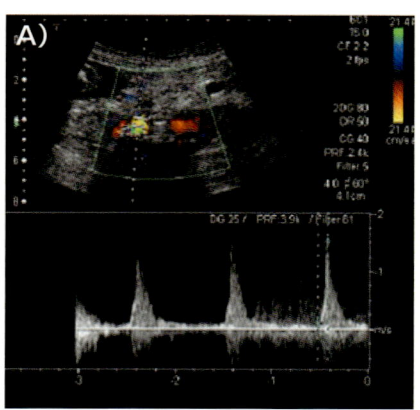

8 腎血流ドプラ検査（A）（p280，図1参照）

A) 肉眼所見（割面）　　B) 顕微鏡所見

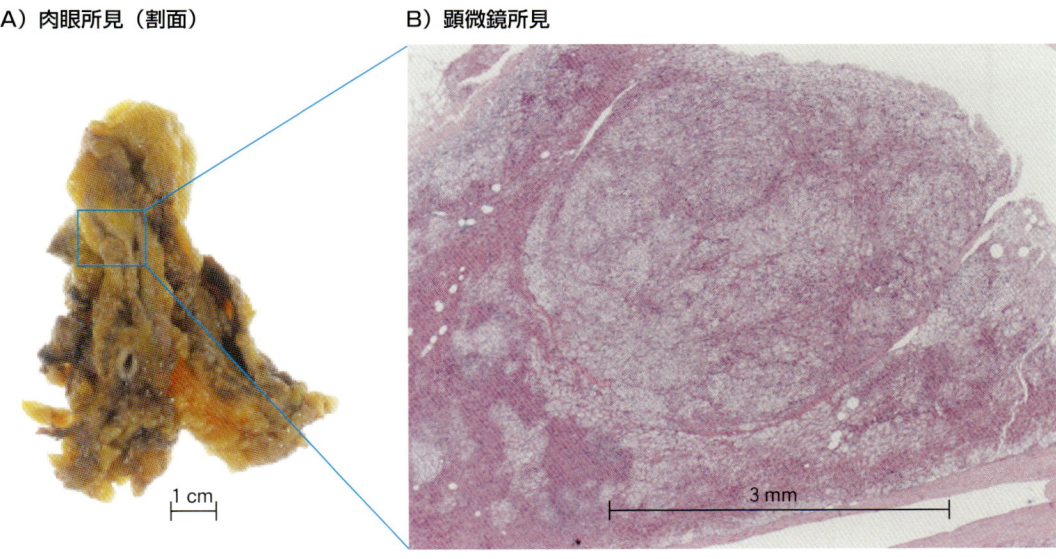

❾　摘出左副腎病理所見（p291，図2参照）

A) 満月様顔貌，痤瘡　　B) 野牛肩

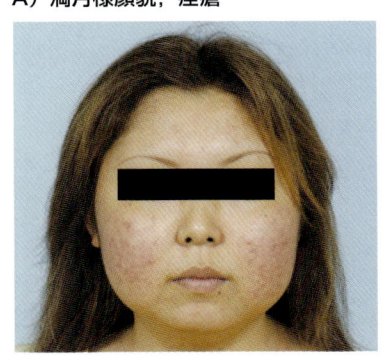

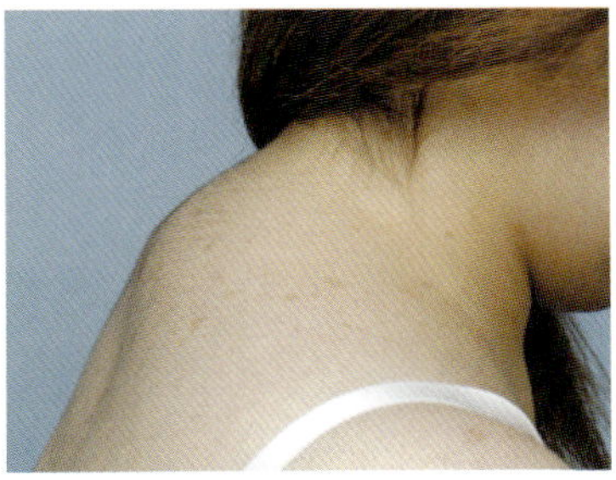

C) 腹部肥満と赤色皮膚線条

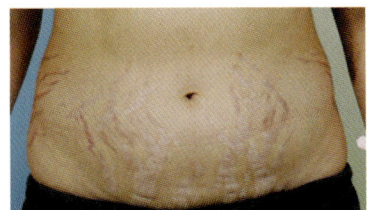

❿　身体所見（p307，図1参照）

本書の見方

本書では，本態性高血圧および各種二次性高血圧についての成因・病態・合併症・患者指導・治療法の解説（下記A）に加え，患者抄録として実際の症例の病歴・経過・担当医の考察を掲載しています．

また，患者抄録は循環器の専門医試験の際に提出する受け持ち患者抄録と同じフォーマットで執筆されていますので，書類作成の際にご参照ください．

A) 項目解説

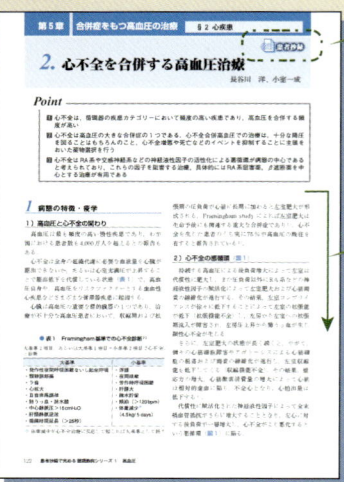

【患者抄録】
こちらのアイコンがついた項目は，解説後に実際の症例の患者抄録があります．

各高血圧の成因・病態・合併症・患者指導・治療法の解説．

【Advice from Professional】
患者抄録を書くうえでの考察のポイントや，おさえておくべき論文の概要・意義を抄録と対応させて解説．

B) 患者抄録

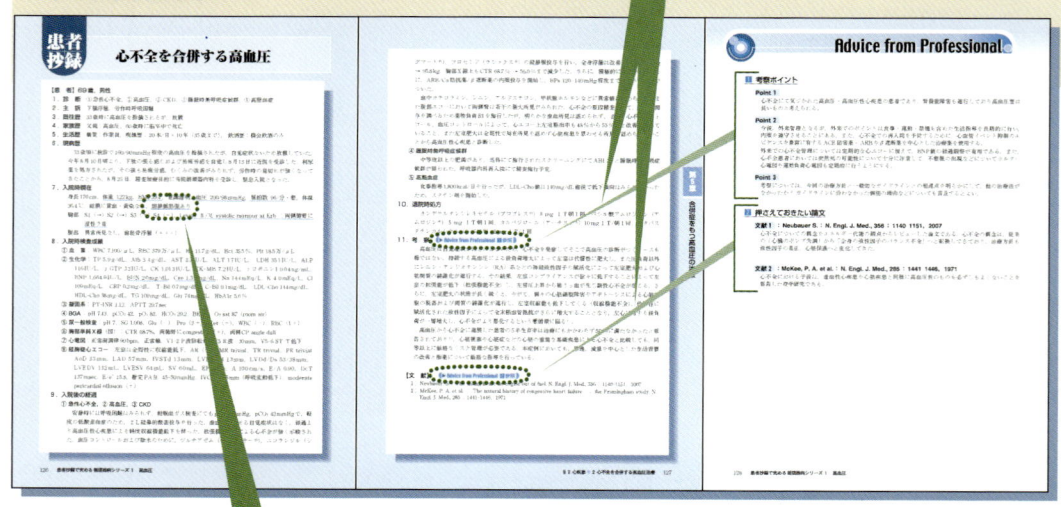

注目すべき所見には下線をつけております．

執筆者一覧

■ 編　集

小室　一成	千葉大学大学院 医学研究院 循環病態医科学 大阪大学大学院 医学研究科 循環器内科学

■ 執筆者 (掲載順)

上島　弘嗣	滋賀医科大学 生活習慣病予防センター
茂木　正樹	愛媛大学大学院 医学系研究科 分子心血管生物・薬理学
堀内　正嗣	愛媛大学大学院 医学系研究科 分子心血管生物・薬理学
神出　計	大阪大学大学院 医学系研究科 老年・腎臓内科学
楽木　宏実	大阪大学大学院 医学系研究科 老年・腎臓内科学
齊藤　郁夫	慶応義塾大学 保健管理センター
片山　茂裕	埼玉医科大学 内分泌・糖尿病内科
大蔵　隆文	愛媛大学大学院 病態情報内科学
檜垣　實男	愛媛大学大学院 病態情報内科学
荒川規矩男	福岡大学
桑島　巌	東京都健康長寿医療センター
鈴木　洋通	埼玉医科大学 医学部 腎臓内科学
土橋　卓也	国立病院機構 九州医療センター 高血圧内科
宮田　恵里	国立病院機構 九州医療センター 高血圧内科
石光　俊彦	獨協医科大学 循環器内科
矢野裕一朗	美郷町国民健康保険西郷病院 自治医科大学 内科学講座 循環器内科学部門
苅尾　七臣	自治医科大学 内科学講座 循環器内科学部門
安井　大策	東北大学大学院 医学系研究科 臨床薬学分野 亀田総合病院 呼吸器内科
今井　潤	東北大学大学院 医学系研究科 臨床薬学分野
河原崎宏雄	東京大学 腎臓内分泌内科
安東　克之	東京大学 腎臓内分泌内科
大槻　俊輔	広島大学病院 脳神経内科
松本　昌泰	広島大学大学院 脳神経内科学
棚橋　紀夫	埼玉医科大学 国際医療センター 脳卒中内科
山野　繁	奈良県総合リハビリテーションセンター 内科
斎藤　能彦	奈良県立医科大学 第1内科
長谷川　洋	千葉大学大学院 医学研究院 循環病態医科学
小室　一成	千葉大学大学院 医学研究院 循環病態医科学 大阪大学大学院 医学研究科 循環器内科学
山田　浩之	京都府立医科大学 循環器内科学
松原　弘明	京都府立医科大学 循環器内科学
工藤　博司	久留米大学 心臓・血管内科部門
甲斐　久史	久留米大学 心臓・血管内科部門
岡崎　史子	東京慈恵会医科大学 循環器内科
吉村　道博	東京慈恵会医科大学 循環器内科
川村祐一郎	旭川医科大学 保健管理センター
坂東　泰子	名古屋大学大学院 医学系研究科 循環器内科学
室原　豊明	名古屋大学大学院 医学系研究科 循環器内科学
仲田　智之	三重大学大学院 医学系研究科 循環器・腎臓内科学
宮原　眞敏	三重大学大学院 医学系研究科 循環器・腎臓内科学
伊藤　正明	三重大学大学院 医学系研究科 循環器・腎臓内科学
石田　明夫	琉球大学 医学部 循環系総合内科学
大屋　祐輔	琉球大学 医学部 循環系総合内科学
駒井　則夫	川崎医科大学 内科学（腎）
柏原　直樹	川崎医科大学 内科学（腎）
村田弥栄子	東北大学病院 血液浄化療法部
佐藤　壽伸	仙台社会保険病院 腎センター
島本　和明	札幌医科大学 第二内科
曽根　正勝	京都大学大学院 医学研究科 内分泌代謝内科
上嶋　健治	京都大学 EBM研究センター
中尾　一和	京都大学大学院 医学研究科 内分泌代謝内科 京都大学 EBM研究センター
浜田　紀宏	鳥取大学 医学部 循環器内科
久留　一郎	鳥取大学大学院 医学系研究科 再生医療学分野
上原誉志夫	共立女子大学 家政学部 臨床栄養
江口　和男	自治医科大学 内科学講座 循環器内科学部門
島田　和幸	自治医科大学 循環器内科
橋村　一彦	国立循環器病センター 内科 心臓血管部門
北風　政史	国立循環器病センター 内科 心臓血管部門
成瀬　光栄	国立病院機構 京都医療センター 内分泌代謝高血圧研究部
立木　美香	東京女子医科大学 内分泌内科
田辺　晶代	東京女子医科大学 内分泌内科
東　公一	横浜市立大学大学院 医学研究科 病態制御内科学
戸谷　善幸	横浜市立大学大学院 医学研究科 病態制御内科学
梅村　敏	横浜市立大学大学院 医学研究科 病態制御内科学
上竹勇三郎	東京大学大学院 医学系研究科 腎臓内分泌内科
下澤　達雄	東京大学医学部附属病院 検査部
吉田　篤博	名古屋市立大学大学院 医学研究科 人工透析部
木村玄次郎	名古屋市立大学大学院 医学研究科 心臓・腎高血圧内科学
佐原　真	東京大学 医学部 循環器内科
平田　恭信	東京大学 医学部 循環器内科
大村　昌夫	横浜労災病院 総合診療部 内分泌代謝内科
西川　哲男	横浜労災病院 内分泌代謝内科
北　俊弘	宮崎大学 医学部 内科学講座 循環体液制御学分野
北村　和雄	宮崎大学 医学部 内科学講座 循環体液制御学分野
平田結喜緒	東京医科歯科大学大学院 分子内分泌代謝内科学分野
岩嶋　義雄	国立循環器病センター 内科 高血圧・腎臓部門
河野　雄平	国立循環器病センター 内科 高血圧・腎臓部門
葛西　隆敏	虎の門病院 睡眠センター
百村　伸一	自治医科大学付属さいたま医療センター 循環器科
熊谷　裕生	防衛医科大学校 腎臓内科
山本浩仁郎	防衛医科大学校 腎臓内科
武智　華子	防衛医科大学校 腎臓内科

第1章

高血圧の診療に必要な基礎知識

1. 高血圧の疫学	16
2. 高血圧の発症機構	20
3. 高血圧治療ガイドライン（JSH2009）における治療方針	24

第1章 高血圧の診療に必要な基礎知識

1. 高血圧の疫学

上島弘嗣

Point

1. わが国の高血圧患者は約4,000万人である
2. 国民の血圧水準の推移は、脳卒中死亡率に符号するように、1965年をピークに1990年にかけて大きく低下した
3. わが国の食塩摂取量は、1950年代、東北地方では1日約25gもあった。現在の国民の食塩摂取量は平均としては1日11g程度である
4. 若年者から高齢者にわたり、血圧水準が高いほど脳卒中、心筋梗塞などに罹患する危険度は高い
5. 血圧の指標のなかでは、収縮期血圧が他の血圧の指標よりも、予後の予測能が高い

1 はじめに

時代の推移とともに高血圧の定義は変わり、血圧値が低いほど動脈硬化が起こりにくいことが明らかになるにつれて、その基準は低くなった。そして現在、望ましい血圧値は収縮期血圧120mmHg未満、拡張期血圧80mmHg未満となっている[1]。

ここでは、国民の血圧水準の低下や高血圧の頻度の低下、血圧値と循環器疾患の関連、血圧値に影響を与えた食塩の問題に触れつつ、高血圧管理のあり方を考えるうえでの疫学的な基礎事項について述べる。

2 高血圧の有病率と有病者数

2000年の厚生労働省第5次循環器疾患基礎調査によると、30歳以上の日本人男性の47.5%、女性の43.8%が、収縮期血圧140mmHg以上または拡張期血圧90mmHg以上、あるいは降圧薬服用中であり、**高血圧者の総数は男女計で約4,000万人となっている**[1]。この高血圧有病者数※1は国民の高齢化に伴い、年齢別の高血圧有病率が低下しても、全体の人数としては今後も増加することが懸念される。

3 血圧値の推移

わが国の年齢調整脳卒中死亡率は、第二次世界大戦後、急速に上昇し、1965年に頂点に達した。その後、1990年にかけて急速に低下した[2]。この間、脳卒中罹患率の低下がみられ、**脳卒中死亡率の低下はその罹患率の低下が大きく貢献したことによる**。これには、国民の血圧水準の低下が大きく寄与している。

国民健康・栄養調査による国民の血圧水準の推移は、男女とも、また、70歳以上の高齢者から若年者まで、測定成績のある1956年から上昇し、1965年頃を頂点として1990年にかけて低下した（図1）[2]。このような国民の血圧水準の低下傾向は、他の疫学調査によっても認められている。

4 高血圧有病率の推移

収縮期血圧が180mmHg以上の頻度の推移をみる

※1 有病率と発症率（罹患率）の違い
有病率と発症率がしばしば混同されることがあるが、この2つは全く異なる。有病率は、ある一次点において疾病を有している人の割合である。これに対して発症率は、ある一定の期間、ある集団から新たに疾病が発症した人の率をいう。発症率と罹患率は同じ意味である。
高血圧は通常、いつ発症したかわからないことが多いため、ある一次点の調査において血圧の高い人の頻度を調査し、高血圧有病率あるいは高血圧者の頻度として示すことになる。

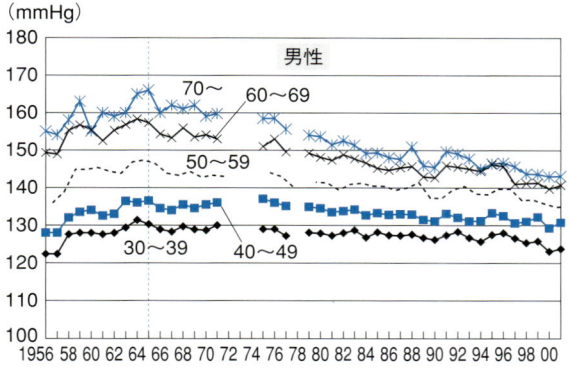
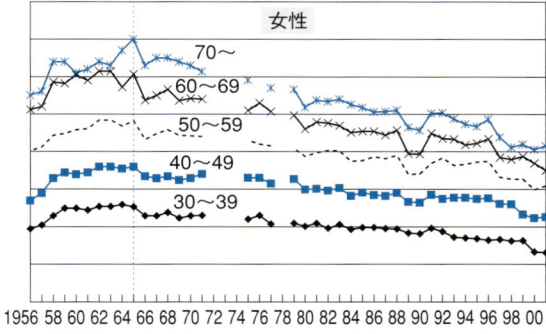

● 図1　国民の性別・年齢別の収縮期血圧の推移，国民健康・栄養調査より作図
（文献2より引用）

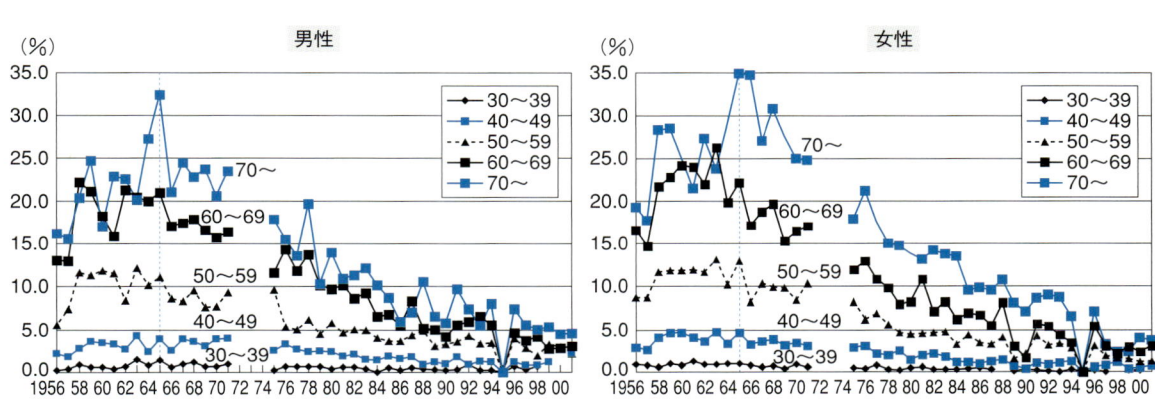

● 図2　性別・年齢別の収縮期血圧180 mmHg以上の頻度の推移，国民健康・栄養調査より作図
（文献2より引用）

と，1965年以降にいかに高度の高血圧者が減少したかがわかる．図2は，男女の収縮期血圧180 mmHg以上の人の頻度の推移である．1956年から1965年にかけて上昇し，それ以降，大きく低下した[2]．例えば，60歳代の男性では，1965年には5人に1人の割合で180 mmHg以上の人がいたのに対し，1990年を過ぎるころには数％以内に低下した．女性も男性と同様の傾向を示した．

5 血圧値の低下に寄与したもの

　食塩摂取量が多いほど血圧値が高くなり，少ないほど血圧値が低くなることはよく知られている．**1950年代，東北地方の食塩摂取量は，1日25g程度**あったことが24時間蓄尿の成績により知られている[2]．近年の東北地方における24時間蓄尿の成績はないが，平成17年度（2005年度）の国民健康・栄養調査の成績では，1人1日あたり11g程度であった．また，1980年代なかばの食塩と高血圧に関する国際共同研究のINTERSALTによる栃木の集団の24時間蓄尿の成績は，13g程度であった．したがって，東北地方では1日あたり10g以上の食塩摂取量の低下が生じたと推測される．

　食塩摂取量が1日あたり約1g低下すれば，収縮期血圧は約1 mmHg低下する[1]．このことから考えると，国民の血圧値の低下には食塩摂取量の減少が大きな影響を与えたと推測される．

6 高血圧と循環器疾患の発症

　血圧が高いほど脳卒中，心筋梗塞，それらを合わせた循環器疾患の罹患率・死亡率が高くなることはよく知られている．脳卒中発症リスクには，高血圧は強く関連しているが，高コレステロール血症との

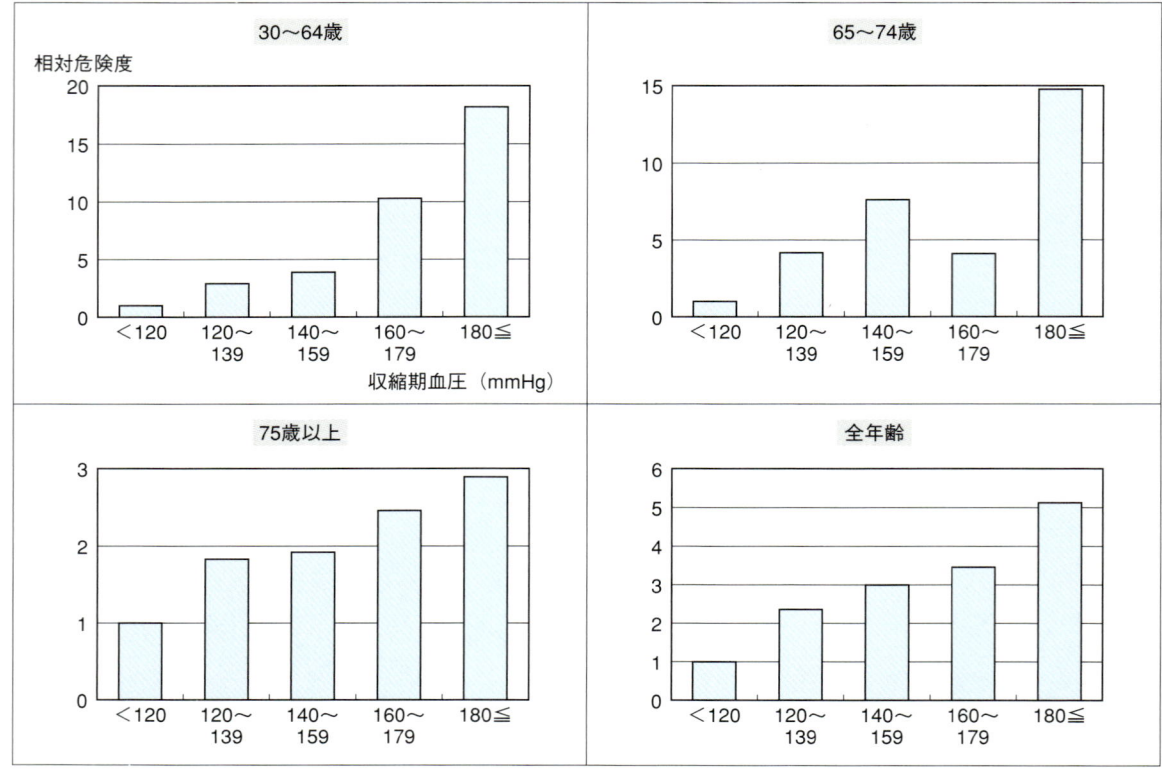

● 図3　血圧区分と循環器疾患死亡の相対危険度，男性，非服薬（NIPPPON DATA80，19年間の追跡より）
（文献8より作図）

関連はほとんどない．血清総コレステロール値と脳梗塞と関連しているとしても，弱い関連しかないことが，わが国の疫学調査のみならず，世界の疫学調査で知られている[2]．喫煙，糖尿病は脳卒中，心筋梗塞の共通の危険因子である．

血清総コレステロール値が心筋梗塞発症，動脈硬化に脳卒中よりも特異的に関連している反面，高血圧は心筋梗塞よりも脳卒中との関連の方が強い．このことは，わが国に高血圧が多かった時代には，脳卒中死亡率・罹患率が高く，心筋梗塞死亡率・罹患率が低かったことからも理解できる．

久山町研究では，米国高血圧合同委員会第VI次報告による血圧分類と高齢者の脳卒中との関連を検討している．80歳以上では，60〜79歳と比較してその関連は弱いが明瞭に認められている[3]．

国民の血圧水準や高血圧の頻度の推移は，国民の脳卒中死亡率の動向とよく一致する[2]．「健康日本21」[4] では，**国民の収縮期の血圧水準がわずかに2 mmHg低い方に推移するのみで，脳卒中は6.4％，虚血性心疾患は5.4％低下する．**

7 年齢別の血圧値と循環器疾患・総死亡危険度

多くのコホート研究を統合した個人単位のメタアナリシスでは，**若年者から高齢者にわたり，血圧水準が高いほど循環器疾患罹患・死亡危険度が高いことが明らかとなっている**[4]．

NIPPON DATA80においても，男性の成績では年齢区分を30〜64歳，65〜74歳，75歳以上に分けて循環器疾患死亡危険度を検討しているが，高齢群で相対危険度が若年群よりも小さいものの，**血圧区分が高くなるほど循環器疾患死亡危険度が高くなることを認めている**（図3）[5]．

さらに，血圧水準が高いほど，若年者から高齢者に至るまで総死亡危険度が高くなることが日本のコ

ホートを統合した大規模メタアナリシスで明らかとなった[6].

8 種々の血圧指標と循環器疾患発症危険度との関係

種々の血圧指標と循環器疾患発症危険度との関連では，収縮期血圧が最もよく予後を予測でき，収縮期血圧が拡張期血圧や脈圧よりも循環器疾患との関連が強いことが，アジア・オセアニア地域でのコホートを統合した大規模なメタアナリシス，日本の代表的なコホート研究を統合したメタアナリシスでも認められている[7,8].

9 おわりに

国民の血圧水準が平均としてわずか1〜2mmHg低下しても，脳卒中や心筋梗塞などの罹患率・死亡率に大きな影響があることが知られている[3,9].「健康日本21」では，わが国の疫学調査研究をまとめ，国民の血圧水準の低下による脳卒中，虚血性心疾患罹患率の低下の期待値を算出した．それによれば，国民の収縮期血圧水準2mmHgの低下で，脳卒中罹患率は6.4％の低下が，虚血性心疾患罹患率は5.4％の低下が期待できる．また，脳卒中死亡者数は9,000人程度減少し，日常生活動作（ADL）低下者は3,500人程度減少する[1,3].虚血性心疾患死亡者数の減少は，約4,000人となる[1,3].

国民の食塩摂取量の低下を図るには，第一に高血圧者に対する減塩指導の徹底が必要である．しかし，実際に減塩していると回答した人の減塩程度は，1日あたり1〜2g程度であることがINTERMAP研究[10]で観察されている．したがって，高血圧者や減塩を必要とする人に対して，より減塩を実行しやすい環境を整える必要がある．また，**国民の多くが自然に減塩できる環境を整備することが，国民全体の血圧水準を下げるうえで必要である**．

<文　献>

1) 「高血圧治療ガイドライン2009」（日本高血圧学会高血圧治療ガイドライン作成委員会 編），日本高血圧学会，2009
2) 上島弘嗣：1. わが国の循環器疾患とその危険因子の動向，「NIPPON DATAからみた循環器疾患のエビデンス」（上島弘嗣 編著），pp3-13，日本医事新報，2008
3) 健康日本21企画検討会：計画策定検討会報告書．健康日本21（21世紀における国民健康づくり運動について），健康・体力づくり事業財団，2000
4) Asia Pacific Cohort Studies Collaboration：J. Hypertens., 21：707-716, 2003
5) Okayama, A. et al.：J. Hypertens., 24：459-462, 2006
6) Murakami, Y. et al.：Hypertension, 51：1483-1491, 2008
7) Asia Pacific Cohort Studies Collaboration：Hypertension, 42：69-75, 2003
8) Miura, K. et al.：Circulation, 119：1892-1898, 2009
9) Stamler, J.：Hypertension, 14：570-577, 1989
10) 常松典子 他：日循予防誌，39：149-155, 2004

第1章 高血圧の診療に必要な基礎知識

2. 高血圧の発症機構

茂木正樹, 堀内正嗣

Point

1. 本態性高血圧の発症機構は遺伝・環境要因の複雑な相互作用の結果である
2. 血圧の規定因子である心拍出量と末梢血管抵抗の2つの影響を考慮する
3. 食塩の影響については常に念頭に置いて加療方法や投薬に反映させる
4. 長期加療中でも血圧調節ホルモンの関与(二次性高血圧の存在)に留意する
5. 母親の栄養状態不良による生下時低体重の影響など成因のトピックにも理解を深める

1 はじめに

高血圧の約90%近くを占める本態性高血圧の発症機構は，遺伝要因と環境要因の複雑な相互作用の結果と考えられる．若年の高血圧患者ほど遺伝要因の関与が高いと考えられるが，遺伝要因は30〜50%程度と推察される[1]．家系解析より抽出された遺伝子変異は主に腎のNa再吸収に関連するが，本態性高血圧に直接つながる主要な候補遺伝子はまだみつかっていない．

本態性高血圧の関連遺伝子としては，アンジオテンシノーゲン遺伝子が広く認められており，M235T多型の検討は人類遺伝学的にもOut of Africa[※1]仮説として注目されている．このアンジオテンシノーゲン遺伝子は食塩感受性に深く関わっており，その他の食塩感受性遺伝子も関与が示唆されるが，あくまでも関連遺伝子であり現在までのところ原因遺伝子は同定されていない．

高血圧の成因を推察するには血圧の規定因子を考慮する．血圧は心拍出量と末梢血管抵抗の積で規定される(図1)ことから，心拍出量に関連する①体液量の増加，②交感神経の活性化，末梢神経抵抗に関連する③内皮細胞機能を含めた動脈壁の異常などを念頭に検討する．年齢や性別，家族歴や発症時期，生活習慣，肥満度，代謝性疾患の影響を加味し，動脈硬化度や食塩感受性，腎糸球体数(腎機能)，内分泌検査結果の情報から個々の高血圧患者の成因と治療手段を探索する(図2)．

2 年齢・性別

加齢は動脈硬化を誘導し，大動脈の進展性を低下させ収縮期高血圧を誘導すると考えられる．しかし，単に加齢が誘因なのではなく，メタボリックシンドロームや肥満・食塩摂取過多などの生活習慣による"老化"を促進する状態に血管がさらされることにより動脈硬化が進展するのであり，動脈硬化の危険因子の存在は加齢による高血圧を促進する．

性別では，閉経前の女性では心血管イベントが男性に比べて顕著に低いが閉経後には男性レベルにまで上昇することから，主にエストロゲンが血管内皮細胞機能に影響して動脈硬化を抑制すると考えられている．また，高血圧患者の頻度も閉経前女性では同年令の男性に比べて少ないため，高血圧の成因に性ホルモンの関与が示唆されている．

※1 Out of Africa仮説

アンジオテンシノーゲン(AGT)遺伝子のM235T多型の検討から，ヒトの祖先がアフリカから世界に広がったとする仮説．チンパンジーは100%塩分を保持する235T型であり，黒人でも約90%が235T型である．一方，白人では食塩感受性でない235M型が70%を占め，235T型の頻度は緯度と逆相関して低くなる[7]．つまり暑さにより塩分喪失が多い地域では塩分を保持するための遺伝子型が必要であるが，寒冷で血圧が上昇しやすい地域では妊娠高血圧などの発症によって235T型が淘汰された可能性が示唆される．

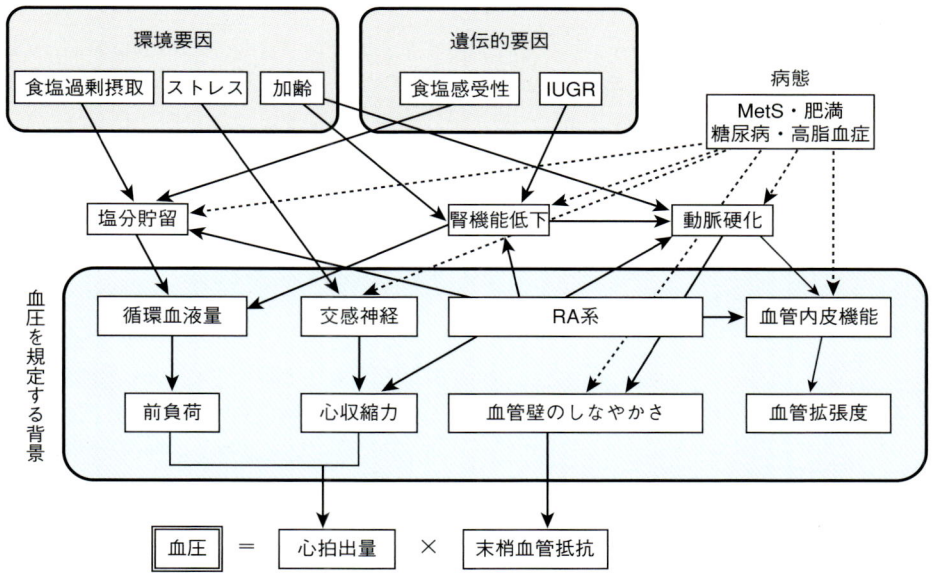

● 図1 血圧を規定する因子とその背景と影響を及ぼす要因
　　　　―→：各因子の関連性，‥‥▶：メタボリックシンドローム関連の病態が血圧上昇に与える影響
　　　　MetS：メタボリックシンドローム，IUGR（intrauterine growth retardation）：子宮内発育遅延

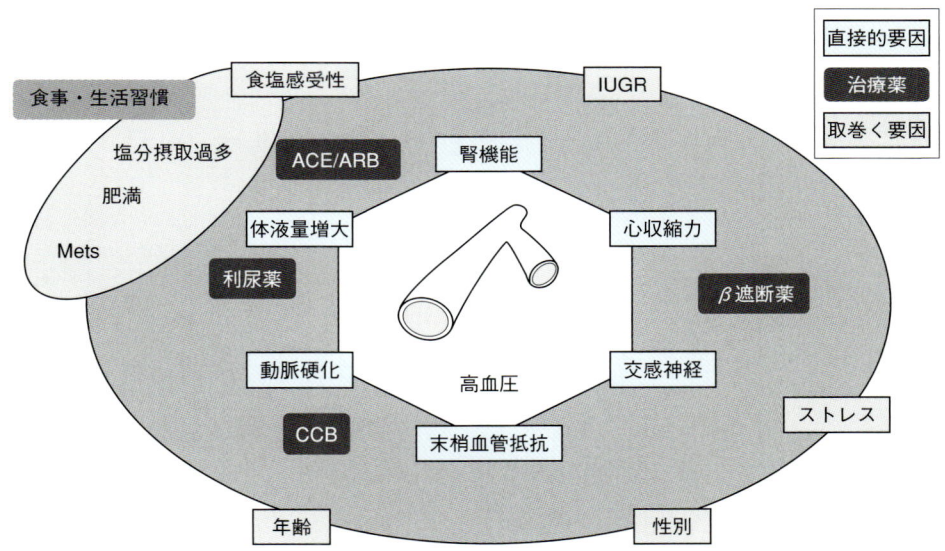

● 図2 高血圧の要因と背景因子，治療薬の選択
　　　　ACE/ARB：アンジオテンシン変換酵素阻害薬/アンジオテンシン受容体拮抗薬，CCB：Ca拮抗薬

3 Naバランス（食塩感受性）

　陸上生物が水分を保持するために食塩（Na）を体内に保持する一群の遺伝子は飢餓遺伝子として人類の生存に必須であったが，現代の食塩過剰摂取状態では体内にNaが貯留し体液量の増大をもたらす．特に食塩感受性遺伝子を有する場合，食塩摂取量と高血圧発症は強く関連する．すなわち，食塩感受性遺伝子を有する場合，蓄積したNaを排泄するために腎臓において糸球体内圧を高く維持しなければならず全身血圧が上昇し，糸球体高血圧が継続することにより糸球体の破壊や減少が起こり，腎臓への負

担がさらに強まり高血圧が助長される．
　一方，過剰な食塩は体液量の増大とは独立して，血管肥厚や動脈硬化，腎機能障害を直接誘導し，その結果として高血圧を発症させる作用も有する[2]．

> **memo　食塩感受性高血圧**
> 　食塩負荷で血圧が上昇するタイプの高血圧を指し，日本人の3〜4割が食塩感受性高血圧であると考えられている．食塩感受性高血圧にはリドル症候群や副腎性器症候群など腎のNa代謝に関連した成因遺伝子が明確な二次性高血圧群が含まれるが，本態性高血圧でもアンジオテンシノーゲンやアンジオテンシン変換酵素（ACE），アルドステロン合成酵素やα-アデュシンなどの遺伝子多型により食塩感受性が異なり，高血圧の発症に関与していることが多数報告されている．

4　腎糸球体数

　高血圧患者に正常血圧者の腎臓を移植すると血圧が低下するという報告や，上述した糸球体でのNa排泄と血圧との関連性などから，「高血圧は腎機能の低下（腎糸球体数の減少）に由来する」とする腎起因説は主要な高血圧成因論の1つである．「妊婦の喫煙・飲酒・妊娠中毒症・薬物・ストレス・生活環境などによる子宮内発育遅延（IUGR）[※2]のために胎児の糸球体数が生下時に通常より少なくなり，これが将来的な高血圧の誘因につながる」とするBrennerの仮説[3][※3]が注目されている．さらに幼少期の食生活の欧米化が肥満を誘導して腎糸球体数をさらに減少させることも懸念されている．

5　動脈硬化

　動脈硬化による内腔の狭窄や血管の弾力性の低下は末梢血管抵抗を増大し，高血圧につながる．血管リモデリングなど動脈硬化の成因についてはさまざまな要因があり詳しくは示さないが，組織レニン・アンジオテンシン・アルドステロン系や酸化ストレスが深く関与することが報告されており，血管平滑筋細胞の増殖や血管内皮機能障害が動脈硬化や血管リモデリングを誘導すると考えられている．

6　交感神経系調節

　交感神経系は心拍出量の増大や末梢血管抵抗の上昇により血圧上昇をきたすが，長期的な交感神経の亢進状態は腎臓におけるレニン・アンジオテンシン系（RA系）を亢進させ，Naの再吸収が促進されて体液貯留型の高血圧を誘導すると考えられる．交感神経の亢進をきたす精神的ストレスや睡眠不足などの生活習慣が恒常的な交感神経の亢進に関連する．また肥満によるインスリン抵抗性に伴う高インスリン血症が交感神経活動亢進を導く．
　さらに食塩感受性高血圧では，食塩負荷によっても交感神経活動が賦活化して血圧が上昇することがわかっている．また，中枢性の昇圧機序として交感神経興奮性出力の中枢である尾側延髄腹外側野（rostral ventrolateral medula：RVLM）の機能亢進も高血圧を誘導する．RVMLはRA系や活性酸素，一酸化窒素，Rho-キナーゼなどによって調節されるだけでなく，蛇行・拡張した周辺動脈による圧迫で血圧が上昇することもあり，神経血管圧迫症候群として報告されている[4]．

7　二次性高血圧の可能性

1）アルドステロンの関与

　本態性高血圧のなかにも二次性高血圧症が隠れていることも留意すべき点である．例えばアルドステロンの影響については，高血圧患者3,000名を対象とした検討ではアルドステロン・レニン比の上昇が

[※2] **子宮内発育遅延：IUGR（intrauterine growth retardation）**
妊娠週数に比べて胎児が異常に小さい状態のこと．妊娠初期からの場合対称性IUGRと言われ，先天奇形や胎児性アルコール中毒症や薬物中毒，喫煙の影響が考えられる．また，妊娠後期の影響である頭部に比べて身体の小さい非対称性IUGRは妊娠高血圧症や胎盤機能不全などの影響が考えられる．
将来的な動脈硬化を原因とする死亡率の上昇や，メタボリックシンドロームの発症との関連が報告されている[9,10]．

[※3] **Brennerの仮説**
「成人での高血圧の発症が出生時の体重に関連する」とする仮説．低体重児は腎糸球体数が少ないが，幼少期は糸球体体積の代償的増大により全糸球体体積に変化はなく血圧に影響を与えない．しかし将来的に糸球体数が減少していく過程で腎糸球体の絶対数の減少が起こり高血圧になりやすいと考えられる[8]．出生時体重が1 kg低いと年齢とともに1ないし4 mmHg程度収縮期血圧が高くなると報告されている．また出生後の早期の急激な体重増加も将来的に高血圧につながると考えられている．

22.8％で認められ[5]，さらに1,616名の治療抵抗性高血圧患者の検討では，対象患者の21％でアルドステロンの関与が示唆されたことから[6]，一部の高血圧患者，特に難治性高血圧症ではアルドステロンの関与は予想以上に多いと考えられる．

2）内分泌性高血圧

またクッシング症候群や褐色細胞腫などの内分泌系腫瘍による高血圧や腎血管性高血圧の存在についても，初診時の鑑別診断時だけでなく，本態性高血圧症と診断して治療中であっても次第に顕性化してくることもあるので，ときどき内分泌系の血液検査を施行して常に念頭に置いておく必要がある．

3）薬剤誘発性高血圧

また，薬剤起因性高血圧の存在にも気をつける．非ステロイド性抗炎症薬はサイクロオキシゲナーゼ（cyclooxygenase：COX）を抑制することで腎でのプロスタグランジン産生を抑制し，その結果Na貯留・血管収縮をきたして高血圧を誘導する．

漢方薬に含まれる甘草中のグリチルリチンは11βHSD2阻害作用をきたし，偽性アルドステロン症を誘導し高血圧を起こす．

① ステロイドホルモン投与中の患者ではレニンの産生刺激やエリスロポイエチンの産生増加により，
② シクロスポリンなどの免疫抑制薬は腎毒性や交感神経の賦活化・血管内皮細胞機能障害により，
③ エリスロポエチンは血液粘稠度の増大などにより，

それぞれ血圧上昇をきたしやすいと考えられる．

こうしたことから，初診時に加え経過中に血圧が上昇してきた場合は上記の二次性高血圧の誘因を念頭に原因を検討する．

おわりに

以上，高血圧の成因について概説した．高血圧を誘導する要因は一義的に決定できないが，治療中も成因探索を行いながらパズルのような複雑な要因を解きほぐし，総合的・全身的なアプローチを行うことが高血圧診療には必要である．

<文　献>

1）Rudan, I. et al.：Genetics, 163：1011-1021, 2003
2）de Wardener H. E.：J. Hum. Hypertens., 16：213-223, 2002
3）Brenner, B. M. et al.：Am. J. Hypertens., 1：335-347, 1988
4）Jannetta, P. J. et al.：Ann. Surg., 202：253-261, 1985
5）Fogari, R. et al.：Hypertens. Res., 30：111-117, 2007
6）Douma, S. et al.：Lancet, 371：1921-1926, 2008
7）Young, J. H. et al.：PLoS Genet., 1：e82, 2005
8）Huxley, R. R. et al.：J. Hypertens., 18：815-831, 2000
9）Barker, D. J. et al.：Bmj., 298：564-567, 1989
10）Jaquet, D. et al.：Diabetologia., 48：849-855, 2005

第1章　高血圧の診療に必要な基礎知識

3. 高血圧治療ガイドライン（JSH2009）における治療方針

神出　計，楽木宏実

Point

1. JSH2009はエビデンス重視のガイドラインである
2. JSH2009の基本的な方針は24時間にわたって厳格に降圧することである
3. JSH2009における降圧薬療法の考え方は，降圧目標に到達しない場合，早期から併用療法を行うことである

1 はじめに

日本高血圧学会高血圧治療ガイドライン2009年版（JSH2009）[1]の発刊に伴い，高血圧治療における考え方が一新された．ガイドラインは多数のエビデンスの集約でもあり，今回のJSH2009はこれまでのガイドライン以上にコンセンサスよりもエビデンスを重視した内容にシフトしている．本項では，高血圧治療における種々のケースに対する最新の考え方に入る前に，現在のJSH2009の高血圧治療に対する基本方針について解説する．

2 リスク層別化と高血圧管理計画

初診患者の診療にあたってはまず高血圧患者のリスク層別化を行い，降圧薬治療を開始するタイミングを図るべきである．JSH2009における脳心血管リスク層別化を表1に示す．

今回の層別化では高血圧の血圧値による分類が，軽症，中等症，重症という表現からⅠ度，Ⅱ度，Ⅲ度に変更された．これは140〜159/90〜99 mmHgの血圧値でもリスクとして高リスクになる場合があり，軽症という表現が不適当と判断されたことによる．

また，JSH2009の特徴として正常高値血圧もリス

● 表1　診察室血圧に基づいた脳心血管リスク層別化

血圧分類 リスク層 血圧以外のリスク要因	正常高値 130〜139/85〜89 mmHg	Ⅰ度高血圧 140〜150/90〜99 mmHg	Ⅱ度高血圧 160〜179/100〜109 mmHg	Ⅲ度高血圧 ≧180/≧110 mmHg
リスク第一層 危険因子がない	付加リスクなし	低リスク	中等リスク	高リスク
リスク第二層 糖尿病以外の1〜2個の危険因子，メタボリックシンドローム※がある	中等リスク	中等リスク	高リスク	高リスク
リスク第三層 糖尿病，CKD，臓器障害/心血管病，3個以上の危険因子のいずれかがある	高リスク	高リスク	高リスク	高リスク

※ リスク第二層のメタボリックシンドロームは，予防的観点から以下のように定義する．正常高値以上の血圧レベルと腹部肥満（男性85 cm以上，女性90 cm以上）に加え，血糖値異常（空腹時血糖110-125 mg/dL，かつ/または糖尿病に至らない耐糖能異常），あるいは脂質代謝異常のどちらかを有するもの．両者を有する場合はリスク第三層とする．
（文献1．表2-8より引用）

ク層別化のなかに含まれるようになった．①高齢者を除く一般の降圧目標は正常高値血圧下限の130/85 mmHg未満であり，②糖尿病や慢性腎臓病（CKD）合併例ではさらに低い値が目標値として設定されていること，③このレベルの血圧値でも中等リスクや高リスクに層別化される患者群があること，などから積極的に低いレベルの血圧値についてもリスク層別化の方針がとられるようになった．

さらに，メタボリックシンドローム（MetS）やCKDといったこの数年で注目度が高まった病態もリスク層別化の因子に入っている．

リスクの層別化は実際に日常臨床で使用しやすくなければ意味がないという観点から，階層は従来どおり3層になっている．個数として数える個々のリスクのなかでそれぞれの重みが均一化できているわけではなく，例えば幅広い病態を包括しているMetSやCKDも一律に同じ階層に分類されている．そのため，MetSについては，すでに糖尿病を発症したようなものを除いた予防的な観点からのMetSという表現が注釈に用いられている．

3 厳重な降圧目標と高齢者での緩徐な降圧スピード

表2に年齢と病態に応じた降圧目標を一覧で示す．JSH2004との違いは，心筋梗塞後患者での降圧目標が示されたことである．

脳血管障害後の患者については，前回のガイドラインJSH2004よりも慢性期の降圧目標達成時期を早めて，発症後1カ月以降に降圧目標を140/90 mmHg未満にすることが推奨されている（JSH2004では，2～3カ月後の一次目標で150/95未満，最終目標で140/90未満）．

75歳以上の高齢者での降圧について，JSH2004では150/90 mmHg未満を暫定目標としていたが，JSH2009では中間目標という表現に変更されている．これは，暫定目標にとどまることなく，緩徐なスピードで140/90 mmHg未満を目指す具体的な対応法であることを強調するためである．

家庭血圧については，高血圧の基準が診察室血圧より5 mmHg低いことを根拠に単純に引き算をした値であり，目安といえる．現在，家庭血圧計は広く普及しており，今回のガイドラインで家庭血圧の

● 表2　降圧目標

	診察室血圧 (mmHg)	家庭血圧[※1] (mmHg)
若年者・中年者	130/85未満	125/80未満
高齢者	140/90未満[※2]	135/85未満
糖尿病患者 CKD患者 心筋梗塞後患者	130/80	125/75未満
脳血管障害患者	140/90未満	135/85未満

※1 診察室血圧と家庭血圧の目標値の差は，診察室血圧140/90 mmHg，家庭血圧135/85 mmHgが，高血圧の診断基準であることから，この二者の差を単純にあてはめたものである．
※2 75歳以上で収縮期血圧160 mmHg以上の場合は，150/90 mmHg未満を中間目標として慎重に降圧する．
CKD：慢性腎臓病
（文献1，表2－5より引用）

降圧目標が設定されたことは外来での高血圧診療において大変意義深い．

4 24時間にわたる厳格な降圧の重要性

家庭血圧計の普及は目覚しく，自由行動下24時間血圧測定（ambulatory blood pressure monitoring：ABPM）も平成20年度から保険適応となった．24時間にわたる厳格な降圧に関して達成状況を検定できるツールが存在することから，JSH2009では24時間の血圧変動と関連した血圧分類について詳細な記載がなされている．仮面高血圧もその1つで，診察室血圧が140/90 mmHg未満にもかかわらず他の場所（時間）で測定した家庭血圧が135/85 mmHg以上，またはABPMでの平均24時間血圧が130/80 mmHg以上の高血圧を指す．仮面高血圧は正常血圧の一般住民の10～15%，140/90 mmHg未満にコントロールされている降圧治療中の高血圧患者の約30%にみられ，心血管リスクは正常血圧と比較して2～3倍となり，これは持続性高血圧と同程度である．

仮面高血圧には，早朝高血圧，ストレス下の高血圧，夜間高血圧が含まれる．仮面高血圧の対処法については第4章（p86）で詳述されるが，どのような病態が患者にあてはまるかを考慮してなされるべきである．

早朝高血圧がコントロールできない場合では，朝1回の降圧薬投与が翌朝の血圧上昇を抑制しきれていない場合が多いため，薬を夕食後もしくは眠前に

● 表3　主要降圧薬の積極的適応

	Ca拮抗薬	ARB/ACE阻害薬	利尿薬	β遮断薬
左室肥大		●		
心不全		●[※1]	●	●[※1]
心房細動（予防）		●		
頻脈	●[※2]			●
狭心症	●			●[※3]
心筋梗塞後		●		●
蛋白尿		●		
腎不全		●	●[※4]	
脳血管障害慢性期	●	●		
末梢動脈疾患	●	●		
糖尿病／メタボリックシンドローム		●		
脂質異常症	●	●		
高尿酸血症		●[※5]		
高齢者（合併症なし）	●[※6]	●	●	
高齢者の誤嚥性肺炎[※7]		ACE阻害薬		
骨粗鬆症			●[※8]	

※1　少量から開始し，注意深く漸増する，
※2　非ジヒドロピリジン系Ca拮抗薬，
※3　冠攣縮性狭心症には注意，
※4　ループ利尿薬
※5　ロサルタンは尿酸値を低下させる
※6　ジヒドロピリジン系Ca拮抗薬
※7　不顕性を含め誤嚥性肺炎をくり返す患者
※8　サイアザイド系利尿薬
（文献1，表5-1と表8-2より改変して転載）

シフトする，朝・夕の2回服用させる，などを試すべきである．

夜間血圧が高くそれが続くことによる早朝高血圧もしばしばみられる．その場合，CKDなどを合併していることによる体液貯留が夜間血圧を上昇させている可能性があるため，少量の利尿薬を朝投与することにより夜間高血圧が改善し，早朝高血圧も低下する例が多い．

5　第一選択薬と併用療法

JSH2004と比較して第一選択薬からα遮断薬が除かれ，Ca拮抗薬，ARB，ACE阻害薬，利尿薬，β遮断薬の5種類が主要降圧薬としてあげられている．α遮断薬については，本薬を第一選択薬として用いたときに心血管病発症が抑制できるというエビデンスがないこと，ALLHAT[※1]ではむしろ利尿薬群と比較してイベント抑制効果に劣ることが統計学的に証明されたことが第一選択薬から除外された根拠となっている．

1）第一選択薬

各種疾患を合併した際に積極的に考慮すべき薬剤の一覧を表3に示す．特徴的なのはACE阻害薬，ARBなどのRA系阻害薬の推奨される病態が多いことである．

今回初めて記載された心房細動発症予防には，複数の大規模臨床試験で心房細動の予防効果が認められたRA系阻害薬の使用が推奨された．高齢者では一過性も含めて心房細動は脳梗塞の大きなリスクであり，この点は大きな改定である．

ACE阻害薬の誤嚥性肺炎予防効果やサイアザイド系利尿薬の骨粗鬆症への有効性などのエビデンスが今回のガイドラインでは一覧表として示されている．

※1　ALLHAT
米国NIHが主導した大規模臨床試験．降圧薬のアームはサイアザイド系利尿薬，Ca拮抗薬，ACE阻害薬，α遮断薬の4群で開始され，心血管イベント発生をエンドポイントにした史上最大規模の臨床試験．試験開始後，α遮断薬投与群において心不全の発症が他群に比較し明らかに多く，α遮断薬投与群はフォローアップが中止になった．

2）併用療法

併用療法については α 遮断薬も併用の選択肢となりうるが，JSH2009では主要降圧薬5種類の併用療法について記載されている（図）．JSH2004と比較して追加された組合わせはなく，α 遮断薬関連以外では，ASCOT[※2]の結果を受けて利尿薬と β 遮断薬の組合わせが推奨から外れた．

考え方の基本は異なった機序の降圧薬を組合わせて使用することである．例えば合剤としての使用も可能であるARBと少量サイアザイド系利尿薬の組み合わせについて説明する．降圧機序の観点では，利尿薬は，水・Naを排出し，RA系を賦活化するが，ARBはRA系を抑制する薬剤であり，併用によって両者の主要な降圧機序が強調される．副作用に関してもARBは血清Kを上昇させるが利尿薬は低下させるため，K値の異常をきたしにくい．また利尿薬は糖・脂質代謝を悪化させる可能性があるが，ARBはインスリン抵抗性を改善するためこれらを引き起こしにくい．

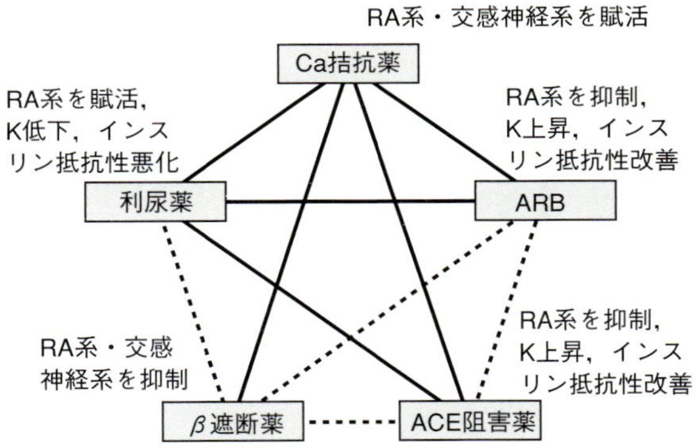

6 臓器障害，他疾患を合併する高血圧に対する降圧薬治療

特に今回のガイドラインで変更された点の1つは，虚血性心疾患合併が狭心症と心筋梗塞後に細分されたことである．心筋梗塞後の患者の降圧目標が130/80 mmHg未満と低く設定され，RA系阻害薬，β 遮断薬が第一選択となった．

また糖尿病合併高血圧の治療薬の第一選択薬がRA系阻害薬のみとなり，Ca拮抗薬が第二選択薬となった．

今回のガイドラインにはMetS合併高血圧患者に対する治療の詳細が述べられている．降圧薬としては第一にインスリン抵抗性改善効果が強く，糖尿病新規発症抑制効果のエビデンスが数多くあるRA系阻害薬が推奨されている．

● 図 **2剤の併用**（異なった種類の降圧薬の可能な併用の組合せ）
JSH2009で推奨される併用を実線で示す．
Ca拮抗薬と利尿薬の組み合わせを除くと，RA系，インスリン抵抗性，交感神経系，血清Kに対する影響について相反する作用の薬剤の組み合わせが推奨されている．それぞれの薬剤の降圧機序の主作用が強調され，副作用が軽減する組合わせとなっている
（JSH2009にもとづいて著者作成）

7 おわりに

ガイドライン時代を迎え，今日の高血圧治療の基本はガイドラインを遵守することである．高血圧診療に携わる臨床医は特にガイドラインにあげられた降圧薬の使い方を熟知して使用することが望ましいと考えられる．おのおのの病態に応じた治療方法はこれから述べる各論を参考にしていただきたい．

<文　献>
1) 「高血圧治療ガイドライン2009」（日本高血圧学会高血圧治療ガイドライン作成委員会 編），日本高血圧学会，2009
2) ALLHAT officers and coordinators for ALLHAT Collaborative Research Group：JAMA, 288：2981-2997, 2002
3) Dahlof, B. et al.：Lancet, 366：895-906, 2005

※2 **ASCOT**
古典的な降圧薬併用（β 遮断薬＋利尿薬）と新しい降圧薬併用（Ca拮抗薬＋ACE阻害薬）の2群間で心血管イベントの発症などを比較検討した大規模臨床試験．一次エンドポイントの虚血性心疾患の発症には差がなかったものの，全死亡や脳卒中の発症などでCa拮抗薬＋ACE阻害薬の新しい降圧薬使用群が有意にイベントを減らした．

第2章

血圧測定と評価

1. 検査と診断　　30
2. 治療対象と降圧目標　　34

第2章 血圧測定と評価

1. 検査と診断

齊藤郁夫

> **Point**
> 1. 高血圧患者の検査には，個人の心血管リスクの総合的評価と二次性高血圧の診断のためのものがある
> 2. 診察室での血圧測定はJSH2009の指針に従って行い，140/90 mmHg以上が高血圧である
> 3. 家庭血圧もJSH2009で推奨されている指針に従って測定し，135/85 mmHg以上が高血圧である
> 4. 24時間ABPMでの評価では，一日すべての平均値で130/80 mmHg以上は高血圧である

1 高血圧患者の検査

　高血圧患者の診察はまず詳細な問診から始まり，血圧測定や聴診・触診などの診察，肥満の判定が行われる．続いて，血液・尿検査の他，胸部X線検査，心電図検査，眼底検査などが行われる．この時点で，血圧が低めで，合併症などのないことが確認されれば，生活習慣修正の指導が行われる．

　しかし，血圧がかなり高く合併症の疑いもあれば，その内容に応じた精密検査が行われることになる．これには，家庭血圧測定や24時間自由行動下血圧測定（ABPM）を含む血圧レベルの評価に加えて，新たなリスクとして最近注目されているメタボリックシンドロームやCKDに関連する因子と臓器障害（脳血管障害，心臓疾患，腎臓疾患，末梢動脈疾患）の評価が含まれる．具体的には，超音波検査，CT検査，MRI検査などが行われる．

　なお，このような患者個人の心血管リスクを総合的に評価する検査の他に，二次性高血圧を疑ってその診断のために行われる検査もある．

2 心血管リスクの総合評価

　二次性高血圧に関しては，検査も含め第7章（p259）で詳述されるのでここでは省略し，患者本人の心血管リスクの総合評価に関する検査，特に血圧測定を中心に述べていく．

　血圧測定法には，カテーテルなどを動脈内に留置して動脈内圧を直接測定する観血法と，これを非侵襲的手技を用いて間接的に推定する非観血法がある．現在，一般臨床では非観血法として主に聴診法で測定され，ときに触診法も使われる．また，最近ではオシロメトリック法などにもとづく自動血圧計を用いた測定も行われている．

　聴診法では，巻いたカフの圧迫で部分的に狭窄された動脈の末梢で生じるコロトコフ音を聴診し，そのときの最初に識別できる点（第Ⅰ相）が収縮期血圧，消失する点（第Ⅴ相）が拡張期血圧として測定される．

　一方，触診法はコロトコフ音が小さくて測定できないときに用いられることが多い．カフより末梢の動脈拍動を指で触れ，聴診法と同様の手技でカフ圧を減圧するときに，最初の拍動の開始点を収縮期血圧，急に拍動が小さくなる点を拡張期血圧とする方法である．難点としては，拡張期血圧の測定が実際には容易でないことである．

1）診察室（外来）血圧測定

a）上肢での血圧測定

　通常，診察室（外来）では水銀血圧計やアネロイド血圧計を用いた聴診法，あるいは最近では水銀血圧計での聴診法と同程度の精度を有する自動血圧計を用いて血圧が測定される．上肢での測定の場合，カフの位置を心臓の高さに保って測定するのは当然だが，その他の測定に関する詳細はこれまでのJSH

のガイドラインでは特に示されていなかった.

2009年1月に日本高血圧学会から刊行された高血圧治療ガイドライン2009（JSH2009）[1]では，この診察室での血圧測定に関して初めて指針が示された（表1）.

指針に従い正確に測定された診察室血圧は，指針を無視して測定された診察室血圧より真の血圧を反映し，後述する家庭血圧やABPMとほぼ同等の臨床的価値を有することが報告されている[2]. ただし，こうした指針に従った血圧測定が，実際の健康診断や一般診療の場で本当に行われるかどうかが問題である[3]. また，聴診による血圧測定では，以前から指摘されている水銀柱の読みが0や5に偏るという末端数字傾向（terminal digit preference）や聴診間隙（一度聞こえなくなった血管音がさらに圧を下げていくと再び聞こえるようになること）の問題が残されたままである.

不整脈のある患者の場合，聴診法による血圧測定では，通常収縮期血圧は過大評価，拡張期血圧は過小評価されることが多い[4]. 測定回数を増やすことでその影響を除外する必要があるが，心房細動ではなかなか難しい. 徐脈傾向がなければ，むしろオシロメトリック法の方が比較的平均的な測定値が得られると言われているが[4]，この場合でも数回以上の測定が必要である.

また，妊婦ではコロトコフ音が0 mmHgまで聴取されることがあり，このような場合には第Ⅳ相（コロトコフ音の減弱）を拡張期血圧と判定することになっている.

いずれにしろ，血圧はきわめて変動しやすいので，高血圧の診断は少なくとも2回以上の異なる機会での測定値にもとづいてなされるべきである. 診察室血圧での高血圧の基準は，収縮期血圧140 mmHg以上または拡張期血圧90 mmHg以上で，収縮期血圧130 mmHg未満かつ拡張期血圧85 mmHg未満を正常血圧としている[1].

● 表1　診察室での血圧測定の指針

1. 装置	・精度が検定された水銀血圧計やアネロイド血圧計による聴診法を用いる ・最近では精度が検定された電子血圧計も使用される（www.dableducational.org） ・適切なサイズのカフを使用する（成人の場合，通常幅13 cm，長さ22〜24 cmのカフを使用する）
2. 測定時の条件	・測定前には喫煙，飲酒，カフェインは摂取させない ・静かで適切な室温の環境で測定する ・できれば背もたれのついた椅子に足を組まずに座って，数分の安静後に測定する ・測定中は会話をしない
3. 測定法	・カフの位置は心臓の高さに維持する ・急速にカフを加圧する ・カフの排気速度は一拍あるいは1秒で2〜3 mmHg程度とする ・聴診法ではコロトコフ第Ⅰ相を収縮期血圧，第Ⅴ相を拡張期血圧とする 　ただし，妊婦ではときに第Ⅳ相を拡張期血圧とする
4. 測定回数	・1〜2分の感覚をあけて少なくとも2回は測定する ・この2回の測定値が大きく異なる場合は追加の測定を行う
5. 判定	・安定した値（測定値の差がおよそ5 mmHg未満の近似した値）を示した2回の平均値をそのときの血圧値とする ・高血圧の診断は少なくとも2回以上の異なる機会に測定した血圧値にもとづいて行う
6. その他の注意	・初診時には血圧の上腕左右差を確認する ・厚手のシャツや上着の上からカフを巻かない. また，厚手のシャツをたくし上げて上腕を圧迫しない ・起立性低血圧が疑われる場合には立位後（1分，3分）の血圧測定も行う ・聴診者は正常な聴力を有し，かつ測定のための十分な指導を受けた者であること ・脈拍数も必ず測定し記録として残す

（文献1より改変して転載）

b) 下肢での血圧測定

下肢の血圧は，上肢の血圧と同じかやや高い（20 mmHg 以内）のが普通であるが，下肢の方が低い場合には閉塞性動脈硬化症や大動脈縮窄症（特に若年者）などを考えなくてはならない．

まず，触診において大腿動脈，膝窩動脈，足背動脈などの下肢動脈の拍動を触れ，それが微弱か触知できない場合には下肢血圧も測定する必要がある．

下肢血圧の測定は，通常足首に上腕用のカフを巻き，足背動脈に聴診器を当てて測定する方法と，大腿にカフ（ゴム囊の幅は大腿直径より20％広いものとし，幅15〜18 cm，長さ30 cm前後のものを用いる）[5]を巻き，膝窩動脈に聴診器を当てて測定する方法がある．触診法で測定する場合もある．

2）家庭血圧測定

医療環境以外での家庭血圧測定は，患者の治療継続率を改善するとともに，降圧薬の薬効評価にも優れている[6]．当然，白衣高血圧の診断には有用であるが，最近注目されている早朝高血圧や仮面高血圧の診断にも有用である．その他，治療抵抗性高血圧の診断や治療方針決定にも有用である[7]．このような家庭血圧測定の利点と問題点を表2にまとめてみたが，問題点の多くは今後の機器の改良と患者への十分な説明で解決可能と思われる．

わが国での家庭血圧測定の普及はめざましく，2004〜2005年の全国調査では高血圧患者の77％がすでに家庭血圧計を持っていると報告されている[8]．このように多くの患者が血圧計を持っているが，実際定期的に測定している患者はそれほど多くないと思われる．

この家庭血圧の測定法に関しても，JSH2009[1]では一般的に推奨される指針が示された（表3）．しかし，機器の購入がいまだ電気量販店などからが多い現状では，購入しても正しい測定法がきちんと指導されていない可能性が高い．今後はこのような測定法の指導の問題と，精度の確認された機器が購入できるような体制を整えるべきである．なお，精度に関しては，現在その検定結果がインターネット上で公開されている（http://www.dableducational.org）[9]．

家庭血圧の基準値としては，135/85 mmHg 以上を高血圧，125/80 mmHg 未満を正常血圧としている[1]．

3）24時間自由行動下血圧測定

現在，オシロメトリック法による精度の優れた自動血圧計が開発されている．非観血的に15〜30分間隔で24時間測定することで診察室以外の血圧情報が得られ，24時間にわたる血圧プロフィールや24時間，昼間，夜間，早朝などの限られた時間帯にお

● 表2　家庭血圧測定の利点と問題点

利　点
① 簡便である
② 再現性がよい
③ 白衣効果の評価，白衣高血圧・仮面高血圧の診断ができる
④ 患者の治療に対する意欲が高まる
⑤ 日内変動の情報がある程度得られる
⑥ 比較的小さな血圧変化を検出できる
⑦ 長期変動性がみられる
⑧ 日常生活における血圧値を知れる
⑨ 薬効評価に優れている
⑩ 治療抵抗性高血圧の診断と治療方針の決定に有用である
⑪ 医療経済効果が高い

問題点
❶ 測定の正確性の問題（血圧計の精度，記録の正確性，測定条件遵守など）
❷ 得られたデータの集計を誰がするか
❸ 現時点ではまだ夜間睡眠中の血圧が得にくい
❹ 測定することで不安が強まる人がいる
❺ 測定値に基づき独自に降圧薬の服用を調節する人がいる
❻ 長期予後，臓器障害との関係がまだ明確ではない

● 表3　推奨される家庭血圧測定法

1．装　置	上腕オシロメトリック法に基づく装置がよい　指用や手首用の血圧計は勧められない
2．測定条件　朝　晩	座位1〜2分の安静後 起床後1時間以内，排尿後，服薬前，朝食前，起床前 飲酒直後は避ける（飲酒した場合はメモ欄に記載） 入浴前が理想だが，入浴後なら1時間以上はあける
その他	できれば，夕食前，晩の服薬前にも測定 自覚症状のあるときにも適宜測定（症状はメモ欄に記載）
3．測定回数	1機会に1回以上，3回まで
4．測定期間	できる限り長期間（難しい場合は外来受診前直近の7日間でも十分）
5．記　録	測定したすべての値を記録する（自分で選択しない） 脈拍数も必ず記録する

（文献1より改変して転載）

ける血圧情報が得られるようになった．ABPMの普及に対し，わが国でも「24時間血圧計の使用（ABPM）基準に関するガイドライン」が刊行されている[10]．

ABPMの利点は，夜間睡眠中を含めた24時間にわたる血圧変化を観察できることである．特に，夜間血圧は昼間の血圧レベルより10〜20％低いのが正常型（dipper）であるが，0〜10％しか降圧しない夜間非降下型（non-dipper）や昼間より高い血圧を示す夜間昇圧型（riser）は予後不良と言われており，その発見は重要である．ABPMは2008年4月より保険適応となり今後さらに普及すると思われるが，患者にある程度の肉体的・精神的負担のかかることが欠点である．

24時間ABPMでの評価に関しては，一日のすべての平均値で130/80 mmHg以上は高血圧として対処すべきで，さらに昼間ABPM平均値が135/85 mmHg以上かつ夜間ABPM平均値が120/70 mmHg以上も高血圧として対処すべきである．

3 おわりに

高血圧の診断において，正確に血圧を測定することは大前提となる．その意味でJSH2009で診察室（外来）血圧測定の指針が示されたことは大変重要で，今後はいかにそれを遵守していくかである．

また，最近では医療環境下と非医療環境下での血圧の違いが注目されており，その意味でも家庭血圧測定やABPMに対する期待はますます高まっている．診察室（外来）血圧も含めて，それぞれの特徴を十分理解したうえで活用していく必要がある．

<文　献>

1)「高血圧治療ガイドライン2009」（日本高血圧学会高血圧治療ガイドライン作成委員会 編），日本高血圧学会，2009
2) Fagard, R. H. et al.：J. Hum. Hypertens., 19：801-807, 2005
3) Pickering, T. G. et al.：Hypertension, 45：142-161, 2005
4) O'Brien, E. et al.：J. Hypertens., 21：821-848, 2003
5) 日本高血圧学会：「高血圧専門医ガイドブック」，診断と治療社，2009
6) Ménard, J. et al.：J. Hypertens. (Suppl), 12：S21-S25, 1994
7) Oikawa, T. et al.：J. Hypertens., 24：1737-1743, 2006
8) 小原 拓 他：血圧，13：103-110, 2006
9) http://www.dabledecational.org
10) 島田和幸 他：Jpn. Circ. J., 64：1207-1248, 2000

第2章 血圧測定と評価

2. 治療対象と降圧目標

片山茂裕

Point

1. 高齢者を含めて血圧が140/90 mmHg以上は治療対象となる
2. 糖尿病，CKD，あるいは心筋梗塞後の患者では，血圧が130/80 mmHg以上でも治療対象となる
3. 若年者・中年者では130/85 mmHg未満，糖尿病，CKD，あるいは心筋梗塞後の患者では，血圧が130/80 mmHg未満を降圧目標とする
4. 高齢者でも最終降圧目標は140/90 mmHg未満とする

1 はじめに

2000年の第5次循環器疾患基礎調査によると，収縮期血圧140 mmHg以上，あるいは拡張期血圧90 mmHg以上，あるいは降圧薬服用中の高血圧を有するものは4,000万人に達するといわれている．本項では，治療の対象と降圧目標について，日本高血圧学会の高血圧治療ガイドライン2009（JSH2009）にもとづいて概説する[1]．

2 治療対象

1）年齢

すべての年齢の高血圧患者が治療の対象となる．ただし，欧米で行われた高齢者の介入試験の結果から，80歳以上では高血圧が心血管病のリスクにならない場合があるといわれている．

しかしながら，最近報告された80歳以上の超高齢者を対象としたHYVET（Hypertension in Very Eldery Trial）では，利尿薬を用いて150/80 mmHg未満を目指した降圧薬治療により脳卒中による死亡が30％減少し，総死亡が21％減少することが証明されている[2]．ちなみにHYVETにおける2年目の平均到達血圧は144/78 mmHgであった．

2）血圧レベル

血圧と心血管死亡を前向きに検討した61試験のメタ解析では，図1に示すように血圧が115/75 mmHg以上では，血圧の上昇とともに脳卒中や虚血性心疾患による死亡が増加してくることが示されている[3]．フラミンガム心臓研究では，正常高値血圧でも至適血圧を示す者に比較して，心血管病のリスクが倍増することが示されている[4]．

わが国の成績でも，血圧が140/90 mmHg以上の場合，端野・壮瞥町研究[5]では心血管死亡が，久山町研究[6]では脳卒中発症率が有意に増加してくることが示されている．

以上をふまえJSH2009では，高血圧を収縮期血圧140 mmHg以上，あるいは拡張期血圧90 mmHg以上と定義しており，したがって高齢者を含めて血圧が140/90 mmHg以上は治療対象となる．

また糖尿病，CKD，あるいは心筋梗塞後の患者では，わずかな血圧の上昇でも心血管病のリスクを高めることが明らかであり，血圧が130/80 mmHg以上でも治療対象となる．

3 降圧目標

1）JSH2009での設定値

JSH2009における降圧目標を表に示す．若年者・中年者では130/85 mmHg未満，糖尿病，CKD，あるいは心筋梗塞後の患者では，血圧が130/80 mmHg未満とされている．脳血管障害を有する患者では140/90 mmHg未満とされ，高齢者でも最終降圧目標は

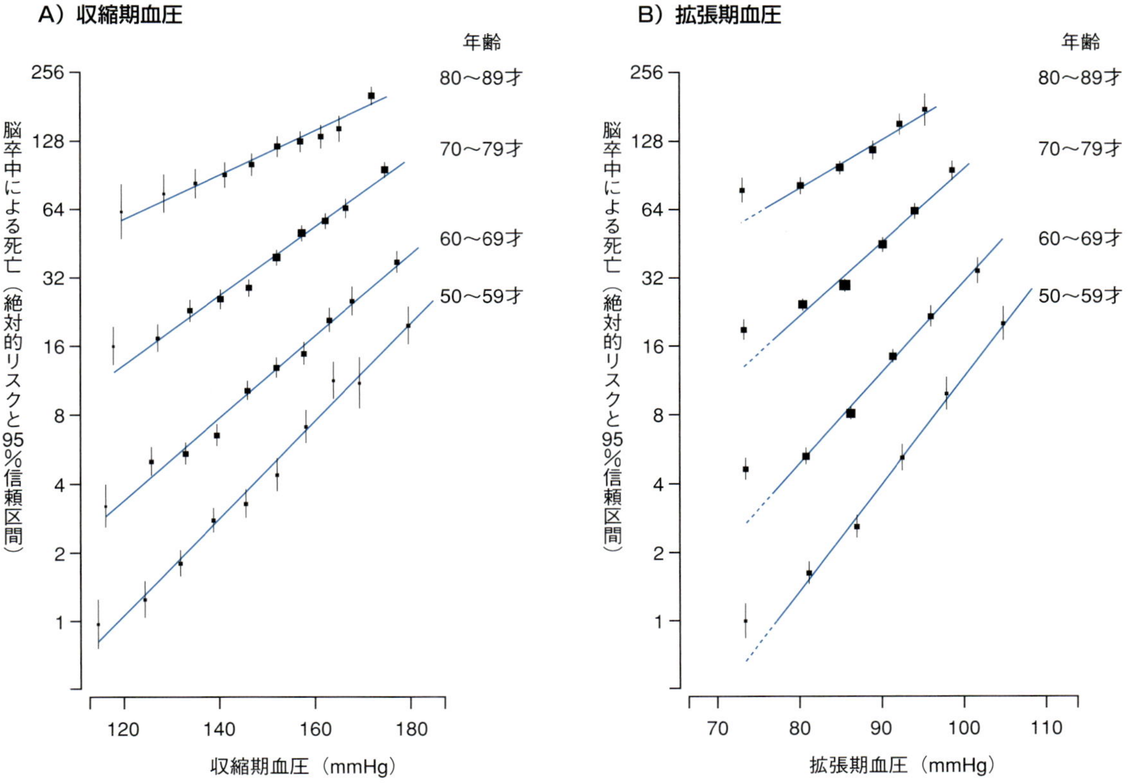

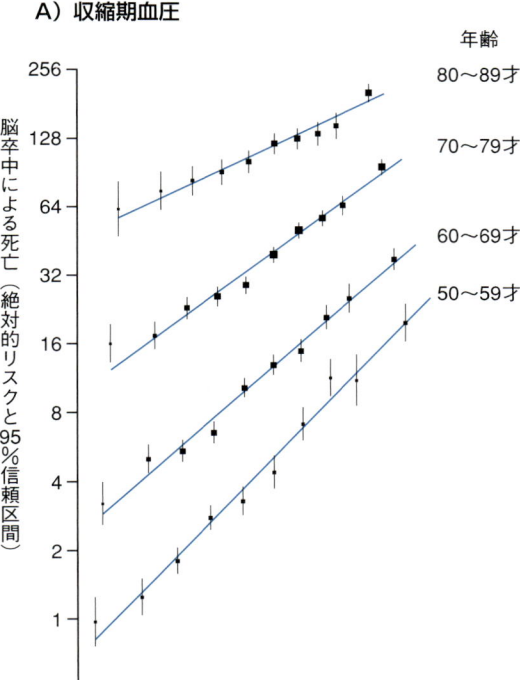

● 図1 血圧値による脳卒中のリスク（文献3より引用）

140/90 mmHg未満とされている．ただし，75歳以上の後期高齢者では臓器障害を伴っていることも多く，降圧薬治療が重要臓器の循環障害をもたらす可能性があるので，症状や検査所見の変化に注意して慎重な降圧治療を行うことが求められている．

2）大規模臨床試験の結果

一般的な降圧目標が140/90 mmHg未満とされる根拠は，Hypertension Optimal Treatment（HOT）Study[7]やFEVER（Felodipine Event Reduction）Study[8]の結果から改めて支持されている．また，高血圧を合併した糖尿病患者がきわめてハイリスクであることが広く認識されるようになり，欧米を含めた多くのガイドラインでは**糖尿病は高リスク群とし130/80 mmHg未満を目標血圧としている**．このことは，HOT Study[7]やUK Prospective Diabetes Study（UKPDS）[9]で支持された．

● 表　降圧目標

	診察室血圧	家庭血圧
若年者・中年者	130/85 mmHg未満	125/80 mmHg未満
高齢者	140/90 mmHg未満	135/85 mmHg未満
糖尿病患者	130/80 mmHg未満	125/75 mmHg未満
CKD患者	130/80 mmHg未満	125/75 mmHg未満
心筋梗塞後患者	130/80 mmHg未満	125/75 mmHg未満
脳血管障害患者	140/90 mmHg未満	135/85 mmHg未満

（JSH2009より引用）

注：診察室血圧と家庭血圧の目標値の差は，診察室140/90 mmHg，家庭血圧135/85 mmHgが高血圧の診断基準であることから，この二者の差を単純にあてはめたものである．

memo HOT StudyとUKPDS

HOT Studyでは，拡張期血圧80 mmHg未満を降圧目標とした糖尿病患者の心血管系疾患の発症率は，拡張期血圧85～90 mmHgを目指した群に比べて約50％に低下した．UKPDSでは，厳格な血圧コントロール群で，通常コントロール群に比べてすべての糖尿病関連エンドポイントが24％，糖尿病関連死が32％，脳卒中が44％，細小血管障害が37％減少した．

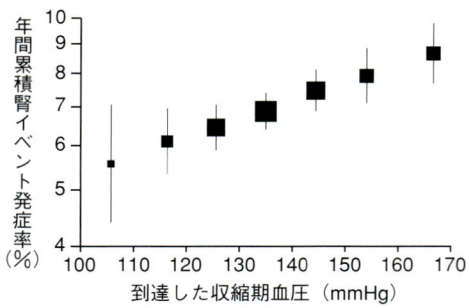

● 図2　血圧値による腎イベント発症率
　　　（文献14より引用）

3）心腎連関

　最近，CKDを有する患者が心血管病のハイリスク群であることが明らかにされ，心腎連関と呼ばれるようになっている[10～12]．

　わが国の久山町研究の成績[13]でも，CKDを有する患者では心血管死亡が高いことが示されている．また血圧を低くコントロールすればするほど，糸球体濾過量の減少などで示される腎機能の低下を抑制できることが多くの介入試験の結果から明らかにされている．

　これらの結果から，**CKDを有する例での降圧目標は130/80 mmHg未満とされている**．

　さらには，MDRD（Modification of diet in renal Disease）などの結果をもとに，1 g/日以上の蛋白尿を有する例での降圧目標は125/75 mmHg未満とされている．最近，11,140人の心血管病のリスクを有する55歳以上の2型糖尿病患者で行われたADVANCE（Action in Diabetes and Vascular Disease：Preterax and Diamicron MR controlled Evaluation）trialの事後解析で，図2に示すように，治療中の到達した血圧レベルの低下に伴って腎に関する一次複合エンドポイントは直線的に減少し，収縮期血圧＜110 mmHg，拡張期血圧＜65 mmHgで最低値となったことが報告された[14]．

　これらの結果は，今後の腎症治療の降圧目標をさらに低下させるかもしれない．

4）冠動脈疾患を有する場合

　冠動脈疾患を有する患者の降圧目標については必ずしも十分なエビデンスがあるわけではないが，心筋梗塞後の患者は特にリスクが高いことから厳格な血圧コントロールが求められるとされた．

<文　献>
1) 「高血圧治療ガイドライン2009」（日本高血圧学会高血圧治療ガイドライン作成委員会 編），日本高血圧学会，2009
2) Beckett, N. S. et al.：N. Engl. J. Med., 358：1887-1898, 2008
3) Lewington, S. et al.：Lancet, 360：1903-1913, 2002
4) Vasan, R. S. et al.：N. Engl. J. Med., 345：1291-1297, 2001
5) Takagi, S. et al.：J. Hypertens., 18：139-144, 2000
6) Arima, H. et al.：Arch. Intern. Med., 163：361-366, 2003
7) Hansson, L. et al.：Lancet, 351：1755-1762, 1998
8) Liu, L. et al.：J. Hypertens., 23：2157-2172, 2005
9) UK Prospective Diabetes Study Group：BMJ, 317：703-713, 1998
10) Keith, D. S. et al.：Arch. Intern. Med., 164：659-663, 2004
11) Go, A. S. et al.：N. Engl. J. Med., 351：1296-1305, 2004
12) Adler, A. I. et al.：Kidney, Int., 63：225-232, 2003
13) Ninomiya, T. et al.：Kid. Intern., 68：228-236, 2005
14) de Galan, B. E. et al.：J. Am. Soc. Nephrol. Feb 20：883-892, 2009

第3章

治療法の選択と基本方針

1. 薬物療法　　　　　　　　　　　　　　　　　　　38
2. 患者指導（食事・運動など）　　　　　　　　　　43

第3章 治療法の選択と基本方針

1. 薬物療法

大蔵隆文, 檜垣實男

Point

1. 心血管病抑制のためには，24時間にわたる厳格な降圧が重要である．このため，降圧薬は1日1回投与を原則とするが，1日2回の分割投与が好ましいこともある
2. 最初に投与すべき降圧薬は，Ca拮抗薬，ARB，ACE阻害薬，利尿薬，β遮断薬のなかから選択する
3. 積極的適応と禁忌もしくは慎重使用となる病態や合併症の有無に応じて適切な薬剤を選択する
4. 最初に投与した降圧薬で降圧効果が認められなかった場合，作用機序の異なる降圧薬に変更する
5. 高齢者では緩徐な降圧が望ましいが，重症高血圧や多くのリスクを有するハイリスク症例では数週間以内にすみやかに降圧目標の達成を目指す

1 病態の特徴・エビデンス

1) 第一選択薬

高血圧治療ガイドライン2009[1]では，最初に選択すべき降圧薬として，Ca拮抗薬，RA系阻害薬であるアンジオテンシン変換酵素（ACE）阻害薬とアンジオテンシンⅡ受容体拮抗薬（ARB），利尿薬，β遮断薬（αβ遮断薬を含む）の5種類をあげている．

いずれの薬剤でも豊富な脳心血管病抑制効果のエビデンスが大規模臨床試験から蓄積されている．そしてこの大規模臨床試験の結果から，各薬剤には高血圧以外に合併する疾患により積極的適応（表1）と，逆に禁忌もしくは慎重投与すべき例（表2）が示されている．特にβ遮断薬については，脳卒中の

● 表1 主要降圧薬の積極的適応

	Ca拮抗薬	ARB/ACE阻害薬	利尿薬	β遮断薬
左室肥大		●		
心不全		●[※1]	●	●[※1]
心房細動（予防）		●		
頻脈	●[※2]			●
狭心症	●			●[※3]
心筋梗塞後		●		●
蛋白尿		●		
腎不全		●	●[※4]	
脳血管障害慢性期	●	●	●	
末梢動脈疾患	●			
糖尿病／メタボリックシンドローム		●		
脂質異常症	●	●		
高尿酸血症	●	●[※5]		
高齢者（合併症なし）	●[※6]	●		

※1 少量から開始し，注意深く漸増する，※2 非ジヒドロピリジン系Ca拮抗薬，※3 冠攣縮性狭心症には注意，
※4 ループ利尿薬，※5 メタボリックシンドローム，※6 ジヒドロピリジン系Ca拮抗薬

● 表2　主要降圧薬の禁忌もしくは慎重使用例

	禁　忌	慎重使用例
Ca拮抗薬	徐脈（非DHP系）	心不全
ARB	妊娠 高K血症	腎動脈狭窄症※
ACE阻害薬	妊娠 血管神経性浮腫 高K血症	腎動脈狭窄症※
利尿薬 （サイアザイド系）	痛風 低K血症	妊娠 耐糖能異常
β遮断薬	喘息 高度徐脈	耐糖能異常 閉塞性肺疾患 末梢動脈疾患

※　両側性腎動脈狭窄の場合は禁忌

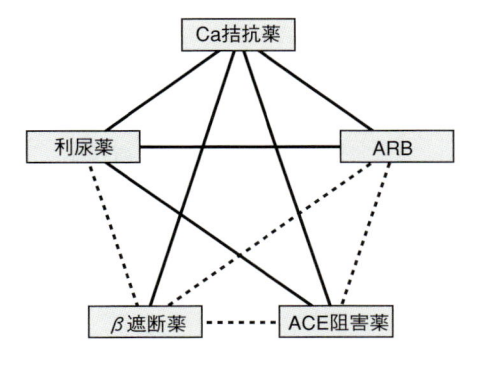

● 図　2剤の併用（推奨される併用を実線で示す）

抑制効果がその他の降圧薬と比較して低いと報告され，ヨーロッパ高血圧学会/心臓病学会の高血圧ガイドライン2007[2]では第一選択薬から除外された．そして高血圧ガイドライン2009でも高齢者では第一選択薬から外れている．しかし，一般的には降圧薬の心血管病の抑制効果は特定の薬剤の効果によるのではなく，降圧そのものが重要であることが示されている．

> **memo　ヨーロッパ高血圧学会/心臓病学会（ESH/ESC）の高血圧ガイドライン2007**
>
> ESH/ESCの高血圧ガイドラインが2003から2007年に改訂された．2003と比較すると心血管病のリスクとしてメタボリックシンドロームを加え，腎機能に関して推定糸球体濾過値を考慮すること，アルブミン尿を評価することなどが加わっている．また高血圧の基準も外来血圧のみでなく家庭血圧，24時間血圧計による測定で日中および夜間の高血圧の定義が決定されている．日本高血圧ガイドライン2009と併わせて利用していただきたい．

2）2剤併用

降圧目標を達成するためには，ほとんどの場合2～3剤の降圧薬が必要である．降圧薬を併用するときに期待されることは①2つの作用機序の異なる薬剤を使うことで，相乗・相加的降圧効果が得られること，②併用することでお互いの副作用を相殺することができ，さらに低用量の使用によって副作用の発現を抑えること，である．最初に選択すべき5剤のうち，2剤の併用として推奨されている組合わせは（図），

① RA系阻害薬（ACE阻害薬あるいはARB）＋Ca拮抗薬
② RA系阻害薬（ACE阻害薬あるいはARB）＋利尿薬
③ Ca拮抗薬＋利尿薬
④ β遮断薬＋Ca拮抗薬

である．

2　治療のメカニズムとストラテジー

1）Ca拮抗薬

高血圧に伴う臓器障害の進展抑制には，降圧が最も重要である．この安定した降圧効果を得ることができるのがCa拮抗薬である．

高血圧に伴う臓器障害で血圧の影響を受けやすいのが脳卒中であり，Ca拮抗薬は**強力な降圧効果**により利尿薬，β遮断薬群と比較して脳卒中の発症リスクを低下させることが報告されている．

またわが国においては，冠攣縮性狭心症の頻度が多く，冠攣縮は心筋梗塞の発症にも関与していると考えられている．このため，わが国では多くの高血圧症例で第一選択薬として用いられている．

2）ACE阻害薬およびARB

ACE阻害薬およびARBの有用性に関しては，これまでに多くの大規模臨床試験で報告され，特に①心筋梗塞後のリモデリングの抑制，②心筋梗塞の再発予防，③左室機能低下や心不全を有する患者に対する予後改善効果が証明され，これらの疾患を有する高血圧患者の標準的治療となっている．

ACE阻害薬とARBの降圧を超えた臓器保護効果として，心機能保護効果に加えて**腎機能保護作用**がある．特に糖尿病性腎症に対する蛋白尿の低下作用，

腎機能保護効果は明らかであり，**糖尿病性腎症に合併した（CKDも含めて）高血圧症例では，ACE阻害薬もしくはARBを投与しなければならない**．この他，両薬剤は糖尿病発症抑制作用，心房細動発症抑制効果なども報告されている．

3）利尿薬

サイアザイド系利尿薬は多くの大規模臨床試験でその有用性が報告され，米国合同委員会の第7次勧告（JNC7）[3]では，第一選択薬として利尿薬の使用を推奨している．

しかし，利尿薬は代謝面の不利益や低K血症をきたすことは事実である．このため**低用量の使用が推奨される**．特にすでに述べたようにACE阻害薬，ARB，Ca拮抗薬と低用量の利尿薬の併用が推奨されている．

利尿薬使用時には，二次的にRA系の亢進が起こり，アンジオテンシンⅡやアルドステロンを介して塩分や水分を蓄えようとする反応が起こる．これに対してACE阻害薬やARBは，アンジオテンシンⅡの作用を抑制し，アルドステロンの産生を抑制する．また，利尿薬使用時に認められる低K血症は，ACE阻害薬やARBの併用により軽減されることから，わが国においてもARBと利尿薬との合剤販売ラッシュが起こっている．

4）β遮断薬

大規模臨床試験の結果から，β遮断薬はその他の薬剤と比較して心血管病の抑制効果は低いと考えられている．しかし，狭心症，心筋梗塞，頻脈性不整脈，解離性大動脈瘤，心不全を合併する高血圧症例ではよい適応である．

RA系降圧薬との併用は薬理学的には推奨されないが，心不全や心筋梗塞後の症例では左室リモデリングを抑制し，不整脈による突然死を予防することで生命予後を改善する可能性がある．

3 処方の実際

1）Ca拮抗薬：アムロジピン（ノルバスク®，アムロジン®）5mg，1錠1日1回朝食後

最も使用されている降圧薬である．降圧効果は安定している．Ca拮抗薬を用いた大規模臨床試験のデータの多くは，アムロジピンのものである．

副作用として血管拡張に伴う**下腿浮腫，歯肉肥厚**などがある．

2）ARB：カンデサルタンレキシレチン（ブロプレス®）8mg，1錠1日1回朝食後

Ca拮抗薬を追い越す勢いで使用頻度が増加しているARBである．

副作用が少なく，心臓，腎機能保護効果が認められ，降圧を超えた臓器保護効果が期待されている．

3）利尿薬：インダパミド（ナトリックス®）1mg，1錠1日1回朝食後

わが国では，第一選択薬としてよりも，上記のようなARBもしくはCa拮抗薬の併用薬として使用されることが多い．高尿酸血症，低K血症に注意．

4 おわりに

高血圧治療の目的は，心血管病の発症を抑制することである．このためには多くの臨床研究で24時間にわたる厳格な血圧コントロールの重要性が示されている．家庭血圧による早朝高血圧の有無を指標にし，降圧薬の変更や内服時間の変更などを行う．

現在の降圧薬は重篤な副作用は少なく，降圧薬の増量・追加投与に躊躇せず，降圧目標値の達成を目指して十分な降圧薬の投与が重要である．

<文　献>
1）「高血圧治療ガイドライン2009」（日本高血圧学会高血圧治療ガイドライン作成委員会 編），日本高血圧学会，2009
2）Guidelines Committee：J. Hypertension, 25：1105, 2007
3）Chobanian. A. V. et al.：JAMA, 289：2560-2572, 2003

evidence

ONTARGET[1)]
―心血管病の高リスク患者においてACE阻害薬であるラミプリルとARBであるテルミサルタンは心血管病の発症を同等に抑制する

1 目 的
　これまでにACE阻害薬，ARBともに心血管病に対して降圧を超えた臓器保護効果が期待され，これが証明された報告も多いが，ACE阻害薬とARBにその効果に差があるのか，また，ACE阻害薬とARBの併用にさらなる効果が期待できるのかが検討された．

2 対 象
　55歳以上で次のいずれかを有する高リスク患者である[2)]．
① 冠動脈疾患：心筋梗塞の既往，多枝疾患の安定/不安定狭心症患者，多枝病変に対するPTCAの既往，多枝病変に対するCABGの既往あるいは施術後の狭心症再発患者
② 末梢血管疾患：下肢バイパス術あるいは血管形成術の既往，下肢切断の既往，足首/上腕血圧比（ABI）≦0.80の間欠性跛行患者，血管造影あるいは非侵襲的検査により診断された50％以上の末梢血管狭窄
③ 脳血管疾患：脳卒中の既往，一過性脳虚血発作（TIA）患者
④ 臓器障害を有する高リスク糖尿病患者

3 調査方法
　ランダム化二重盲検3群比較試験である．テルミサルタン80 mg/日群（8,542例），ラミプリル10 mg群（8,576例）および併用群（テルミサルタン80 mg/日＋ラミプリル10 mg/日）（8,502例）にランダム化した．一次エンドポイントは心血管死，非致死的心筋梗塞もしくは脳卒中および心不全による入院の複合である．観察期間は平均で56カ月であった．

4 結 果
　一次エンドポイントはラミプリル群で1,412例（16.5％），テルミサルタン群で1,423例（16.7％）と同等であった．併用群でも一次ポイントは1,386例（16.3％）であり，差を認めなかった（図）が，ラミプリル群と比較して低血圧（4.8％対1.7％，$p < 0.001$），失神（0.3％対0.2％，$p < 0.03$）および腎機能の悪化（13.5％対10.2％，$p < 0.001$）が多かった．

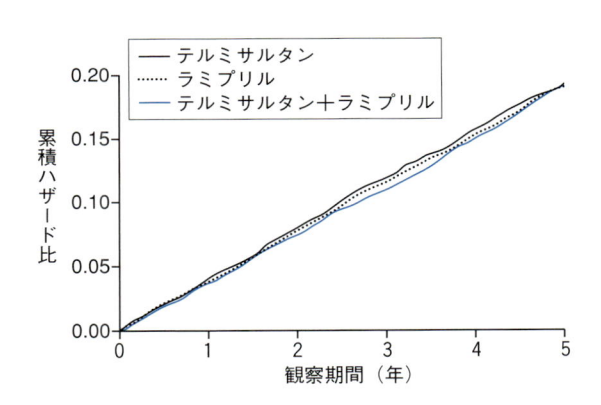

症例数						
テルミサルタン	8,542	8,177	7,778	7,420	7,051	1,687
ラミプリル	8,576	8,214	7,832	7,472	7,093	1,703
テルミサルタン＋ラミプリル	8,502	8,133	7,738	7,375	7,022	1,718

（文献1より改変して転載）

● 図　ONTARGETの試験結果
一次エンドポイントにテルミサルタン群，ラミプリル群およびテルミサルタン＋ラミプリル群で差はなかった

5 考 察

　以上の結果から，ラミプリルとテルミサルタンは同等の心血管病の抑制効果が認められた．ラミプリルは日本では発売されていないが，テルミサルタン 80 mg は使用可能である．
　このことからハイリスク高血圧患者ではテルミサルタンが第一選択薬となりうることが証明された．ACE 阻害薬と ARB の併用に関しては，今後の課題を残した．

■ 文 献

1) The ONTARGET investigators：N. Engl. J. Med., 358：1547-1559, 2008
2) Teo, K. et al.：Am. Heart. J., 148：52-61, 2004

（大蔵隆文，檜垣實男）

第3章 治療法の選択と基本方針

2. 患者指導（食事・運動など）

荒川規矩男

Point

1. 本態性高血圧は家系性にみられるので遺伝性疾患であるかのように考えられていたが，今日では単一遺伝子疾患（直接遺伝）ではなく，複数の弱い遺伝子が間接的に関与するpolygene diseaseと考えられている．それらはほとんどが食塩感受性に関連しており，食塩の貯留を助ける

2. ゆえに本態性高血圧は食塩の過剰摂取を中心とする生活習慣の歪みによって発症する．それが食塩の過剰摂取なしには発症しないことは，無塩人種（アマゾンのヤノマモ人）や，チンパンジー（食塩感受性関連遺伝子多型を濃厚に保有）を野性食で飼育した場合などで検証されている

3. 食塩以外の血圧に影響を及ぼす生活習慣として，他にも肥満・過飲酒・ストレス・運動不足などがあるが，これらはいずれも食塩摂取下で検証されたものであり，無塩食下ではほとんど影響しないと考えられる．したがって治療法の基本は極力減塩にある

1 疫　学

食塩の過剰摂取と高血圧の関係は最も古く，同時に最も新しい問題でもある．古くは紀元前400年頃の中国の医学古典"内経"にも記載されており，近代では国際的な大規模疫学調査"INTERSALT"でも明らかにされている（図1）[1]．さらに，無塩人種ヤノマモ人には高血圧はないし，また，人間に最も近いチンパンジーでも自然食で飼育されている場合には血圧は全く正常に保たれるが，動物園や研究

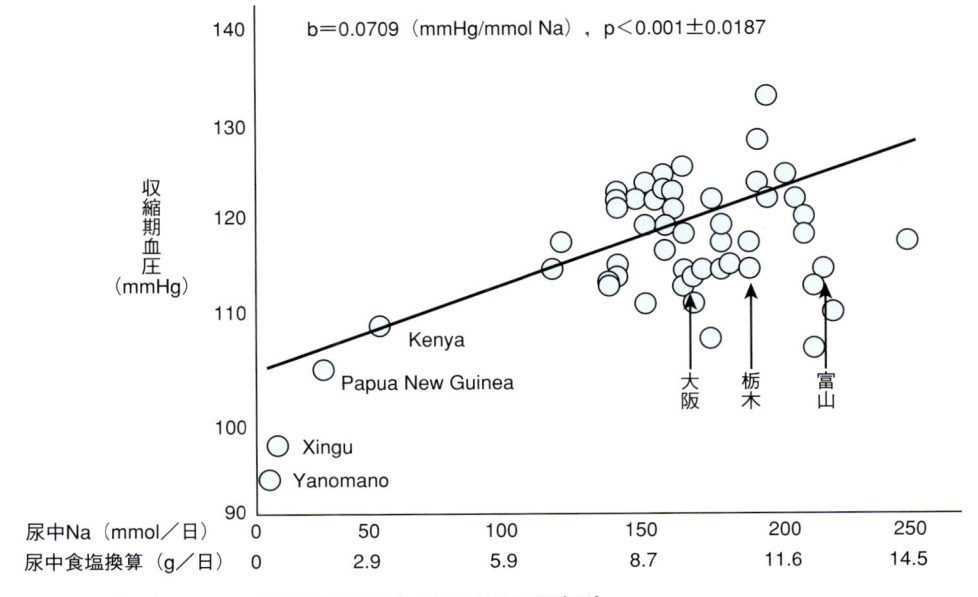

● 図1　食塩摂取量と平均収縮期血圧（INTERSALT研究[1]）
32カ国，52地域集団，10,079名の血圧と24時間尿中Na排泄量の関係

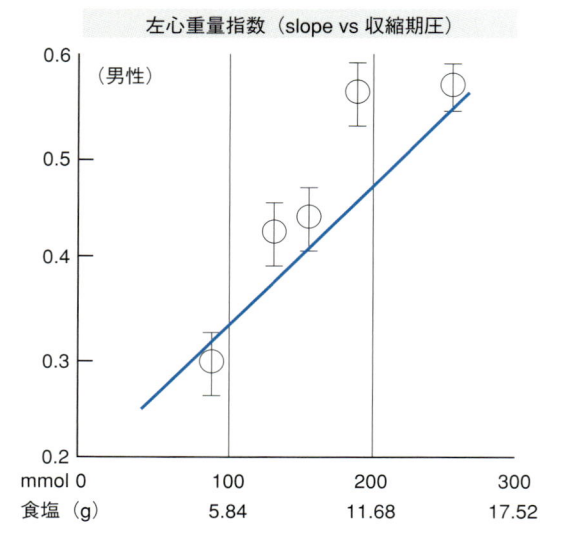

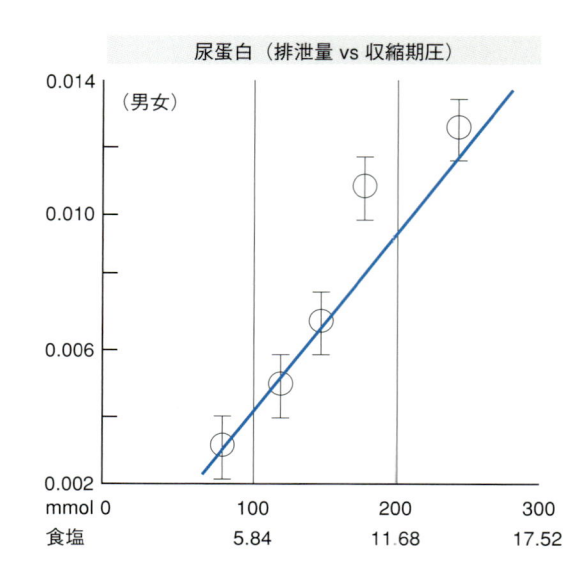

● 図2　食塩は臓器傷害（心肥大と尿蛋白）の独立危険因子[2]
　　　　未治療高血圧503人，正常圧336人（計839，男471，女368），15〜70歳：24時間尿中Na/NaCl排泄量

室で人工食（食塩6〜12g）にて飼育している場合では人間並みに加齢とともに血圧が上昇する．

他方，食塩は血圧を上げるのみならず，直接に脳・心・腎などの臓器障害をもたらすことが，動物実験ではもとより，現代文明人（フランス人）でも実証されている（図2）[2]．

その他の生活習慣（肥満・運動不足・過飲酒・ストレスなど）も高血圧をきたしやすいことが多くの疫学調査で検証されている．例えば，運動量の少ない人は多い人よりも高血圧になる危険性が20〜50％も大である．肥満やアルコール過飲やストレスなどについてもほぼ同様である．ただしこれら食塩以外の因子はいずれも食塩摂取下で検証されたもので，無塩食下では検証されておらず，おそらくほとんど影響ないと思われる．

2　治療のメカニズムとストラテジー

食塩は浸透圧が強いので，その過剰摂取はまず血漿量，ひいては心拍出量を増やして血圧を上げるが，長い経過のなかで次第に心・血管系の肥大・肥厚をもきたして血管抵抗を上げ，それに伴って心拍出量は減弱していく（図3）[3]．

したがって対策としての断塩や減塩も，最初は心拍出量を減少させて降圧するが，次第に血管抵抗をも減弱させて降圧に寄与するので，その降圧作用はきわめて緩やかである．

例えばKempnerの無塩米飯食においてすらも本格的な降圧は3週間経過後に始まっており（図4）[4]，完全正常化には年余を要している．

本態性高血圧の動物モデルとしての食塩高血圧チンパンジーにおいても同様に，高食塩食（最高1日15g）から無塩食に戻した場合，3カ月経っても血圧は半分しか下がらず，完全に元の血圧に戻るまでには5カ月間を要している．Naのリサイクル装置としてのRA系は食塩負荷に応じて減弱するが，無塩食に戻すと再び亢進している（図5）[6]．

また，体重を減量した場合にも著名なNa利尿を伴い，運動による降圧の場合にもやはりNa利尿（腎アデノシン-ドパミン系の活性化による）をきたす．要するに**生活習慣の改善による降圧機序の基本をなすのは，Na利尿作用と交感神経系の沈静化である．**

1）食事（減塩）

本態性高血圧の原因療法は，理論的には断塩しかない[4]．それはしかし近代の現実社会では不可能に近いので，可及的な減塩，つまり半原因療法しかない．

減塩目標はアメリカのガイドライン（JNC）に習い，今日では世界的にも1日6g未満とされており，わが国でも2004年以降のガイドラインはそれに従っている．日本人は現在の食塩摂取量（1日11〜12g）

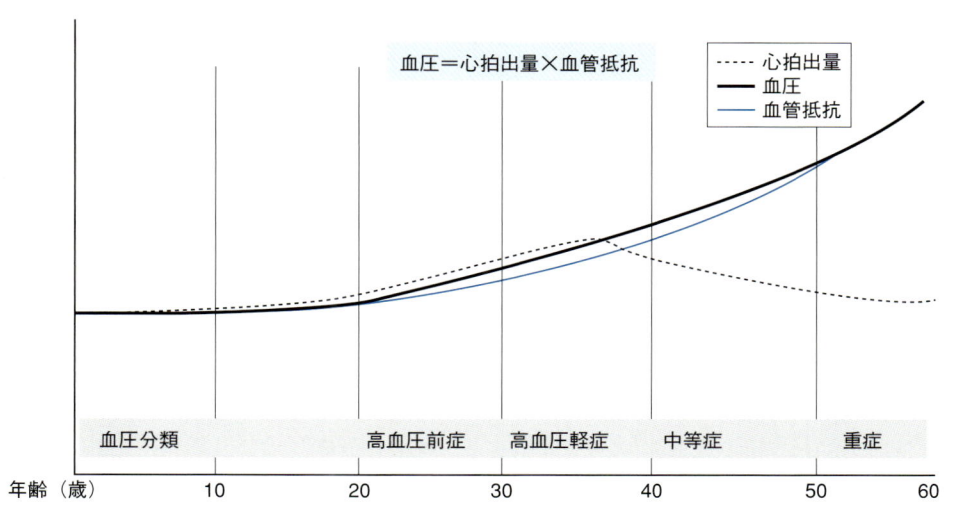

● 図3 本態性高血圧の血行動態の変化概略（模式図）
（文献3より改変して転載）

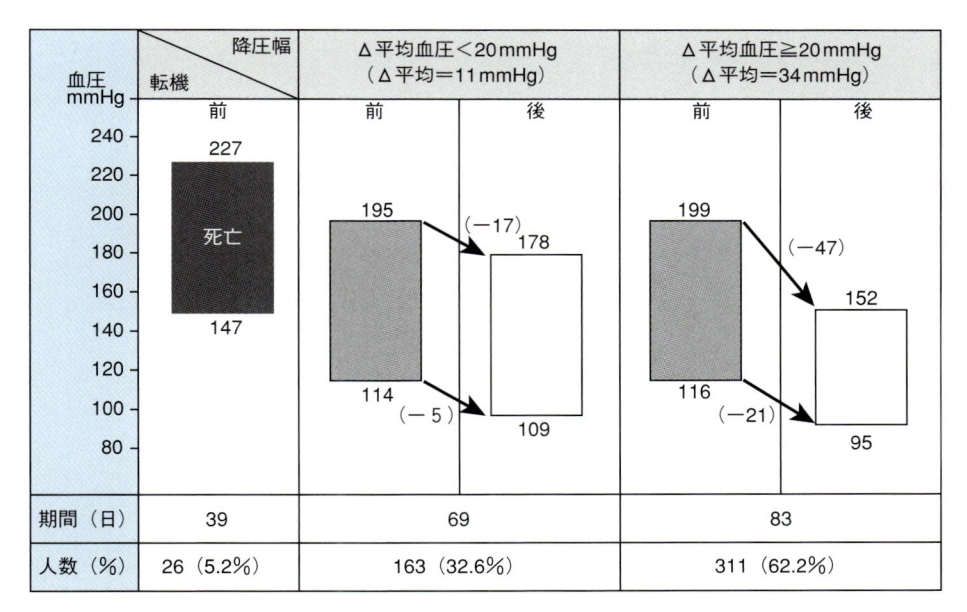

● 図4 無塩米飯療法
無塩米飯食で平均血圧11mmHg以上降圧した人は合計95％に達している．残り5％はベースライン血圧が余りにも高くて途中で死亡している
（高血圧性血管合併症患者500人，文献4より荒川作図）

の半減を目指さなければならない．

> **memo**
> ただしアメリカで6gを言い出したのは，究極の目標としての1日4gを目指してのとりあえずの中間目標としてであった．実際に1日6gや4gにした場合の効果もDASH-Sodium試験で検証されており，減塩程度に応じた降圧が示されている（図6）[6]．

一般に1日1gの減塩で収縮期血圧は約1 mmHg下がるとされる．

2）運　動

運動で本当に降圧できるか否か，25年程前までは不確かであった．そこでわれわれはそれまでの報告の欠陥を埋めて，①食塩摂取量と②体重をコント

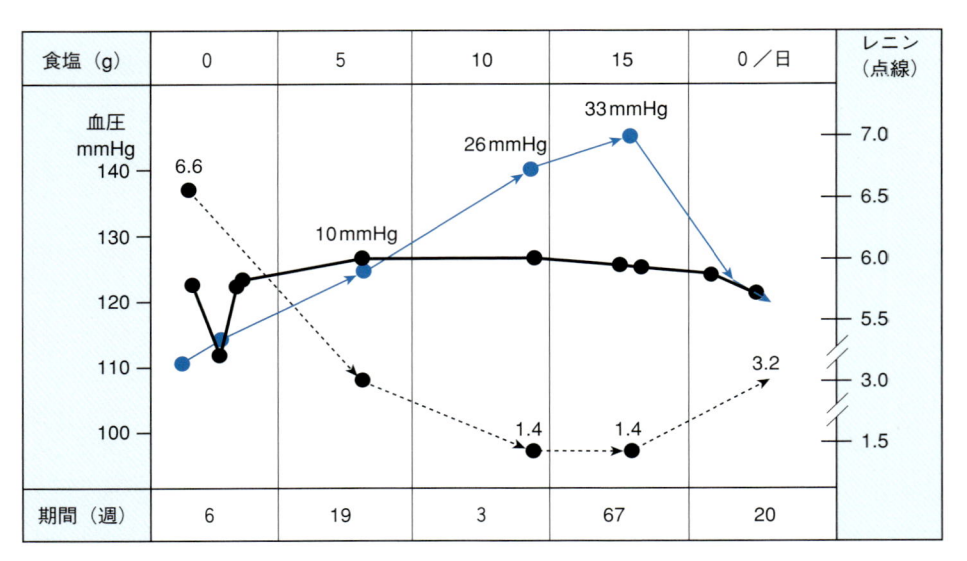

● 図5 食塩添加によるレニンと血圧の変化
チンパンジー：コントロール群（——）= 12，食塩負荷群（——）
（文献5より改変/荒川1999）

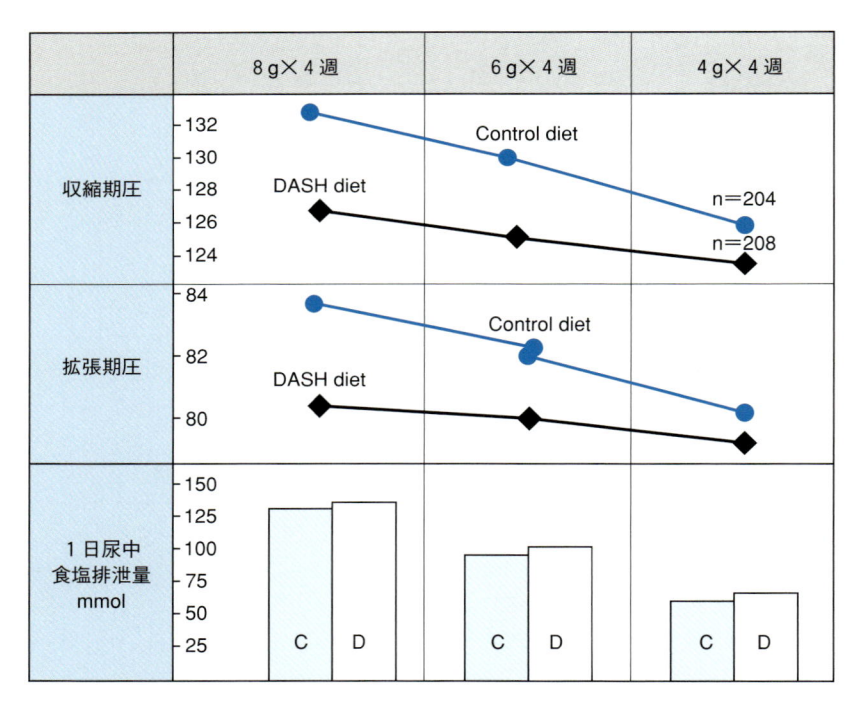

● 図6 DASH（食事で高血圧をストップ）Sodium試験[6]
n = 412 （高血圧群 = 169，コントロール群 = 243）
C：Control diet，D：DASH diet

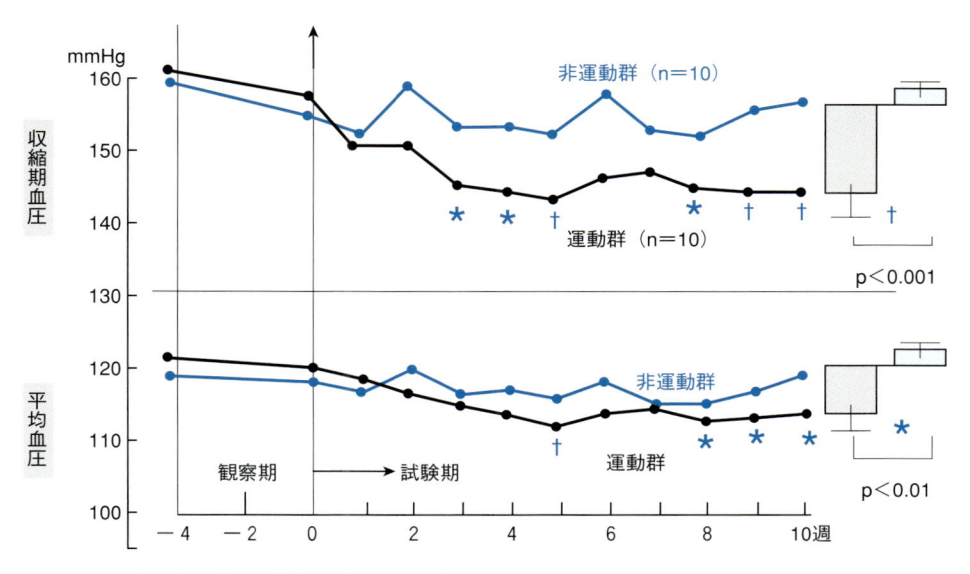

● 図7　運動の降圧効果（食塩と体重は不変）[7]
†：p＜0.001，＊：p＜0.01

ロールしたうえで，③観察期間を4週間置いた後，さらに④共通の背景因子の被験者を二分し，比較対照群をおいて片方の群のみに運動をさせた．その結果，運動群のみにおいて有意な降圧効果を証明できた（図7）[7]．

方法はマイルドなニコニコペース[※1]の運動強度（乳酸第1変移点）で，自転車エルゴメーター漕ぎ（ウォーキング相当）を1回1時間ずつ，隔日に週3回行い，その結果10週間で約11/6 mmHg降圧した．1日30分ずつに分けて週6回行っても同様の効果が期待されよう．

この結果をWHOが初の運動降圧療法ガイドラインに引用したので[8]，以来，運動の降圧効果は今や世界の常識となった．

3）減　量

体重1 kgの減量につき収縮期圧・拡張期圧ともに1～2 mmHg下がることが多くの研究のメタアナリシスで示されている[9]．肥満者ではもっと著名な降圧がみられる．

4）減　酒

飲酒は酒量に比例して血圧が上がるのみならず，習慣的な大量飲酒は脳卒中やアルコール心筋症や消化器癌などをも好発させる．実際に減酒量に応じて降圧がみられている[10]．

ただし，アルコールが少量ならばむしろ脳・心などの臓器保護作用がみられる，と多くの疫学調査で報告されており，適量（1日1合以下）なら問題ないと思われる．

5）ストレス解消

ストレスも血圧を上げるのみならず，循環器を始め諸臓器に悪影響をきたすので，なるべく避けるに越したことはない．しかし現代生活環境下では避けて通れないので，なるべく早く解消するしかないが，それには運動が有用である．

適度の運動は交感神経系を鎮静化し，内因性モル

※1　乳酸第1変移点（ニコニコペース）

運動強度の指標として，運動中の酸素摂取率や血中乳酸濃度が用いられている．乳酸濃度が4 mmol（最大酸素摂取量の約半分に相当）を越すと自覚的にきつく感じ始めて，8 mmolで最大酸素摂取量に達して疲労困憊する．われわれは運動療法に入る前に，まず各人の4 mmolに相当する運動強度を求めた．すなわち自転車エルゴメーターで運動強度を5分ごとに漸増しながらその各段階で乳酸濃度を測定した．乳酸4 mmolの強度での運動は誰でも楽にできてかつ効果もよいので，ニコニコペースと呼んだ（福岡大学スポーツ科学部，進藤・田中ら）．

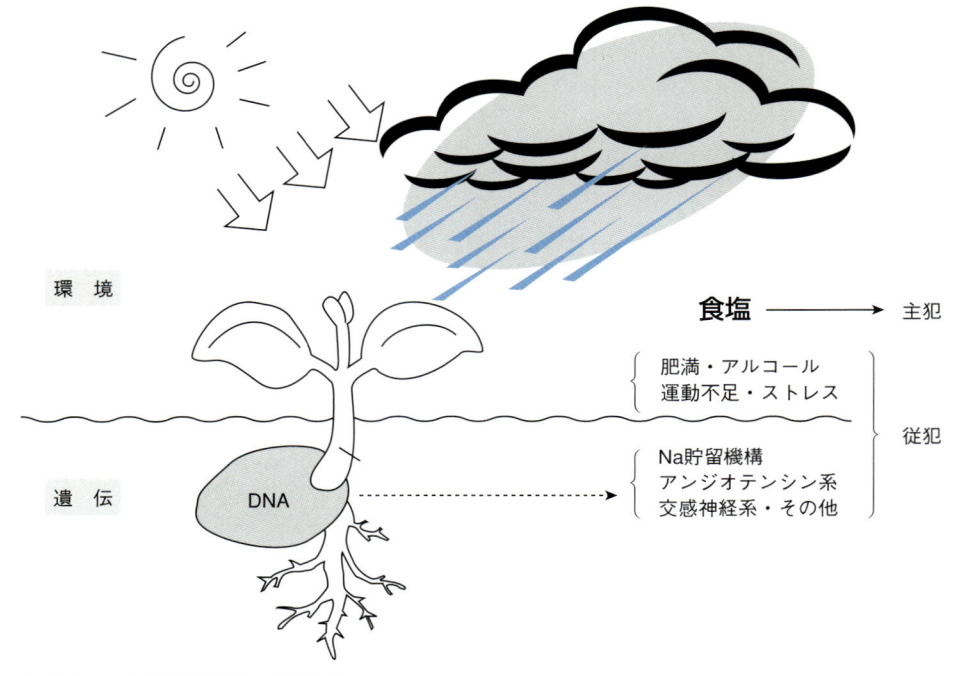

● 図8 本態性高血圧の発症機序[11]

ヒネ様物質（エンドルフィンやエンケファリンなど）を増やしてストレスを解消させるのみならず，同時に降圧をももたらすので，一石二鳥の合理的な解消法である[7]．

その他，専門的にはバイオフィードバックやリラクゼーションが行われている．

6) 禁 煙

毎回の喫煙後に一過性の昇圧がもたらされることは既知であるが，慢性効果もあるとの報告がある．

喫煙は血圧とは無関係に，動脈硬化の独立した重要な危険因子でもあるので，循環器合併症予防のためには血圧の高低にかかわらず一律に禁煙すべきである．

3 おわりに

高血圧は典型的な生活習慣病であり，その元凶は食塩の過剰摂取にある．その他の生活習慣（肥満・過飲酒・ストレス・運動不足など）や，関連遺伝子（主に食塩感受性関連）は，ともに食塩貯留を助長させ，食塩の働きを補佐していると考えられる（図8）．

したがって，患者指導の基本原則は生活習慣の軌道修正，特に減塩にあり，当面の目標は今日では国際的に共通して1日6g未満とされている．ただし①減塩で完全に降圧できるわけではなく，②運動も必要であるし，さらに血圧正常化のために，多くは③降圧薬の助けも必要とする．

<文 献>

1) Intersalt Cooperative Research Group：BMJ, 297：319-328, 1988
2) du-Cailar G. et al.：Am. J. Hypertens., 15：222-229, 2002
3) 荒川規矩男：高血圧治療．「内科学書　改訂第5版」，中山書店, pp1343-1346, 1999
4) Kempner, W.：A. J. Med., 4：545-577, 1948
5) Denton, D. et al.：Nature Medicinem., 1：1009-1016, 1995
6) Sacks, F. M. et al.：N. Engl. J. Med., 344：3-10, 2001
7) Urata, H. et al.：Hypertens., 9：245-252, 1987
8) World Hypertension League：Bulletin of WHO, 69：149-153, 1991
9) Netter, J. E. et al.：Hypertens, 42：878-884, 2003
10) Xin, X. et al.：Hypertens., 38：1112-1117, 2001
11) 荒川規矩男　他．「内科学書第6版」, p1442-1446, 中山書店, 2002

第4章

様々な患者さんの高血圧治療

1. 高齢者の高血圧治療	50
2. 妊娠に伴う高血圧の治療	54
3. 周術期の高血圧治療	63
4. 悪性高血圧	70
5. 白衣高血圧	79
6. 仮面高血圧	86
7. 早朝高血圧	95

第4章 様々な患者さんの高血圧治療

1. 高齢者の高血圧治療

桑島　巖

Point

1. 高齢者では収縮期血圧のみが高く拡張期血圧は低い，いわゆる収縮期型高血圧が多く，また合併症疾患も多いという特徴がある
2. 高齢者では血圧の変動が大きく，白衣高血圧の頻度が高い．また，一方で夜間血圧が下がらないnon-dipperが多い
3. 高齢者高血圧でも，収縮期血圧140mmHg未満を目標に降圧することが重要である
4. 後期高齢者を対象としてHYVET試験では，降圧利尿薬を用いた降圧薬治療が脳心血管合併症予防に有効であったと報告された

1 高齢者の高血圧の病態とその特徴

1) 収縮期型高血圧の頻度が高い

高齢者では，収縮期血圧のみ高く，拡張期血圧はむしろ低いタイプのいわゆる収縮期型高血圧が多い．結果的に高齢者では脈圧，すなわち上の血圧と下の血圧の差が大きい．

2) 短時間の血圧変動が大きい：白衣高血圧が多い

診察室でのみ血圧が上昇する白衣高血圧にも留意が必要である．高齢者の場合，1回の受診時でただちに高血圧とすることなく，日を違えて3回受診してもらい，その内の2回以上収縮期血圧が140mmHg以上であれば高血圧と診断する．

われわれの成績では，診察室入室によって血圧が平均して16mmHgほど上昇するが，個人差が大きい．したがって，家庭血圧などを参考にして白衣高血圧を鑑別する．

3) 内分泌性高血圧の頻度は少ない

高齢者では褐色細胞腫やコーン症候群のような内分泌性高血圧の頻度は著しく少ない．しかし腎血管性高血圧や腎性高血圧などの二次性高血圧の頻度は高い（p259，第7章参照）．

したがって，診察にあたって腹部血管雑音の聴取や腎機能と蛋白尿の把握は重要である．

4) 合併症やリスク因子を併せもつ高血圧が多い

高齢者では高血圧単独はむしろ少なく，すでに高脂血症，糖尿病などのリスク因子を有している症例が非常に多い．また，すでに脳血管障害や虚血性心疾患，心不全などを合併している場合も多く，これらの合併した疾患を考慮した降圧薬治療の選択が必要とされる．

5) 降圧薬の副作用が発現しやすい

高齢者では，肝機能や腎機能が減弱しているために降圧薬の薬物動態が若年者と異なり，**副作用が発現しやすく，消失しにくい**という特徴がある．

6) 夜間血圧が下がりにくい仮面高血圧が多い

夜間血圧が下がりにくいことも高齢者の特徴である．夜間降圧が少ない症例は「non-dipper」と称され，その発現は自律神経障害に関係している．われわれの追跡調査の結果では，夜間血圧が高い群は夜間血圧が最も低い群に比べて約4倍脳血管合併症の頻度が高いことがわかっている[1]（図1）．

夜間から早朝にかけての高血圧は，診察室での血圧測定では発見されないことから「仮面高血圧」とよばれている．治療中の高齢者を4年間追跡したSHEAF研究[2]によれば，診察室では正常血圧であ

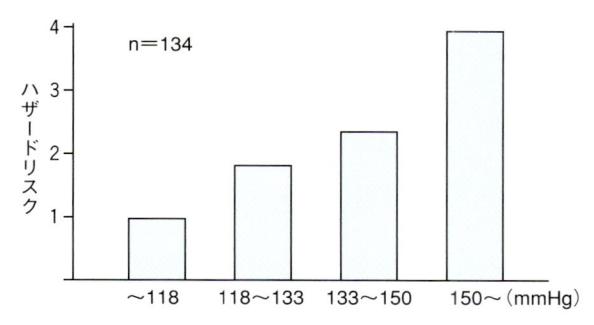

● 図1　降圧薬服薬例での51カ月の追跡研究[8]
夜間血圧と脳心合併症発症リスク

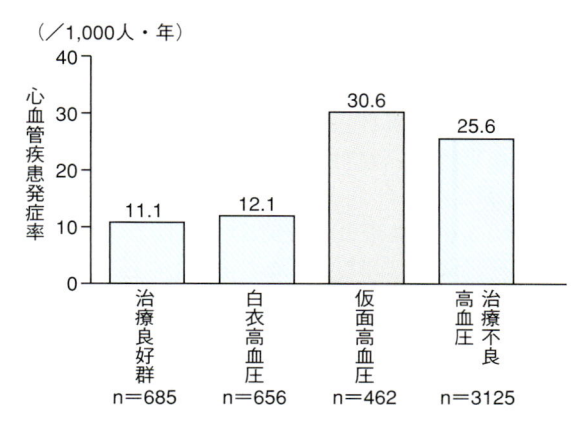

● 図2　仮面高血圧は心血管病発症頻度が高い[2]

るが家庭では高血圧を呈するいわゆる仮面高血圧は，血圧コントロール良好例に比べて約3倍の脳心血管合併症発症率であるという結果を示した（図2）．また診察室血圧と24時間血圧の予後予測因子としての重要性を比較した．

このような仮面高血圧への対策としては，まず24時間にわたって降圧効果を発揮する降圧薬を用いることが重要である．また必ずしも1日1回にこだわることなく，1日2回に分けての服薬も選択すべきである．

2　高齢者高血圧の降圧目標値

高齢者では収縮期血圧140mmHg未満を目安に降圧するが，80歳以上でも基本的な考え方は同じである．

これまでの大規模臨床試験において，高齢者高血圧に対する降圧薬治療の有用性は証明されており，かつそれらの多くで達成血圧レベルは140mmHgを下回っている．

HYVET試験[3]では80歳以上の後期高齢者でも積極的な降圧薬治療が必要であることを明らかにした（p53, evidence参照）．

降圧目標も，年齢にかかわらず収縮期血圧140mmHg未満とすべきであるが，後期高齢者になるほど社会的背景，身体的背景に個人差が大きくなることも念頭に置く必要がある．例えば，すでに高度な認知症があったりADLが極端に低下している症例などでは，降圧薬治療はむしろ副作用の増大につながるため，漫然と多数の降圧薬を処方することは厳に慎むべきであり，それぞれの背景を考慮した主治医の判断が重要である．

3　高齢者高血圧の治療戦略：第一選択薬は利尿薬とCa拮抗薬

1）利尿薬

降圧利尿薬の使用量が著しく減少していたが，ALLHAT試験[4]では最も廉価な降圧利尿薬が，Ca拮抗薬やACE阻害薬と同等以上の降圧効果と心血管合併症を示した．SHEP試験延長試験[5]によると，糖尿病をすでに合併している症例でも，利尿薬によって積極的に降圧したことにより，新規の糖尿病の発症を上回る心血管合併症予防効果が確認されている．

2）Ca拮抗薬

長時間作用型Ca拮抗薬・アムロジピンとARBの脳心血管合併症予防効果を比較した試験としてVALUE試験[6]とCASE-J試験[7]がある．いずれも一次エンドポイントの発生率には有意差はみられないものの，降圧効果に関してはCa拮抗薬の方が優れている．

例えばCASE-J試験[7]では，同じレベルの降圧目標値に達するのに必要とされる併用降圧薬の数が有意にARB群で多い．

またVALUE試験でもランダマイズ6カ月以内の降圧率に大きな差がついたために，心筋梗塞発症率がARB群の方が多いという結果であった．

この2つの臨床試験は，いずれも65歳前後の高齢

者を対象としていることを考えると，**高齢者の第一選択薬はARBではなく，やはりCa拮抗薬の方が優れている**ことを示唆している．

「降圧目標値を達成するためには併用療法が必要」といわれているが，ARBから開始するよりも降圧利尿薬やCa拮抗薬から開始することによって，単剤での降圧目標達成率は高くなると考えられる．

4 処方の実際

1) 長時間作用型Ca拮抗薬

第一選択薬としては，まず血中半減期の最も長いアムロジピンを用いる．適応禁忌症例が少なく，また重篤な副作用が少ないことも高齢者に使いやすい理由の1つであり，高齢者に対するエビデンスも豊富である．

ニフェジピン徐放錠やベニジピン塩酸塩は降圧効果においては優れるが，24時間の持続性は保てないために，1日2回に分けて服用させることで夜間から早朝の高血圧を抑制できる．

2) 降圧利尿薬

少量の降圧利尿薬を用いることで，低Kや高尿酸血症といった副作用を最小限に抑え，降圧効果を発揮できるとされている．高齢者高血圧において脳卒中や心不全予防に優れているとするエビデンスは豊富である．

3) RA系阻害薬：ACE阻害薬/ARB

高齢者ではRA系が若年者に比して抑制されているために，RA系阻害薬の降圧効果は弱い．新規糖尿病抑制効果や心房細動予防効果があるという専門家もいるが，脳卒中や心筋梗塞の予防において，RA系阻害薬がCa拮抗薬や利尿薬より優れているという確かなエビデンスはない．最近，「ARBの心房細動予防効果は否定的である」という臨床試験（GISSI-AF）[9]の成績が発表されている．

> **memo** ACE阻害薬とARB
> ACE阻害薬の方がエビデンスは豊富であるが，咳の副作用を考慮してARBを優先するという考え方もある．腎機能障害症例で血清クレアチニンが2.5mg/dL以上の症例では慎重投与である．

4) 処方の実際

- 第一選択薬：長時間作用型Ca拮抗薬
  → アムロジピンベシル酸塩（アムロジン®，ノルバスク®）1錠5mg，1日1回，朝食後
- 第二選択薬：降圧利尿薬
  → インダパミド（ナトリックス®）1錠1mg，1日1回，朝食後．低K血症，尿酸値上昇に注意
- 第三選択薬：ARB
  → テルミサルタン（ミカルディス®）1錠20mg，40mg 1日1回朝食後．腎機能障害例では慎重投与

> **注意点**
> ① 急な降圧によりめまい，立ちくらみを生じることがあるので低用量から開始する．
> ② ARBまたはACE阻害薬に降圧利尿薬を追加する際に過大降圧でめまいを生じやすい．
> ③ ARBやACE阻害薬は腎機能障害例では慎重投与であり，両側腎動脈狭窄症例では急速な腎機能の悪化をきたすので，**禁忌**．
> ④ Ca拮抗薬で便秘や歯肉炎を起こすことがある．
> ⑤ ACE阻害薬では空咳が出現しやすい．

5 おわりに

後期高齢者でも，心血管合併症予防のためには積極的な降圧が必要なことは多くの大規模臨床試験が示す通りであるが，個人差の大きい高齢者の診療にあたっては，臨床的背景や社会的背景をも考慮した個別的な対応も重要である．

<文　献>

1) Suzuki, Y. et al.：Hypertens. Res., 23：323-330, 2000
2) Bobrie, G. J. et al.：JAMA, 291：1342-1349, 2004
3) Beckett, N. S. et al.：N. Engl. J. Med., 358：1887-1898, 2008
4) AllHAT, C. R. G.：JAMA, 288：2981-2997, 2002
5) Kostis, J. B. et al.：Am. J. Cardiol., 95：29-35, 2005
6) Julius, S. et al.：Lacet, 363, 2004
7) Ogihara, T. et al.：Hypertension, 51：393-398, 2008
8) 桑島　巌：臓器障害からみた夜間・早朝高血圧．BIO Clinica, 20（2）：125-129, 2005
9) Disertori, M. et al.：N. Engl. j. Med., 360：1606-1617, 2009

evidence

HYVET試験概要
—80歳以上の高齢者ではインダパミドを第一選択薬として積極的降圧療法により脳卒中，死亡を有意に抑制できた

1 目 的
80歳以上の超高齢高血圧患者における降圧治療の有用性，安全性を検証する．一次エンドポイントは致死的/非致死的脳卒中（一過性脳虚血発作は含まず）．

2 方 法
無作為割付け，プラセボ対照，二重盲検，多施設．追跡期間は1.8年（中央値）．

80歳以上で収縮期血圧（SBP）＞160 mmHg，拡張期血圧（DBP）＜110 mmHgを満たす3,845例が対象．

2カ月のプラセボによるrun-in期間後に治療群とプラセボ群にランダム化．

降圧治療群（1933例）：徐放性インダパミド1.5 mgで治療を開始し，目標血圧値150/80 mmHgに達しない場合，ACE阻害薬ペリンドプリル2 mg～4 mgを追加投与可．

3 結 果
2007年7月に2回目の中間報告で140例の脳卒中が発症し（2007年4月30日まで7,399人/年の追跡），降圧治療群で一次エンドポイントが41％低下（$p = 0.009$），全死亡が24％低下した（$p = 0.007$）．発表を受け試験は中止された．

降圧治療群の降圧は坐位SBP−29.5 mmHg/坐位DBP − 12.9 mmHg，プラセボ群では − 14.5/6.8 mmHgと，降圧治療群はプラセボ群より15/6 mmHg降圧効果が大きかった．

・一次エンドポイント（図）：降圧治療群51件，プラセボ群69件となり，降圧治療群でリスクが30％低下した（95％信頼区間−1～51, $p = 0.06$）．これは，1,000例を2年間治療して11件の脳卒中を予防，あるいは94例を2年治療して脳卒中を1件予防できることになる．

・二次エンドポイント：全死亡は431例，53.1件/1,000人/年．全死亡リスクは降圧治療群で21％低下（95％信頼区間4～35, $p = 0.02$）．致死的脳卒中は同群で39％（95％信頼区間1～62, $p = 0.05$），心不全が64％（95％信頼区間42～78, $p < 0.0001$），心血管イベントは34％（95％信頼区間18～47, $p < 0.001$）リスクが低下した．

4 重篤な有害イベント
降圧治療群358例 vs プラセボ群448例（$p = 0.001$）において試験薬によるものと判断されたのは5例のみ（2例 vs 3例）．

5 結 論
80歳以上の超高齢高血圧患者において，利尿薬インダパミド徐放剤による降圧治療はACE阻害薬ペリンドプリルとの併用の有無にかかわらず有用である．

■ 文 献
1) The HYVET study group：N. Engl. J. Med., 358 (18)：1887-1898, 2008

（桑島　巌）

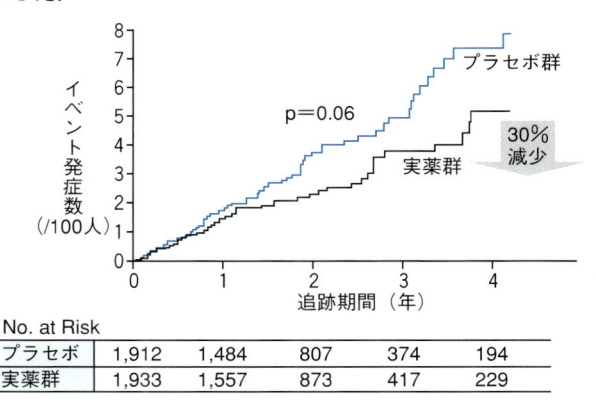

● 図　一次エンドポイント：脳卒中（致死的および非致死的脳卒中）

No. at Risk					
プラセボ	1,912	1,484	807	374	194
実薬群	1,933	1,557	873	417	229

第4章　様々な患者さんの高血圧治療

第4章 様々な患者さんの高血圧治療

2. 妊娠に伴う高血圧の治療

鈴木洋通

Point

1. 妊娠に伴って生じる高血圧は通常の高血圧とは異なっていると理解する
2. 妊娠20週以降に血圧が収縮期血圧140 mmHgもしくは拡張期血圧90 mmHg以上となった場合，妊娠高血圧症候群と定義される
3. 妊娠高血圧症候群の多くは妊娠の終了後12週以内に通常の血圧に復する
4. わが国では結婚年齢の高齢化，女性の社会進出，30歳代女性の肥満の問題などいくつかの社会現象が，妊娠に伴う血圧の変動に複雑な影響を与えている

1 正常妊娠では血圧はどう変動するか

正常の妊娠では，血圧および血圧調節に関連する因子（心拍出量，末梢血管抵抗，腎血流量，糸球体濾過量）は図1に示すような変化を呈する[1]．

正常の妊娠では妊娠直後より血圧は下降し始める．このとき，心拍出量はやや増加するが，末梢血管抵抗は著明に低下する．それに伴って腎血流量は増大し，糸球体濾過量も増加する．その傾向は妊娠12週頃でピークとなり，徐々に末梢血管抵抗は増大し始め，それに伴い血圧も少しずつ上昇し，妊娠36週前後でほぼ妊娠前の状態に戻っていく．

このように，正常の妊娠では血圧は妊娠前と比してむしろ低い状態にあると言っても過言ではない．

2 妊娠に伴いどのようにして血圧上昇が起こるのか

妊娠中に血圧の上昇が生じる機序についてはさまざまな検討がなされているが，まず，最初に生じる変化で重要なことは胎盤での変化である．現在ではtrophoblast（絨毛細胞）が胎盤へ不適切に侵入する結果，螺旋動脈が太い血管に変わることができなくなり，虚血が生じると考えられている[2]（図2）．

このように虚血にさらされた胎盤では，多くの血管作動物質が産生され放出される．例えばsoluble fms-like tyrosine kinase-1（sFlt-1），tumor necrosis factor-α（TNF-α）など，サイトカインのいくつかがあげられている．sFlt-1は，前子癇の病態のなかで現在最も重要視されているものである[3]．このsFlt-1が増加すると，vascular endothelial growth factor（VEGF），placenta growth factor（PlGF）などの放出をさらに促し，内皮細胞障害を引き起こし，その結果血圧の上昇に繋がると考えられている（図3）．

> **memo** soluble fms-like tyrosine kinase 1（sFlt-1）
> このtyrosine kinaseは血管の形成，成長をもたらす蛋白を抑制する働きをする．sFlt-1はvascular endothelial growth factor（VEGF）とplacenta growth factor（PlGF）の拮抗作用を有している．このsFlt-1とPlGFのバランスが崩れることが，妊娠高血圧の発症に大きく関与していることが明らかになってきた．

これらにはさまざまな原因が関与しているとされているが，どれも決定的ではなく，恐らくいくつかの要因が複雑に関連している可能性が高い[4]．関連因子としてあげられているものに，

① 一酸化窒素（NO：nitric oxide）
② 酸化ストレス
③ エンドテリン
④ アラキドン酸関連
⑤ RA系

などがある．

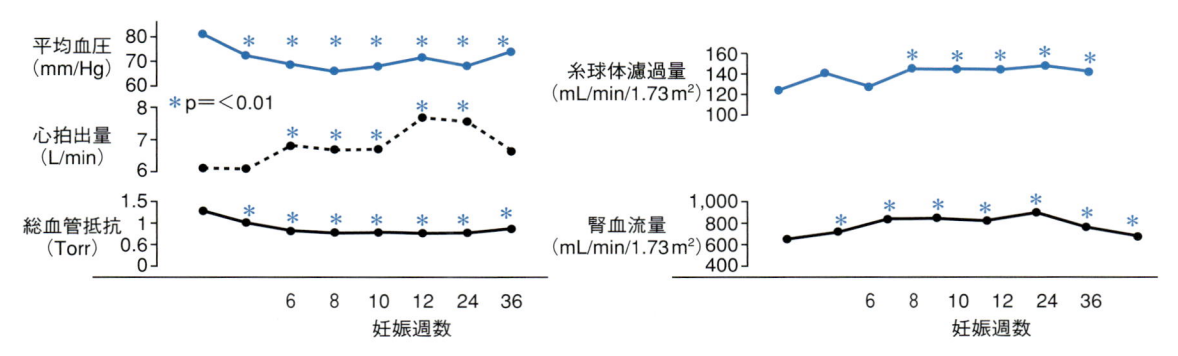

● 図1　正常妊娠での各種変化
　※ 排卵から4ないし7日目を1週とする
　正常妊娠時の血圧，心拍出量，末梢血管抵抗，腎血流量，糸球体濾過量の変化を示す[9]

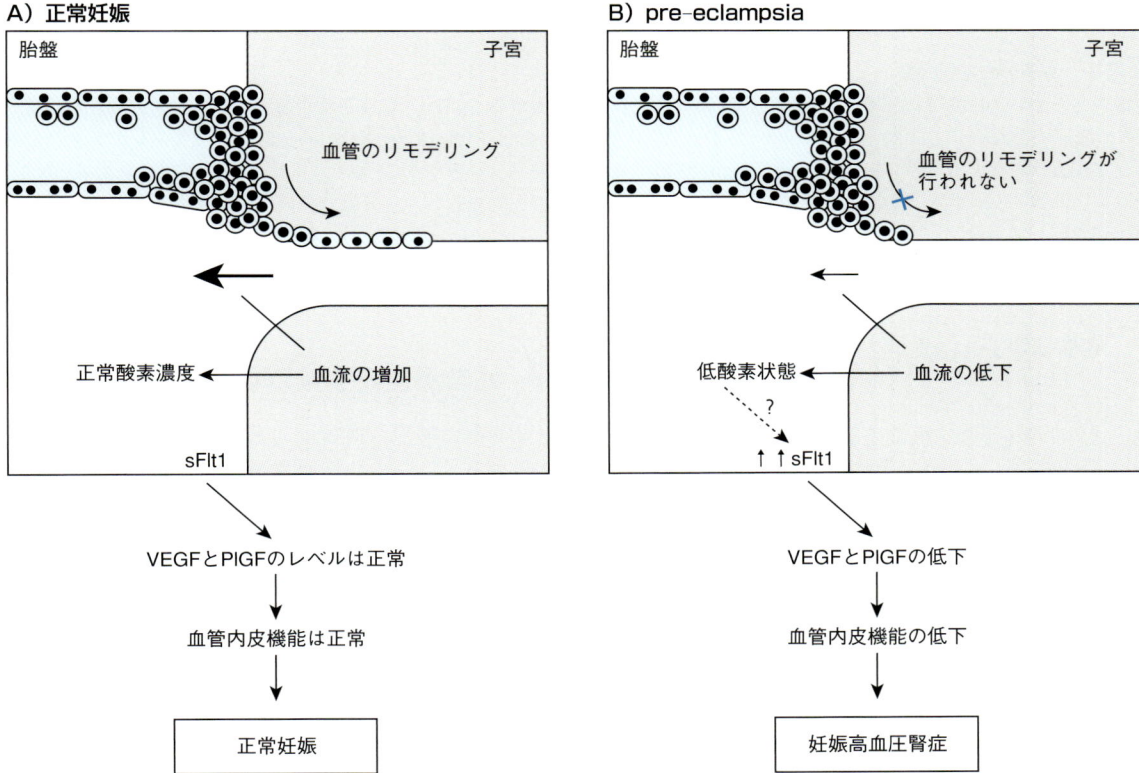

● 図2　胎盤形成時に生じる血管の異常
　trophoblast（絨毛細胞）が不適切に侵入する結果，螺旋動脈が太い血管に変わることができなくなり，虚血が生じると考えられている

2 妊娠に伴う高血圧の治療

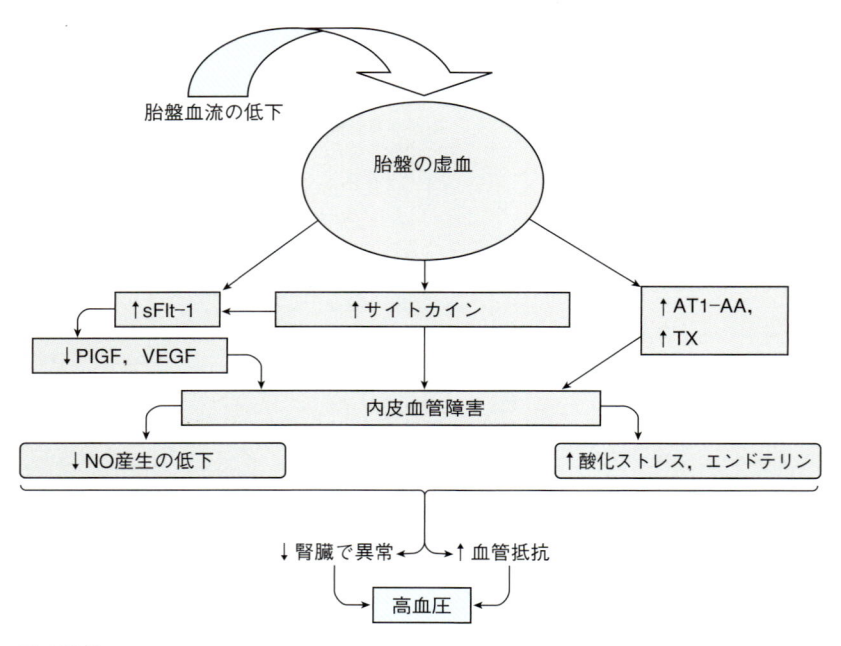

● 図3　前子癇の発症機構

虚血にさらされた胎盤では，多くの血管作動物質が産生され放出される．sFlt-1が前子癇の病態のなかで現在最も重要視されている．それ以外にもTX（thromboxane）やAT1-AA（angiotensin type 1 receptor antagonist）（アンジオテンシンタイプ1受容体に対する抗体）も関連しているとされている．その結果VEGFやPlGFが低下し内皮機能が保持できなくなり，それによりNOの産生低下やエンドテリンの増加，酸化ストレスの亢進が起こり，腎臓での何らかの異常とともに全身血管抵抗が増加し，高血圧が生じ前子癇が起こると考えられている

> **memo　HELLP症候群**
> 　HELLP症候群（Hemolysis, Elevated Liver enzyme, Low Platelet syndrome）の頭文字をとって名付けられている．妊娠高血圧症候群に伴って発症することの多い疾患とされている．しかし血圧がほとんど正常であっても，急に心窩部痛や腹部膨満といった消化器症状で発症することもあり，必ずしも妊娠高血圧症候群と関連しないこともあるため注意が必要である．
> 　基本的に治療は妊娠の終了であるが，最近副腎皮質ステロイドの有用性も唱えられている．

3　妊娠高血圧症候群の定義

　妊娠高血圧症候群の定義は現在表に示すようになされている[5]．すなわち，従来妊娠中毒症とされていたものから定義が大きく書き換えられ，血圧の上昇が起こることがその主たる病態であることより，妊娠高血圧症候群とされている．従来妊娠中毒症とされていたものは前子癇にあたると考えてよい．

4　妊娠高血圧症候群の治療

　妊娠高血圧症候群は，通常の高血圧という言葉で代表されているものとは異なったものとして理解する必要がある．すなわち，
① 妊娠という特殊な条件
② 若い女性
③ 出産とともに終了する
ということの3つが一般の高血圧とは大きく異なっている．血圧値の定義は収縮期血圧で140 mmHg以上あるいは拡張期血圧で90 mmHg以上とされているが，治療に関しては，少なくとも現時点では一般と同一に考えることは危険であると思われる．
　現在最も多くの人が支持しているのは，「軽症（140～160/90～110 mmHg）の妊娠高血圧症候群の治療は積極的には必要がない」とするSibaiら[6]が提唱している考え方である．Sibaiらをはじめ，Cochrane Collaboration ReviewでのAbalosら[7]のメタ解析においても，「軽症の妊娠高血圧症候群を

● 表　妊娠高血圧症候群における重症，軽症の病型分類

軽症	血圧：次のいずれかに該当する場合
	・収縮期血圧　140 mmHg以上，160 mmHg未満の場合
	・拡張期血圧　90 mmHg以上，110 mmHg未満の場合
	・蛋白尿　　　300 mg/日以上，2 g/日未満
重症	血圧：次のいずれかに該当する場合
	・収縮期血圧　160 mmHg以上の場合
	・拡張期血圧　110 mmHg以上の場合
	・蛋白尿：蛋白尿が2 g/日以上のときは蛋白尿重症とする。なお，随時尿を用いた試験紙法による尿中蛋白の判定量は24時間畜尿検体を用いた定量法との相関性が悪いため，蛋白尿の重症度の判定は24時間尿を用いた定量によることを原則とする。随時尿を用いた試験紙法による成績しか得られない場合は，複数回の新鮮尿検体で，連続して3＋以上（300 mg/dL以上）の陽性と判定されるときに蛋白尿重症とみなす

治療してもしなくても，少なくとも胎児に対しては何ら影響を与えない」とされている．すなわち，胎児死亡がいわゆるハードエンドポイントとして解析が行われている．

他には出産時期，胎児の体重を含む成長度などが代用指標として調べられているが，これらは施設や考え方，取り組み方によって大きく異なることで解析が難しくなる可能性が高い．

一方母体に関しては，妊娠終了とともにかなりの危険性を回避することができることより，どのような指標で解析するかは難しい問題がある．一般には前子癇，もしくは子癇への進展の割合がどうであったかにより検討されている．

5　実際の治療をどうするか

①臓器障害（蛋白尿，脳症あるいは心筋症）がある場合，あるいは②血圧が収縮期で160 mmHg以上，あるいは拡張期が110 mmHg以上となったときには積極的に降圧治療を行うことが求められる．

従来降圧治療を受けている女性が妊娠した場合には，なるべく降圧薬を中止，もしくは減量することが求められ，降圧治療は軽中等症の高血圧の場合には少なくとも積極的な降圧治療は不要と現在は考えられている[8]．

● どのような降圧薬を使用するか

a）メチルドーパ

αメチルドーパは中枢のα₂アドレナリン拮抗薬で，現在では妊娠以外ではほとんど使われていない．しかし①最も安全性が高いこと，②肝機能障害と溶血以外には重篤な副作用がないことより，妊娠高血圧症候群の第一選択薬とされている．

b）Ca拮抗薬

わが国ではほとんどのCa拮抗薬のdrug information（DI）に，妊婦には禁忌とされていることより，使用する際には十分なインフォームド・コンセント（IC）を得てから服薬を開始する．現時点ではいくつかのCa拮抗薬（ニフェジピン，ニカルジピン）で少なくとも安全に使用できることが報告されている．

c）α₁，β遮断薬

β遮断薬のいくつかは使用可能と考えられているが，ラベタロールが現在までの使用実績から最もよく使われている．

d）ヒドララジン

ヒドララジンは以前は多く用いられてきたが，現在ではむしろ静脈注射が可能な降圧薬として用いられていることが多い．

注意点

＜降圧薬として使用禁忌とされているもの＞

ACE阻害薬とARBは禁忌である．利尿薬は妊娠前に使用されている場合は継続することも可能であるが，新規には胎盤血流量を低下させることより使用すべきではない．

<文 献>
1) Chapman, A. B. et al.：Kidney Int, 54（4）： 1394-1395, 1998
2) Conrad, K. P. & Benyo, D. F.：Am. J. Reprod. Immunol., 37（3）：240-249, 1997
3) Bdolah, Y.：Semin. Nephrol., 24（6）：548-556, 2004
4) Karumanchi, S. A. & Lindheimer, M. D.：Curr. Hypertens. Rep., 10（4）：305-312, 2008
5) 日本産科婦人科学会周産期委員会委員会提案：妊娠高血圧症候群の定義と分類．日産婦誌, 56：12-13, 2004
6) Sibai, B. M.：N. Engl. J. Med., 335：257-265, 1996
7) Abalos, E. et al.：Cochrane Database Syst. Rev., 1：CD002252, 2007
8) Podymow, T. & August, P.：Hypertension, 51（4）：960-969, 2008
9) Chapman, A. B. et al.：Kidney Int. 54（6）：2056-2063, 1998

次頁：患者抄録

患者抄録　妊娠に伴う高血圧

【症　例】35歳，女性

　　妊娠16週で産科より「血圧が高い」という指摘を受け紹介された．28歳のとき初産で妊娠中特に異常を認めず，40週で2,850gの男児を出産した．出産後も感冒などで近医受診時に尿検査や血圧測定を行っているが異常を指摘されたことはなかった．今回生理がなくなったため産科受診し，妊娠していることが判明，血圧測定したところ150/60mmHgと言われた．しかし蛋白尿は認めていない．

1. 既往歴

　　特記すべきことなし

2. 家族歴

　　母親70歳，近医で降圧治療を受けているが妊娠中毒症と言われたことはない．3回妊娠，3回出産で特に異常なし．しかし50歳ごろより肥満傾向となり，現在153cm，62kgである．その他家族に高血圧歴はない．

3. 来院時身体所見

　　身長160cm，体重65kg（3年前まで52kg），BMI 25.3　眼球結膜黄疸なし，眼瞼粘膜貧血なし，心音：純，肺部聴診上：清，腹部膨満を認めるも圧痛なし，線状痕なし，下腿に軽度浮腫を認める．血圧：左右差なし 150/66mmHg，脈拍80/分：整

4. 来院時検査所見

　　尿：蛋白尿（±），潜血反応：陰性，血液：アルブミン 3.6g/dL，AST 32IU，ALT 30IU，クレアチニン 0.6mg/dL，尿素窒素 12mg/dL，尿酸 5.4mg/dL，赤血球数 400万/mm^3，ヘモグロビン 10.6g/dL，ヘマトクリット 33％，血小板数 18万/mm^3

5. 心電図：異常なし

6. 腹部超音波検査

　　左右腎ともに10.5cmで皮質の委縮や輝度の上昇はみられない．

7. この患者さんの血圧をどうみるか

　　妊娠高血圧症候群の定義では，「妊娠20週以降に高血圧（収縮期血圧140mmHgあるいは拡張期血圧90mmHg以上）が認められたとき」とされている．本患者では妊娠16週の時点で高血圧を指摘されている．ここでまず行うべきことは，この血圧値をどう評価するかである．一般に若い女性では白衣現象もそれ程多くなく，妊娠中の検診において，積極的に家庭血圧や24時間血圧測定は導入されてこなかった．しかし最近は出産年齢が高齢化したことも関連して，白衣現象を示す妊婦が比較的多くなってきている．そこで，まず家庭血圧測定を行うこととした．

　　家庭血圧測定を行ったところ，朝の平均値が132±8/84±5 mmHg，夕の平均値が134±7/82±6 mmHgであった．このことより，少なくとも現時点での血圧上昇は白衣現象である可能性が高くなった．しかし二次性高血圧，もしくは本態性高血圧である可能性は否定できない．すなわち，一般に妊娠初期は血圧が下降することより，この血圧値が必ずしも十分に低いとは考えがたい．もちろんこの血圧値から二次性高血圧は考えにくいが，念のために以下の検査が追加された．

　　血漿レニン活性8.0ng/mL/hr（正常2.5ng/mL/hr以下），血清アルドステロン 40pg/mL（正常20pg/mL以下）血中ノルエピネフリン 80pg/mL（120〜700pg/mL）であり，血漿レニン活性およびアルドステロン値が高いのは妊娠によるものと考えられ，血液中のホルモンの値からは二次性高血圧はやや否定的であった．その後産科外来と内科外来を1カ月ごとに来院し，その間ほぼ

連日家庭血圧測定を行い，120/80 mmHg 前後で推移していた．尿検査においても蛋白尿は陰性であった．

妊娠28週を過ぎるころより体重増加が通常の増加を大きく上回るようになり，70 kg 近くになった．さらに家庭血圧がこの時期になり150±84 mmHg 前後となった．

さて，これを加重型妊娠高血圧症候群と考えるか否かが問題となる．本症例が白衣現象でなければ過重型妊娠高血圧症候群と診断することは可能である．しかし胎児の発育も順調であり，血圧値からは軽症の妊娠高血圧症候群と診断された．ここで降圧薬による治療を行うか否かについて検討が加えられた．

8．経　過

① 重症妊娠高血圧への対応

妊娠高血圧症候群で重症とされているのは，収縮期血圧160 mmHg 以上もしくは拡張期血圧110 mmHg 以上である．また，従来妊娠高血圧症で重篤なレベルとされているのは収縮期血圧170 mmHg，拡張期血圧110 mmHg である[1]．このレベル以上の血圧が続く場合には降圧治療の適応である．特に前子癇と連動した激しい頭痛，心窩部痛，血小板数の低下などがみられたときには直ちに降圧治療が必要とされる[2]．

英国では脳卒中が重症妊娠高血圧の最も多い母親の死亡原因となっている．胎児については胎盤剥離が起こりやすくなる．

軽症高血圧と同様に重症高血圧でも Cochrane からレビューが出されている．重症高血圧では当然のことであるが，降圧薬間での比較がなされている[3]．

② 本症での対応

一般に妊娠高血圧症候群軽症の場合には，ほとんど降圧療法は意義をもたないとされている．したがって本患者はそのまま経過観察することとなった．

妊娠32週になったときに家庭血圧値が160 mmHg を超えることが多くなってきたこと，また胎児に若干発育の遅れが出始めていることが認められた．そこで，α-メチルドパによる降圧治療が開始された．α-メチルドパ 750 mg/日で1日3回，1回250 mg が処方された．その後家庭血圧は136±7 mmHg/80±4 mmHg 前後で安定し34週目となった．その間少しずつ家庭血圧は上昇傾向となり，再び160 mmHg を越え，拡張期血圧も110 mmHg 近くまで上昇してきたため入院を予定していたが，家で夕食食後突然意識消失，間代性痙攣発作が出現し救急車で来院した．来院時血圧184/116 mmHg で意識は Japan Coma Scale 2-20 程度であった．頭部MRI（Magnetic Resonance Imaging）T2強調画像（図）で後頭葉を中心に高信号領域を認めた．

直ちに緊急帝王切開が行われ，胎児は無事出産した．母親はその後ニカルジピンの持続点滴により，血圧を140/80 mmHg 前後に保持した．

術後3日目に意識も清明となり，出産後2週間の時点で，経口降圧薬としてエナラプリル10 mg が処方され退院となった．退院後8週目の時点でも家庭血圧は140/80 mmHg 前後で続いており，エナラプリル10 mg/日の内服を続けている．MRI T2強調画像で認められた高信号領域も退院後12週目で消失している．

9．考察（本患者の問題点）　▶ Advice from Professional 1 参照

a）比較的高齢出産であった．
b）肥満であった．
c）血圧が上昇傾向であったが経過観察していた．
d）白衣現象があった．

a) 最近出産年齢の高齢化が本邦では特に著しく，したがって血圧上昇傾向となる例も多くなっている．これらに対し従来通りの降圧治療でよいのかどうか，本邦独自の問題としてもう少し慎重に対応する必要があると思われる．
b) 若年女性は一般に痩せていると考えられているが，最近血圧上昇を呈する妊婦のなかには少なからず肥満の女性が多い．従来は糖尿病の恐れのある女性は必ず75gOGTTを行い糖尿病の管理が厳重に行われてきた．しかし最近必ずしも肥満の女性全例に75gOGTTは行われず，また糖尿病と診断される例は必ずしも多くない．むしろ問題となっているのは高インスリン血症もしくはインスリン抵抗性である[4]．この問題は単に妊娠中に限らず更年期以降に心血管病に罹患しやすいという結果となってくる可能性が高い．本邦ではいまだ十分な総計はないが，今後は妊娠高血圧症候群の女性が更年期となったときに，心血管病が多くなってくる可能性が高い[5]．
c) この問題に関しては今回のいくつかの個所を読んで頂きたい．
d) 妊婦の家庭血圧の取り扱いについては今後の課題である．

【文献】 ▶ Advice from Professional ❷参照

1) Redman, C. W. G. & Roberts, J. M.：Management of pre-eclampsia. Lancet, 341：1451-1454, 1983
2) Sibai, B. M. et al.：Aggressive versus expectant management of severe preeclampsia at 28 to 32 weeks' gestation：a randomized controlled trial. Am. J. Obstet. Gynecol., 171 (3)：818-822, 1994
3) Duley, L. et al.：Drugs for treatment of very high blood pressure during pregnancy. Cochrane Database Syst. Rev., 3：CD001449, 2006
4) Laivuori, H.：Hyperinsulinemia 17 years after preeclamptic first pregnancy. J. Clin. Endocrinol. Metab., 81 (8)：2908-2911, 1996
5) Harskamp, R. E. & Zeeman, G. G.：Preeclampsia：at risk for remote cardiovascular disease. Am. J. Med. Sci., 334 (4)：291-295, 2007

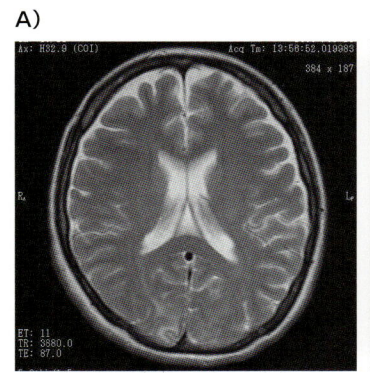

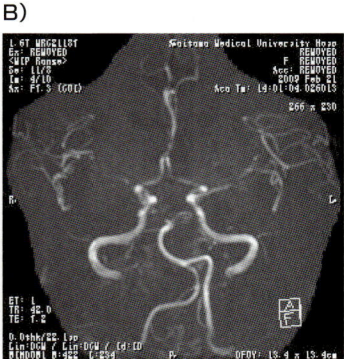

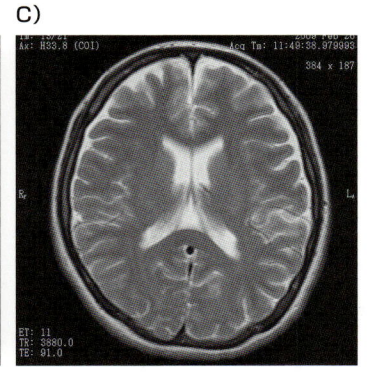

図　MRI T2強調画像
A) 後頭葉が白くなっている部分（高信号領域）があり，これでreversible posterior leukoencephalopathy syndromeと診断される
B) MRI血管造影で後大脳動脈が攣縮している
C) 1週間後に後頭葉の高信号領域は消失している
（埼玉医科大学放射線科　田中淳司先生の御好意による）

Advice from Professional

1 考察ポイント

Point 1
妊娠高血圧症候群では血圧測定値が唯一つの診断基準であるのでその決定には慎重を要する．特に家庭血圧測定に関してはいまだ十分な検討が行われていないが，白衣高血圧である可能性は常に念頭に置く必要がある．

Point 2
若年女性では二次性高血圧の存在も決して無視することはできない．したがって妊娠20週以前の高血圧に関しては本態性高血圧のみでなく必ず二次性高血圧を血液データからでも除外しておくことが大切である．また最近では肥満女性も少なからずおり，インスリン抵抗性を有していることが多く，出産後もしっかりした経過観察が血圧も含めて重要である．

Point 3
妊娠高血圧症候群はしばしば重篤な病態へと数時間で進展することがあり，産科医との密接な連携のもと管理していくことが大切である．

2 押さえておきたい論文

文献 1：Podymow, T. & August, P.：Hypertension, 51（4）：960–969, 2008
まず妊娠中にみられる軽中等症高血圧における治療の基本方針が述べられており，さらに降圧薬が表にまとめられている．さらにそれらの薬剤に関して項目別にかなり詳しくまとめられている．また，少ないながらも授乳中の降圧薬の使用に関しても言及されている．

文献 2：McDonald, S. D. et al.：Am. Heart. J., 156（5）：918–930, 2008
前子癇や子癇に罹患した女性が心血管疾患に罹患する割合が高いことをメタ解析を用いて（図）証明している．

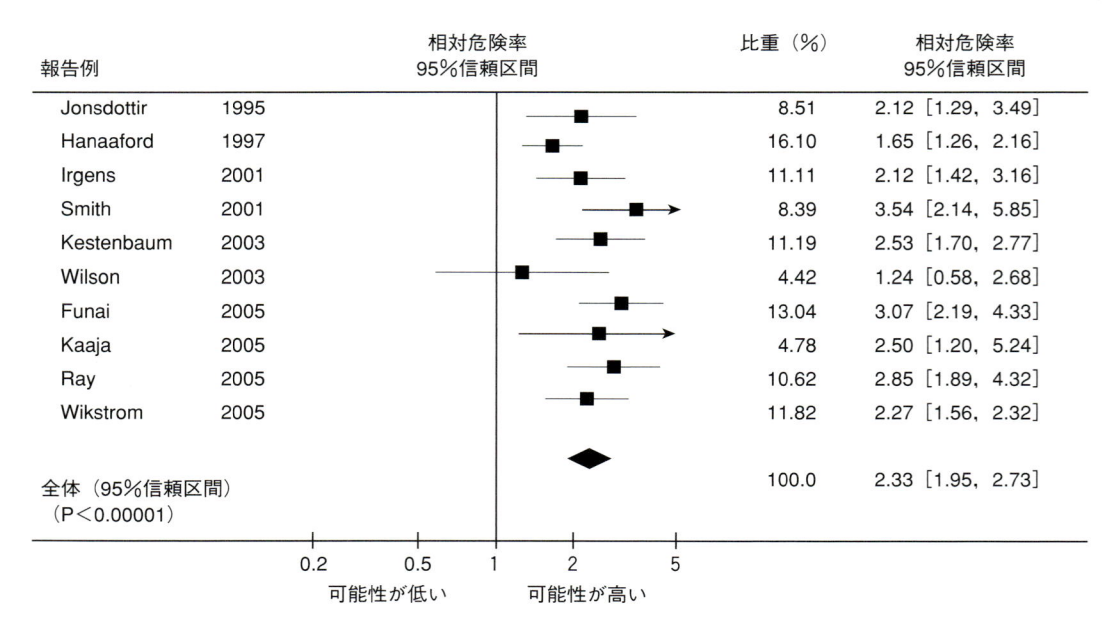

報告例		相対危険率 95％信頼区間	比重（％）	相対危険率 95％信頼区間
Jonsdottir	1995		8.51	2.12 [1.29, 3.49]
Hanaaford	1997		16.10	1.65 [1.26, 2.16]
Irgens	2001		11.11	2.12 [1.42, 3.16]
Smith	2001		8.39	3.54 [2.14, 5.85]
Kestenbaum	2003		11.19	2.53 [1.70, 2.77]
Wilson	2003		4.42	1.24 [0.58, 2.68]
Funai	2005		13.04	3.07 [2.19, 4.33]
Kaaja	2005		4.78	2.50 [1.20, 5.24]
Ray	2005		10.62	2.85 [1.89, 4.32]
Wikstrom	2005		11.82	2.27 [1.56, 2.32]
全体（95％信頼区間）（P＜0.00001）			100.0	2.33 [1.95, 2.73]

0.2　0.5　1　2　5
可能性が低い　可能性が高い

● 図　妊娠高血圧症候群の既往の有無による心血管病の発症のオッズ比
妊娠高血圧症候群の既往を有する場合は明らかに心血管病の発症頻度が高い

第4章 様々な患者さんの高血圧治療

患者抄録

3. 周術期の高血圧治療

土橋卓也，宮田恵里

Point

1. 術前には二次性高血圧の鑑別と脳・心・腎などの臓器障害や合併症の評価を行う
2. 原則として降圧薬は手術当日まで服用させ，術後もできるだけ早く再開する．術中の血圧上昇に対しては，経静脈的Ca拮抗薬の持続注入により対処する
3. 虚血性心疾患のリスクの高い患者にはβ遮断薬の投与が有効である
4. ニフェジピンカプセルの内容物の投与は降圧の程度，速度を調節できないので行わない
5. 歯科治療に際しても血圧管理に留意する．疼痛管理や不安の除去も血圧の安定に有効である

1 はじめに

高血圧は全国に約4,000万人いると推定されている，最も多い生活習慣病である．しかし高血圧者における認識は必ずしも高くなく，また治療を受けている者の管理状況も不十分であることが報告されている．

したがって，手術を予定されている患者は高血圧に関する適切な評価や治療方針を検討するよい機会と捉える必要がある．

2 術前の高血圧の評価と治療方針の決定

日本高血圧学会による高血圧治療ガイドライン2009（JSH2009）が提示した周術期の血圧管理のまとめを**表1**に示す[1]．

1）周術期における二次性高血圧への対応

未治療高血圧者については褐色細胞腫，腎血管性高血圧，原発性アルドステロン症など二次性高血圧の鑑別を行うとともに，脳・心・腎・血管・眼底など高血圧性臓器障害と合併症の評価を行い，周術期のリスクを認識することが重要である．特に高齢化社会を迎えて合併症を有する患者に対する手術例が多くなっている現状をふまえ，脳血管障害，頸動脈狭窄，虚血性心疾患，腎機能低下など周術期の血圧低下によって虚血性合併症が生じやすい病態の有無

について評価しておくことが重要である．

二次性高血圧のなかでも**褐色細胞腫**が疑われる症例では，術中の血圧上昇などが懸念されることから，手術を延期して検索を進め，診断が確定すれば目的の手術の前に腫瘍摘出術を行うのが原則である．

腎血管性高血圧，原発性アルドステロン症などは術前に血圧がコントロールされていれば問題は少ないが，待機的手術であれば治癒可能な二次性高血圧の治療を先に行うことが望ましい．

動脈硬化の強い高齢者においては，腹部血管雑音など腎血管性高血圧を疑わせる所見があれば腎血管エコー，MRA，内分泌学的検査など精査を進める必要がある．

また，最近特に**治療抵抗性高血圧**のなかに原発性アルドステロン症が少なからず存在することが示唆さ

● 表1　周術期の血圧管理[1]

1. 高血圧患者の周術期合併症の発症予防には，褐色細胞種など二次性高血圧の鑑別と高血圧性臓器障害・合併症の評価を行うことが重要である
2. 手術当日朝の内服も含めて，周術期を通じた経口または経静脈的降圧薬の継続的使用により，血圧のコントロールを図る
3. 虚血性心疾患のリスクの高い者にはβ遮断薬が有用である
4. ニフェジピンカプセルの内容物の投与は降圧の程度，速度を調節できないので行わない
5. 疼痛・不安や興奮などの除去も血圧上昇を抑えるうえで重要である

れていることから，血漿アルドステロン濃度，レニン活性の測定，低K血症の有無や画像診断による副腎病変の有無について評価しておくことが望ましい．

血圧レベルに関しては，待機的手術で血圧が180/110 mmHg以上の場合，血圧のコントロールを優先すべきである．

2）歯科手術予定者への対応

歯科手術予定者には血圧に関する情報が不明な者もいること，歯科治療中にも脳卒中など心血管病を発症する可能性があることより，高血圧の有無と血圧管理状況について治療前に評価しておく必要がある．

歯科治療においても血圧が180/110 mmHg以上であれば，緊急処置以外は内科医への紹介を優先する．

3 周術期の降圧治療のストラテジー

降圧薬は手術当日まで服用させるのが原則で，術後もできるだけ早く再開する．特にβ遮断薬を使用している場合は，心拍数増加や血圧上昇の危険性があるので，投与を中断しないよう注意が必要である．

1）β遮断薬

β遮断薬は周術期のストレス，交感神経活動亢進状態に対して防御的に働き，虚血性心合併症や心房細動発症の危険性を減らすことから，米国のACC/AHAガイドラインでは冠動脈疾患を有する患者でβ遮断薬を使用していない場合は新たに開始することを推奨している[2]．

しかし周術期のβ遮断薬使用の有用性に関しては疑問視する報告もなされている．図1に非心臓手術時におけるβ遮断薬の使用の有用性に関して33試験，12,306人の患者を用いてメタ解析を行った結果を示す[3]．β遮断薬の使用により非致死性心筋梗塞や心筋虚血はおのおの35%，64%と有意に減少したが，総死亡，心血管死，心不全は減少せず，逆に非致死性脳卒中では116%の増加を認めている．さらにこの報告では，β遮断薬の使用により治療が必要な徐脈や低血圧も有意に多いことを指摘している．これらの成績はβ遮断薬使用のメリットが周術期の虚血性心疾患のリスク抑制に限られる可能性を示唆するものである．

欧米と異なり虚血性心疾患より脳卒中が多いわが国の疾病構造を考慮すると，周術期のβ遮断薬の使用が有用であるか否かについてわが国での成績を検討する必要があると思われる．

2）利尿薬，ACE阻害薬，ARB

利尿薬は術後の脱水，低K血症の可能性を認識し，対処できれば中止する必要はない．ACE阻害薬やARBを投与中の場合，術中の低血圧のリスクが大き

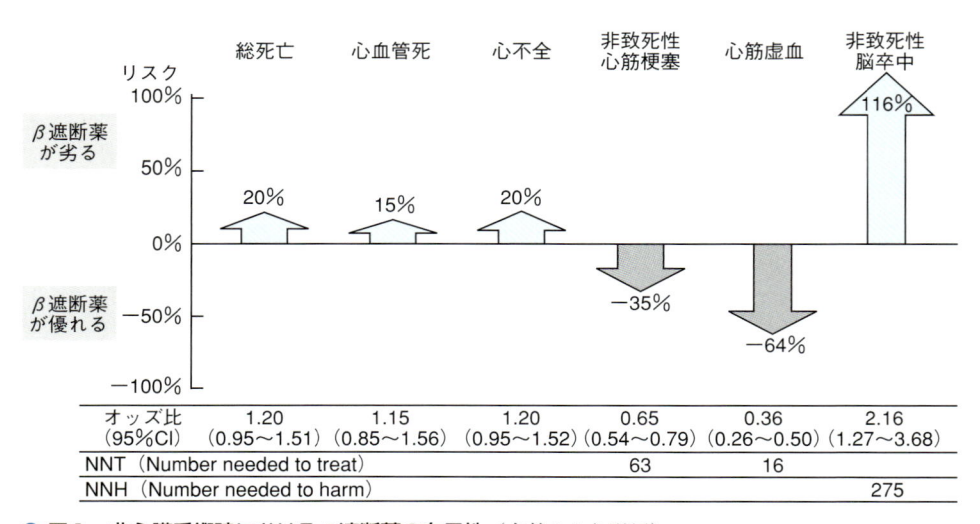

	総死亡	心血管死	心不全	非致死性心筋梗塞	心筋虚血	非致死性脳卒中
オッズ比（95%CI）	1.20（0.95〜1.51）	1.15（0.85〜1.56）	1.20（0.95〜1.52）	0.65（0.54〜0.79）	0.36（0.26〜0.50）	2.16（1.27〜3.68）
NNT（Number needed to treat）				63	16	
NNH（Number needed to harm）						275

● 図1　非心臓手術時におけるβ遮断薬の有用性（文献3より引用）

いという報告も散見され，手術当日の服薬の中止を勧める報告もある[4]．

また術後の投与再開に関しても，体液量の減少に伴い血圧低下や腎機能低下を惹起する可能性があることから，特に高齢者では再開の時期を慎重に決定する必要がある．

3）歯科手術が血圧に及ぼす影響

歯科手術の際も，降圧薬を服用中の者では当日も服用を忘れないよう指導する．

図2に抜歯手術予定者を対象として，メンタルストレス（暗算負荷）試験と抜歯手術に伴う血圧変動を検討した成績を示す[5]．抜歯手術に伴い，収縮期血圧は平均24 mmHg，拡張期血圧は13 mmHg，心拍数は17/分上昇したが，術中の血圧上昇は疼痛を伴う処置や時間を要する手技で大きかった．**エピネフリンを含む局所麻酔薬による血圧上昇はわずかである**ので，疼痛管理に必要な麻酔は確実に行うよう心がける．

また強い不安を訴える患者には精神安定薬の処方も考慮する必要がある．

> **memo　高血圧患者の歯科治療**
> 高血圧診療の場において，歯科医から治療における局所麻酔薬使用の是非について問い合わせを受けることが多い．抜歯といっても高齢者に多い歯周病による動揺歯の抜歯から若年者に多い智歯周囲炎（いわゆる親知らず）の抜歯までさまざまであり，その内容によって手術時間，局所麻酔薬使用量，疼痛の程度などが大きく異なる．したがって，抜歯の目的や手術の難易度などの情報を事前に聴取することが血圧の変動を予測し，対処を考えるうえで大切である．局所麻酔薬に含まれるエピネフリンによる血圧への影響より，麻酔不十分による疼痛や不安の影響が大きいと考えられるので，適切な量の使用による疼痛管理がより重要と考えられる．

4　処方の実際

緊急手術および術中の血圧上昇に対しては，高血圧緊急症にも用いられる経静脈的降圧薬の投与により対処する（表2）．

1）血管拡張薬

ニトロプルシドは作用発現が早く，持続も短いため降圧速度や降圧レベルの調節がしやすいが，副作

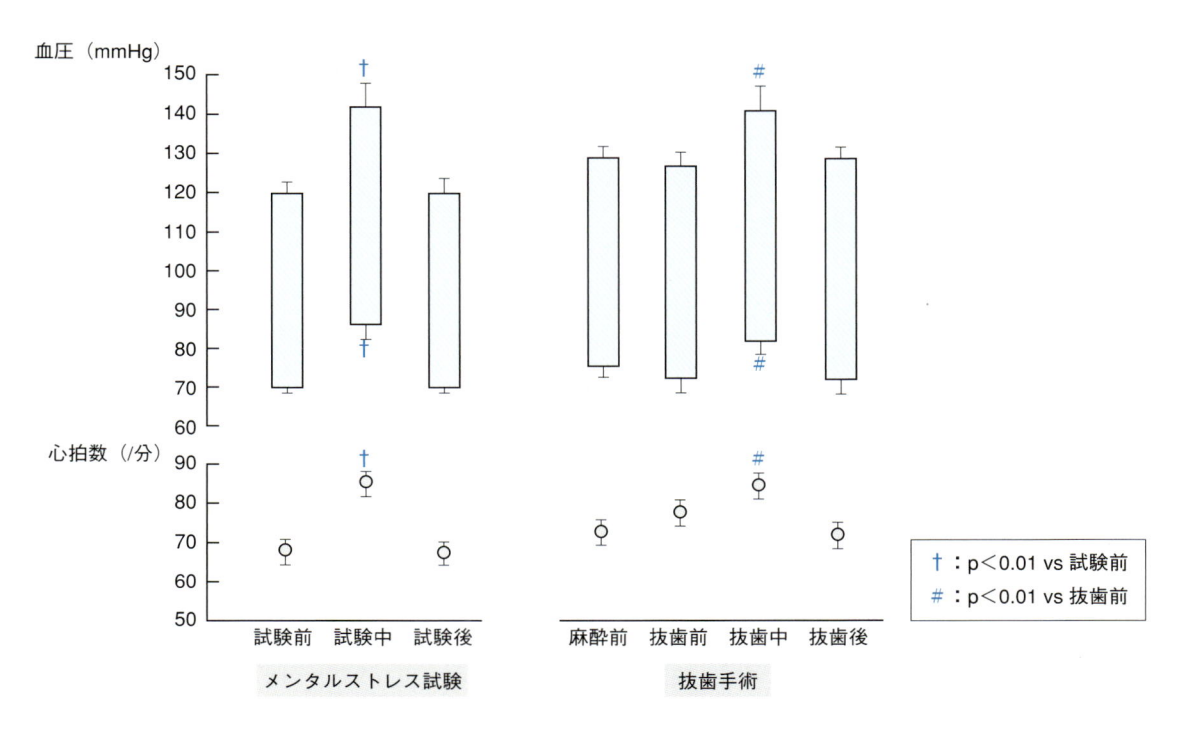

● 図2　メンタルストレス試験と歯科手術前後の血圧の変化[5]

† : p＜0.01 vs 試験前
# : p＜0.01 vs 抜歯前

● 表2　経静脈的投与に用いられる主な降圧薬

薬剤	用法・用量	効果発現	作用持続	副作用・注意点
血管拡張薬				
ニカルジピン	持続静注 0.5〜6 μg/kg/分	5〜10分	15〜30分	頻脈，頭痛，顔面紅潮，局所の静脈炎など
ジルチアゼム	持続静注 5〜15 μg/kg/分	5分以内	30分	徐脈，房室ブロック，洞停止など．不安定狭心症では低用量
ニトログリセリン	持続静注 5〜100 μg/kg/分	2〜5分	5〜10分	頭痛，嘔吐，頻脈，メトヘモグロビン血症，耐性が生じやすいなど．遮光が必要
ニトロプルシド・ナトリウム	持続静注 0.25〜2 μg/kg/分	瞬時	1〜2分	悪心，嘔吐，頻脈，高濃度・長時間でシアン中毒など．遮光が必要
交感神経抑制薬				
フェントラミン	静注1〜10 mg，初回静注後0.5〜2 mg/分で持続投与してもよい	1〜2分	3〜10分	頻脈，頭痛など
プロプラノロール	静注2〜10 mg（1 mg/分） →2〜4 mg/4〜6時間ごと			徐脈，房室ブロック，心不全など

（文献1より引用）

用などの問題からわが国での使用頻度は低く，Ca拮抗薬のニカルジピン，ジルチアゼム，血管拡張薬のニトログリセリンの持続注入が多く用いられている．

ニカルジピン，ニトログリセリンは頭蓋内圧亢進に，ジルチアゼムは徐脈や房室ブロックなどに注意が必要である．

2）交感神経抑制薬

褐色細胞腫やカテコラミン過剰の病態では**フェントラミン**の静注が，また頻脈に対しては**プロプラノロール**の静注が有効である．また術後には疼痛や膀胱充満，不安，興奮など血圧を上昇させる要因が多く，適切な対処が必要である．

3）ニフェジピン

なお緊急降圧を目的としたニフェジピンカプセルあるいはその内容物の投与は，降圧の程度や速度を調節できず反射性交感神経亢進をきたす懸念があることから行わないようにする．ニフェジピン徐放剤の経口投与あるいは経静脈的Ca拮抗薬の持続注入により降圧を図ることが望ましい．

5　おわりに

周術期の高血圧治療に関しては，一律に論じることはできず，手術の内容，侵襲の大きさ，緊急度，出血や体液の喪失の程度，患者の年齢，合併症などさまざまな要因を考慮して個別に検討すべきものである．血圧上昇に伴う合併症，体液量減少や血圧低下に伴う主要臓器の虚血性合併症のいずれも起こさないよう慎重な対応が要求される．

<文　献>

1) 「高血圧治療ガイドライン2009」（日本高血圧学会高血圧治療ガイドライン作成委員会 編），日本高血圧学会，2009
2) Fleisher, L. A, et al.：Circulation, 116：e418-e499, 2007
3) Bangalore, S. et al.：Lancet, 372：1962-1976, 2008
4) Comfere, T. et al.：Anesth. Analg., 100：636-644, 2005
5) Tsuchihashi, T. et al.：Hypertens. Res., 9：189-194, 1996

次頁：患者抄録

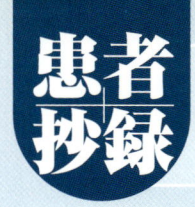

患者抄録 未破裂脳動脈瘤を認める場合の降圧

【患者】65歳，女性

1．診　断　①加速型−悪性高血圧，②未破裂右中大脳動脈瘤，③脂質異常症
2．主　訴　血圧上昇
3．既往歴　特記事項なし
4．家族歴　特記事項なし
5．生活歴　職業：主婦，喫煙歴：3本/日（40歳まで），飲酒歴：ビール 350 mL/日
6．現病歴

　　30代より高血圧を指摘されていたが，内服加療を行うことなく放置していた．その後の血圧の推移は不明であった．平成20年7月17日，町の健診で高血圧（260/160 mmHg）を指摘され近医を受診した．ニフェジピン（アダラートCR®20 mg）を内服するも血圧 240/130 mmHgと高値であったため，当科を紹介受診し，精査加療目的に緊急入院となった．

7．入院時現症

　　身長154 cm，体重71.8 kg，BMI 30.3 kg/m²，意識清明，血圧（右坐位）202/142 mmHg，（左坐位）204/136 mmHg，脈拍89/分・整，体温 36.4℃，
　　結膜：貧血・黄染なし，眼底：両側に点状出血，軟性白斑（Keith−Wagener分類Ⅲ度）
　　頸部：血管雑音なし
　　胸部：S1（→）S2（→）S3（−）S4（−），心雑音なし，正常呼吸音，ラ音なし
　　腹部：平坦，軟，腹部血管雑音なし
　　四肢：下腿浮腫なし，足背動脈触知良好

8．入院時検査成績

① 血　算：WBC 6,800/μL, RBC 490万/μL, Hb 15.3 g/dL, Ht 44.7％, Plt 22.5万/μL
② 生化学：TP 7.9 g/dL, Alb 4.9 g/dL, T.bil 1.5 mg/dL, LDH 196 IU/L, AST 18 IU/L, ALT 13 IU/L, γ-GTP 56 IU/L, TC 249 mg/dL, HDL 36 mg/dL, TG 89 mg/dL, LDL 193 mg/dL, BUN 17 mg/dL, Cre 0.6 mg/dL, UA 6.8 mg/dL, Na 144 mEq/L, K 3.5 mEq/L, Cl 105 mEq/L, CRP 0.55 mg/dL, BS 103 mg/dL, HbA1c 6.3％
③ 内分泌：adrenaline 38 pg/mL, noradrenaline 486 pg/mL, dopamine 15 pg/mL, aldosterone 139 pg/mL, renin activity 1.7 ng/mL/hr, cortisol 14.9 μg/dL, TSH 1.957 μIU/mL, Free T4 1.07 ng/dL
④ 尿一般，蓄尿検査：pH 6.5, SG 1.016, glu（−）, prot（1＋）, ket（−）, O.B.（−）, WBC（−）, Ccr 81.9 mL/min, U-Prot 0.02 g/day
⑤ 75gOGTT：負荷前血糖 87 mg/dL, 30分後 148 mg/dL, 60分後 214 mg/dL, 120分後 215 mg/dL
⑥ 胸部単純X線：CTR 55％, 肺野に異常陰影（−）, 両側CP angle sharp
⑦ 心電図：正常洞調律 81 bpm, 左軸偏位, 心肥大（−）, ST-T変化（−）
⑧ 経胸壁心エコー：壁運動異常なし, AR（−）, MR（−）, TR Ⅰ°（RA-RV 9.6 mmHg）, LVDd 43 mm, LVDs 23 mm, AoD 34 mm, LAD 42 mm, IVS 9 mm, LVPW 10 mm, IVC 11〜19 mm, P.E.（−）
⑨ 頭部MR：右中大脳動脈に 4×7 mm大の囊状動脈瘤（＋）, T2強調画像で右小脳半球に陳旧性出血による低信号あり．
⑩ 24時間自由行動下血圧測定（ABPM）：図

図　血圧の推移

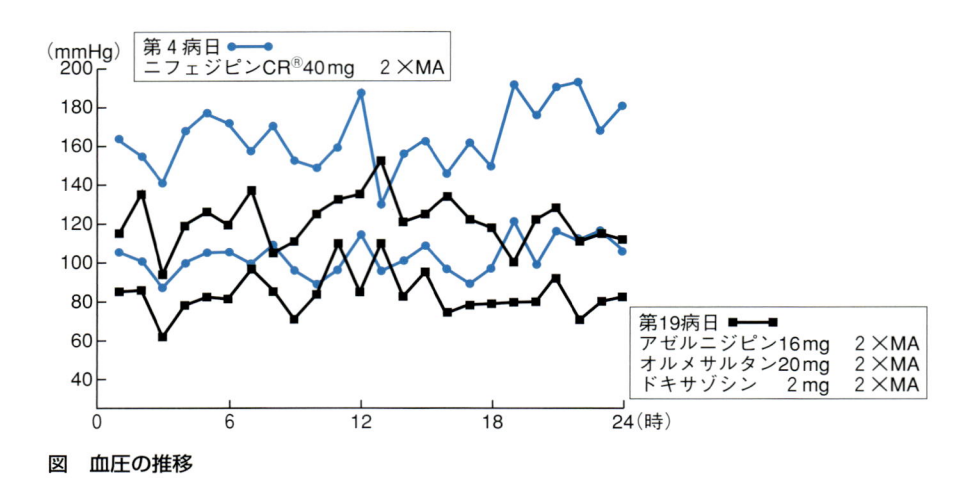

9．入院後の経過

① 加速型-悪性高血圧

入院時血圧 200/130 mmHg と血圧高値で，Keith-Wagener 分類Ⅲ度の高血圧網膜症を認め，早急な降圧が必要と考えられた．ニフェジピン（アダラートCR®）を用いて降圧を開始したが，頭部MRAにて未破裂動脈瘤を認めたため，より厳格な降圧が必要と考えオルメサルタン（オルメテック®）を追加した．降圧良好であったが，ニフェジピンによると思われる動悸や拍動感の訴えがあったため，ニフェジピンをアゼルニジピン（カルブロック®）に変更したところ症状は軽快した．その後，ドキサゾシン（カルデナリン®）を追加して血圧 120/80 mmHg と血圧コントロール良好となった．降圧に伴い，蛋白尿は陰性化した．

なお，血中カテコラミン，レニン活性，アルドステロン濃度，甲状腺ホルモンなど内分泌学的検査に異常は認めず，腹部画像検査においても副腎腫瘍は認めなかった．病歴も合わせて本態性高血圧症と診断した．

② 未破裂右中大脳動脈瘤

入院後施行した頭部MRAにて右中大脳動脈に 4×7 mm 大の嚢状動脈瘤を指摘された．脳神経外科にコンサルトし，脳動脈瘤クリッピング術を施行する予定とした．

③ 脂質異常症

カテゴリー分類にてⅢ群．食事療法（1,400 kcal）を行ったがLDLの改善を認めず，プラバスタチン（メバロチン®）を開始した．退院時にはLDL 90 mg/dL と改善を認めた．

10．退院処方

オルメサルタン（オルメテック®）20 mg 1 T 2×朝夕，アゼルニジピン（カルブロック®）16 mg 1 T 2×朝夕，ドキサゾシン（カルデナリン®）1 mg 2 T 2×朝夕，ファモチジン 20 mg 1 T 1×朝，プラバスタチン（メバロチン®）10 mg 1 T 1×夕

11．考　察　▶ Advice from Professional ①参照

加速型-悪性高血圧は高血圧の病歴が長い患者が多く，急速な降圧は重要臓器の虚血をきたす危険を伴うため，慎重に降圧を図ることが要求される[1]．しかし，緊急症といえる病態や合併するリスクによってはすみやかな降圧が必要となる場合もあり，個々に応じた目標血圧と降圧速度を設定することが重要である．本症例では頭部MRAにて動脈瘤を認めたこと，手術を前提とした血圧コントロールが必要であったことから，初期より早急な降圧が必要と考えられた．降圧の過程において軽度のふらつきを認めたが，重大な虚血症状をきたすことはなかったため血圧コント

ロールを優先した治療を行い，早期に脳動脈瘤クリッピング術を施行できた．

ACC/AHA ガイドラインではⅠ度およびⅡ度の高血圧は周術期の心血管合併症の独立した危険因子とはならないが，待機的手術で血圧が 180/110 mmHg 以上であれば血圧コントロールを優先するべきであるとしている[2]．病態やリスクを評価したうえで，降圧目標値を設定することが重要である．

【文　献】　　▶ Advice from Professional ②参照
1) 日本高血圧学会高血圧治療ガイドライン作成委員会：「高血圧治療ガイドライン2009」，日本高血圧学会，2009
2) Fleisher, L. A. et al.：ACC/AHA 2007 guidelines on perioperative cardiovascular evaluation and care for noncardiac surgery：a report of the American College of Cardiology/American Heart Association task force on practice guidelines．Circulation, 116：e418−e499, 2007

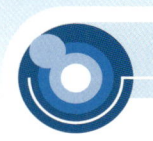

Advice from Professional

1 考察ポイント

Point 1
日常診療において重症高血圧に遭遇する機会は多いが，緊急降圧を要する病態かどうか臓器障害の程度と合併するリスクの評価を行って判断することが重要である．緊急症でなければ注射薬の持続投与を行わなくても Ca 拮抗薬や ARB/ACE 阻害薬などの経口投与で対処可能である．

Point 2
術前の患者では，手術までの期間，目標血圧レベルを勘案して段階的な降圧薬の増量，追加が必要となる．病態に合った降圧薬の選択，併用薬の決定，周術期の投薬スケジュール，副作用対策など多面的考察が要求される．

2 押さえておきたい論文

文献 1 ：高血圧治療ガイドライン 2009
日本高血圧学会が 2009 年に改訂した高血圧治療ガイドラインである．高血圧緊急症，切迫症の診断，治療や周術期の血圧管理に関してエビデンスにもとづく指針が記載されている．

文献 2 ：Fleisher, L.A. et al.：Circulation, 116：e418−e499, 2007
周術期の血圧管理に関する ACC/AHA のガイドラインである．術前の血圧管理や周術期の降圧薬使用，各種降圧薬使用時の注意点などについて詳細な指針が示されている．

第4章 様々な患者さんの高血圧治療

患者抄録

4. 悪性高血圧

石光俊彦

Point

1. 著明な高血圧とともに循環器系臓器障害が進行する悪性高血圧に対しては，すみやかに降圧薬の経静脈持続投与を開始する
2. 悪性高血圧の診療においては，二次性高血圧の鑑別診断と臓器障害，合併症の病態を評価することが重要である
3. 降圧治療を進めるにあたっては，急激な降圧に伴う臓器血流の低下や臓器機能障害の進行に留意する

1 病態の特徴・疫学

悪性高血圧は拡張期血圧130 mmHg以上の著明な高血圧とともに，乳頭浮腫や出血などKeith-Wagener（KW）分類Ⅳ度の眼底病変が認められ，腎機能低下，心不全，脳血管障害など循環器系臓器障害が進行する重篤な病態である．

1）臨床症状

臨床症状としては，眼底病変による視力障害，脳血管障害や脳浮腫による頭痛，嘔気，痙攣，意識障害などの中枢神経症状，心不全から肺水腫により呼吸困難，起坐呼吸，腎不全の進行による浮腫，乏尿などの尿毒症症状，さらには，狭心症，心筋梗塞や大動脈解離による胸痛などが起こりうる．

2）診断基準

表1は1974年に作成された悪性高血圧の臨床診断基準であるが，拡張期血圧が120〜130 mmHgあるいは眼底病変がKW分類Ⅲ度であっても，他の臓器障害の進行と併せ総合的に重症度が高い場合もB群の悪性高血圧と規定している．

高血圧治療ガイドライン2009（JSH2009）では，緊急医療を要する重症高血圧に対し，高血圧緊急症，高血圧切迫症，加速型-悪性高血圧などの用語が用いられている．高血圧切迫症は臓器障害の急速な進行がない高度高血圧であり緊急降圧は必要ないが，高血圧緊急症では高血圧性脳症，左心不全，大動脈解離，急性冠症候群などの臓器障害や合併症が認められ，緊急降圧治療の対象となる．加速型-悪性高血圧は，KW分類Ⅲ，Ⅳ度の眼底病変とともに腎臓の細動脈病変が進行（悪性腎硬化症）するとともに腎障害により高血圧が促進され悪循環が形成される状態であり，ほぼ従来の悪性高血圧に相当する概念である．

3）原　因

一般的に高血圧の90％以上は複数の遺伝的素因および環境因子により血圧が上昇する本態性高血圧であるが，本態性高血圧が重症化して悪性高血圧となるような症例は40〜50％程度であり，他の原因を有する二次性高血圧に起因するものが占める割合が大きくなる．

そのなかで，腎臓は高血圧性臓器障害の標的であるとともにNa排泄障害やレニン分泌を介し血圧上昇に寄与する重要な臓器であり，悪性高血圧の30〜

● 表1　悪性高血圧の診断基準

悪性高血圧A群（典型的悪性高血圧）
以下の4条件を満たすもの ① 拡張期血圧130 mmHg以上 ② 眼底所見がKeith-Wagener分類Ⅳ度で乳頭浮腫が認められる ③ 腎機能障害が急速に進行し腎不全に至る ④ 体重減少，脳症状，心不全など全身症状の急激な増悪

悪性高血圧B群（悪性高血圧に準ずるもの）
A群の3条件を満たし以下のいずれかに該当するもの ① 拡張期血圧120 mmHg以上130 mmHg未満 ② 眼底所見がKeith-Wagener分類Ⅲ度 ③ 腎不全に至らない腎機能障害

40％は慢性糸球体腎炎などによる腎機能障害にもとづく腎実質性高血圧から進展する[1]．

その他，腎血管性高血圧や褐色細胞腫，原発性アルドステロン症などの内分泌性高血圧の頻度も一般の高血圧患者に比べて高い．

また，膠原病のなかで全身性強皮症では腎内動脈の内膜肥厚が進展して悪性腎硬化症となり，高血圧性腎クリーゼと称される悪性高血圧の病態を呈する場合があることがよく知られている．

妊娠高血圧症候群においても，重症化や腎疾患が既存する場合など，腎障害が進行して悪性高血圧に移行することがある（p54，第4章2参照）．

4）診　療

悪性高血圧の診療においては，すみやかな降圧治療と並行して，このような二次性高血圧の鑑別診断と循環器系臓器障害の評価のための検査を行うことが必要である．

表2に，悪性高血圧において病状に応じ施行されるべき検査項目を示す．特に腎血管性高血圧，褐色細胞腫，原発性アルドステロン症などはカテーテルインターベンションや手術治療を行うことが原則であるため，迅速に検査を進め的確に診断することが重要である．

図1は悪性高血圧の病態や進行に寄与する因子の関係を示したものであるが，このなかで腎臓を中心とした循環器系臓器において細動脈病変が進行し，腎組織の虚血によるレニン-アンジオテンシン-アルドステロン系の亢進と悪循環が形成されることが病態増悪を促進する．

2 治療のメカニズムとストラテジー

悪性高血圧においては，著明な高血圧により，脳，心，腎などの急速な臓器障害の進行が切迫しており，高血圧性脳症，急性左心不全，大動脈解離などの重篤な合併症が進展するおそれがあるため，すみやかに降圧治療を開始する必要がある．入院のうえ治療を進めるべきであり，できれば，連続的な血圧モニ

● 表2　悪性高血圧の診断と病態評価のために行われる検査

- 尿検査（蛋白，潜血，VMA）
- 血算，血液スメア（貧血，破砕赤血球）
- 血液生化学（BUN，Cr，電解質，糖，LDH，CPKなど）
- 動脈血ガス分析
  （代謝性アシドーシス，代謝性アルカローシス，呼吸不全）
- 血漿レニン活性，アルドステロン，カテコラミン，BNP
- 眼底所見（出血，浮腫，白斑，網膜動脈硬化）
- 心電図（左室肥大，不整脈，心筋虚血）
- 胸部X線（心拡大，肺うっ血，肺水腫，胸水，尿毒症肺）
- 心エコー図（左室肥大，左室機能，心囊水，弁膜症）
- 腹部超音波，CT（腎サイズ，副腎腫瘍）
- 頭部CT，MRI（脳血管障害，脳浮腫）

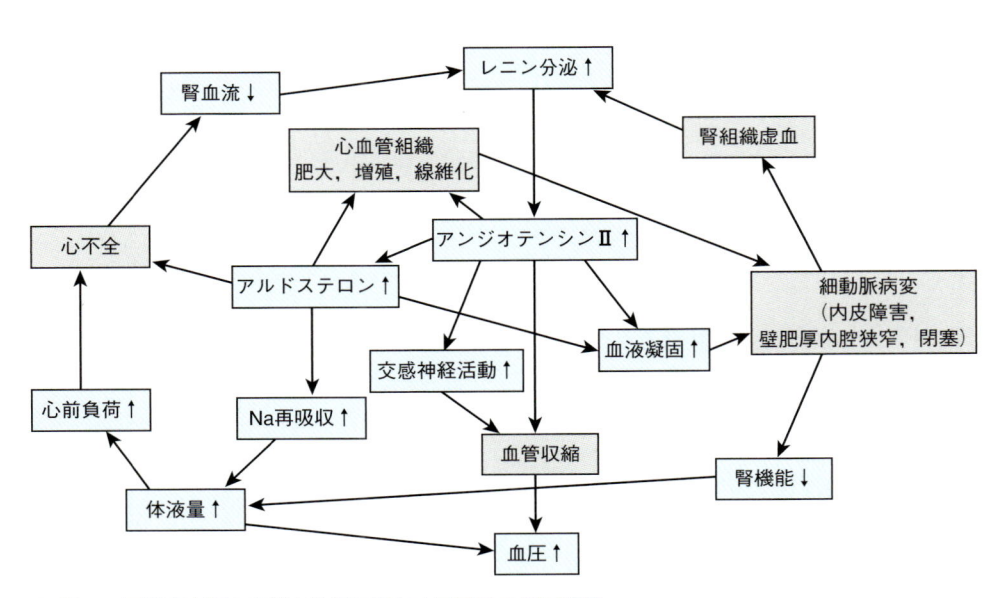

● 図1　悪性高血圧の病態と進行に寄与する因子の相互関係

● 表3 わが国において経静脈的に用いられる降圧薬の一覧

分類	一般名（商品名）	投与量	副作用	禁忌・注意事項
α遮断薬	フェントラミン（レギチーン®）	1〜5mg 静注/回	頻脈, 頭痛	冠動脈疾患（褐色細胞腫に適応）
β遮断薬	プロプラノロール（インデラル®）	1〜10mg 静注/回	徐脈, 房室ブロック, 心不全	気管支喘息, 末梢循環障害, 代謝性アシドーシス
硝酸薬	ニトログリセリン（ミリスロール®）	0.5〜5mg/kg/分 持続静注	頻脈, 頭痛, 脳浮腫, メトヘモグロビン血症	緑内障, 脳内出血（冠動脈疾患に適応）
硝酸薬	ニトロプルシドナトリウム（ニトプロ®）	0.5〜2.5mg/kg/分 持続静注	低酸素血症, 頻脈, 肝障害, 代謝性アシドーシス	高度脳循環障害, 重篤な肝・腎障害
血管拡張薬	ヒドララジン（アプレゾリン®）	10〜20mg 持続静注	頻脈, 頭痛, 心不全, 麻痺性イレウス	冠動脈疾患, 心不全解離性大動脈瘤
Ca拮抗薬	ジルチアゼム（ヘルベッサー®）	10mg 静注 5〜15mg/kg/分 持続静注	徐脈, 心伝導障害	高度房室ブロック, 洞房ブロック, 心不全
Ca拮抗薬	ニカルジピン（ペルジピン®）	10mg/kg 静注 2〜10mg/kg/分 持続静注	低酸素血症, 頭痛	脳内出血急性期

ターなど集中治療室レベルの管理が望まれる．

1）降圧薬

原則として降圧薬の持続経静脈投与により治療を開始するのが確実かつ安全である．

短時間作用のCa拮抗薬であるニフェジピン（アダラート®）カプセル内容液の舌下投与は降圧効果の調節が難しく，過度の血圧低下による合併症を誘発するおそれがあるため行うべきでない[2]．

過剰な体液量の是正や尿量維持の目的には，ループ利尿薬を併用投与する．

2）降圧目標

重症高血圧が持続している場合には，臓器血流の自動調節域が上方にシフトしているため，急速に過剰な降圧を行うと脳梗塞，心筋虚血，腎機能障害などの虚血性障害を引き起こす可能性がある．投薬開始1時間の降圧は平均血圧で25％以内にとどめ，続く2〜6時間で160/100〜110mmHgを目標血圧とする．

その後は，合併症や臓器機能の状態を評価しながら段階的に降圧を進めて行くが，大動脈解離が起こっている場合には収縮期血圧100〜120mmHgを目標とした厳重な血圧管理が必要とされる．

血圧が安定し慢性期に移行する際に，降圧薬を経静脈投与から経口投与に切り替えて行くが，悪性高血圧では腎障害や心機能低下などの臓器障害が存在するため，長期的には130/80mmHg未満の厳格な血圧コントロールが目標とされる．このためには，臓器保護効果が期待されるRA系阻害薬，用量依存的で確実な降圧効果を示すCa拮抗薬および体液量の過剰を是正し他の降圧薬の効果を高める利尿薬の3剤を中心とした併用療法を進めるのが効果的であり，副作用の発現も少ない．

3 処方の実際

悪性高血圧の血圧コントロールは経静脈的な降圧薬投与により開始するのが原則である．表3にわが国において注射投与が可能な降圧薬の一覧を示す．これらのなかでジルチアゼム（ヘルベッサー®）やニカルジピン（ペルジピン®）などのCa拮抗薬が，心伝導障害や脳出血における頭蓋内圧上昇に注意すれば副作用が少ないため用いやすい．また，急性冠症候群などの場合には冠血管拡張作用に優れるニトログリセリン（ミリスロール®）が適応となる．

経静脈的降圧薬投与により血圧がコントロールされ，経口投与に移行する場合の処方例を以下に示す．

1）オルメサルタン（オルメテック®）40mg, 分2

わが国で使用されているARBの適応用量の範囲では，オルメサルタンが最も大きい降圧効果を示し，40mgはその最大用量である．

常用では1日1回投与であるが，薬剤の血中半減期は10〜11時間であり，24時間にわたる厳重な血

圧コントロール達成のためには分2投与も考慮する．

2）シルニジピン（アテレック®）20mg，分2

ジヒドロピリジン系Ca拮抗薬のなかには輸入細動脈だけでなく輸出細動脈に対しても拡張作用を有するものがあり，腎疾患患者において尿蛋白減少効果に優れることが報告されている[3]．シルニジピンはそのような腎保護効果が期待されるCa拮抗薬の1つである．常用では分1投与であるが，血中半減期は7～8時間であり，オルメサルタンと同様の理由から分2投与も考慮する．

3）アゾセミド（ダイアード®）30～120mg，分1～2

腎障害があり，血清Crが2mg/dL以上に上昇している場合にはサイアザイド系利尿薬は無効であるため，ループ利尿薬を用いる．急性期にはフロセミド（ラシックス®）がよく用いられるが，長期的な治療においてはより効果発現が緩徐なものとして，アゾセミドなどが用いやすい．

4）ドキサゾシン（カルデナリン®）2～8mg，分2

上記の3剤を併用しても降圧が不十分である場合には，交感神経系の抑制を降圧機序とする降圧薬を追加するのが次のステップである．そのなかで，α遮断薬は腎血流や心機能に対する悪影響が少ない．

ドキサゾシンの血中半減期は十数時間であり，通常1日1回投与で用いられるが，早朝高血圧をコントロールする目的では分2や就寝前の投与を考慮する[4]．

α遮断薬は起立性低血圧や動悸などの副作用があり，初回投与時には著明な血圧低下が起こることが

あるため，少量より始め徐々に増量して行く．

5）ビソプロロール（メインテート®）2.5～5mg，分1

β遮断薬は，Ca拮抗薬やα遮断薬による頻脈を減じるのに有用であり，心仕事量を減じ心筋虚血を改善する．血管拡張作用をもつ$β_2$受容体が遮断されると腎血管抵抗が増加して腎血流が減じるおそれがあるため，$β_1$選択性の高い（ビソプロロールなど）を選択し，高用量を使用することは控えるのが望ましい．

4 おわりに

健康管理の増進や高血圧治療の普及により，重症高血圧が放置され悪性高血圧に至ることは少なくなっている．また，悪性高血圧が診断された場合でも，優れた降圧薬の臨床導入や透析医療の進歩により，その予後は改善されている．

数多い高血圧患者の診療のなかで，悪性高血圧の治療は専門的医療を要する領域であり，ガイドラインの普及によって血圧管理を向上させ予防を図るとともに，連携医療を促進しすみやかに専門医療が行われる体制を築くことが望まれる．

<文　献>
1) 関　顕：悪性高血圧．日本臨床，58増刊（高血圧-上巻）：795-799, 2000
2) Wachter, R. M.：Arch. Intern. Med., 147：556-558, 1987
3) Fujita, T. et al.：Kidney Int., 72：1543-1549, 2007
4) Pickering, T. G. et al.：Am. J. Hypertens., 7：844-847, 1994

➡ 次頁：患者抄録

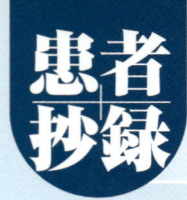

腎不全を伴う悪性高血圧

【症　例】46歳，女性

1. 診　断　悪性高血圧，腎不全
2. 主　訴　視力低下，頭痛，嘔気
3. 既往歴　31歳時に高血圧を指摘されるが放置
4. 家族歴　父：高血圧，肝細胞癌，母：高血圧，脳卒中
5. 生活歴　喫煙歴 40本／日×20年（44歳まで），飲酒歴：機会飲酒のみ
6. 現病歴

　　31歳時に高血圧を指摘されたが，自覚症状なく放置していた．
　　昨年10月に健診にて再度高血圧を指摘され，降圧薬（Ca拮抗薬）の投与が開始されたが血圧のコントロールは不良であった．
　　本年1月5日，目のかすみ，頭痛および嘔気があり近医を受診したところ，血圧 248/110 mmHgと著明に高値であるため入院し，ニトログリセリン持続静脈注射による血圧コントロールが開始された．入院時，血清クレアチニン（Cr）3.4 mg/dL．降圧薬をCa拮抗薬2剤とβ遮断薬の経口投与に切り替え降圧は維持されたが，血清Crが1月9日 4.4 mg/dL，1月12日 5.2 mg/dLと腎機能が増悪するため，1月13日当院に転送入院となった．

7. 入院時身体所見

　　身長 160.0 cm，体重 52.7 kg，体温 36.7℃，意識清明，血圧 132/68 mmHg，脈拍数 80/分整，眼瞼結膜 貧血なし，眼球結膜 黄疸なし
　　胸部：I音→，II音→，心雑音なし，肺野ラ音なし
　　腹部：肝胆脾触知せず，腹水（－），血管雑音（－）
　　四肢：下腿浮腫軽度，麻痺（－），膝蓋腱反射（N, N），病的反射（－）

8. 入院時検査所見

① 尿検査：蛋白（2＋），潜血（＋）
② 血　算：WBC 6,100/mm³, RBC 326万/mm³, Hb 9.9 g/dL, Ht 29.7％, Plt 24.6万/mm³
③ 生化学：TP 5.6 g/dL, Alb 3.1 g/dL, AST 21 U/L, ALT 21 U/L, LDH 764 U/L, ALP 218 U/L, γ-GTP 29 U/L, T-Bil 0.2 mg/dL, CK 49 U/L, BUN 51 mg/dL, Cr 5.3 mg/dL, UA 6.2 mg/dL, Na 141 mEq/L, K 4.1 mEq/L, Cl 102 mEq/L, T-Chol 280 mg/dL, TG 265 mg/dL, CRP 0.9 mg/dL, Glu 89 mg/dL
④ 凝　固：PT 100％, APTT 27.3秒, Fibrinogen 696 mg/dL
⑤ ＡＢＧ：pH 7.428, PO_2 72.8 mmHg, PCO_2 40.6 mmHg, HCO_3 26.8, BE 3.0 mmol/L
⑥ 内分泌：レニン活性 9.0 ng/mL/hr，アルドステロン 190 pg/mL，アドレナリン 32 pg/mL，ノルアドレナリン 697 pg/mL，F-T_4 1.4 ng/dL，F-T_3 2.8 ng/dL，TSH 2.1 μU/mL，尿17-KS 0.9 mg/日，尿17-OHCS 1.5 mg/日
⑦ 免　疫：CH_{50} 65 U/mL，抗核抗体（－）
⑧ 眼底（図1）：両眼に乳頭浮腫，出血および網膜動脈の狭小化，硬化
⑨ 胸部X線（図2）：CTR 56.3％，両肺野血管陰影軽度増強，両側肋骨横隔膜角に少量の胸水（＋）
⑩ 心電図（図3）：HR 74 bpm（洞調律），$SV_1 + RV_5 = 6.7$ mV, I, V_6でstrain型ST低下
⑪ 心エコー：IVS 18.4 mm, PW 18.0 mm, LVDd 54.5 mm, LVDs 40.4 mm, EF 0.50, FS 0.26
⑫ 腹部CT：右腎長径 8 cm，左腎長径 8 cm，副腎腫瘍（－）

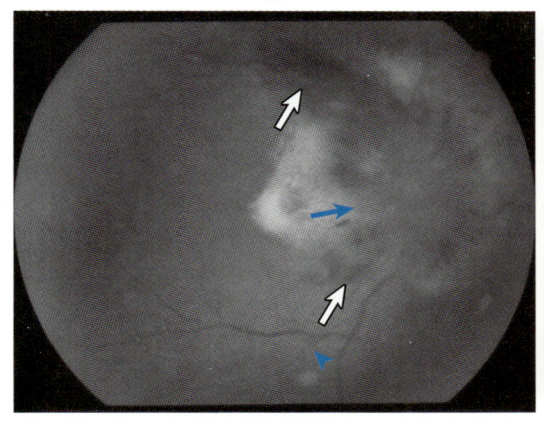

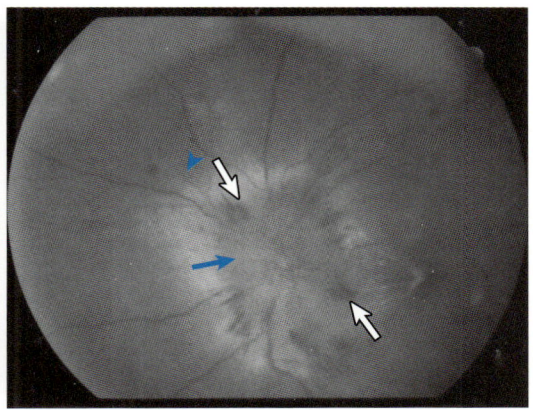

図1　右眼および左眼の眼底写真（p8，Color Atlas ❶ 参照）
乳頭浮腫（→），網膜出血（⇨）とともに網膜動脈の狭小化，硬化（▶）が観察される

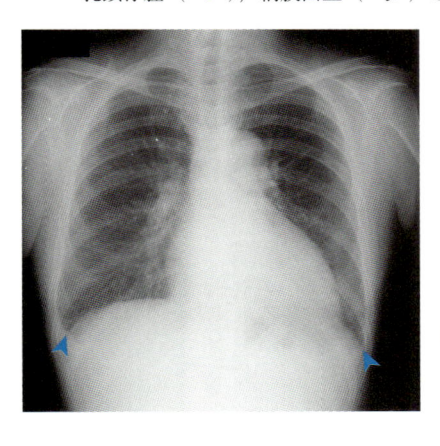

図2　入院時の胸部X線写真
CTR 56.3％，両肺野の血管陰影は軽度増強しており，両側の肋骨横隔膜角に少量の胸水の貯留（▶）が認められる

9．入院後の経過

　入院時，前医より，Ca拮抗薬としてマニジピン（カルスロット®）20 mg，ニフェジピン徐放剤（アダラートL®）80 mgおよびβ遮断薬としてメトプロロール徐放剤（ロプレソールSR®）120 mgが投与されており，血圧は120〜140/60〜75 mmHgで推移していた．紹介転医の理由となった腎機能の増悪に関し，過度の降圧やβ遮断薬による腎血流減少，また，β遮断薬とともに高用量のCa拮抗薬による心機能抑制が関係している可能性が推測され，さらに，少量の胸水や肺うっ血，浮腫など体液量の過剰が是正されていないことを考え，次のような方針で降圧薬の変更を進めた．すなわち，①β遮断薬をメトプロロール 40 mgに減量，②Ca拮抗薬をマニジピンのみに減量，③α遮断薬としてドキサゾシン（カルデナリン®）を追加し1 mgから8 mgまで増量，④ループ利尿薬としてアゾセミド（ダイアート®）30 mgを追加．

　これらの降圧薬の変更により，血圧は140〜160/70〜90 mmHgで推移し，当初，1月13〜16日の尿量は約1,500 mL/日であったが，その後は1,000〜1,200 mL/日の安定した尿量となり，体重も入院時52.7 kgより1週間後には49.0 kgまで減少した．入院後，腎機能は徐々に改善し，2月14日には血清Crが2.6 mg/dLとなり，2月16日に開放腎生検が行われた．図4は腎組織像であるが，細動脈の壁肥厚による閉塞性病変と糸球体の全体的な硬化，線維化が認められ，悪性腎硬化症に相当する所見であった．

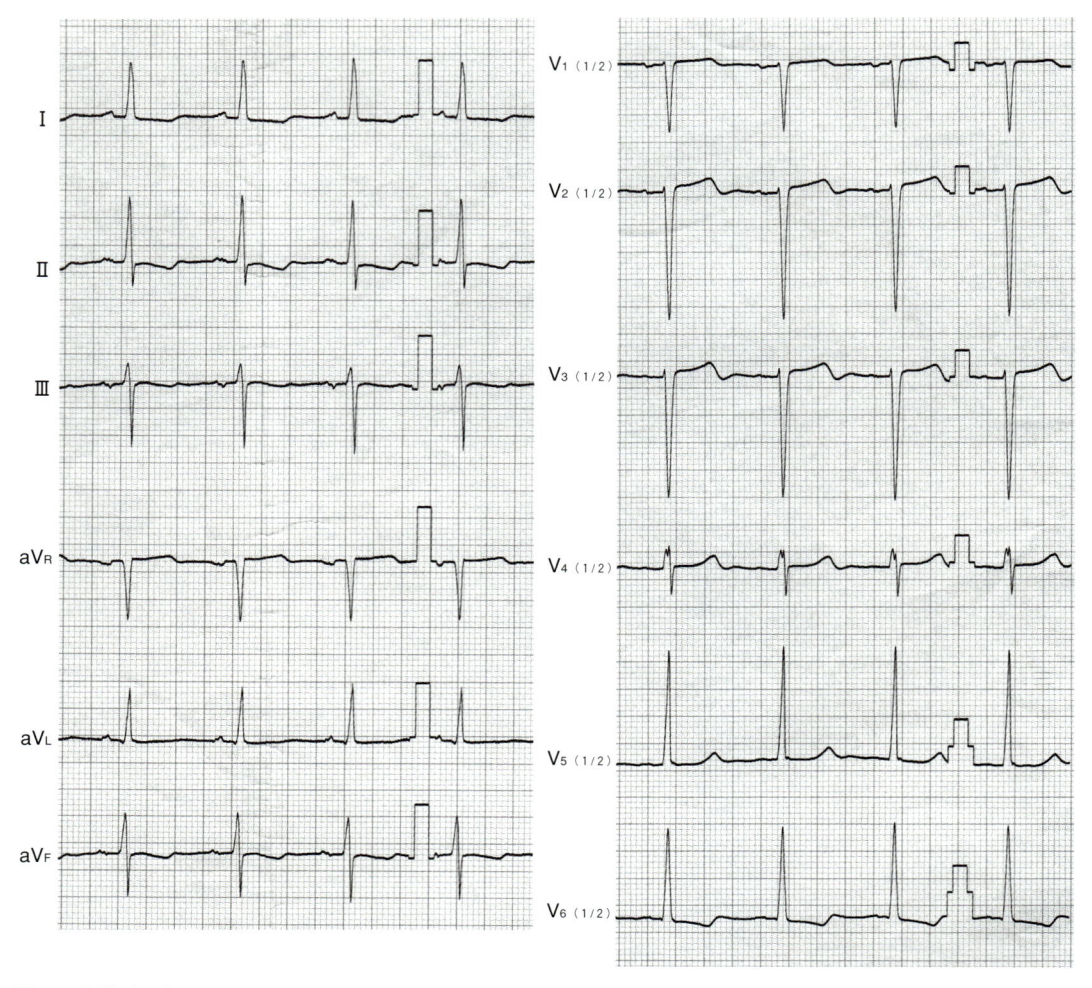

図3 入院時の心電図
　$SV_1 + RV_5 = 6.7mV$ と著明な左室高電位とともに，I，V_6 で strain 型の ST 低下が認められ，左室肥大の所見を呈する

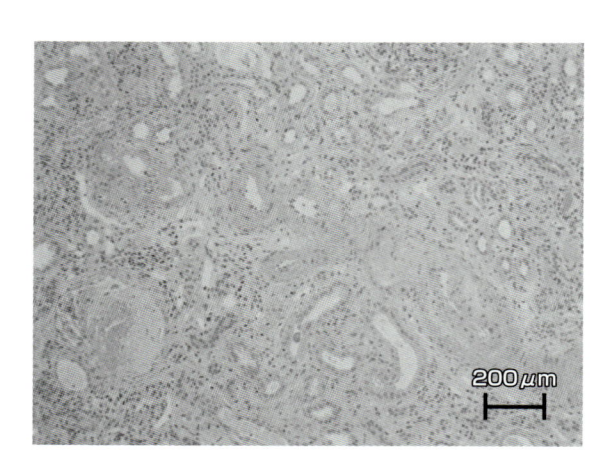

図4 腎生検組織の PAS 染色
（p8，Color Atlas ❷ 参照）
細動脈壁中膜の著明な肥厚と内膜増殖により内腔が著しく狭窄している．全体的（global）な硬化に陥り，線維化が進行しつつある糸球体が認められる

2月24日よりACE阻害薬としてトランドラプリル（オドリック®）0.5mgを追加，漸次2mgまで増量し，血圧コントロールは120〜150/70〜85mmHgとなった．3月25日，退院時血清Crは2.2mg/dLまで改善した．

10. 退院時処方

マニジピン（カルスロット®）20mg 2×
メトプロロール（ロプレソール®）40mg 2×
ドキサゾシン（カルデナリン®）8mg 2×
アゾセミド（ダイアート®）30mg 1×
トランドラプリル（オドリック®）2mg 1×

11. 考察 ▶Advice from Professional ❶参照

悪性高血圧においては，腎不全，心不全，脳血管障害など循環器系の臓器障害が急速に進行し，適切な降圧治療および臓器保護治療が行われなければ予後は不良である．近年，作用機序が異なるいくつかの種類の降圧薬を組み合わせて使用することができるようになり，血圧を下げること自体に難渋することが少なくなっているが，概して悪性高血圧は治療抵抗性を示すことが多く，循環器系臓器の障害進展の抑制や機能保持に十分留意して降圧治療を進めることが必要とされる．

本症例は，前医においてニトログリセリンの持続静注から経口降圧薬投与へ切り替え，十分な降圧には成功したが，腎障害が進展したことが問題であった．この腎機能の増悪の原因として，1つには急激な降圧に臓器血流の自動調節のシフトが追いつかず，腎血流量が減少したことが考えられる．また，β遮断薬はβ₁選択性のものでも部分的にβ₂受容体を遮断して腎血管抵抗を増加させる可能性が否めず，さらに高用量のCa拮抗薬もβ遮断薬とともに心機能を抑制し心拍出量および腎血流量を減少させることが予期される．

そこで，本症例ではβ遮断薬とCa拮抗薬を減量して腎血流減少の改善を図った．これにより降圧効果は減弱するが，利尿薬を用い体液量過剰を是正するとともに腎血流に影響の少ないα遮断薬を追加することにより降圧を維持した．そして，降圧目標をやや上方に設定し，収縮期血圧が140〜160mmHgとなるよう降圧薬の投与量を調節したところ，腎機能は漸次改善する傾向を示した．

降圧薬のなかで，ACE阻害薬やARBなどRA系阻害薬は多くのエビデンスにより腎保護効果に優れることが期待される[1〜4]．糸球体硬化を抑制するためには，全身動脈圧の降圧とともに，糸球体毛細管圧の上昇すなわち糸球体高血圧を改善することが重要である．糸球体の血行動態を考える場合，輸出細動脈の血管緊張度にはアンジオテンシンⅡが大きな影響を及ぼしており，その産生や作用を抑制するACE阻害薬やARBは輸出細動脈の血管抵抗を減じ糸球体毛細管圧を下げる効果に優れることが示されている[5, 6]．本症例においても，初期降圧治療が成功した後にACE阻害薬が追加投与，漸次増量され，退院後もACE阻害薬を含む長期降圧治療が継続された結果，2年後の血清Crは1.5mg/dLまで改善した．

【文献】 ▶Advice from Professional ❷参照

1) Lewis, E. J. et al.：The effect of angiotensin-converting-enzyme inhibition on diabetic nephropathy. N. Engl. J. Med., 329：1456-1462, 1993
2) Brenner, B. M. et al.：Effects of losartan on renal and cardiovascular outcomes in patients with type 2 diabetes and nephropathy. N. Engl. J. Med., 345：861-869, 2001
3) Ishimitsu, T. et al.：Benazepril slows progression of renal dysfunction in patients with non-diabetic renal disease. Nephrology, 12：294-298, 2007
4) Ishimitsu, T. et al.：Effects of valsartan on the progression of chronic renal insufficiency in patients with nondiabetic renal diseases. Hypertens. Res., 28：865-870, 2005
5) Hostetter, T. H. et al.：Hyperfiltration in remnant nephrons：a potentially adverse response to renal ablation. Am. J. Physiol., 241：F85-93, 1981

6）Brenner, B. M. et al.：Dietary protein intake and the progressive nature of kidney disease：the role of hemodynamically mediated glomerular injury in the pathogenesis of progressive glomerular sclerosis in aging, renal ablation, and intrinsic renal disease. N. Engl. J. Med., 307：652-659, 1982

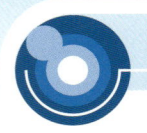

Advice from Professional

1 考察ポイント

Point 1
従来，著明な高血圧に対しニフェジピン液の口腔内投与が行われることがあったが，血圧調節が難しく，過度の降圧による合併症の危険があり行うべきでない．すみやかに血圧をコントロールするには降圧薬の持続経静脈投与が確実かつ安全である．手術前後の血圧コントロールへの応用も含め，ニカルジピンやニトログリセリンなど１，２の注射薬の使用に習熟しておくのが実際的である．

Point 2
悪性高血圧の管理治療においては循環器系臓器障害の進行に注意することが肝要である．そのため，降圧のスピードとともに降圧薬の作用機序すなわちCa拮抗薬による心抑制やβ遮断薬による臓器血流の減少などの特徴を理解し，心機能，腎機能の推移など患者の病態に即した降圧薬の選択と投与を行う．

2 押さえておきたい文献

文献 1 ：日本高血圧学会：「高血圧治療ガイドライン2009」p90-94，ライフサイエンス出版，2009
わが国で最も多く参照される高血圧の診療ガイドライン．国内外のエビデンスに基づき，学術的かつ実用的な診療指針が記述されている．

memo

第4章 様々な患者さんの高血圧治療

5. 白衣高血圧

矢野裕一朗，苅尾七臣

Point

1. 高血圧のうち約15～30％は白衣高血圧である
2. 白衣高血圧には代謝系障害と強く関連する病態がある（メタボリック白衣高血圧）
3. 白衣高血圧は持続性高血圧に移行しやすい
4. 白衣高血圧の長期予後（6～9年後）は正常血圧群に比べ不良である
5. メタボリック白衣高血圧にはRAAS阻害薬が有効である可能性がある

1 病態の特徴・疫学

白衣高血圧は，未治療患者において診察室血圧は高値（≧140/90 mmHg）であるが家庭血圧値が135/85 mmHg未満，あるいは24時間血圧が130/80 mmHg未満であるケースをさす（図1）．診察室で高血圧と診断されたケースの約15～30％が該当し，高齢者ほどその頻度は増加する．

一方，高血圧といったん診断された患者において，診察室で測定された血圧値が家庭で測定した血圧値よりも高い値を示すことは日常診療では多くの患者に認められ，その差は**白衣効果**と呼ばれる．したがって，**白衣高血圧**と**白衣効果**は同義でない．白衣高血圧と白衣効果は同じ病態から派生するのか，あるいはそれらのリスクは同等なのかは現時点では明確な違いはわからない．

白衣高血圧の機序の1つとして，医師や血圧測定に対する条件づけられた"警鐘反応"や"防衛反応"があげられる．例えば，以前に病院（診察室）でショッキングな体験（病名宣告，痛みを伴う処置など）を経験したことのある患者が，その後別の日に診察室に入った瞬間，以前の体験にもとづいた不安を感じるとともに血圧が上昇するようなものである．このような血圧の変動は，診察室外での日常生活の場では認めにくいため，診察室という特殊な環境における特有の反応と考えられる．

一方，Ogedegbeらは[1]各個人の不安気質と白衣高血圧の関連性について，血圧上昇に最も関連するのは，診察室で医師により血圧を測定された後に起こる不安であり，診察室や医師と対面しただけでは不安および血圧の上昇が起こるわけでないと指摘している．

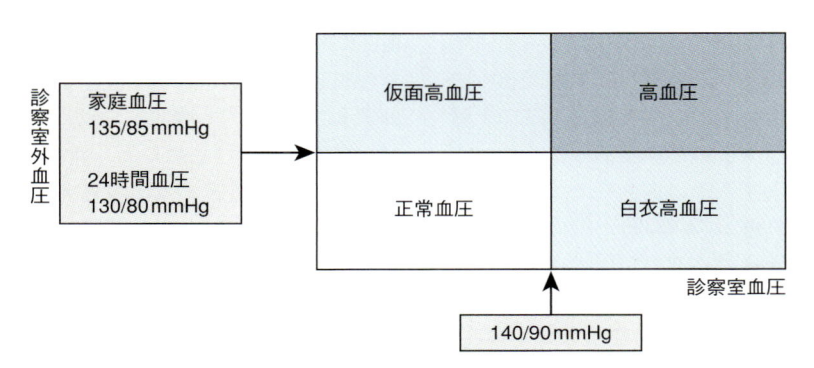

● 図1　白衣高血圧の診断（JSH 2009より引用）

```
白衣高血圧(単独)          メタボリック白衣高血圧              メタボリックシンドローム
    │                      │                         診察室外でのストレスでも
    ↓診察室でのみ昇圧       │                         くり返し昇圧
    臓器障害なし           臓器障害あり                 代謝因子
    │                      │                          ・脂質異常
    ↓                      ↓                          ・耐糖能障害
    経過観察              食事・運動                   ・高インスリン血症
                          降圧療法                    ・低アディポネクチン血症
                                                     神経液性因子活性化
                                                      ・交感神経系
                                                      ・AR系
                                                     微量アルブミン尿
```

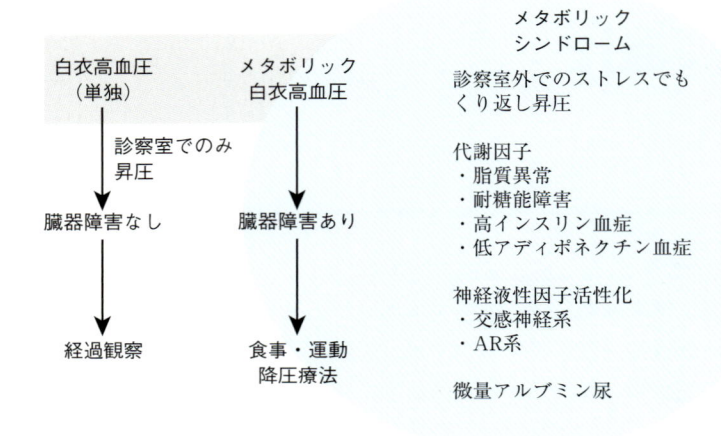

● 図2　白衣高血圧症候群（文献2より引用）

　白衣高血圧は高血圧診療においては過剰診療（投薬）に繋がる恐れがあるため，その機序を理解し可能な限り回避できるような状況をつくる配慮が必要である．

　一方，白衣高血圧のなかには代謝障害と強く関連したケースが存在する．白衣高血圧と肥満の関連性については，研究対象とする集団により結果が異なるため一定の見解を得ていないが，白衣高血圧を示すケースでは正常血圧のケースに比べると肥満やインスリン抵抗性に関連した糖・脂質代謝障害が進展していることが多い[2]．特に若年者ほど顕著であり，その機序の1つとして交感神経の活性化の関与が想起されている[3]．

　平均33歳を対象としたTecumseh研究[4]によると，白衣高血圧は正常血圧群と比較して肥満であり，坐位時心拍数が有意に高く，インスリンや中性脂肪の高値，HDLの低値を認めた．特筆すべきは，白衣高血圧にもかかわらず持続性高血圧（診察室血圧・診察室外血圧ともに高値）と同様，末梢血管抵抗の上昇が認められたことである．末梢血管抵抗の上昇は微小血管のリモデリングの結果であり，そのような変化は生体に対する何らかの刺激に対する血圧反応性を増幅させる（Folkow's 原理）．白衣高血圧の微小血管のリモデリングは白衣高血圧による一過性の血圧上昇が原因なのか，あるいは糖・脂質代謝障害や交感神経活性化そのものが関与しているのか，その機序は不明な点が多いが，白衣高血圧の治療戦略を考えるうえでは区別すべき病態と考える．

　以上より，われわれは白衣高血圧には少なくとも2つの異なる病態が存在すると考え，"**白衣高血圧症候群**"と呼ぶことを提唱している（図2）．

2 治療のメカニズムとストラテジー

　第一に白衣高血圧が生じやすいような状況を可能な限り回避することが重要である．例えば，診察室で血圧を測定する際には，水銀柱での測定よりも自動血圧測定器を使用する方が変動は少ない．また，医師よりも看護師による測定が好ましい．

　白衣高血圧は，持続性高血圧と比較して臓器障害は軽度で，心血管予後も良好であるため，基本的には薬物療法は行わず経過観察である．

　しかしながら，**白衣高血圧の一部は将来，持続性高血圧に移行しやすいこと，長期的（6～9年以降）にみれば正常血圧群と比べ心血管イベントのリスクが上昇すること**から[5]（図3），その後の定期的な経過観察が必要である．とはいえ，薬物処方なしで定期的に医療機関を受診する患者はきわめて稀であるため，自己管理をいかにしてその後に実践してもらうかが重要な鍵となる．その際，家庭血圧測定は最も有用な手段となりうる．

　したがって，白衣高血圧と診断するはじめの段階

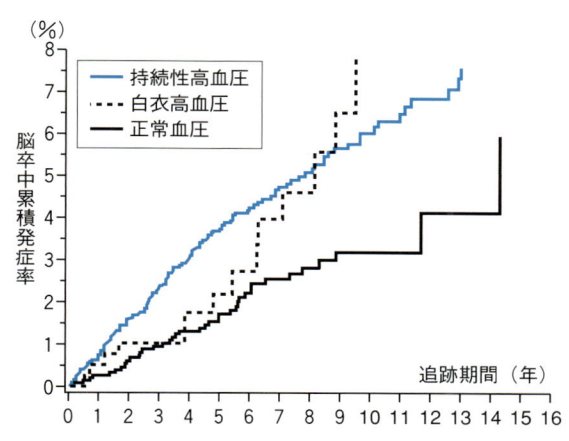

● 図3　白衣高血圧の長期的の予後（文献5より引用）

● 表　降圧目標値（JSH 2009より引用）

	診察室血圧 （mmHg）	家庭血圧 （mmHg）
若年者・中年者	130/85未満	125/80未満
高齢者	140/90未満	135/85未満
糖尿病患者 CKD患者 心筋梗塞後患者	130/80未満	125/75未満
脳血管障害患者	140/90未満	135/85未満

で，診察室外での血圧測定（24時間血圧，家庭血圧）の重要性をいかにして認識してもらうか，また，現実的には長期にわたる血圧測定は家庭血圧の方が適切であるため，家庭血圧測定の重要さを認識してもらい，いかに習慣づけられるかがその後のフォローには大きなポイントとなる．さらに，基本的にはヒトの血圧とは加齢（aging）とともに上昇することは，ある意味自然的といってもいいくらい普遍的現象であること，特に職場などのストレスのかかる状況が多くなった場合や体重増加時には血圧の変化が生じやすいこともアナウンスしていく必要がある．

肥満・メタボリックシンドロームを合併した白衣高血圧や，糖尿病，微量アルブミン尿などの臓器障害を伴うケースでは心血管リスクが高いので，ときとして降圧薬投与が必要になる．これらの症例では，現時点では診察室外の血圧が正常であっても将来的に血圧が高くなってくる可能性は大きい．

各国の高血圧ガイドラインでは診察室血圧は病態別の血圧基準値が設定されているが，診察室外の血圧にはそのような配慮がなく，エビデンスもない．わが国のガイドライン（JSH2009）では，家庭血圧の正常基準値は135/85 mmHgであるが，今後は病態別に基準値が設定される可能性もある．現に，JSH2009では，降圧目標値に関しては表のように病態別に値が設定されている．

したがって，今後エビデンスの蓄積に伴い肥満・メタボリックシンドロームや臓器障害のあるケースでの診察室外の血圧の基準値が変われば，あるケースでは白衣高血圧から持続性高血圧へ分類が変わってしまう．白衣高血圧はそのような不安定な要素もあり，われわれ臨床家としてはいくぶん柔軟的に対応する必要がある．

もし薬物療法が必要ならば，肥満・メタボリックシンドロームを伴う白衣高血圧にはレニン-アンジオテンシン-アルドステロン系阻害薬（RAAS阻害薬：ACE阻害薬，ARB）が適している．RAAS阻害薬にはインスリン抵抗性改善作用の他，圧受容体反射改善作用，微小血管リモデリング改善作用などがあり，白衣高血圧の病態には適した薬剤といえる．特に微小血管リモデリング改善作用はACE阻害薬よりもARBの方が優れる[6]．

また，長期的な服薬が必要である可能性を考えれば，RAAS阻害薬の代謝改善作用（糖尿病新規発症抑制など）も適している．

最近，Juliusらは高血圧前症（120〜140/80〜90 mmHg）に対して，ARBを投与することで真の高血圧への進展を2年間で67％抑制し，ARB投与をやめた2年後にも約15％抑制しえたことを報告している（TROPHY試験）[7]．白衣高血圧と高血圧前症は異なる病態であるが，いずれもがその後に持続性高血圧へ進展しやすいことを考えれば，正常血圧から高血圧という一連の流れを抑制する戦略の視点は合致している．

3 おわりに

最近，PAMELA研究より貴重な報告がなされた[8]．本研究では，地域住民において外来血圧，家庭血圧，24時間血圧のすべてを評価し，いずれの指標が心血管イベントの予測に最も重要であるかを検討しているが，結論としては，いずれの指標でも，とにかく1つの指標で血圧が上昇したケースでは，すべて正常のケースに比べると心血管リスクは増大していた．どこで血圧が上昇しているかによりリスクは異なってくるが，どこかで血圧が上昇してきた時点で心血管リスクの流れ（cardiovascular remodeling）に乗りつつあるという見識をわれわれは持つ必要がある．

<文　献>

1) Ogedegbe, G. et al.：Arch. Intern. Med., 168(22)：2459-2465, 2008
2) Kario, K. & Pickering, T. G.：Arch. Intern. Med., 160(22)：3497-2498, 2000
3) Smith, P. A. et al.：J. Am. Coll. Cardiol., 40(1)：126-132, 2002
4) Julius, S. et al.：Hypertension, 16(6)：617-623, 1990
5) Verdecchia, P. et al.：Hypertension, 45(2)：203-208, 2005
6) Savoia, C. et al.：Hypertension, 48(2)：271-277, 2006
7) Julius, S. et al.：N. Engl. J. Med., 354(16)：1685-1697, 0000
8) Sega, R. et al.：Circulation, 111(14)：1777-1783, 2005

➡次頁：患者抄録

患者抄録 白衣高血圧

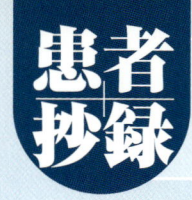

【患　者】60歳，女性
1. 診　　断　白衣高血圧（臓器障害合併なし）
2. 主　　訴　血圧が高いといわれた
3. 既 往 歴　2，3年前にも検診で血圧が高いと指摘を受けるが放置．その他，入院・手術歴なし．
4. 家 族 歴　父・母が高血圧．その他，心疾患・脳卒中の家族歴なし
5. 生 活 歴　喫煙・飲酒なし．閉経後（55歳）．20歳時と比べ体重は10kg減少
6. 現 病 歴　平成21年度の検診にて高血圧の指摘を受け，精査目的に当院受診．特に自覚症状はない
7. 外来検査結果
　　身長：146.8cm，体重：41.9kg，腹囲/臀囲：63cm/79cm
　① 尿所見：タンパク・潜血なし
　② 心電図：洞調律，左室肥大所見や虚血性変化なし
　③ 胸部レントゲン：CTR 44％．肺野に異常なし
　④ 採血データ：血糖値 88mg/dL，LDLコレステロール 127mg/dL，HDLコレステロール 70mg/dL，中性脂肪 57mg/dL，血清クレアチニン 0.8mg/dL（推定GFR 56.5mL/min/1.73m^2），K 4mEq/L
　⑤ 心臓超音波：大動脈径 26mm，左房径 28mm，心室中隔径 6.2mm，左室拡張期径 43.5mm，左室重量係数 77.7g/m^2，E/A 0.70/0.53，DcT 203msec，E/e' 7.54，弁膜症なし
　⑥ 頸動脈超音波：頸動脈内中膜肥厚（IMT）：右総頸動脈 max IMT：0.64mm，右頸動脈分岐部〜内頸動脈 max IMT：0.671mm，左総頸動脈 max IMT：0.60mm，左頸動脈分岐部〜内頸動脈 max IMT：0.64mm．
　　プラークなし．
　⑦ 血圧評価
　　外来血圧（1分間間隔，3回連続測定）：152/81mmHg，65bpm．
　　家庭血圧（7日間連続，朝夕少なくとも一回以上測定したものの平均値）：起床後平均値 120/70mmHg，夕方平均値 110/65mmHg
　　24時間血圧測定施行時（図）
　　　　24時間血圧レベルは108/63mmHg，脈拍は69bpm．
　　　　覚醒時血圧レベルは111/64mmHg，脈拍は73bpm．
　　　　睡眠時血圧レベルは103/61mmHg，脈拍は58bpm．
8. 治　　療
　　診察室血圧高値以外には採血を含め異常所見はなく，臓器合併症もない．本ケースでは，薬物

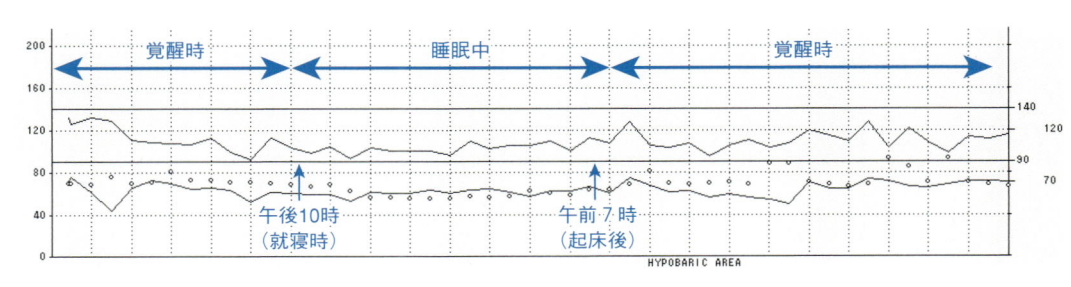

図　ABPM検査結果

処方はせずに，生活習慣指導のみで経過観察とした．

現時点では，診察室外血圧は正常であるが，今後は診察室外の血圧が高くなってくる可能性や，報告によっては約6〜9年後から脳卒中の頻度などが増加してくるため[1]，今後は定期的な経過観察が必要であるとアナウンスした．そのためには，定期的に家庭血圧を測定し135/85 mmHgを超えないことを確認すること，体重増加時や糖・脂質代謝異常の認められた場合には白衣高血圧もリスクになりうることを説明し，そのようなときには，すみやかに医療機関へ相談するようすすめた．

9．考　察　▶ Advice from Professional 1 参照

本症例のように，高血圧初診の方は，まず血圧に対する理解が必要と思われる．すなわち，このような患者の多くは，あるときは高血圧，あるときは正常血圧という自体験から，"たまたまストレスかなにかのせいで血圧が上がっただけだから，薬なんて飲む必要ないんじゃないの？"と思っている．まずは，その考えを是正する必要がある．ヒトの血圧は高いときもあれば正常のときもある，そのように刻々と変動するのがヒトの血圧の性であり，その値すべてがそのヒトの血圧である．変動性自身が血圧値とは独立して心血管リスクになるとの報告もあるが，高血圧の診断としてはあくまで絶対値のレベルであり，その判断には数回にわたりさまざまな場面で測定して平均をとることが必須である．

著者はまず患者に家庭血圧測定を依頼した．これにより，自分の血圧がいかに変動するものかを実感してもらい，血圧に対する考えを変えることができる．また，はじめの時点で少しでも家庭血圧を測定する習慣がつけば，その後の経過観察時に役立つ．本ケースでは家庭血圧値は正常であった．

次に，白衣高血圧と診断する際に，家庭血圧と24時間血圧のいずれを使用するかで診断が若干異なるケースがあることから，本ケースでは24時間血圧測定を施行した．このような解離例は，特に若年者のような日中の活動量が多い例や職場高血圧例に認められやすく，家庭血圧測定時の安静時測定では評価できない部分の血圧が上昇しているということである．特に肥満例や，本症例のような高血圧の家族歴が濃厚であれば[2]，家庭血圧に加え24時間血圧の測定も考慮すべきであり，もしも臓器障害が認められたときには24時間血圧測定が必須である．本ケースでは24時間血圧値も正常であったため，白衣高血圧と最終的に診断した．

【文　献】　▶ Advice from Professional 2 参照

1) Verdecchia, P. et al.：Short-and long-term incidence of stroke in white-coat hypertension. Hypertension, 45（2）：203-208, 2005
2) Harada, K. et al.：Workplace hypertension is associated with obesity and family history of hypertension. Hypertens. Res., 29（12）：969-976, 2006

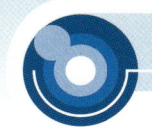

Advice from Professional

1 考察ポイント

Point 1
本症例（白衣高血圧）のポイントは，現時点では経過観察でよいが，今後，持続性の高血圧になる可能性があることをアナウンスしておくことである．

2 押さえておきたい論文

文献1：Verdecchia, P. et al.：Hypertension, 45（2）：203-208, 2005
白衣高血圧の脳卒中のリスクは追跡開始後6年目以降に上昇したので，白衣高血圧は完全に良性とはいえない．

文献2：Harada, K. et al.：Hypertens. Res., 29（12）：969-976, 2006
たとえ検診で正常血圧（＜140/90 mmHg）でも，加齢，肥満，高血圧家族歴，130/85 mmHg以上であれば，職場高血圧の可能性がある．

memo

第4章 様々な患者さんの高血圧治療

患者抄録

6. 仮面高血圧

安井大策，今井 潤

Point

1. 診察室血圧の平均が140/90 mmHg未満，かつ家庭血圧が135/85 mmHg以上，または自由行動下血圧測定（ABPM）での平均24時間血圧（ABP）が130/80 mmHg以上あるいは昼間ABP135/85 mmHg以上の場合を仮面高血圧と定義する
2. 仮面高血圧の頻度は一般住民で約10～15％，治療中の患者で約10～30％おり，軽視できない．心血管リスクは正常血圧と比較して2～3倍で，持続性高血圧と同程度である
3. 未治療の仮面高血圧では，夜間高血圧の存在を考慮せねばならない．このとき，食塩感受性，腎機能障害，進行した臓器障害とともに，飲酒，喫煙，労働ストレスなどの生活習慣を考慮せねばならない
4. 治療中の仮面高血圧では，降圧薬の薬効持続性を患者ごとに家庭血圧測定やABPMで確認しながら，24時間にわたり正常血圧レベルに降圧する

1 病態の特徴・疫学

1）定 義

2009年高血圧治療ガイドライン（JSH2009）[1]で仮面高血圧は「**診察室血圧が正常であっても，診察室外の血圧では高血圧である状態が仮面高血圧である**」と定義されている．白衣高血圧は未治療者のみの定義であるが，仮面高血圧は治療者，未治療者を問わず認められる．仮面高血圧の血圧レベルは，複数回測定した診察室血圧の平均が140/90 mmHg未満で，かつ家庭血圧が135/85 mmHg以上，またはABPMでの平均24時間ABPが130/80 mmHg以上あるいは昼間ABPが135/85 mmHg以上となる（図1）．

2）病 態

仮面高血圧を構成する病態は多様で，**早朝高血圧，職場高血圧，夜間高血圧**など，異なる時間帯で血圧の上昇が認められる（図1）．また，仮面高血圧は降圧薬治療を受けていない場合と，すでに降圧薬治療を受けている場合とでは背景の異なる場合がある．したがって，**頻度はもちろん，治療や管理についても未治療者と治療中の患者に分けて考える必要がある**．

3）頻 度

まず，**未治療者における頻度**だが，わが国における大迫研究では，未治療の一般地域住民684人のうち平均24時間ABPを用いた場合，13.6％に仮面高血圧が認められた[2]．同じく一般住民2,015人を対象としたイタリアのPAMELA研究でも，家庭血圧およびABPMでの平均24時間血圧それぞれで定義された仮面高血圧の頻度は未治療者の8～9％であった[3]．

治療中高血圧患者における仮面高血圧の頻度は，大迫研究において29.9％[2]，外来降圧治療中患者3,400人の血圧コントロール状況を家庭血圧で評価したJ-HOME研究では22.9％存在した[4]．また，治療中患者4,939人を対象とし，家庭血圧を用いたフランスのSHEAF研究では，仮面高血圧の頻度は10.7％であった[5]．第5次循環器疾患基礎調査によると，現在，わが国の成人高血圧患者は約3,300万人で，そのうち降圧治療を受けている患者はその半分の約1,700万人と推定される．そのうちの10～30％が仮面高血圧であると考えるとその人数は到底無視できる数ではない．

4）予 後

SHEAF研究では，治療中患者4,939人を平均3.2

仮面高血圧に含まれる病態とその因子

早朝高血圧
- アルコール
- 起立性高血圧
- 大血管硬度増大
- 持続時間の不十分な降圧薬

ストレス下高血圧
- 職場での精神的ストレス
- 家庭での精神的ストレス
- 身体的ストレス

夜間高血圧
- 循環血液量の増加
  （心不全，腎不全）
- 自律神経障害
  （起立性低血圧，糖尿病）
- 睡眠時無呼吸症候群
- 抑うつ状態
- 認知機能低下
- 脳血管障害

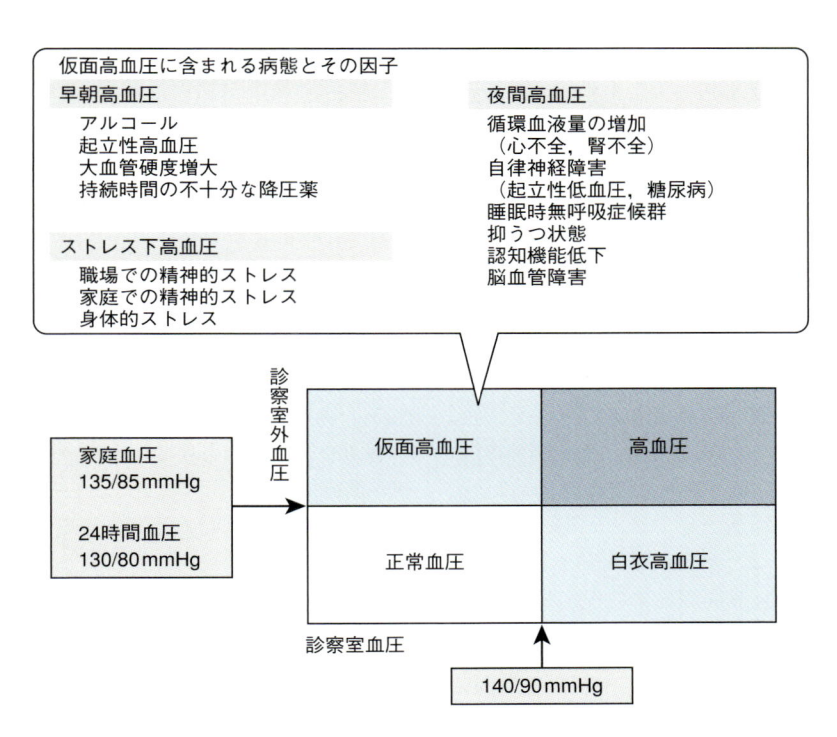

● 図1　白衣高血圧と仮面高血圧の診断[1]（文献1より引用）

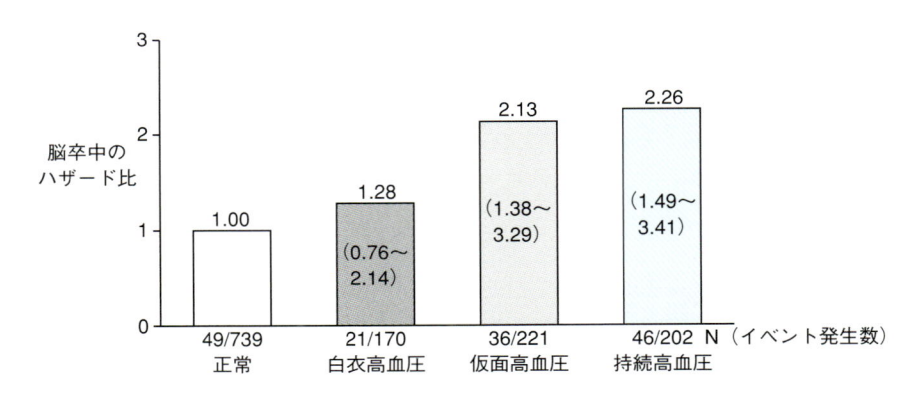

● 図2　24時間自由行動下血圧にもとづく白衣高血圧，仮面高血圧，持続高血圧の10年の予後（大迫研究）（文献7より引用）

年追跡した結果，仮面高血圧群の心血管病発症リスクは正常血圧群よりも高く，持続性高血圧群と同程度であった．また，大迫研究においても，降圧治療の有無にかかわらず，仮面高血圧群の予後は不良であることが報告されている（図2）[7]．

この他，メタ解析[8,9]を含めた最近の報告においても，仮面高血圧の予後は不良で，仮面高血圧は臨床的に高リスクな病態であることが明らかとされている．

2 治療のメカニズムとストラテジー

仮面高血圧の診療は，家庭血圧を測定することからはじめる．仮面高血圧の高リスク群は，降圧療法中にあるすべての高血圧患者，正常高値血圧（130～139/85～89 mmHg），喫煙者，アルコール多飲者，精神的ストレス（職場，家庭）が多い者，身体活動度が高い者，心拍数の多い者，起立性血圧変動異常者（起立性高血圧，起立性低血圧），肥満・メタボ

リックシンドロームや糖尿病を有する患者，臓器障害（特に左室肥大）や心血管病の合併例などである（表1）．これらの対象者には診察室血圧にかかわらず，**積極的に家庭血圧やABPMを測定することが重要**である．

夜間血圧の測定には，2008年4月より保険適用が認められたABPMが用いられるが，最近では**睡眠時血圧を測定できる家庭血圧計**もある．

1) 未治療者の仮面高血圧

未治療の仮面高血圧に対する治療は，生活習慣の修正からはじめる．

早朝高血圧の非薬物療法としては，冬季の早朝の室温調整や節酒を心がけ，良質の睡眠をとることが重要である．夜間高血圧は睡眠時無呼吸症候群などの睡眠障害，心不全や腎不全などの循環血液量の増加，糖尿病の自律神経障害・腎障害などが原因となる．また，抑鬱状態，認知機能低下や脳萎縮，脳血管障害なども夜間高血圧に関連している．

非薬物療法としては減塩が有用である．また，重度の睡眠時無呼吸症候群を合併している場合は，持続性陽圧換気（continuous positive airway pressure：CPAP）の治療を行うことが有効である．

生活習慣の修正で改善が不足する場合は降圧薬を開始し，24時間にわたり正常血圧レベルに降圧する．

2) 治療中の仮面高血圧

近年，広く用いられているCa拮抗薬，ACE阻害薬，ARBなどはいずれも降圧効果の発現がすみやかである反面，多くが血中濃度に依存して降圧効果を発揮するために，血中濃度が低下すると降圧効果が減弱するという短所を抱えている．朝1回服用した降圧薬の効果が24時間持続しないことが仮面高血圧（深夜，早朝高血圧）の大きな原因であるため，**24時間にわたって降圧効果が得られるよう工夫する必要がある．**

以下その具体例をあげる．

a) 持続性の長い降圧薬への切り替え

半減期が長く降圧効果の持続性が高い薬剤，つまりT/P比（trough to peak ratio：ABPMから得られる薬効持続の指標），M/E比（morning to evening ratio：家庭血圧から得られる薬効持続の指標）の高い薬剤を選択することで，早朝までの降圧効果の持続が期待できる．

しかしながら実際の持続性は患者によってかなり異なるので，降圧薬を変更，追加するときは，個々の症例で朝の血圧がどのように変わるかをJSH2009で示された正しい方法（起床後1時間以内，排尿後，服薬前，朝食前，坐位1〜2分安静後）で家庭血圧を測定し，持続性を確認する必要がある．

b) 服用時間の変更，服用回数の変更

多くの降圧薬は朝食後服用となっているが，薬物動態的な根拠があるわけではなく，単にアドヒアランスを考慮した慣習的な方法といえる．血中濃度に依存して薬効を発揮する薬剤では，きちんと24時間をとおして効果が発揮されるような服薬方法と時間を考慮すべきである．すなわち1日1回とされていても，1日2回，朝と就寝前に分けて服用する，あるいは就寝前のみの服用に切り替える，などの方策が有用である．

また，2種類以上の降圧薬を服用する場合には，例えば朝食後にCa拮抗薬，就寝前にARBという具合に，時間差を考慮した方法も有効である．この場合の薬剤選択にあたって注意が必要なこととして，降圧に伴って心拍数を増やさない降圧薬の選択が重要である．**血圧低下に伴って頻脈になると心筋虚血を起こす危険性がある．**

c) 薬理作用にもとづいた仮面高血圧の治療

腎機能障害をはじめとする**食塩感受性高血圧**では，夜間高血圧から早朝の高血圧を伴い，仮面高血圧を呈する．したがって利尿薬は，こうした仮面高血圧に最もよい適応となる．

〈利尿薬〉

利尿薬の降圧効果は血中濃度に依存しないため，すみやかな降圧は得られにくく緩徐に効いてくる

● 表1 仮面高血圧が疑われる高リスク群[1)]

・降圧治療中の高血圧患者
・正常高値血圧者（130〜139/85〜89mmHg）
・喫煙者，アルコール多飲者
・精神的ストレス（職場，家庭）が多い者
・身体活動度が高い者
・心拍数の多い者
・起立性血圧変動異常者（起立性高血圧，起立性低血圧）
・肥満，メタボリックシンドローム，糖尿病患者
・臓器障害（特に左室肥大・頸動脈内膜壁肥厚）合併者
・心血管病の合併者

が，その作用は長時間といえる．他剤との併用で少量（通常量の2分の1〜4分の1）でも，朝1回の投与で翌朝まで効いていることが多い．

また，他の多くの降圧薬と降圧機序が異なるために併用しやすい．特にACE阻害薬やARBを使用している場合のサイアザイド系利尿薬やループ利尿薬の併用は，利尿薬のRA系賦活作用の弊害をACE阻害薬/ARBが抑制することで降圧効果を促進すること，ACE阻害薬/ARBのアルドステロン抑制を介した血中K上昇を，利尿薬のK排出作用により，相互に血中Kへの影響を是正できることなどから併用効果が高い．

一方少量の利尿薬では利尿効果はそれほど強いものではなく，大きな支障はきたさないことが多い．K保持性の抗アルドステロン性利尿薬は持続性に優れ，朝の血圧上昇を抑制する効果も高いが，腎機能低下例には，ACE阻害薬/ARBと抗アルドステロン薬の併用は，**高K血症から重篤な不整脈をきたす危険性が高いので十分な注意が必要である．**

〈RA系阻害薬〉

RA系は，早朝覚醒後に最も賦活化される．したがって，RA系阻害薬は夜間，早朝にかけての降圧が大きい．そこで，仮面高血圧ではRA系阻害薬は有効であるが，殊に，晩の服用が有効である．

〈α遮断薬〉

交感神経系は起床前後に急激に賦活化される．したがって，朝の昇圧を抑える目的でのα遮断薬や中枢性α作動薬の少量就寝前投与が有用な場合がある．しかし急に起立した場合の下半身の血管へのα受容体による血管収縮作用を阻害するため，**特に高齢者については起立性低血圧に注意が必要である．**

3 処方の実際

仮面高血圧の治療で問題となるのは，すでに多剤で治療を受けている患者の深夜から早朝にかけての高血圧への対応である．

1）持続性の長い降圧薬への切り替え例：テルミサルタン（ミカルディス®）80 mg，1錠1日1回夕食後

テルミサルタン，オルメサルタン（オルメテック®），カンデサルタン（ブロプレス®），バルサルタン（ディオバン®），ロサルタン（ニューロタン®），イルベサルタン（イルベリン®，アバプロ®）はいずれも降圧効果の持続性が高い薬剤として知られている．なかでもテルミサルタンは長時間作用であることが強調されているが，このテルミサルタンを朝食後服用から夕食後服用に変更することで深夜から朝の血圧がよりよく下がることが報告されている[10]．

2）服用時間の変更，服用回数の変更の例：ニフェジピン徐放剤（アダラートL®）20 mg，1錠1日1回就寝前

長時間作用型のCa拮抗薬アムロジピン（アムロジン®，ノルバスク®）などを含む多剤併用例で，深夜，早朝の高血圧のある仮面高血圧例では，ニフェジピン徐放剤に代表される比較的短時間型のCa拮抗薬を就寝前に追加投与することで，仮面高血圧を抑制することが可能である．

3）利尿薬少量朝1回投与の追加：インダパミド（ナトリックス®）1 mg，1錠1日1回朝食後の追加

インダパミドは，利尿作用によりNaを排泄することで夜間の降圧効果が強い．サイアザイド系よりも低K血症の副作用が少ないとされている．特にACE阻害薬やARBに追加しやすい．

わが国では利尿薬の使用頻度が欧米に比べて少ない．これは，代謝系への悪影響が危惧される所による．しかし，インダパミド1 mgやトリクロルメチアジド（フルイトラン®）1 mg，ヒドロクロロチアジド（ダイクロトライド®）12.5 mgなどの少量使用は，他剤との併用で十分な降圧を示す一方，副作用は少なくなる．とはいえ，高尿酸血症や血清K低下がないわけではないので十分な注意は必要である．

エプレレノン（セララ®）は尿酸を上げる作用や利尿作用の弱い抗アルドステロン薬で，夕食後の服用も可能であり，仮面高血圧に有用である．スピロノラクトン（アルダクトンA®）少量（12.5 mg）の朝投与も他剤との併用で仮面高血圧をよく抑制する．

4）α遮断薬や中枢性α作動薬の少量就寝前投与の追加：グアナベンズ（ワイテンス®）2 mg，1錠1日1回就寝前の追加

夜間高血圧，早朝高血圧に対して，中枢性α作動

薬のグアナベンズやクロニジン（カタプレス®）が有用な場合がある．α遮断薬より経済性に優れており，多くの後発品も発売されている．多剤併用のなかで，第三選択薬，第四選択薬として用いられる．

同様にα遮断薬であるドキサゾシン（カルデナリン®）の就床前投与も朝の仮面高血圧の抑制に有用である．

注意点
① 仮面高血圧は診察室外での血圧測定が行われなければ決して診断されない．
② 仮面高血圧はさまざまな病態が含まれているため，個々の患者により選択する降圧薬を検討すること．その際必ず診察室外の血圧測定結果を評価に用いること．
③ 仮面高血圧症例では二次性高血圧の可能性も念頭におくこと．

memo 利尿薬とARBの合剤
本邦では，2006年末にロサルタンとヒドロクロロチアジドの配合剤（プレミネント®），2009年にはカンデサルタンとヒドロクロロチアジドの配合剤（エカード®），バルサルタンとヒドロクロロチアジドの配合剤（コディオ®），テルミサルタンとヒドロクロロチアジドの配合剤（ミコンビ®）が発売され，使用可能となった．服薬錠数を少なく，処方を単純化することは，アドヒアランス改善に有用である．ACE阻害薬やARBを使用中の仮面高血圧患者に対して，この合剤への変更も有力な選択肢のひとつだろう．

4 おわりに

仮面高血圧の降圧目標について，JSH2009では「**早朝血圧に基づく降圧療法を行い，そのレベルを135/85 mmHg未満にコントロールする**」とされているが，予後にもとづく降圧目標についての十分なエビデンスはいまだない．現在わが国で，家庭血圧計を用い，降圧目標レベルの差による予後，臓器障害進展の差などを検討する目的で，多施設前向きランダム化オープン形式のHOMED-BP研究が進められており，降圧目標設定のためのひとつのエビデンスとなるべく結果が待たれる．

<文　献>
1) 「高血圧治療ガイドライン2009」（日本高血圧学会高血圧治療ガイドライン作成委員会 編），日本高血圧学会，2009
2) Imai, Y. et al.：Hypertens. Res., 19（3）：207-212, 1996
3) Sega, R. et al.：Hypertension, 30（1 Pt 1）：1-6, 1997
4) Obara, T. et al.：J. Hypertens., 23（9）：1653-1660, 2005
5) Bobrie, G. et al.：Arch. Intern. Med., 161（18）：2205-2211, 2001
6) Bobrie, G. et al.：JAMA, 291（11）：1342-1349, 2004
7) Ohkubo, T. et al.：J. Am. Coll. Cardiol., 46（3）：508-515, 2005
8) Hansen, T. W. et al.：J. Hypertens., 25（8）：1554-1564, 2007
9) Fagard, R. H. Cornelissen, VA.：J. Hypertens. 25（11）：2193-2198, 2007
10) Ramón, C. et al.：Hypertension, 50（4）：715-722, 2007

➡ 次頁：患者抄録

患者抄録

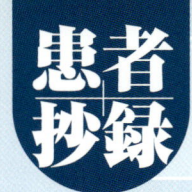

覚醒前冠攣縮狭心症を伴った仮面高血圧

【患　者】50歳（1980年），女性
1．診　断　本態性高血圧，冠攣縮性狭心症
2．主　訴　難治性高血圧，狭心症，頭痛，めまい
3．既往歴　子癇前症，子宮筋腫摘出術後，原因不明の右萎縮腎と腎摘出術
4．家族歴　両親，同胞に高血圧あり
5．生活歴　主婦，喫煙歴なし，飲酒歴なし
6．現病歴

　　35歳頃の子癇前症に引き続き，高血圧が持続，難治性高血圧であった．子宮筋腫の手術のため婦人科に入院．入院時検査で右萎縮腎をみいだされた．子宮筋腫術後，泌尿器科にて萎縮腎の摘出を受けた．泌尿器科からの報告では萎縮腎の原因は不明とのこと．腎摘後血圧のコントロールはやや容易となったものの，相変わらず高血圧が持続し内科に紹介された．

7．初診時理学所見

　　身長150 cm，体重62 kg，血圧160/110 mmHg，心拍68拍/分，その他手術瘢痕を除き，特記すべき身体所見なし

8．初診時から今日に至るまでの検査成績（表1）

表1　検査成績

年	1980	1985	1990	1995	2000	2005	2009
Na（mEq/L）	144	144	139	142	139	138	139
K（mEq/L）	4.6	4.3	4.9	4.0	4.3	4.5	4.9
Cl（mEq/L）	104	104	103	105	107	106	106
クレアチニン（mg/dL）	1.1（ヤッフェ）	1.2（ヤッフェ）	0.9（酵素）	0.9（酵素）	0.8（酵素）	1.1（酵素）	1.0（酵素）
総コレステロール（mg/dL）	247	215		155	174	187	189
中性脂肪（mg/dL）	200	123		78	83	101	104
尿酸（mg/dL）	7.4	4.7	5.0	6.6	6.5	6.3	6.4
GFR（mL/min）	50.3	60.0	85.7			60	54
FBS（mg/dL）	98	100	101	93	94	95	100
CTR（%）	52	52	50	51	49	49	48
心電図陰性T	あり	あり	あり	あり	あり	あり	あり
RV5（mV）	2.1	2.0	2.1	1.8	1.6	1.5	1.5
SV1（mV）	0.9	0.9	0.8	0.5	0.6	0.6	0.3

（1987年　冠動脈造影にて狭窄所見なし）

9．外来経過

　　1980年代初頭の降圧薬療法としては，フロセミド（ラシックス®），プロプラノロール（インデラル®），トドララジン（アピラコール®）の併用療法が行われ，120～140/90 mmHgくらいに維持されていたが，その後徐々に昇圧があり，降圧薬療法は新たに用いうる薬剤に変更，最新のものに強化された．その経過は図1，図2に詳しい．

　　2009年4月の処方は表2の通りで，血圧は朝の家庭血圧120/80 mmHg，夜の家庭血圧110/75 mmHg，診察室血圧110/75 mmHg近辺にコントロールされている（図1）．

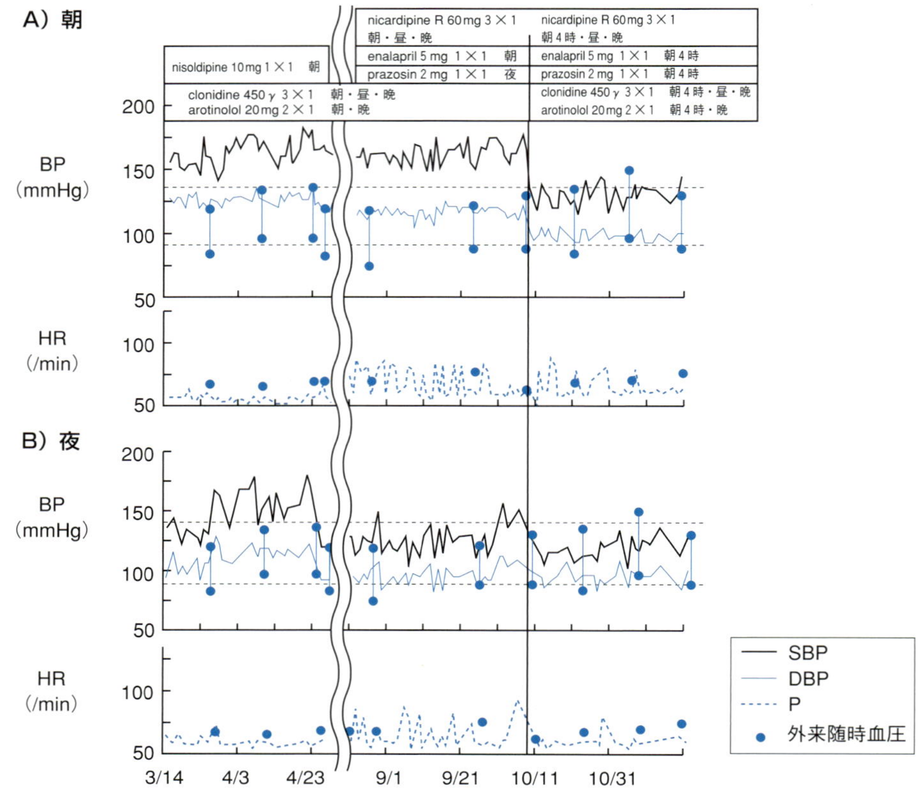
A）朝
B）夜
nisoldipine 10 mg 1×1　朝
clonidine 450 γ 3×1　朝・昼・晩
arotinolol 20 mg 2×1　朝・晩
nicardipine R 60 mg 3×1　朝・昼・晩
enalapril 5 mg 1×1　朝
prazosin 2 mg 1×1　夜
nicardipine R 60 mg 3×1　朝4時・昼・晩
enalapril 5 mg 1×1　朝4時
prazosin 2 mg 1×1　朝4時
clonidine 450 γ 3×1　朝4時・昼・晩
arotinolol 20 mg 2×1　朝4時・晩
BP (mmHg)
HR (/min)
200
150
100
50
3/14
4/3
4/23
9/1
9/21
10/11
10/31
SBP
DBP
P
外来随時血圧

図1　家庭血圧

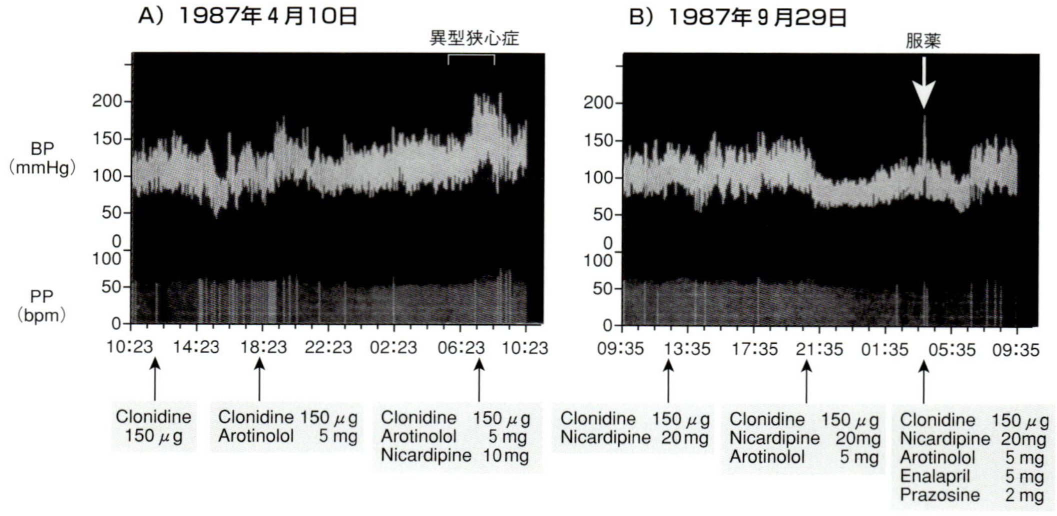
A）1987年4月10日
異型狭心症
B）1987年9月29日
服薬
BP (mmHg)
PP (bpm)
200
150
100
50
0
10:23
14:23
18:23
22:23
02:23
06:23
10:23
09:35
13:35
17:35
21:35
01:35
05:35
09:35
Clonidine 150 μg
Clonidine 150 μg
Arotinolol 5 mg
Clonidine 150 μg
Arotinolol 5 mg
Nicardipine 10 mg
Clonidine 150 μg
Nicardipine 20 mg
Clonidine 150 μg
Nicardipine 20 mg
Arotinolol 5 mg
Clonidine 150 μg
Nicardipine 20 mg
Arotinolol 5 mg
Enalapril 5 mg
Prazosine 2 mg

図2　ABPM

表2　2009年4月時点の処方

薬剤	服用時点
ニフェジピン徐放剤（アダラート®）10mg 硝酸イソソルビド徐放剤（ニトロール®）20mg ニコランジル（シグマート®）5mg	午前3時
ビソプロロール（メインテート®）5mg スピロノラクトン（アルダクトンA®）12.5mg インダパミド（ナトリックス®）1mg カンデサルタン（ブロプレス®）4mg アスピリン（バイアスピリン®）100mg イコサペント酸エチル（エパデール®）600mg	朝食後
クロニジン（カタプレス®）75μg	就寝前
ニコランジル（シグマート®）5mg イコサペント酸エチル（エパデール®）600mg	昼食後，夕食後

10. 考察と解説　▶ Advice from Professional **1** 参照

　本症例は，そもそも若年性本態性高血圧があり，さらに原因不明の萎縮腎に対し腎摘が行われたことによる腎性高血圧の因子を抱含した難治性高血圧である．本来外来血圧も含めて降圧薬に対し不応性で，1980年代に使用可能なさまざまな降圧薬を用いて外来血圧のコントロールを試みた．その結果，1987年3月頃の外来血圧は120〜140/70〜90mmHgにコントロールされていた．ところが，この当時すでに測定されていた家庭血圧は，朝，晩とも170〜180/125mmHgと高度な高血圧を持続していた（図1左側：3〜9月）．すなわち，今日でいう典型的な仮面高血圧である．この段階で記録した自由行動下血圧（ABPM）が図2Aである．

　本症例では，就床と同時に血圧は上昇を開始し，覚醒前後，午前6時頃に急激な昇圧を認め，これが朝の著しい高血圧として家庭血圧で捉えられていたものである．この図2AのABPMを記録したころ，患者は午前4時頃から，6時頃にかけて，10〜15分持続する狭心痛を自覚していた．またホルター心電図上でも，その時間帯における虚血性変化の増悪を明瞭に認めたが，当時，異型狭心症と診断し，この図には示されていないが，ニトログリセリン製剤とともに，ニコランジルが処方され，症状は一進一退をくり返していた．

　その後家庭血圧を下げるべくいくつかの降圧薬の処方変更，追加がなされたが，1987年10月頃までは晩の家庭血圧には降下が認められたものの，朝の家庭血圧は相変わらず160/110mmHg以上の状況が持続していた．

　当時はもちろん仮面高血圧の概念もなく，そのリスクも全く知られていない時代であったが，本症例では，深夜から朝の昇圧に伴い虚血性心疾患が発症していると考えられたことから，この時間帯での血圧を下げることは何らかの臨床的意味を有するものと考え，当時実行できる唯一の方法と考えられた時間薬理学的治療を試みた．すなわち，冠攣縮性狭心症が生じる時間帯の血圧を下げるため，その時間帯直前にいくつかの降圧薬を服用させるという，ある意味では大変乱暴な方法である．すなわち，この患者は午前3〜4時に一度は排尿のため起床するとのことから，1987年9月頃よりその時間に当時入手しうるすべての降圧薬を投与した．クロニジン，ニカルジピン，アロチノロール，エナラプリル，プラゾシンである（今思えばアロチノロールはβ遮断薬であり冠攣縮性狭心症には問題はあるが，本薬がαβ遮断薬ということ，また夜間心拍の降下がそもそも少ないことなどからアロチノロールは継続された）．

　その後の血圧経過が図1の右1/3に示す10月以降の経過である．見事に朝の家庭血圧はコントロールされた．そして図2Bのように，朝の急激な昇圧も見事に抑制されている．この頃から，午前4時から6時にかけてあった狭心症は全く消失し，以降，22年間今日に至るまで，本症例では朝晩の家庭血圧，外来血圧ともにきわめて良好に推移し，合併症も併発していない．今日では，

ACE阻害薬はARBに変わり，長時間作用型のCa拮抗薬を基礎に置き，さらに今日なお午前3～4時にニフェジピンの徐放剤を服用させている．

本症例の仮面高血圧はさまざまなことを教えてくれる．まず，本症例は，腎性高血圧の因子を持った夜間昇圧，早朝高血圧を伴った仮面高血圧であり，これに対しては，基本的には長時間作用型のCa拮抗薬やARBを用いるが，そこに，薬理的に朝の昇圧を特異的に抑えるであろう交感神経抑制薬と，強力だが比較的短時間作用のCa拮抗薬を時間薬理学的な観点から投与して初めてこの仮面高血圧を抑制しえたということである．なるほど，この症例をみればたとえ診察室血圧がコントロールされていたとしても，そのままでは標的臓器障害の進行や合併症はまぬがれえなかったであろうと推察される．本症例は著者に朝の高血圧，深夜の高血圧，そして今日でいう仮面高血圧を最初に認識させてくれた症例であり，今日なお，このような症例は多くの場合臨床の場で見落とされ，高血圧の予後を不良にしているであろう．したがって，今日の高血圧診療では仮面高血圧の診断に家庭血圧測定（必要ならばABPMも）は不可欠なものといえる．

Advice from Professional

1 考察ポイント

Point 1
本症例は，腎性高血圧の因子をもった夜間昇圧，早朝高血圧を伴った仮面高血圧である．

Point 2
深夜から朝の昇圧に伴い冠攣縮性狭心症を発症していると考えられた．

Point 3
時間薬理学的な観点で降圧薬を投与し初めてこの仮面高血圧を抑制しえた．

Point 4
家庭血圧測定，ABPMなくしてこの仮面高血圧を発見することはできず，診察室血圧がコントロールされていたとしても，標的臓器障害の進行や合併症はまぬがれえなかったであろうと推察される．

第4章 様々な患者さんの高血圧治療

7. 早朝高血圧

河原崎宏雄，安東克之

Point

1. 早朝高血圧は高血圧患者において独立した心血管リスク因子である
2. 早朝高血圧の原因には内因性・外因性因子があり，それぞれを評価・治療する必要がある
3. 早朝にも効果が現れるように内服薬の種類や処方に配慮する

1 病態の特徴・疫学

血圧の日内変動は以前より知られており，正常血圧の人においても日中の血圧が最も高く，夜間に低値となり，起床時に再度血圧が上昇する．血圧の日内変動と心血管病との関連が多数報告されており，夜間の血圧低下および早朝の血圧についての報告が多い．

明確な定義がないものの，家庭血圧における高血圧の基準値が135/85 mmHgであることを考えると，早朝の血圧が135/85 mmHg以上を広義の早朝高血圧とするのが妥当であろう．そのなかには夜間高血圧からそのまま移行するタイプと，朝にかけて血圧が急上昇するタイプ（morning surge）に分けられる．早朝における突然死，心脳血管病が多いことは知られており，早朝高血圧の重要性が示唆される．また早朝高血圧は24時間平均血圧とは独立した心血管病リスクであることが証明されている[1]．

早朝高血圧の原因としては内因性因子（神経液性因子など）や外因性因子（身体活動，食塩摂取など）といったいくつかの原因が示唆されている．

2 治療のメカニズムとストラテジー

早朝高血圧と脳・心・腎臓障害の関連が示唆されていることからも，その適切な治療は重要である．しかしながら，早朝高血圧を対象とした治療戦略における予後・合併症に関するエビデンスはまだ多くはない．また，正常血圧患者においても早朝血圧は$α$受容体を介した交感神経活動亢進が認められる[2]．さらに，覚醒，そして起床時には血中エピネフリン・ノルエピネフリンの上昇[3]とともに，心拍数増加，血管抵抗増大，血液粘度増加，迷走神経活動減弱も認められていることから，早朝高血圧の原因として，起床に伴う交感神経活動の亢進が寄与している（副交感神経の活動低下を指摘する報告もある）と考えられている．

以下に早朝高血圧のいくつかの要因を示す．

1）睡 眠

睡眠不足による夜間の尿中ノルエピネフリンと早朝の血圧，心拍数の上昇から，交感神経活動上昇による血圧上昇が示唆されている[4]．閉塞型睡眠無呼吸も交感神経を介した血圧上昇に繋がるため，疑ってかかることが重要である．

2）食塩過剰摂取

食塩感受性，非感受性にかかわらず，食塩過剰摂取は早朝高血圧を招く．

食塩感受性ではnon-dipper typeとなり早朝高血圧へと移行し，食塩非感受性患者においては，血圧サージによる早朝高血圧を招くことが報告されている（図1）[5]．

そして食塩感受性患者においては，食塩制限は早朝高血圧を改善すると同時にnon-dipperからdipperへと変化がみられた[6]．

塩分摂取量の多い日本では，加工食品の利用や外食が多い患者での減塩は難しいが，患者教育，尿Na測定などによる外来でのフィードバックなど，行動変容を促すアプローチが重要である．

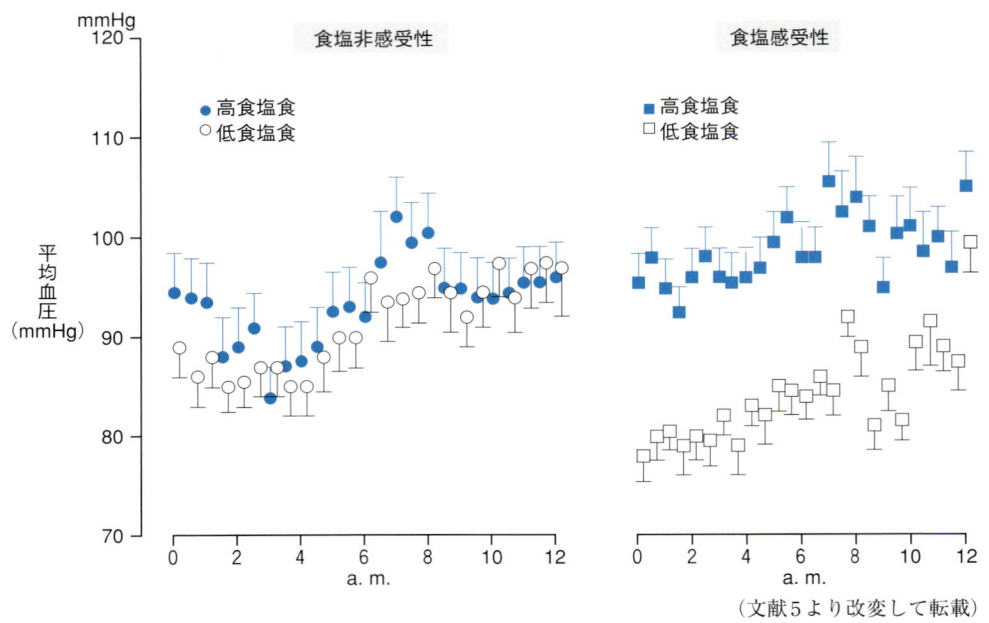

● 図1　早朝高血圧に対する食塩量の影響

（文献5より改変して転載）

3）アルコール摂取

アルコール摂取の直後は血圧が低下するものの，血圧の上昇に寄与することが知られている．最近，日本人におけるアルコール摂取と早朝高血圧の関連が報告され，摂取量依存性に早朝血圧の上昇を認めた[7]．多量のアルコール摂取は特に脳卒中との相関を認めることからも節酒は大切である．

4）レニン・アンジオテンシン・アルドステロン（RAA）系

交感神経とともにRAA活性は夜間低下し，起床時に亢進するが，高血圧患者では非高血圧患者に比べ，RAA系がさらに亢進していることが示唆されている（図2）[8]．実際，就寝時にACE阻害薬を投与して夜間および早朝血圧を低下させ，結果的に24時間血圧を低下させうることが報告されている．

5）降圧薬効果の減弱

半減期の短い降圧薬では朝1回内服では次の朝の内服までに効果が切れてしまう可能性が指摘されている．その対応として朝夕の2回分割処方にするか，もしくは長時間作用の薬剤に変更する．

6）治　療

外因性因子が早朝高血圧に関与している際には，その除去が治療となる．しかし，外因性因子の多くは生活習慣でもあり，除去は困難なことが少なくない．**患者教育，行動療法**などを駆使した管理が重要である．食塩過剰摂取に対しては減塩指導が重要であるが，減塩の実行が困難な場合は少量の降圧利尿薬で夜間血圧および早朝血圧を低下させることができることも報告されている[9]．

内因性因子に対してはRAA系，交感神経系の早朝での十分な抑制が必要になる．24時間持続するこれらの抑制，そして不十分な際には夜間・早朝での降圧に重点を置いた降圧薬の処方が望まれる．具体的な例として以下に記す．

3　処方の実際

まず大切なのは**24時間にわたる降圧**を目指すことであり，そのような意味でも半減期の長い薬剤が望まれる．半減期の短い薬剤に関しては朝夕分割処方などが選択される．そのうえでまだ早朝の血圧が高い際には交感神経系・RAA系を抑制する薬剤を眠前投与してコントロールを図る．また，夜間・早朝

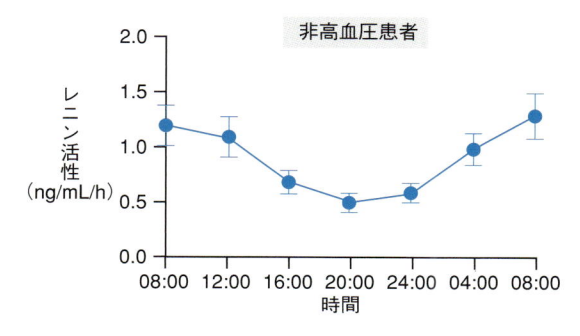

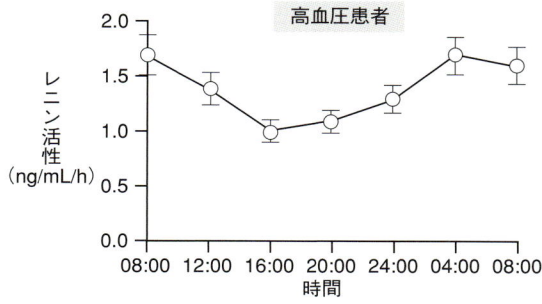

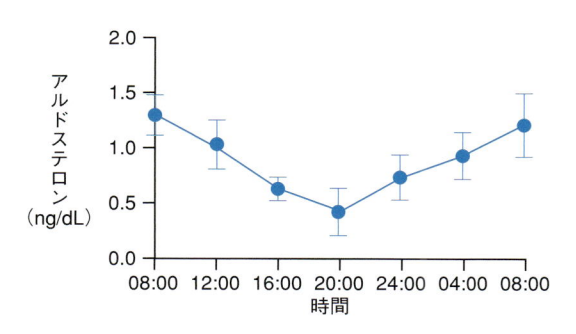

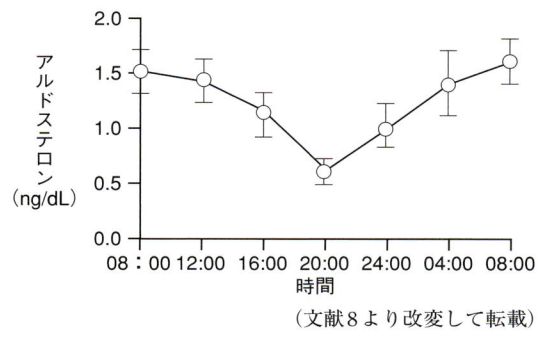

● 図2　RAA系の日内変動

(文献8より改変して転載)

血圧をコントロールすることで24時間平均血圧を下げることも可能である．

1）交感神経抑制：α₁遮断薬〔ドキサゾシン（カルデナリン®），1〜8 mg眠前投与〕

　Karioらは早朝高血圧を呈する患者に対する就寝時α₁遮断薬投与を検証している（Japan Morning Surge-1）．そこではドキサゾシン（カルデナリン®）が早朝高血圧の抑制，およびアルブミン尿抑制に有効であったことが証明されている[10]．ただし，同時にBNP，心室腔拡張も認められており，注意を要する．

　上記にあるように，内服薬の効果持続が重要である．よって，半減期の長い薬剤を使用すること，また，半減期の短い薬剤では夜の投与にすることなどの配慮が必要となる．ただし，夜間の過剰な降圧にも注意が必要である．

2）RAA系抑制：ACE阻害薬あるいはARB〔エナラプリル（レニベース®），5 mg眠前投与〕

　ACE阻害薬の眠前投与による夜間・早朝高血圧の改善はいくつか報告されている．HOPE studyでは眠前にACE阻害薬投与しており，サブ解析ではACE阻害薬の眠前投与が朝投与と比べて外来血圧は下げなかったものの，夜間・早朝血圧，24時間平均血圧を抑制した[11]．ARBでも同様の効果が期待される．

3）降圧利尿薬〔インダパミド（ナトリックス®），1 mg朝食後〕

　Imaiらによると，少量のサイアザイド系降圧利尿薬を他の薬剤に追加投与することによって早朝血圧値の改善を認めたという[12]．

　食塩摂取量の多い日本人では有用性が高い可能性がある．

4　おわりに

　早朝高血圧は疑わないと診断されない．外来血圧のみでなく，24時間自由行動下血圧測定や，早朝血圧を配慮した家庭血圧測定を心がける必要がある．

<文　献>
1) Kario, K. et al.：Circualtion, 107：1401-1406, 2003
2) Panza, J. A. et al.：N. Engl. J. Med., 325：986-990, 1991
3) Dodt, C. et al.：Hypertension, 30：71-76, 1997
4) Lusardi, P. et al.：Am. J. Hypertens., 12：63-68, 1999
5) Osanai, T. et al.：J. Hum. Hypertens., 14：57-64, 2000
6) Uzu, T. et al.：Am. J. Hypertens., 12：35-39, 1999
7) Ohira, T. et al.：Hypertension, 53：13-19, 2009
8) Portaluppi, F. et al.：J. Hypertens., 8：85-95, 1990
9) Uzu, T. et al.：J. Hypertens., 23：861-865, 2005
10) Kario, K. et al.：J. Hypertens., 26：1257-1265, 2008
11) Svensson, P. et al.：Hypertension, 38：e28-e32, 2001
12) Hashimoto, J. et al.：Clin. Exp. Hypertens., 27：331-341, 2005

第5章

合併症をもつ高血圧の治療

§1 脳血管障害
1. 急性期の高血圧治療 　　　　　　100
2. 慢性期の高血圧治療 　　　　　　110

§2 心疾患
1. 心肥大を呈する高血圧治療 　　　116
2. 心不全を合併する高血圧治療 　　122
3. 心筋梗塞を合併する高血圧治療 　131
4. 労作性狭心症を合併する高血圧治療 　137
5. 冠攣縮性狭心症を合併する
   高血圧治療 　　　　　　　　　146
6. 心房細動を合併する高血圧治療 　150

§3 血管疾患
1. 閉塞性動脈硬化症を合併する
   高血圧治療 　　　　　　　　　155
2. 大動脈解離に伴う高血圧 　　　　159
3. 高安動脈炎（大動脈炎症候群）に
   伴う高血圧 　　　　　　　　　168

§4 腎疾患
1. CKDを合併する高血圧治療 　　　176
2. 透析患者の高血圧治療 　　　　　184

§5 生活習慣病
1. 糖尿病を合併する高血圧の管理 　194
2. メタボリックシンドロームを
   合併する高血圧治療 　　　　　202

§6 その他の疾患
1. 高尿酸血症・痛風を合併する
   高血圧治療 　　　　　　　　　208
2. 肝障害を合併する高血圧 　　　　211

第5章 合併症をもつ高血圧の治療　§1 脳血管障害

1. 急性期の高血圧治療

大槻俊輔，松本昌泰

Point

1. 脳血管障害急性期搬入時においては，まず脳内出血または脳梗塞の鑑別をCTで施行，その後降圧療法の適否を考慮する
2. 高血圧性脳内出血超急性期においては血腫拡大を防ぐべく，収縮期血圧180 mmHg，平均血圧130 mmHg以上が30分以上持続する場合には降圧療法を開始し，前値の10～20％の降圧を行い症状の進行がないのを確認しながら収縮期血圧160 mmHg以下まで降圧する
3. 梗塞急性期は，脳血管自動調節能障害が合併するため降圧による梗塞進展・症状悪化の可能性がある．原則降圧療法は禁忌であるが，収縮期血圧が220 mmHg以上が持続する場合10～20％の降圧を神経学的症候が悪化しないかを確認しながら導入することを考慮する
4. 超急性期アルテプラーゼ療法時には収縮期血圧が185 mmHgを超える場合180 mmHg以下まで慎重かつ厳密に降圧する．また，致命的となる大動脈解離や急性心筋梗塞，心不全や腎不全が合併する脳梗塞では，生命予後を優先した降圧目標まで緩徐に降圧を行う

1 病態生理と疫学

脳血管障害急性期で搬送された患者は，脳梗塞・TIA（transient ischemic attack，一過性脳虚血発作）の診断を受けるのが全体の4分の3を占め，脳出血が残りを占める．

● 脳梗塞の分類

脳梗塞のうち脳主幹動脈の狭窄性粥腫または主幹から分枝した穿通枝動脈の微小粥腫を基盤として血栓が生じ脳血管を閉塞する病態によるものをそれぞれアテローム血栓性脳梗塞（atherothrombotic infarction）およびラクナ梗塞（lacunar infarction）と分類される．

また，塞栓源となる心疾患において心腔内血栓からの塞栓症を心原性脳塞栓症（cardiogenic embolism）と分類する．

また，その他の機序（大動脈解離や大動脈複合病変，脳血管動脈解離，凝固異常など）によるものをその他の脳梗塞と分類する．これらの臨床病型分類に診断することは，脳梗塞の急性期に頻発する再発を予防する方策を立てるためにきわめて重要である（表1）．

a）治療理念

すでに梗塞に陥った虚血中心部（ischemic core）の周辺には，脳血流の低下が持続すれば梗塞に至り逆に血流が回復すれば生存する部位があり，この部位を虚血性ペナンブラ（ischemic penumbra）と呼ぶ．**非可逆的な神経細胞死に至るまでにできるだけ早く血栓を溶解して再灌流させ，側副血行路（collateral flow）からの血流が増加するまで補液や抗血栓療法を行い，ペナンブラ領域の救援をすることが基本治療理念である．**

b）脳血管の管理

ここで注意を要するのが，急性期に脳主幹動脈に高度狭窄・不完全閉塞があるか，もしくは完全閉塞しており側副血行路により遠位側が灌流され，局所脳血流は低下している場合である．

● 表1　脳梗塞の分類

A）臨床病型分類	B）発症機序による分類
ラクナ梗塞	血栓性
アテローム血栓性脳梗塞	塞栓性
心原性脳塞栓症	血行力学性
その他の脳梗塞	その他
大動脈原性，脳動脈解離，凝固異常など	

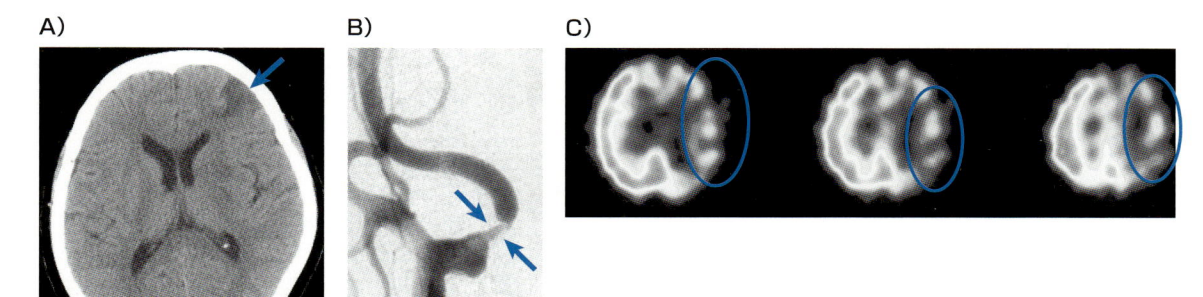

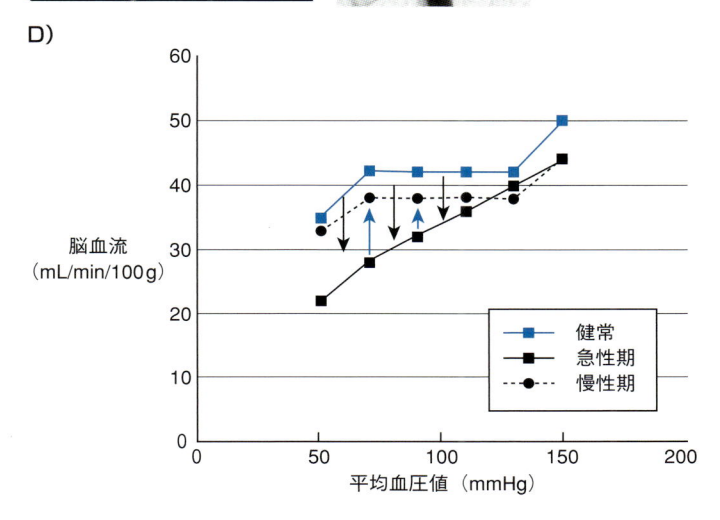

● 図　脳梗塞急性期における高血圧

意識障害，右片麻痺，運動性失語を示し発症18時間で入院．頭部CT（A）では左前頭葉の分水嶺に急性梗塞巣（→），脳血管造影（B）で左内頸動脈起始部高度狭窄（→），安静時脳血流SPECT（C：p8，Color Atlas ❸ 参照）で左中大脳動脈領域の血流低下（○）を呈した．ベッド上安静，補液，抗血栓療法により症状は軽快した．血圧は180/110 mmHgであったが，決して降圧してはいけない．

Dに脳血流自動調節能を示す．正常では，血圧の変動により脳血管がリアルタイムに拡張収縮を行い，局所脳血流を広い血圧値の範囲内で維持しているが，虚血急性期では血管麻痺により，血圧が低下すればするほど局所脳血流も低下する．発症3週間から3カ月後の慢性期には再び自動調節能の回復がみられた

この場合，頭蓋内血管が限界まで拡張することにより血流を代償維持しているので，頭部挙上，全身血圧の低下や脱水，または狭窄部の完全閉塞により代償機構が破綻し血流が低下すると，最も血流が到達しにくい灌流終末領域（いわゆる分水嶺：watershed）からペナンブラ領域へと梗塞が進展する．

この脳血管の自動調節能（autoregulation）消失は脳梗塞急性期に普遍的に発生しうる現象であり，この点を考慮した急性期治療を広く実地臨床で遵守するべきである（図）．

c）脳出血の管理

一方，脳出血は脳動脈瘤破裂によるくも膜下出血と高血圧性脳内出血があり，約1：3の割合で発症している．

高血圧性脳内出血の発生機序は，比較的太い頭蓋内主幹筋性動脈から直接分枝する細い穿通枝動脈に高血圧の荷重負荷が長年かかり，リポヒアリン変性から微小動脈瘤が形成され，その後破綻することで起こるとされている．高血圧，高齢，大量飲酒や低コレステロール血症を伴う肝臓病が発症危険因子となる．

ひとたび発症すると麻痺などの神経学的所見の悪化に直結する血腫拡大や脳室穿破は発症6〜24時間以内に起きる．神経学的所見の悪化に直結する血腫拡大に相関する因子は，高度の高血圧，糖尿病，肝臓病，脳梗塞の既往や抗血栓療法などがあげられる．

2　治療のストラテジー

1）脳梗塞急性期の高血圧治療

a）脳卒中・脳梗塞発症急性期

脳卒中発症急性期には，ストレスに対する交感神経系の亢進や脳浮腫による頭蓋内圧亢進により血圧が高値を示すことが多い．しかし**脳梗塞においては，収縮期血圧220 mmHg以上，拡張期血圧120 mmHg**

以上でない限り，あるいは平均血圧130mmHg以上の高度の高血圧を示さない限り，積極的な降圧を行うべきではない．

> **memo** INWEST試験
> Ca拮抗薬ニモジピン®静脈投与による急激な降圧と急性期脳梗塞症状悪化が相関することがIntravenous Nimodipine West European Stroke Trial（INWEST）試験により確認されている[1]．

脳血管閉塞による脳梗塞急性期には脳血流を一定に維持する自動調節能が障害されており，降圧により脳血流が直線的に低下し虚血中心のまわりにあるペナンブラが梗塞に進展することにより梗塞巣が拡大することがあることを再度強調したい．

なるほど，Acute Candesartan Cilexetil Therapy in Stroke Survivors（ACCESS）研究では，脳梗塞急性期第1病日から内頚動脈や頭蓋内血管の閉塞や有意狭窄がない症例に限って，血圧が200/110mmHg以上のときARBであるカンデサルタン4mg/日を投与し，虚血症状の悪化や脳梗塞再発率の増加は認められなかったうえに，1週間遅れで同薬を開始した対照群と比較し，1年間の観察期間中の心血管イベントの発症および死亡の危険率が軽減すること，脳卒中再発は年間11.4％から7.5％と減じる傾向を示した[2]．しかし，この結果は虚血性ペナンブラを有する梗塞責任血管を有さない条件に限り，急性期のRA系の抑制が安全であったと理解すべきである．

b）超急性期脳梗塞

また，発症3時間以内の超急性期脳梗塞において，血栓溶解薬tissue Plasminogen Activator（t-PA，組織プラスミノーゲンアクチベーター）が投与された症例では，**血圧が180/105mmHgを超える条件では梗塞部の出血性変化が血腫を形成しやすくし，その結果予後不良となるのを防ぐべく，投与後25時間以内に限定して経静脈的に降圧薬の投与を開始すべき**となっている．

使用薬剤は静注薬の塩酸ジルチアゼム，ニカルジピン，ニトログリセリンから選択している．神経学的所見を15分から60分間隔で観察し，症状進行がないことを確認しつつ170～180/95～105mmHg程度になるように投与量を微調節する．

なお，t-PA投与前に降圧薬を導入されていても，血圧が185/110mmHg以上を呈している場合，投与は禁忌としている．

> **memo** 組織プラスミノーゲンアクチベーター（アルテプラーゼ）
> 第一世代の半減期の短いt-PAは，脳塞栓後の出血性変化が頻発する発症6時間以降にはすでにほとんどが失活し排泄されているので，適切薬剤と思われる．経験を積んだ脳卒中専門医が，専門的施設で適応基準（CTで早期虚血所見がないか軽微，脳梗塞発症3時間以内に投与開始など，多項目の除外基準をクリアー）を厳格に満たす場合にのみ投与される．また，ECASS Ⅲ試験が報告され，発症3時間以降4.5時間以内の症例に対するt-PA治療の有効性も証明された．適応および禁忌事項は発症3時間以内と同様であり，虚血の重度が比較的軽くearly CT signが陰性であり，神経学的異常所見が中等度までの症例であった．社会復帰者は非投与群に対して1.5時間以内2.8倍，3時間以内1.5倍，4.5時間以内1.4倍であり，投与が早いほど機能予後がよかった[3]．

2）脳出血急性期の高血圧治療

発症24時間，特に6時間以内は血腫が拡大し症状が進行するので，この期間がtherapeutic window（治療可能時間）となる．

a）降圧療法

高度の高血圧（収縮期180mmHg以上，平均血圧130mmHg以上）が続けば降圧療法を開始する．160mmHg以下まで降圧することで血腫拡大を抑制し，片麻痺などの症状の進行を抑制する．静脈注射によるCa拮抗薬・塩酸ニカルジピンや塩酸ジルチアゼム，亜硝酸薬・ニトログリセリンなどを投与する．

また，**止血が完了していない症例，脳浮腫による頭蓋内圧亢進症例には血管拡張作用による再出血や脳浮腫悪化の危険性があるため，細心の注意を払い投与する．**

降圧目標の収縮期血圧160mmHg未満という数値の科学的根拠は高くないため，降圧目標を検討する臨床研究ATACH，INTERACTが現在進行中である．

b）外科的治療

また，降圧療法と並行して外科的治療の適応を判断する．直達手術療法は，開頭血腫除去術・内視鏡的または定位的血腫吸引術があり，

① 被殻出血で推定血腫量30mLかつ意識障害JCS30以上，血腫による圧迫所見が高度なとき，

血腫除去・吸引術，
②皮質下出血では，60歳未満で血腫量50mL以上，意識障害JCS30以上（超高齢者アミロイドアンギオパチーを疑うものは除外）のとき，内視鏡的または定位手術による血腫吸引術，
③小脳出血では，頻回の神経学的診察と適宜CT検査により，血腫の直径が3cm以上，神経学的兆候の増悪，脳幹を圧迫して水頭症が生じている場合すみやかに血腫除去・減圧術

となる．

3 処方の実際

高齢者に多い脳梗塞では，摂食困難や嘔吐などにより急性期は脱水をきたしていることもあるため，降圧薬は少量から投与開始しても過度の降圧となり神経学的悪化をきたすことがあり，さらに亜急性期においては梗塞巣の浮腫の悪化の可能性もある．

脳出血では，超急性期の止血が完了していない場合の再出血や血腫周囲の脳浮腫の急激な進行の可能性があるので，頻回の神経学的観察が必要であることを再確認したい．

1）塩酸ニカルジピン（ペルジピン®，ニカルピン®，1A：10mg/10mL）

原液で，体重50kgに対して3mL/hの持続投与で1γとなる．これを1〜10γで投与する．止血未完成の脳内出血，頭蓋内圧亢進はもとより，大動脈弁や僧帽弁狭窄，閉塞性肥大型心筋症など流出路制限のある心疾患には以下2剤も含めて慎重投与するべきである．

2）塩酸ジルチアゼム（ヘルベッサー®，1V：50mg）

150mgを生理食塩水50mLで溶解して，体重50kgで1.0mL/hで投与すると1γとなる．頻拍傾向の状態に投与することが多い．1〜15γの投与．徐脈，房室ブロック，心不全に注意を払う．

3）ニトログリセリン（ミリスロール®），（1A：5mg/10mL）

原液6mL/hで1γ．ミリスロール®専用ラインを用意する．0.5〜5γでの投与．過度の降圧がみられるので，少量からの投与を行う．虚血性心疾患合併症例に適応となることが多い．頭痛，嘔気嘔吐が副作用でありうるので，神経症状悪化との鑑別が必要である．

4）t-PA静脈投与療法

適応：症状が出てから（発見ではない）3時間以内に投薬開始可能な脳梗塞．

CTで早期虚血サインearly CT sign（レンズ核の不鮮明化，島皮質の低吸収域化，皮髄境界の不鮮明化）陰性であり，軽症（失調，感覚障害，構音障害，軽度の麻痺のみを呈する）または症状が急速に改善したもの．一項目でも禁忌に該当すれば実施してはいけない（表2）．また，一項目での慎重投与に該当すれば，適応の可否を慎重に検討し，治療を実施する場合でもリスクとベネフィットを患者本人と家族に正確に説明し同意を得る必要がある．投与量は，0.6mg/kg（ただし最高投与量60mg），総投与量の10％は1〜2分で急速静脈内投与し，その後残り90％を1時間で持続静脈投与する．投与中や投与後の血圧上昇に対し，梗塞部の大出血のリスクを軽減すべく，一般的には脳梗塞急性期には禁忌とされている降圧療法が特例的に推奨されている．

4 おわりに

高血圧は脳卒中の最大の危険因子であり，逆に高血圧における血管イベントで最も頻度が高いのが脳卒中である．高齢者にひとたび発症すれば，難治性の片麻痺や失語症，認知症の後遺症を高頻度でのこす．

脳卒中を予防する第一歩，高血圧があれば生活習慣の改善を含めて，適切な治療を進めることが肝要である．

● 表2　t-PA静脈投与療法における禁忌および慎重投与項目

禁忌項目	慎重投与項目（適応を慎重に検討）
頭蓋内出血既往	10日以内の生検・外傷
3カ月以内の脳梗塞，重篤な頭部脊髄の外傷あるいは手術	10日以内の分娩・流早産
21日以内の消化管あるいは尿路出血	3カ月以上経過した脳梗塞
14日以内の大手術あるいは頭部以外の重篤な外傷	蛋白製剤アレルギー
痙攣	年齢75歳以上
クモ膜下出血（疑）	NIHSSスコア23以上
出血の合併（頭蓋内，消化管など）	JCS100以上
頭蓋内腫瘍，脳動脈瘤，脳血管奇形	消化管潰瘍・憩室炎，大腸炎
収縮期血圧185mmHg以上	活動性結核
拡張期血圧110mmHg以上	糖尿病性出血性網膜症・出血性症
血糖異常（50mg/dL以下，400mg/dL以上）	血栓溶解薬，抗血栓薬投与中
血小板10万/mm^{3}以下	月経期間中
ワーファリン内服中（PT-INR＞1.7）	重篤な腎障害
ヘパリン投与中（APTTの延長）	コントロール不良の糖尿病
重篤な肝障害	感染性心内膜炎
急性膵炎	
CTで広範な早期虚血性変化	
CT/MRI上の圧排所見	

＜文　献＞
1) Ahmed, N. et al.：Stroke, 31：1250-1255, 2000
2) Schrader, J. et al.：Stroke, 34：1699-1703, 2003
3) Hacke, W. et al.：N. Engl. J. Med., 359：1317-1329, 2008

➡ 次頁：患者抄録

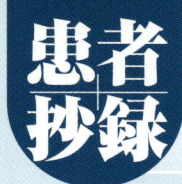

患者抄録　アテローム血栓性脳梗塞急性期の高血圧

【患　者】60歳代，女性
1．診　断　アテローム血栓性脳梗塞
2．主　訴　意識障害，めまい
3．既往歴　高血圧で近医よりサイアザイド系降圧薬処方中
4．家族歴　特記すべきものなし
5．生活歴　主婦，喫煙なし，機会飲酒のみ
6．現病歴
　　某年5月29日朝8時朝食の準備中急に意識がもうろうとし倒れ，その後めまいと嘔吐を伴い次第に呂律が回らなくなった．経過中，頭痛や頸部痛，難聴を自覚せず
7．入院時現症
　　血圧 178/76 mmHg，脈拍 80/分整脈，体温 35.0℃，呼吸 19/分，顔面蒼白苦悶様，結膜黄染や蒼白なし．頸部血管雑音聴取せず．心肺音清音，腹部平坦かつ柔．下腿浮腫認めず
8．神経学的所見
　　意識レベル JCS 10，構音障害軽度および断綴性言語．眼球位置：やや右方へ共同偏移，眼球運動制限なし．右方視時に右方向の眼振あり．瞳孔正円 3 mm 左右差なく，対光反射正常，対座法による視野欠損なし．顔面筋左右差なく，聴力左右差なく，舌提出は正中である．運動麻痺は Barre・Mingazzini とも陰性．右上下肢で軽度の感覚低下を認める．協調運動は指鼻指試験，膝かかと試験，回内回外試験とも左拙劣．腱反射正常，病的反射陰性．言語理解良好で，物品使用正常，観念失行，病態身体失認，半側空間無視や消去現象認めず．
9．入院時検査所見
　① 血液ガス：PaO_2 75，$PaCO_2$ 37 mmHg，WBC 10,300，Hb 13.1，Hct 39.7％，PLT 24.5，FBS 102 mg/dL，HbA_{1c} 5.5％，LDL/HDL cholesterol 118/49 md/dL
　② 頭部CT：明らかな低吸収域認めず．左椎骨動脈が壁石灰化と思われる高吸収域を示し，延髄外側へのめりこみ，蛇行，下方へ迂回してからユニオンに至り脳底動脈に続いていた（図-A）．
　③ 頭部MRI：拡散強調画像では左小脳半球後下部と小脳虫部に高信号域を示し，急性梗塞を示した（図-B）．FLAIR 画像では小脳の梗塞部位は高信号域であり梗塞を示し，また左椎骨動脈から脳底動脈橋中部まで血管内が高信号域（→）となり，高度の血流低下または停滞を示した（hyperintense vessel sign と呼ぶ：図-C，D）．
　④ 頸部血管エコー：動脈硬化軽度認める．右椎骨動脈は低形成であり，後下小脳動脈で終末していた．一方左椎骨動脈は右に比較し太いが，後下小脳動脈分岐前で閉塞を示唆させる異常な血流形態を示した．
　⑤ 心エコー：心機能良好で壁可動の異常はない．また，塞栓源となりうる弁膜症や心疾患はなかった．
　⑥ 頭部血管造影：左椎骨動脈は起始部狭窄はないが，頭蓋骨に入る手前までしか造影されなかった（図-E →）．右椎骨動脈は起始部に高度狭窄が認められるが，後下小脳動脈へ造影剤が入り小脳の表面から経由して前下小脳動脈の一部を灌流していた（図-F →）．脳底動脈近位部は 1 cm しか造影されず，後下小脳動脈からの穿通枝から灌流していた．また，脳底動脈頂点は右後下小脳動脈から右上小脳動脈を経由して淡く造影された．椎骨動脈には解離腔や内膜フラップを認めなかった．左内頸動脈造影では，主幹動脈狭窄を認めなかったが，後交通動脈からと中大脳動脈後方枝との軟膜髄膜吻合を介して，左後大脳動脈，脳底動脈頂点，橋下部まで逆行性に造影されていた．さらに，脳底動脈の橋中部腹側に2個の血栓透亮像が観察された．造

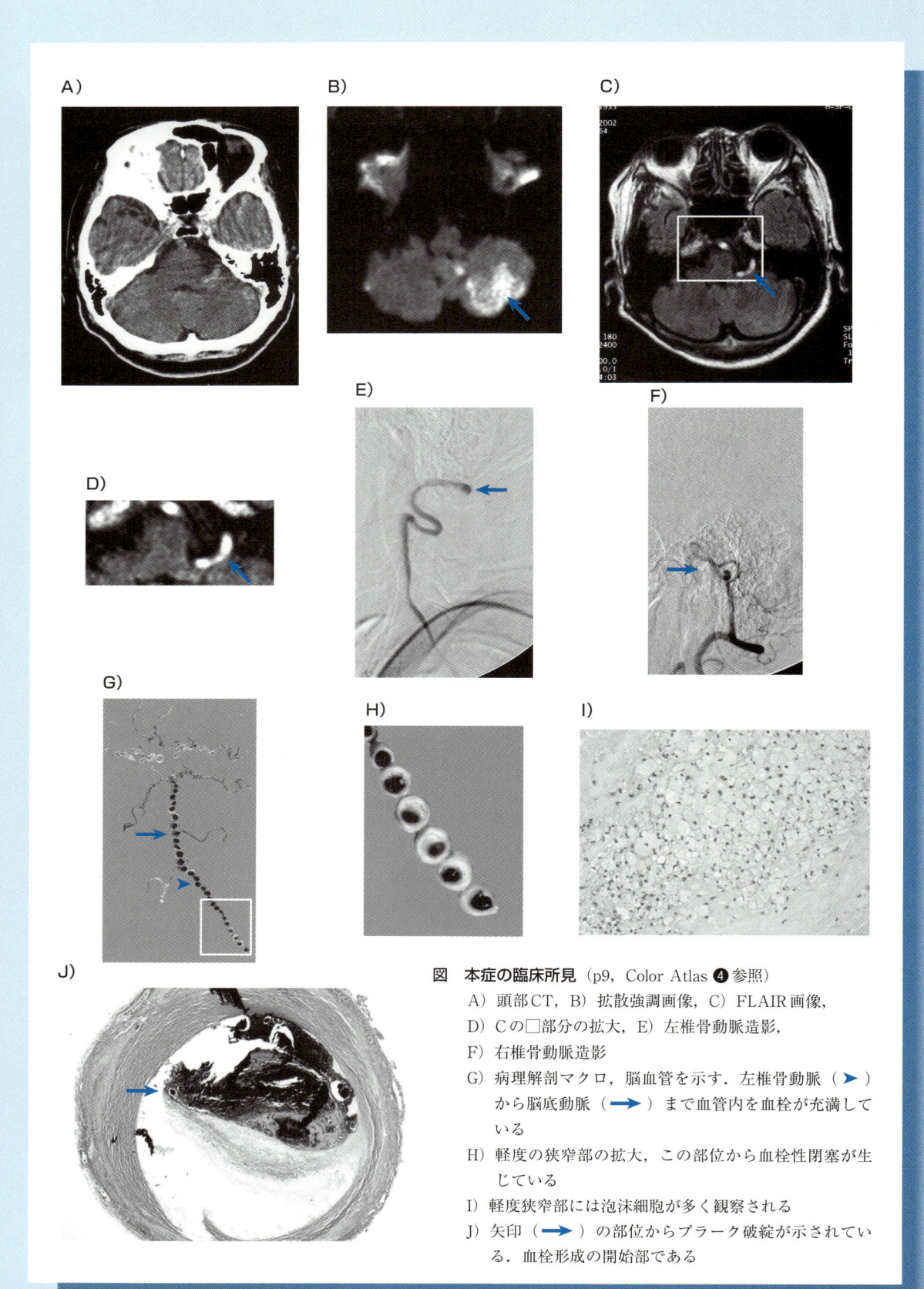

図 **本症の臨床所見**（p9, Color Atlas ❹ 参照）
A) 頭部CT, B) 拡散強調画像, C) FLAIR画像,
D) Cの□部分の拡大, E) 左椎骨動脈造影,
F) 右椎骨動脈造影
G) 病理解剖マクロ, 脳血管を示す. 左椎骨動脈（▶）から脳底動脈（→）まで血管内を血栓が充満している
H) 軽度の狭窄部の拡大, この部位から血栓性閉塞が生じている
I) 軽度狭窄部には泡沫細胞が多く観察される
J) 矢印（→）の部位からプラーク破綻が示されている. 血栓形成の開始部である

影剤は急性閉塞による灌流圧の低下した脳底動脈へ流れていることを可視化し，左椎骨動脈の急性閉塞と血管内血栓を強く示唆させた．

10．入院後の経過

突然発症のめまい，意識障害を呈し，神経学的所見から左小脳半球と脳幹の病変を考慮した[1]．頭部CTでは高吸収域の椎骨脳底動脈を認めたため，石灰化を伴う高度の動脈硬化血管における血栓性閉塞を疑い，MRIの拡散強調画像で左小脳半球が責任病巣の急性期梗塞であると判断した．FLAIR画像でのhyperdense vessel signを示した左椎骨動脈から脳底動脈は血栓で閉塞しているか，非常に遅い血流となっていることが予想された．超音波検査で両側椎骨動脈閉塞を疑い，脳血管造影で右椎骨動脈は後下小脳動脈で終末となり，左は高位頸部で閉塞していること，および脳底動脈はユニオン上下で閉塞し，橋中部に塞栓の残存を認め，さらに脳底動脈の灌流圧の低下に伴い，下部は右後下小脳動脈から，上部は内頸動脈系からかろうじて側副血行路を得ていると判断した[2]．心エコーで塞栓源となりうる器質心疾患がなく，心電図モニターでは心房細動を認めないこととMRA断面像で動脈解離も否定的であり，アテローム血栓性脳梗塞と考えた．

治療は安静臥位にて，アスピリンとアルガトロバン，低分子デキストランを開始した．入院時から収縮期180〜220mmHgの高度の高血圧が持続したが，脳梗塞におけるストレス生体応答と考え，また椎骨・脳底動脈閉塞による低灌流状態（ペナンブラ）の小脳や脳幹を有する血行力学的脳梗塞の病態を考え，降圧せず経過観察した．抗血栓薬を併用したが治療に反応せず右上下肢の不全麻痺，右への注視障害，意識障害が進行し，斜偏視と四肢不全麻痺，深昏睡・除皮質硬直に至り，呼吸循環不全により約18時間の経過で死亡，鬼籍に入られた．開頭減圧術の時期を決定すべく6時間ごとに施行した頭部CTでは，脳浮腫による脳幹圧迫や出血性変化による脳ヘルニアなどは認めず，脳幹虚血進行による死亡と考えられたが，病態解明のため病理解剖に供した．

11．考　察　▶ Advice from Professional 1 参照

病理所見は肉眼的には脳底動脈は動脈硬化で強く蛇行拡張していた．右椎骨動脈は後下小脳動脈分岐後低形成で器質化した血栓で閉塞していた（図-G）．左椎骨動脈は薄い線維性被膜の下に多くの脂質を含んだ泡沫細胞と平滑筋細胞を含む不安定プラークを認め（図-I），頭蓋骨を通過する地点にプラーク破綻（plaque rupture）による閉塞起始部を認めた（図-J）．内部に破綻部から飛来したと思われる血小板フィブリンを主とした粥腫も含んだ血栓で脳底動脈頂点まで充満されているのが観察された．椎骨動脈急性閉塞の機序はプラーク破綻であった[3]．右椎骨動脈はすでにアテローム血栓性に閉塞，今回の左椎骨動脈のプラーク破綻による急性閉塞，プラーク内容物や血小板フィブリン血栓の脳底動脈領域への塞栓，両側椎骨動脈閉塞による灌流圧低下による内頸動脈系からの逆行性灌流による塞栓のwash out不良のための脳底動脈内残存，閉塞部位から脳底動脈頂点までの血栓性閉塞が進展し，破局的な悪循環のなか，脳幹梗塞に至ったと考えられた[2,3]．

本症例では，発症2時間半経過してからの搬入のため，アルテプラーゼによる経静脈的血栓溶解療法の適応となりえず，またカテーテルによる血管内治療による再灌流療法が困難であると判断され，プラーク破綻からの血栓症進行が致死的になったと考えられた．

【文　献】　▶ Advice from Professional 2 参照

1) Caplan, L. R.："Top of the basilar" syndrome. Neurology, 30：72, 1980
2) Caplan, L. R.：Bilateral distal vertebral artery occlusion. Neurology, 33：552, 1983
3) Ogata, J. et al.：Rupture of atheromatous plaque as a cause of thrombotic occlusion of stenotic internal carotid artery. Stroke, 21：1740-1745 1990

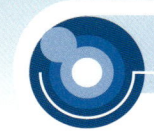

Advice from Professional

1 考察ポイント

Point 1
高血圧で経過観察している患者の最も多い血管事故は，わが国では心疾患ではなく脳卒中である．主訴，現病歴から脳卒中を示唆する所見（意識障害，片麻痺，失語など）を確実に記載，その経過（突然発症，症状完成または階段状進行性，軽快傾向など）からいかなる脳疾患かを考える．脳血管障害を疑った場合，神経学的所見を簡便に記載し，その症候学的観点から脳のどの部位の病変かを推測する．

Point 2
頭部CTやMRIにより，その神経学的異常所見の責任病巣を確認し，責任血管の推測を記載する．さらに梗塞や出血の責任血管を評価し記載する．梗塞の場合，どの主幹動脈病変かまたは穿通枝動脈か，主幹動脈病変の場合はその場所のアテローム血栓症（in situ thrombosis）か塞栓症か，塞栓症であれば塞栓源が動脈硬化性狭窄・閉塞病変（artery-to-artery embolism）か塞栓性心疾患（cardiogenic embolism）を評価する．これにより脳卒中の病型分類が決定される．また，急性期には低灌流領域に虚血性ペナンブラが存在し，脳血流検査（SPECT）などにより血行力学的脳梗塞（hemodynamic infarction）の機序に関する記載が必要となるときがある．このときは脳局所灌流を改善すべく，危険域を超えない限り降圧をしないことを記載する．

Point 3
超急性期脳梗塞の再灌流療法・その後の病状進行や再発予防のための治療戦略を病型分類に対応させて行うことを記載する．ラクナ梗塞やアテローム血栓性脳梗塞は，アスピリン，オザグレル，アルガトロバンの投与，心原性脳塞栓症に対してはヘパリンやワルファリン投与について記載する．高血圧性脳内出血の場合は，急性期の経静脈降圧薬から亜急性期の経口薬による降圧療法へのすり合わせを記載する．

Point 4
亜急性期から慢性期には，再発予防として危険因子である高血圧，糖尿病，脂質異常症，心房細動などに対する治療方針をそれぞれのリスクの層別化を行い記載する．特に，高血圧の治療方針・降圧目標・選択薬のクラスは急性期，亜急性期，慢性期とは全く異なることを，脳梗塞急性期における脳血管の自動調節能の障害・回復を踏まえていること，脳梗塞超急性期には虚血性ペナンブラの存在があり不適切な降圧は脳梗塞を悪化させることがありうることを記載するのが好ましい．

Point 5
病型分類にかかわらず，脳梗塞および脳出血に対する慢性期降圧療法は，少量の降圧薬から開始して緩徐な降圧から導入し，最終的には早朝高血圧を含めて，24時間にわたる厳格な管理が必要なことを記載する．以上に関して拙筆ながら分担した，「循環器疾患最新の治療2008-2009」の「脳出血」，pp445-447（南江堂），「必携脳卒中ハンドブック」の「危険因子の管理と再発予防」，pp254-258（診断と治療社），「老年医学の基礎と臨床Ⅰ」の「脳血管障害」，pp261-267（ワールトプランニング）をお茶受けにしつつ，抄録作成していただければ幸いである．

2 押さえておきたい文献

文献1：Caplan, L. R.：Neurology, 30：72, 1980
椎骨脳底動脈系への塞栓症の場合，血管径が細くなる脳底動脈の頂点（top of basilar artery）に塞栓がしばしばみられ，中脳・小脳・視床・後頭葉における非常に特殊な症候を説明し，急性期にはダイナミックに変化変動し，病巣が刻一刻と拡大したり改善したりすることを，神経学的診察から目で見るように理解できること，逆に画像検査に頼らず診察だけで病変の部位サイズを想定させることが可能であることをわれわれに示した「眼からウロコポロポロ」の論文である．

文献2：Caplan, L. R.：Neurology, 33：552, 1983
両側椎骨脳動脈が急性閉塞するとさまざまな重症度の小脳・脳幹梗塞を起こし，塞栓症やアテローム血栓症により，また側副血行路の状態によりさまざまな病態生理の存在，症候を呈し，転帰に至ることをわかりやすく詳細に報告している「不朽」の名論文である．現在も現役で教科書を執筆・編集するカプラ

ンは，脳血管神経学の宝物（World Treasure in Vascular Neurology）と言ってはばかれない．

文献3 : Ogata, J. et al. : Stroke, 21 : 1740-1745 1990
冠動脈におけるプラーク破綻は周知のことであったが，頭蓋内脳血管の不安定プラークが破裂して，急性血栓性閉塞やその遠位に血栓性塞栓症を起こすことを，長年の病理解剖の所見から詳細綿密に世界に先駆け提示した日本の国立循環器病センター発，「いぶし銀輝く」論文である．

memo

第5章 合併症をもつ高血圧の治療　§1 脳血管障害

2. 慢性期の高血圧治療

棚橋紀夫

Point

1. 脳血管障害慢性期患者は272万人と多く，高血圧管理が再発予防に重要である
2. 脳血管障害慢性期の目標血圧は140/90 mmHg未満である
3. Ca拮抗薬，ACE阻害薬，ARB，利尿薬が推奨される
4. 治療中の脳循環不全症状（めまい，ふらつき，脱力，気力低下，神経症候の増悪など）に注意する必要がある

1 病態の特徴・疫学

最近の疫学調査[1]によれば，脳血管障害罹患患者は272万人存在し，年間27万人の新しい患者が発症，そのうち20万人が脳梗塞，7万人が脳出血またはくも膜下出血と推定されている．

図1に脳卒中データベースによるわが国4万5千人の脳卒中患者の内訳を示す．図1によると，脳梗塞が3/4を占めている[2]．また脳血管障害を既往に有する患者は，高率に脳血管障害を再発することが知られている．わが国のHataら[3]の結果では，5年で半数に再発している．

一方，世界的なREACH registryの結果[4]では，脳卒中罹患患者の非致死的脳卒中の再発は3.5％であった．脳卒中の最大の危険因子である高血圧をいかにコントロールするかは，慢性期の脳血管障害患者の治療上きわめて重要である．

2 治療のメカニズムとストラテジー

脳血管障害慢性期患者の高血圧管理により，再発が抑制されることは明らかであるが，臨床病型により降圧の程度に差をつけるべきなのか，あるいは降圧薬はどのような種類が推奨されるかについて理解する必要がある．

1）臨床試験

わが国での後ろ向き研究の結果では，脳血管障害後の血圧と再発率との関係には，病型による違いが顕著であり，脳梗塞の再発と拡張期血圧の間には，

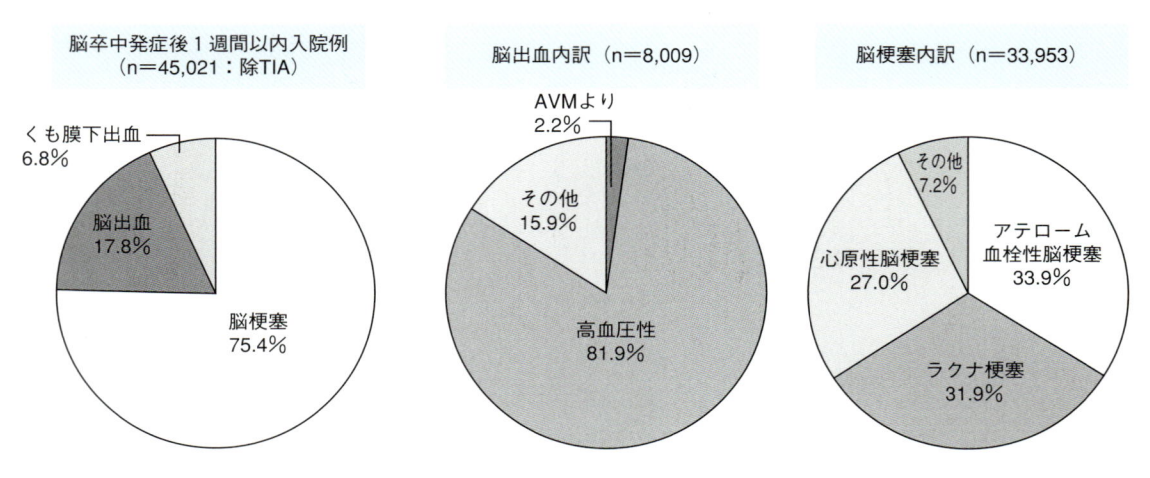

● 図1　わが国の脳卒中の病型[2]

脳卒中発症後1週間以内入院例（n=45,021：除TIA）
- くも膜下出血 6.8％
- 脳出血 17.8％
- 脳梗塞 75.4％

脳出血内訳（n=8,009）
- AVMより 2.2％
- その他 15.9％
- 高血圧性 81.9％

脳梗塞内訳（n=33,953）
- その他 7.2％
- アテローム血栓性脳梗塞 33.9％
- ラクナ梗塞 31.9％
- 心原性脳梗塞 27.0％

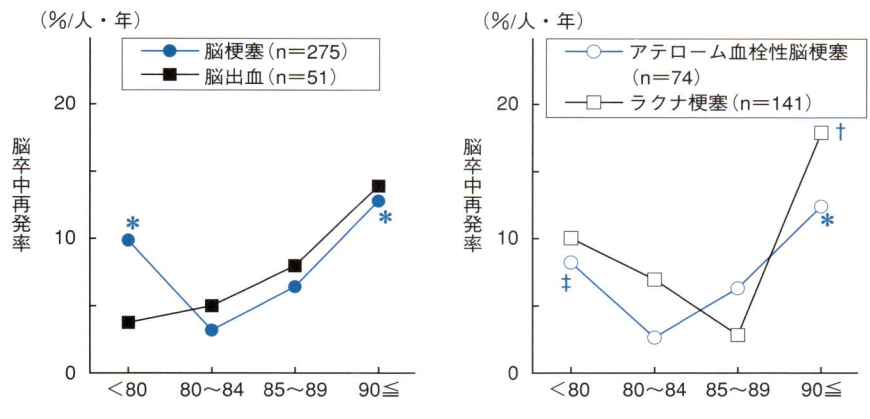

● 図2 脳卒中臨床病型別にみた拡張期血圧と脳卒中再発率（文献5より引用）
＊ p＜0.01vs80～84, † p＜0.05vs85～89, ‡ p＜0.05vs80～84

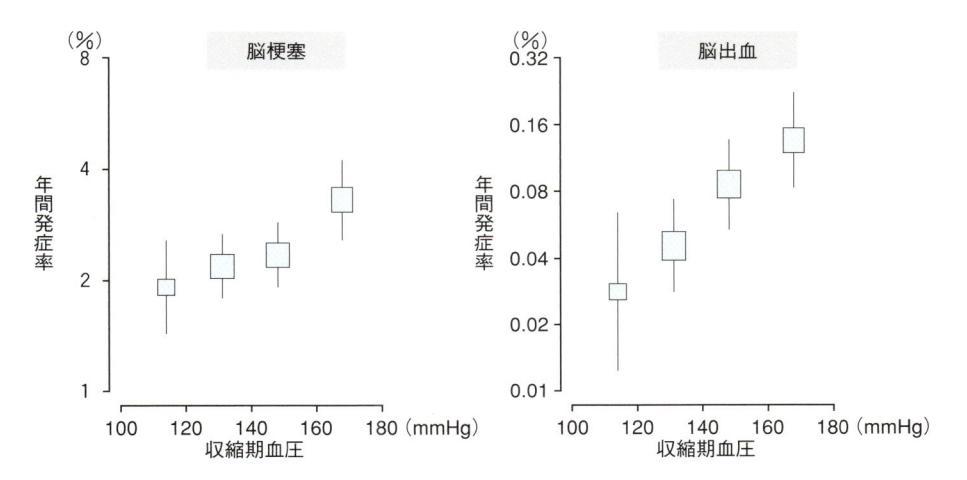

● 図3 達成された血圧値と脳卒中再発リスクとの関連（PROGRESS）[6]

脳出血例にはみられないJ型カーブ現象（図2）がみられることが報告され注目されていた[5]．

脳血管障害慢性期患者を対象とした降圧療法の大規模臨床試験は世界的にみても少ないが，以下これまで行われた臨床試験結果を概説する．

a）PROGRESS試験

PROGRESS試験[6]では，平均年齢64歳の患者群に対して従来の治療に加えてペリンドプリル（4 mg/日）や利尿薬であるインダパミド（2 mg/日）を追加投与することで，血圧は147/86 mmHgから138/82 mmHg程度に降下し，脳血管障害再発が28％抑制された．

さらにそのサブ解析[7]では，血圧が低く（収縮期血圧が120 mmHg位まで）コントロールされた患者ほど，脳出血，脳梗塞の発症率が低いことが示されている（図3）．

この結果は，脳血管障害慢性期患者の目標血圧設定に大きな影響を及ぼした．

例えば2007年に改定されたESH/ESC高血圧管理ガイドライン[8]では，PROGRESSの結果を反映し脳血管障害慢性期患者の降圧目標として，130/80 mmHg未満という数値を推奨している．しかし，PROGRESSの対象となった脳血管障害慢性期患者は比較的軽症患者が多かったことも考慮すべきと考えられる．

b）MOSES試験

MOSES試験[9]では，過去2年以内に脳卒中の既往のある85歳未満の高血圧患者を対象に，140/90

mmHg未満を降圧目標とし，ARB（Eprosartan）とCa拮抗薬（ニトレンジピン）の間で脳・心血管系イベントの発症について検討した．

その結果，試験期間を通じて両群間に血圧差は認めなかったが，二次エンドポイントのうち脳血管イベントが有意にEprosartan群で少なかった．この結果から，脳卒中既往歴がある高血圧症患者では，同程度の血圧降下にもかかわらずARBをベースにした降圧療法が，Ca拮抗薬よりも脳・心血管系イベントの発症を有意に抑制すると結論された．

c）PRoFESS試験

PRoFESS試験[10]では，55歳以上の虚血性脳血管障害発症後早期（中央値15日）患者を対象として，ARB，テルミサルタン80mg/日投与群とプラセボ群で脳卒中再発を一次エンドポイントとして平均2.5年間の経過を比較した．結果，平均血圧は3.8/2.0mmHgテルミサルタン群で低値であった．しかし，脳卒中再発率に差を認めなかった．しかし，6カ月未満と6カ月以後に分けて解析すると，6カ月未満では脳卒中再発率の差はみられなかったが，6カ月以後では有意にテルミサルタン群が脳卒中再発率を抑制した．

2）目標血圧

a）脳血管障害慢性期患者の降圧目標

高血圧治療ガイドライン（JSH2009）[11]では脳血管障害慢性期患者の降圧目標値は140/90mmHg未満としているが，AHA/ASAのガイドライン[12]では，絶対的な目標血圧，降圧程度については不明確で，個々の症例によるとしている．降圧による効果は，平均10/5mmHg程度であれば有用性が得られるとしている．

b）脳主幹動脈閉塞，高度狭窄がある場合の降圧目標

脳主幹動脈閉塞，高度狭窄があるような場合には，個々の症例に応じた対応が必要である．

Rothwellら[13]は，症候性の両側の頸動脈が70%以上狭窄している患者（全体の2〜3%）では，収縮期血圧が140mmHgまで低下した群で脳卒中のリスクが有意に増加したが，一側性の70%以上の頸動脈狭窄では収縮期血圧が140mmHgまで低下しても脳卒中のリスクは増加しなかったとしている．

また，WASID[14]で，症候性頭蓋内動脈（内頸動脈，中大脳動脈，椎骨動脈または脳底動脈）狭窄症例のうち，70%以上の高度狭窄例では，血圧レベルは虚血性脳血管障害リスクとは関連せず，70%未満の中等度狭窄例では収縮期血圧が160mmHg以上の場合に虚血性脳血管障害のリスクが高いとする結果であった．

脳卒中慢性期には，個々の患者において至適血圧の程度は，年齢，糖尿病などの合併症の有無，血管閉塞・狭窄の程度，血管病変部位，側副血行の程度，脳循環自動調節障害の程度などさまざまな要因によって影響を受けるため異なっている可能性がある．

c）降　圧

降圧薬治療は，通常発症1カ月以降の慢性期から開始する．しかし，急性期治療が終了する1〜2週間後から開始する場合もある．降圧は，年齢などを考慮しながら，治療開始後1〜3カ月かけて徐々に行うことが重要で，最終目標は，個々の症例により異なるため一律には論じられないが，両側内頸動脈高度狭窄例や主幹動脈閉塞例を除き，140/90mmHg未満とするのが妥当と考えられる．なお，脳出血やラクナ梗塞では140/90mmHg未満よりさらに低い降圧目標が推奨される．

治療中に，めまい，ふらつき，だるさ，頭重感，しびれ，脱力，気力低下，神経症候の増悪などを訴えた場合は，降圧による脳循環不全症状の可能性があり，降圧薬の減量や変更が必要である．特に脳主幹動脈閉塞例（特に椎骨脳底動脈系）では脳循環自動調節能の障害が3カ月以上持続する例もあるため，注意すべきである．

3）降圧薬の種類

Ca拮抗薬，ARB，ACE阻害薬，利尿薬などが推奨される．特に，推奨薬剤に利尿薬が加わったことは特筆すべきことで，少量（通常量の1/4〜1/2）では代謝系合併症（尿酸増加，糖代謝異常，低K血症など）が少ない．一方，β遮断薬は脳血流を低下させるものが多く，推奨されていない．

特に，糖尿病や心房細動合併患者では，糖尿病新規発症抑制作用，インスリン抵抗性改善作用，心房細動発症抑制作用も有しているARB，ACE阻害薬が推奨される．

また，AHA/ASAのガイドライン[12]では，利尿薬単独および利尿薬＋ACE阻害薬を勧めている．

● 表 脳血管障害を合併する高血圧の治療

	降圧目標	降圧薬
慢性期 （発症1カ月以降）*1	＜140/90mmHg （治療開始1～3カ月）*2	Ca拮抗薬，ACE阻害薬 ARB，利尿薬など*3

*1　急性期治療が終了する1～2週後から開始することもある
*2　両側頸動脈高度狭窄，脳主幹動脈閉塞の場合は下げすぎに注意，ラクナ梗塞や脳出血では140/90mmHgよりさらに低い降圧目標とする
*3　糖尿病や心房細動合併患者では，ARB，ACE阻害薬を用いる

また，背景因子（頭蓋外脳血管閉塞性疾患，腎障害，心疾患，糖尿病など）にもとづいて個々の患者で決定すべきであるとし，糖尿病や心房細動患者では，ACE阻害薬，ARBを推奨している．

ESH/ESC高血圧管理ガイドライン2007[8]では，全ての種類の降圧薬が推奨されており，その理由として，得られるメリットの大部分は降圧自体に依存したものであることが指摘されている．

表にJSH2009[11]で示された脳血管障害を合併する脳血管障害慢性期の高血圧治療のまとめを示す．

3 処方の実際

まず生活習慣の改善を指示する．そして推奨される降圧薬として，Ca拮抗薬，ARB，ACE阻害薬，利尿薬があるが，まずCa拮抗薬，ARB，ACE阻害薬が選択されることが多い．投与後目標血圧140/90mmHgに到達しない場合は，Ca拮抗薬とARBまたはACE阻害薬の併用，あるいはCa拮抗薬，ARB，ACE阻害薬と少量の利尿薬の併用が推奨される．

従来，脳血管障害既往患者には利尿薬は脱水，低K血症，高尿酸血症，糖代謝異常などの副作用が懸念され使用されない傾向があったが，少量の利尿薬とARB，ACE阻害薬の併用は確実な降圧作用を示し，代謝性副作用も少ないため使用されるようになった．ただし，嚥下障害を有している脳血管障害罹患者への投与は，脱水に十分注意する必要がある．

● 処方例

① カンデサルタン（ブロプレス®）8 mg，1×朝食後
② バルサルタン（ノルバスク®）80mg，1×朝食後
③ テルミサルタン（ミカルディス®）80mg，1×朝食後
④ オルメサルタン（オルメテック®）20mg，1×朝食後
⑤ ロサルタン（ニューロタン®）50mg＋HCTZ 12.5mg（プレミネント®），1T1×朝食後
⑥ アムロジピン（ノルバスク®）5 mg，1T 1×

注意点

血圧の下がりすぎ，脳循環不全症状（めまい，ふらつきなど）に注意

4 おわりに

脳血管障害慢性期患者は数多く，高血圧管理がその治療の中心となり，特に厳格な血圧の管理により再発予防効果が示される．個々の例において，臨床病型，主幹動脈病変の程度，合併症（糖尿病，心房細動など）などの要素を考慮し，目標血圧，降圧薬の種類を決定する必要がある．また，近年RA系阻害薬の脳保護作用も注目されるようになった．

<文　献>

1) 鈴木一夫：日本臨床64（増刊号7）：32-37, 2006
2) 荒木信夫 他：「脳卒中急性期の実態．病型別・年代別頻度．脳卒中データバンク2009」（小林祥泰 編），中山書店，2009
3) Hata, J. et al.：J. Neurol. Neurosurg. Psychiatry, 76 (3)：368-372, 2005
4) Steg, P. G. et al.：JAMA, 297：1197-1206, 2007
5) Irie, K. et al.：Stroke, 24：1844-1849, 1993
6) PROGRESS Collaborative Group：Lancet, 358：1033-1041, 2001
7) Arima, H. et al.：J. Hypertens., 24：1201-1208, 2006
8) Mancia, G. et al.：J. Hypertens., 25：1105-1187, 2007
9) Schrader, J. et al.：Stroke, 36：1218-1226, 2005
10) Yusuf, S. et al.：N. Engl. J. Med., 359：1-13, 2008
11) 日本高血圧学会高血圧治療ガイドライン作成委員会：「高血圧治療ガイドライン2009」，ライフサイエンス出版，2009
12) Sacco, R. L. et al.：Stroke, 37：577-617, 2006
13) Rothwell, P. M. et al.：Stroke, 34：2583-2592, 2003
14) Turan, T. N. et al.：Circulation, 115：2969-2975, 2007

evidence

PRoFESS試験[1), 2)]
—虚血性脳卒中後早期にテルミサルタンを投与開始し，2.5年間続けたが，脳卒中再発，主要心血管イベント，糖尿者の発症を有意に減少させなかった．

1 目 的
虚血性脳卒中発症後早期にアンジオテンシン受容体阻害薬・テルミサルタンによる降圧治療を行った場合の効果を検討した．

2 対 象
55歳以上の発症後90日未満の虚血性脳血管障害患者20,332例を対象とした多施設共同研究である．

3 調査方法
対象患者20,332人を無作為にテルミサルタン80 mg/日服用群（10,186例）とプラセボ群（10186例）に割り付けた．一次エンドポイントは，再発脳卒中，二次エンドポイントは主要な心血管イベント（心血管死，再発脳卒中，心筋梗塞，または新規または悪化する心不全，および新規発症糖尿病）とした．

4 結 果
脳卒中発症から割り付けまでの期間は中央値15日であった．平均観察期間は2.5年で，平均動脈血圧は3.8/2.0 mmHgテルミサルタン群でプラセボ群より低値であった．テルミサルタン群では総計880人（8.7%），プラセボ群では総計934人（9.2%）で再発脳卒中が認められた（テルミサルタン群のハザード比：0.95，95%信頼区間［CI］，0.86-1.04：$p = 0.23$）．図に再発脳卒中のKaplan-Meier曲線を示す．主要心血管イベントはテルミサルタン群で1,367例13.5%)，プラセボ群1,463例（14.4%）（ハザード比，0.94：95%［CI］，0.87-1.01：$p = 0.11$）．新規糖尿病はテルミサルタン群で1.7%，プラセボ群2.1%（ハザード比，0.82：95%［CI］，0.65-1.04：$p = 0.10$）であった．

表1に，PRoFESS試験における各エンドポイントの発現率を示す．

表2は，イベント発現率を6カ月で区分して評価した事後解析結果[3)]を示す．6カ月未満では脳卒中再発率の差はみられなかったが，6カ月以後では有意にテルミサルタン群が脳卒中再発率を抑制した．

5 考 察
PRoFESS試験は2×2要因デザインの試験で，脳梗塞の既往のある高リスク症例に対しアスピリンとジピリダモールの併用とクロピドグレル単剤の脳梗塞再発予防効果を検討した多施設二重盲検試験で，さらにARB（テルミサルタン）の脳卒中再発予防効果も検討された．

その結果，虚血性脳卒中発症後早期にテルミサルタン80 mg/回の投与を2.5年間続けたが，プラセボ群に比較し脳卒中再発，主要心血管イベント，糖尿病新規発症を有意に減少させなかった．

本試験では，テルミサルタンは虚血性脳卒中発症後早期に投与開始されており，降圧により脳虚

テルミサルタン	プラセボ	相対リスク(95%信頼区間)
880 (8.7%)	934 (9.2%)	0.95 (0.86〜1.04)
〔再発例（率）〕		

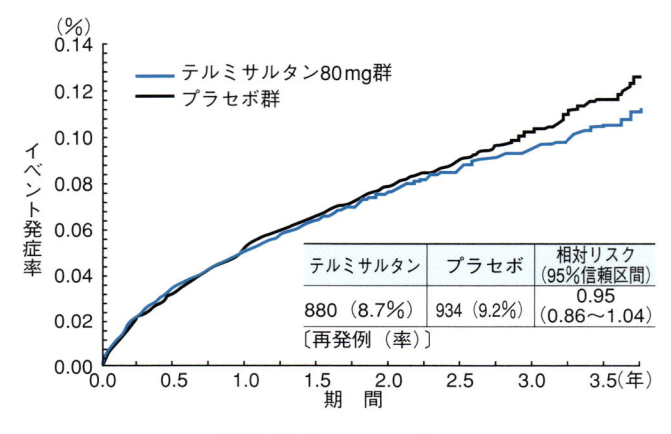

● 図　PRoFESSの結果（文献1より引用）
主要評価項目：脳卒中の再発

● 表1　PRoFESS試験における各エンドポイントの発現率（文献1より引用）

結果	テルミサルタン群 (n=10,146) 人数（％）	プラセボ群 (n=10,186) 人数（％）	ハザード比 (95%CI)	p値
一次エンドポイント				
脳卒中再発	880 (8.7)	934 (9.2)	0.95 (0.86～1.04)	0.23
虚血性	774 (7.6)	811 (8.0)		
出血性	59 (0.6)	69 (0.7)		
他の原因 or 不明	47 (0.5)	54 (0.5)		
二次エンドポイント				
心血管関連，脳卒中再発，心筋梗塞，新規発症または増悪した心不全による死亡	1,367 (13.5)	1,463 (14.4)	0.94 (0.87～1.01)	0.11
心血管関連による死亡	223 (2.2)	263 (2.6)		
脳卒中再発	855 (8.4)	914 (9.0)		
心筋梗塞	168 (1.7)	169 (1.7)		
新規発症または増悪した心不全	121 (1.2)	117 (1.1)		
新規発症した糖尿病	125 (1.2)	151 (1.5)	0.82 (0.65～1.04)	0.10
三次エンドポイント				
心血管関連，脳卒中再発，心筋梗塞による死亡	1,289 (12.7)	1,377 (13.5)	0.94 (0.87～1.02)	0.13
複数の原因による死亡	755 (7.4)	740 (7.3)	1.03 (0.93～1.14)	0.55
心血管関連，脳卒中再発による死亡	1,171 (11.5)	1,249 (12.3)	0.94 (0.87～1.02)	0.15

● 表2　イベント発症率を6カ月で区分して評価した事後解析結果（文献1より引用）

評価項目	期間	テルミサルタン群 (10,146例)	プラセボ群 (10,186例)	ハザード比 (95%CI)	交互作用 (p値)
脳卒中再発 例数（％）	0～6カ月	347 (3.4%)	326 (3.4%)	1.07 (0.92～1.25)	0.04
	6カ月<	533 (5.3%)	608 (6.0%)	0.88 (0.78～0.99)	
複合心血管イベント 例数（％）	0～6カ月	474 (4.7%)	433 (4.3%)	1.10 (0.97～1.26)	0.004
	6カ月<	893 (8.8%)	1,030 (10.1%)	0.87 (0.80～0.95)	

血部位の脳循環動態に悪影響を及ぼした可能性も否定できない．また，観察期間が短かったことも影響したと考えられる．事後解析結果からは，6カ月以後では有意にテルミサルタン群が脳卒中再発率を抑制したことからも，ARBの降圧作用および脳保護作用が発揮されたことが推察される．

■ 文　献
1) Yusuf, S. et al.: N. Engl. J. Med., 359：1-13, 2008
2) Diener, H-C. et al.: Cerebrovasc. Dis., 23：368-380, 2007

（棚橋紀夫）

第5章 合併症をもつ高血圧の治療　§2 心疾患

1. 心肥大を呈する高血圧治療

山野　繁，斎藤能彦

Point

1. 高血圧患者の心肥大は予後を規定する重要な因子である
2. 心肥大の予防および退縮には厳格な降圧が最優先される
3. 第一選択薬にはRA系阻害薬または長時間作用型Ca拮抗薬が推奨される．降圧が不十分な場合は，併用療法も考慮する

1 病態の特徴・疫学

1）心肥大の発生機序

　疫学的研究から，心肥大は高血圧患者の予後を規定する独立因子の1つであり，心肥大を合併する患者では，冠動脈疾患および心不全の発症率や死亡率が高いことが明らかにされている[1]．心肥大は機械的刺激である圧負荷に対して左室収縮機能を維持するための代償機構として生じると考えられており，高血圧患者の20〜30％に観察される．

　心肥大を進行させる要因としては，圧負荷以外にもアンジオテンシンⅡ（AⅡ），エンドセリン，カテコラミン，サイトカインなどの神経体液性因子の影響がある．これらのうち心臓局所ではRA系およびエンドセリン系が心肥大形成に強く関与していることが知られている．

2）病　態

　高血圧性心肥大では，左室収縮機能低下が存在しない時期に左室拡張機能低下が出現する．左室拡張機能を規定する要素は左室弛緩能と左室のかたさ（スティフネス）であり，これらが障害されると左房から左室への流入障害が起こり，心拍出量の低下を招く．さらに，心拍出量を維持するために二次的に左房圧が上昇するので，左室収縮機能障害の有無とは無関係に左室拡張機能低下によって肺うっ血を生じることになり，いわゆる拡張不全を発症する．したがって，心肥大を合併する高血圧患者に対しては拡張機能の低下に常に注意を払う必要がある．

3）形　態

　高血圧患者の左室形態は，心エコーによる左室重量と左室相対壁厚との組み合わせから図1に示すような4通り，すなわち①正常形態，②求心性リモデリング，③求心性肥大，および④遠心性肥大に分類されることが多い[2]．求心性肥大では左室収縮機能は正常であるが左室壁肥厚に伴う拡張機能障害があることが特徴であり，いわゆる拡張不全に移行することがある．また，この分類によって高血圧の成因や進行度の類推も可能である．すなわち遠心性肥大では腎臓からの水・Naの排泄障害による体液貯留が存在する状態，あるいは代償性心肥大が破綻して心拡大に至り，収縮機能低下が顕在化した状態と判断される（図2）[3]．さらに肥大形態から予後の推定も可能であり，求心性肥大を呈する高血圧患者は他の形態異常に比べ総死亡率，心血管系イベント発症率のいずれも最も高率であることが知られている[4]．

2 治療のメカニズムとストラテジー

　心肥大は高血圧患者の予後に深くかかわるので，心肥大の予防および退縮を目指した治療が必要である．すでに心肥大を合併している高血圧に対しては，心肥大の退縮効果が得られる降圧薬療法が望ましい．

　降圧治療による心肥大の退縮が心血管事故発症率に及ぼす影響を調べた報告では，治療によって心肥大が退縮した群は退縮しなかった群に比して約3倍心血管イベントが有意に減少したことが明らかにされている[5]．

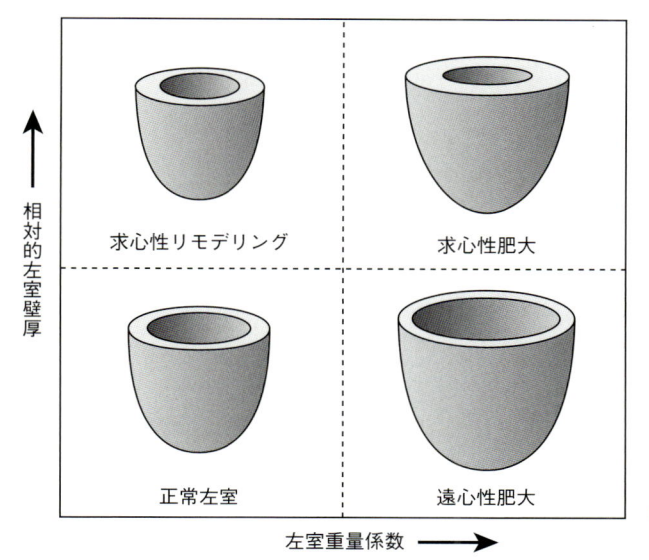

● 図1 高血圧における左室形態変化の左室重量と相対壁厚による分類（文献2より引用）

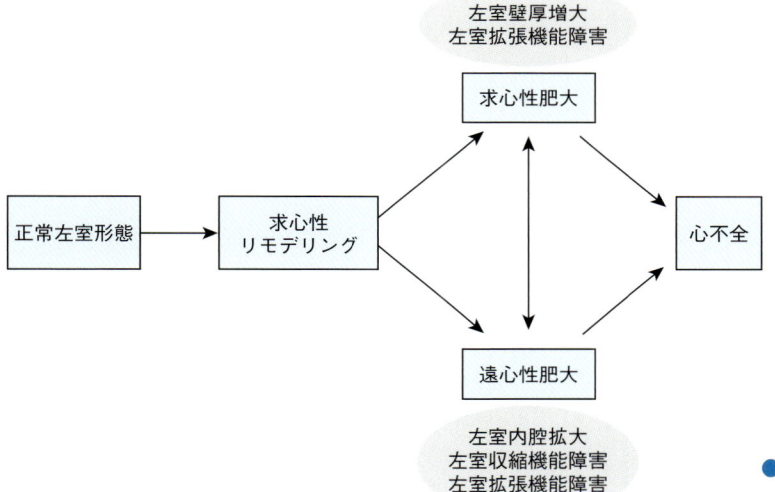

● 図2 高血圧の進展と左室の形態変化（文献3より改変して転載）

1）治療のメカニズム

　心肥大の成因は圧負荷およびアンジオテンシンⅡに代表される神経体液性因子である．前者に対しては十分な降圧を図ることが最も重要であり，現在第一選択薬として汎用されているどの降圧薬でも持続的降圧によって心肥大を退縮させることが期待できる．後者に対してはRA系をブロックする必要があり，ACE阻害薬およびARBが有用である．また両者の併用により心肥大の退縮に関して相乗効果が得られたとする報告もある[6]．

　実際，心肥大の退縮効果を80の臨床試験をメタ解析した成績では，RA系阻害薬と長時間作用型Ca拮抗薬の効果が最も大きいとされている[7]．ACE阻害薬（エナラプリル）と長時間作用型Ca拮抗薬（ニフェジピン）の心肥大退縮効果を比較したPRE-SERVE試験[8]では，心肥大退縮効果には両者に差はなかったものの，同等の降圧効果を得るためにはエナラプリルの方で利尿薬などの併用薬を必要とすることが多かった．つまり，**心肥大退縮のためには，降圧薬の降圧機序よりも降圧作用が重要である**ことが示されたといえる．したがって，高血圧性心肥大に対しては，日本高血圧治療ガイドライン2009[9]に

示されているように，**RA系阻害薬または長時間作用型Ca拮抗薬を第一選択薬**とし，持続的かつ十分な降圧を図ることが最優先される．

また，最近では心肥大に伴う心筋線維化などのリモデリングの過程にアルドステロンが関与していることから，抗アルドステロン薬の効果も期待されている．抗アルドステロン拮抗薬とACE阻害薬またはARBとの併用が心肥大の退縮をもたらすとの報告もある[10,11]．

2）心肥大のスクリーニング

高血圧患者の心肥大のスクリーニングおよび経時的観察にきわめて有用な生化学的マーカとしてBNPがある．BNPは主として心室で合成・分泌されている心臓ホルモンであり，正常血圧者に比して高血圧患者で増加するとされている．また，心肥大の形態とBNPとの関係では，正常左室，求心性リモデリング，遠心性肥大，求心性肥大の順にBNPが上昇し，特に求心性肥大では著しい高値を示すとされている[12]．

3　処方の実際

第一選択薬は，RA系阻害薬（ACE阻害薬またはARB）または長時間作用型Ca拮抗薬である．いずれか一方，あるいは両者を併用して十分な降圧を図り，心肥大の退縮を目指す．

1）マレイン酸エナラプリル（レニベース®）10 mg，1日1回朝食後

持続性のACE阻害薬であり，RA系を抑制することによって主に末梢血管抵抗を減少させ，前負荷および後負荷を軽減させる．その結果，血行動態が改善され，心肥大の退縮がもたらされる．

高K血症，腎機能障害の進行に注意する．咳嗽がある場合は，ARBに変更する．

2）カンデサルタンシレキセチル（ブロプレス®）8 mg，1日1回朝食後

国産初のARBであり，その臨床効果はCASE-J[13]で実証された．

最近，ARBの新しい薬理作用としてAⅡ1型受容体（AT1受容体）に対するインバースアゴニスト（逆作動薬）作用[※1]が注目されている．従来，高血圧患者での心肥大形成は，心室壁に対するメカニカルストレスによって心筋細胞から分泌されたAⅡを介するものと考えられていた．しかし，最近メカニカルストレスがAⅡを介さずにAT1受容体を活性化し，心肥大をもたらすことが明らかにされた[14]．カンデサルタンはAⅡ非依存性のAT1受容体活性化による心肥大を抑制したことから，インバースアゴニスト作用を有することが証明された[1]．

ARBのインバースアゴニスト作用は，大規模臨床試験で示されたARBの心肥大抑制効果に関与している可能性が考えられている．

3）アムロジピン（ノルバスク®，アムロジン®）5 mg，1日1回朝食後

アムロジピンは，持続性のCa拮抗薬であり，すぐれた降圧作用と少ない副作用とから臨床で汎用されている．アムロジピンは，VALUE試験（vsバルサルタン）[15]やCASE-J試験（vsカンデサルタン）ではARBの対照薬とされ，ARBを凌駕する降圧効果を示した．十分な降圧によって心肥大の退縮をもたらす薬物として，第一選択薬の1つにあげられる．

> **memo　ARBと利尿薬との合剤**
>
> ARBはRA系が活性化された状態において降圧作用が増強される．したがって，利尿薬の投与によってRA系が活性化された状態でARBを投与するとARBの作用が増強される．この観点から，ARBと利尿薬の合剤がわが国でも認可された．利尿薬とロサルタンとの合剤であるプレミネント®，バルサルタンとの合剤であるコディオ®，カンデサルタンとの合剤であるエカード®である．
>
> また，ARBと利尿薬との合剤はそれぞれの薬物がもつ副作用（血清K値，糖代謝異常など）を打ち消しあうことができる．

※1 インバースアゴニスト（逆作動薬）作用
競合的阻害薬と異なり，それ自身が受容体に結合することにより基礎状態（リガンド非存在下）での受容体の活性化をさらに抑制することのできる拮抗薬のことをいう．AT1受容体に対するインバースアゴニスト作用をもつARBとして，カンデサルタン，バルサルタン，テルミサルタン，オルメサルタンが知られている．

注意点

① 心肥大を合併した高血圧では，厳格な降圧が最重要である．第一選択薬に**RA系阻害薬**を用いて，十分な降圧が得られなかった場合，memoにも示したように**利尿薬**を併用するのがよい．その場合，**利尿薬**は少量から開始するのが原則である．

② **RA系降圧薬**に**長時間作用型Ca拮抗薬**を併用することも可能である．わが国において両者併用の降圧効果は証明されている．

③ 年齢を考慮した第一選択薬の選択も必要である．一般に，高齢者では**Ca拮抗薬**，比較的若年者では**RA系阻害薬**が第一選択薬となることが多い．

4 おわりに

高血圧性心肥大に対する薬物治療は，高血圧患者の予後改善の面から重要である．臨床症状を欠く時期から心肥大の評価を常に心がける必要がある．まず厳格な降圧目標の達成が必要であり，そのうえでRA系を抑制することが重要なポイントと考えられる．その際，BNPは心機能の推移を客観的かつ鋭敏に捉えることが可能であり，高血圧診療の重要な指標となりうる．

<文　献>

1) Levy, D. et al.：N. Engl. J. Med., 322：1561-1566, 1990
2) Koren, M. J. et al.：Curr. Opin. Nephrol. Hypertens., 28：87-95, 1993
3) Vasan, R. S. et al.：Arch. Intern. Med., 156：1789-1796, 1996
4) Koren, M. J. et al.：Ann. Intern. Med., 114：345-352, 1991
5) Verdecchia, P. et al.：Circulation, 97：48-54, 1998
6) Richer, C. et al.：Hypertension, 31：692-698, 1998
7) Klimgbeil, A. U. et al.：Am. J. Med., 115：41-46, 2003
8) Devereux, R. B. et al.：Circulation, 104：1248-1254, 2001
9) 日本高血圧学会高血圧治療ガイドライン作成委員会：「高血圧治療ガイドライン2009年版」，日本高血圧学会，p49-53, 2009
10) Sato, A. et al.：Hypertens. Res., 25：837-842, 2002
11) Taniguchi, I. et al.：Circ. J., 70：995-1000, 2006
12) Nishikimi, T. et al.：Hypertension, 28：22-30, 1996
13) Ogihara, T. et al.：Hypertension, 51：393-398, 2008
14) Zou, Y. et al.：Nat. Cell Biol., 6：499-506, 2004
15) Julius, S. et al.：Lancet, 363：2022-2031, 2004

evidence

LIFE試験

―左室肥大を合併した高血圧患者を対象としたLIFE試験では，アテノロール群とロサルタン群の両群間で降圧に差がなかったにもかかわらず，心血管イベントはロサルタン群で有意に抑制された．

1 目 的

高血圧患者における左室肥大の存在は予後を規定する因子であり，左室肥大の退縮は血圧と独立して予後改善効果を示すことが知られている．また，RA系阻害薬は左室肥大の退縮効果にすぐれていると報告されている．

LIFE試験（The Losartan Intervention For Endpoint reduction in hypertension study）は，心電図上の左室肥大を伴った高血圧患者を対象に，ARB（ロサルタン）の心血管病の発症と死亡に対する効果についてβ遮断薬（アテノロール）を対照として検討した無作為二重盲検比較試験である[1]．欧州と米国の945施設が参加した．

2 対 象

対象は，心電図で左室肥大を合併すると診断された治療中または未治療の本態性高血圧患者9,193名（55〜80歳，平均66.9歳）．高血圧の基準は1〜2週間のプラセボ期間内の血圧が坐位で160〜200 and/or 95〜115 mmHgとされた．

3 方 法

降圧目標は140/90 mmHg未満とし，ロサルタン群（L群）では50 mg/日から開始し，降圧不十分な場合は利尿薬（ヒドロクロロチアジド）12.5 mg/日を追加した．さらに降圧不十分な場合はロサルタンを100 mg/日に増量した．アテノロール群（A群）も同様に50 mg/日から開始し，降圧不十分な場合は利尿薬ヒドロクロロチアジド12.5 mg/日を追加した．さらに降圧不十分な場合はアテノロールを100 mg/日に増量した．

一次複合エンドポイントは，心血管病死亡，心筋梗塞（致死性，非致死性），脳卒中（致死性，非致死性）をあわせたものである．二次エンドポイントは，全死亡，狭心症または心不全による入院，血管再建，新規糖尿病発症などである．

4 結 果（図）

平均追跡期間は4.8年であった．血圧はL群が174/98 mmHgから144/81 mmHgに，A群が175/98 mmHgから145/81 mmHgにそれぞれ有意に下降し，L群とA群の両群間で差がなかった．

一次複合エンドポイントはL群で13％低下し（p = 0.021），脳卒中もL群で25％低下した（p = 0.001）．しかし，心血管病死亡，心筋梗塞は両群間で差がなかった．

二次エンドポイントでは新規糖尿病発症がL群25％少なかった（p = 0.001）．降圧の程度は，ロサルタン群30.1/16.9 mmHg，アテノロール群29.2/17.1 mmHgと差はなかったが，治療により心

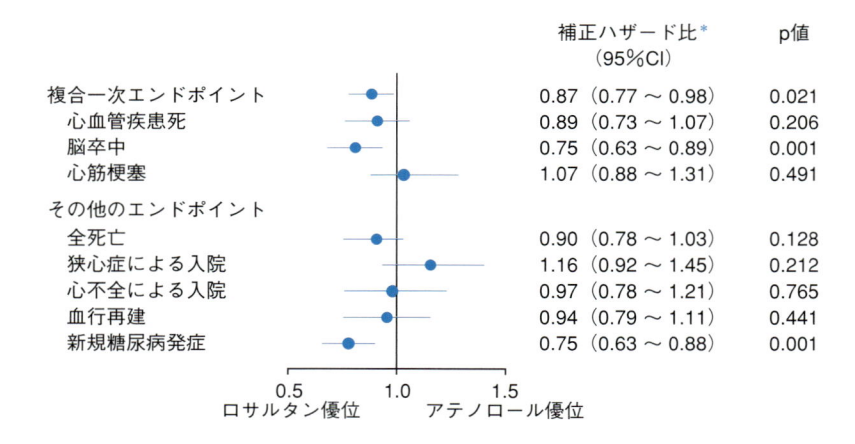

	補正ハザード比[*] (95%CI)	p値
複合一次エンドポイント	0.87（0.77〜0.98）	0.021
心血管疾患死	0.89（0.73〜1.07）	0.206
脳卒中	0.75（0.63〜0.89）	0.001
心筋梗塞	1.07（0.88〜1.31）	0.491
その他のエンドポイント		
全死亡	0.90（0.78〜1.03）	0.128
狭心症による入院	1.16（0.92〜1.45）	0.212
心不全による入院	0.97（0.78〜1.21）	0.765
血行再建	0.94（0.79〜1.11）	0.441
新規糖尿病発症	0.75（0.63〜0.88）	0.001

● 図　LIFE試験のエンドポイント
＊：左室肥大の程度とFraminghamリスクスコアで補正

電図の左室肥大の指標はロサルタン群で有意に大きく減少し，心電図上の左室退縮効果が大きかった[2]．

5 考察

　高血圧が脳卒中の重要な危険因子であることは多くの疫学的研究から明らかである．従来のプラセボ対照一次および二次予防試験で，利尿薬やβ遮断薬は脳卒中などの心血管イベントの発症を15〜40％低下させたことが報告されている．

　LIFE試験では，血圧値の推移にロサルタン群とアテノロール群の両群間にわずかに差がみられたが，血圧値の補正後もロサルタン群の有用性，特に脳卒中のリスク低下が観察された．つまり，ロサルタンには降圧だけでは説明できない臓器保護作用の存在が示唆される．

　ロサルタンがアテノロールよりも脳卒中のリスクを軽減した要因についてサブ解析が精力的に行われているが，現在のところ特定はされておらず，種々の要因が重なった結果であろうと推察されている[3]．そのなかで，心房細動の新規発症がロサルタン群で33％有意（p＜0.001）に抑制され，脳卒中発症を51％減少させたとする報告[4]は注目に値すると思われる．

　今回の試験では，利尿薬の併用が両群ともに約80％にみられ，実際はロサルタン＋利尿薬とアテノロール＋利尿薬の比較になっている．RA系阻害薬と利尿薬との併用は，脳卒中の二次予防をみたPROGRESS試験でもその有用性が確認されており，臨床的意義は大きい．

■ 文　献

1) Dahlöf, B. et al.：Lancet, 359：995-1003, 2002
2) Okin, P. M. et al.：Circulation, 108：684-690, 2003
3) Devereux, R. B. et al.：Curr. Med. Res. Opin., 23：443-457, 2007
4) Wachtell, K. et al.：J. Am. Coll. Cardiol., 45：712-719, 2005

（山野　繁，斎藤能彦）

第5章 合併症をもつ高血圧の治療　§2 心疾患

患者抄録

2. 心不全を合併する高血圧治療

長谷川　洋，小室一成

Point

1. 心不全は，循環器の疾患カテゴリーにおいて頻度の高い疾患であり，高血圧を合併する頻度が高い
2. 心不全は高血圧の大きな合併症の1つである．心不全合併高血圧での治療は，十分な降圧を図ることはもちろんのこと，心不全増悪や死亡などのイベントを抑制することに主眼をおいた薬物選択を行う
3. 心不全はRA系や交感神経系などの神経液性因子の活性化による悪循環が病態の中心であると考えられており，これらの因子を阻害する治療，具体的にはRA系阻害薬，β遮断薬を中心とする治療が有用である

1 病態の特徴・疫学

1) 高血圧と心不全の関わり

高血圧は最も頻度の高い慢性疾患であり，わが国における患者数も4,000万人を超えるとの報告もある．

心不全は全身の組織代謝に必要な血液量を心臓が駆出できないか，あるいは心室充満圧が上昇することで駆出低下を代償している状態（表1）で，高血圧自身や，高血圧をリスクファクターとする虚血性心疾患などさまざまな循環器疾患に起因する．

心臓は高血圧の重要な標的臓器の1つであり，治療が不十分な高血圧患者において，収縮期および拡張期の圧負荷が心筋に長期に加わると左室肥大が形成される．Framingham studyによれば左室肥大は生命予後にも関連する重大な合併症であり[1]，心不全を生じた患者のうち実に75%が高血圧の既往を有すると報告されている[2]．

2) 心不全の悪循環（図1）

持続する高血圧による後負荷増大によって左室は代償性に肥大し，また圧負荷以外にRA系などの神経液性因子の賦活化によって左室肥大および心筋間質の線維化が進行する．その結果，左室コンプライアンスが徐々に低下することによって左室の拡張能が低下（拡張機能不全）し，左房から左室への拡張期流入が障害され，左房圧上昇から肺うっ血が生じ顕性心不全が生じる．

さらに，左室肥大の状態が長く続くと，やがて，個々の心筋細胞障害やアポトーシスによる心筋細胞の脱落および間質の線維化が進行し，左室収縮能も低下してくる（収縮機能不全）．その結果，壁応力の増大，心筋酸素消費量の増大によって心筋は相対的虚血に陥り，不全心となり，心拍出量は低下する[3]．

代償性に賦活化された神経液性因子によって全末梢血管抵抗がさらに増大することとなり，左心に対する後負荷が一層増大し，心不全がより悪化するという悪循環（図1）に陥る．

● 表1　Framingham基準での心不全診断[7]

大基準2項目，あるいは大基準1項目+小基準2項目で心不全と診断

大基準	小基準
・発作性夜間呼吸困難ないし起坐呼吸	・浮腫
・頸静脈怒張	・夜間咳嗽
・ラ音	・労作時呼吸困難
・心拡大	・肝腫大
・III音奔馬調律	・胸水貯留
・肺うっ血・肺水腫	・頻拍（>120 bpm）
・中心静脈圧>16 cmH$_2$O	・体重減少※
・肝頸静脈逆流	（4.5 kg/5 days）
・循環時間延長（>25秒）	

※ 体重減少が心不全治療に反応して起これば大基準として扱う

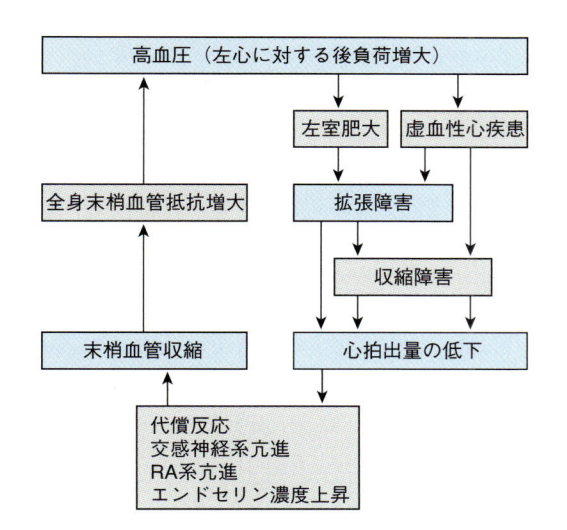

● 図1　高血圧と心不全

● 図2　心不全の重症度からみた薬物治療方針
（文献8より引用）

NYHAクラス	無症候性 I	軽症 II	中等症～重症 III	難治性 IV
	アンジオテンシン変換酵素阻害薬			
		アンジオテンシンⅡ受容体拮抗薬		
	β遮断薬			
			抗アルドステロン薬	
	利尿薬			
	ジギタリス			
			経口強心薬	
				静注強心薬，h-ANP

2　治療のメカニズムとストラテジー

1）治療の際に考慮すべきポイント

a）末梢血管抵抗の低下

心不全を合併した高血圧では，高血圧が左室収縮能を抑制して心不全が増悪するため，その薬物療法は後負荷の軽減が中心であり，動脈系の末梢血管を拡張し，末梢血管抵抗を低下させる血管拡張薬がその治療の主体となる．

b）神経液性因子の抑制

心不全においては，心拍出量の低下に伴う生体の代償機序により，RA系や交感神経系を中心としたさまざまな神経液性因子が血中・心臓組織中において上昇し，血管収縮・心拍出量上昇をもたらすなど病態の増悪進展を大きく修飾しているため，これらの因子の抑制が治療ターゲットである．

c）血圧の管理（降圧）

持続的な降圧治療によって，左室肥大が退縮することや，心不全発症率が減少することが知られているため，血圧の管理（降圧）が最重要であり，左室リモデリング進展抑制，左室肥大退縮による生命予後改善効果を目指した治療が主体となる．

d）合併症

糖尿病，虚血性心疾患，腎疾患などを合併している場合も多く，また高齢者が多いことも含め，全身状態に留意しながら治療方針を決定することが重要である．

e）治療薬の選択

日本循環器学会の心不全治療ガイドラインにおいて，高血圧を伴う心不全に対するclass I 治療薬はACE阻害薬，ARB，β遮断薬＋利尿薬である．心不全の重症度分類であるNYHA分類に沿った心不全治療薬の選択基準が日本循環器学会のガイドラインで定められており（図2），これに沿った降圧薬の選択が現実的であると考えられる．

2）ACE阻害薬・ARB

a）生理的作用

ACE阻害薬・ARBによるRA系抑制は動脈および静脈の両方を拡張するため，後負荷軽減のみならず前負荷軽減作用が期待できる．一方，RA系は，左室肥大・リモデリング進行に重要な働きをするため，RA系の抑制は降圧のみならず心保護作用を有する．このことから高血圧患者において，左室リモデリング進展抑制から生命予後を改善することが期待される．以上よりACE阻害薬・ARBは第一選択薬として考えられている．

> **memo　RA系阻害薬の作用の強さ**
> RA系阻害薬は，降圧薬のなかで最も強い左室肥大退縮効果を有すると考えられており，また，重症・中等症や虚血性・非虚血性を含むさまざまな心不全において生命予後改善作用が広く証明されている[4]．

b）分子的作用

ACE阻害薬は，アンジオテンシンⅠからアンジオテンシンⅡ（AⅡ）への変換阻害によりAⅡの産生を低下させるのみならず，ブラジキニン分解抑制によるブラジキニンB_2受容体を介するNOの増加作用を有する．

NOは，血管平滑筋増殖抑制作用や血小板凝集抑制作用など，心血管保護的に働く．一方，ヒトにおけるアンジオテンシンⅠ（AⅠ）からアンジオテンシンⅡ（AⅡ）への変換に関しては，従来から知られていたACEばかりでなく，キマーゼなどのペプチダーゼが担っていることが明らかにされ，ACE阻害薬のみではRA系抑制には不十分である．ACE阻害薬とARBとの比較であるが，現状では明らかな優劣はつけがたい．

> **memo AT1とAT2**
> RA系のkey moleculeはAⅡで，その受容体はAT1とAT2の2種類であるが，ヒト成人での循環器系組織中に存在するアンジオテンシン受容体は，圧倒的にAT1が優位であり，心臓に対する肥大，線維化，催不整脈作用などのAⅡの作用は大部分がAT1を介しているものと考えられている．AT2はAT1の作用に一部拮抗する，と考えられているが，ARBはAT1選択性がきわめて高いため，ARBによってAT1がブロックされると，AT1に結合できなかったAⅡが近傍のAT2を刺激する可能性もあると考えられている．

3）利尿薬

肺うっ血および末梢の浮腫をとるための前負荷軽減作用が期待できる．特に抗アルドステロン薬による重症心不全患者の予後改善効果が明らかになっている．アルドステロンは強力なNa貯留作用を有するホルモンであり，循環血液量・体液量を増加させるが，抗アルドステロン薬であるスピロノラクトンは，利尿効果によって，血圧を下げるのみならず，全身のうっ血を改善させる．

1999年に発表されたRALES試験によって，スピロノラクトンが，単なる浮腫改善効果のみならず，NYHAⅢおよびⅣの重症心不全患者において生命予後を改善することが示された．またスピロノラクトンは，男性では女性化乳房・性欲減退，女性では多毛・月経不順などの副作用が問題となることがある．より選択性の高いアルドステロン拮抗薬であるエプレレノンも使用可能となっている．

4）β遮断薬

β遮断薬も，ACE阻害薬/ARBと並んで広く心不全患者の予後改善のエビデンスが知られており，安定期の心不全合併高血圧症例に対して積極的に用いるべき薬剤である．頻脈例では，左室拡張期の短縮により十分な左室流入が得られず拡張不全が増強するため，β遮断薬を用いることにより心拍数を低下させることも考慮する．

5）Ca拮抗薬

Ca拮抗薬（calcium channel blocker）は降圧効果が最も高い降圧薬と考えられている．徐脈や心機能障害，腎障害，空咳などの副作用も少なく，特に高齢者には使用しやすい降圧薬である[5]．

短時間作用型のCa拮抗薬は，一過性の降圧による反射性の交感神経系活性化作用が強いため心不全の治療薬としては適していないが，作用時間のきわめて長い第三世代Ca拮抗薬は交感神経系の活性化作用をほとんど有さず，心不全患者に対する大規模臨床試験PRAISEⅡ試験においても，予後を悪化させることはないことが証明されている[6]．心不全を合併している高血圧患者に対して安全で確実な降圧作用を有するCa拮抗薬を使用することは，合理的な治療法の1つであると考えられる．

3 処方の実際（表2）

第一選択として，ACE阻害薬・ARBまたはβ遮断薬を用い，第二選択薬はその残りとなる．降圧不十分の場合は，長時間作用型Ca拮抗薬（アムロジピンなど）を追加する．心不全がNYHAⅢ～Ⅳと重症の場合はスピロノラクトン（アルダクトンA®）を追加する．

1）ACE阻害薬：マレイン酸エナラプリル（レニベース®）10mg，1錠1日1回朝食後

RA系を抑制するACE阻害薬は，左心機能不全に基づく心不全患者，あるいは心筋梗塞後の患者の生命予後および種々の臨床事故を改善することが1990年代から広く知られ，慢性心不全治療の第一選択薬と位置づけられている．

● 表2　処方の実際

分類	薬剤名	量	処方例	副作用・禁忌
ACE阻害薬 または ARB	マレイン酸エナラプリル（レニベース®）	1錠10mg	1錠・1日1回朝食後	空咳に注意
	カンデサルタンシレキセチル（ブロプレス®）	1錠8mg	1錠・1日1回朝食後	
β遮断薬	カルベジロール（アーチスト®）	1錠10mg	1錠・1日1回朝食後	

ブラジキニンの分解抑制作用から，空咳などの副作用に留意する必要がある．

2）ARB：カンデサルタンシレキセチル（ブロプレス®）8mg，1日1回朝食後

ACE阻害薬と同等の効果を有することが明らかになっており，ACR阻害薬が忍容性などの点で投与できない場合にはARBを用いるべきである．現在では，ACE阻害薬と並んだ慢性心不全の第一選択薬と考えられている．

3）β遮断薬：カルベジロール（アーチスト®）10mg，1日1回朝食後

心不全に対するβ遮断薬治療は，虚血・非虚血性にかかわらず，軽症・中等症・重症心不全の生命予後改善に関してきわめて有用であり，RA系抑制とは異なる作用機序で働くものと思われる．

β遮断薬には多くの種類があるが，血管拡張作用（$α_1$遮断作用）も併せもつアーチスト®は，心不全死や心不全入院を減らすというエビデンスの多さおよび心不全に対する保険適応を有する唯一のβ遮断薬であることから，広く用いられている．

注意点

① **ACE阻害薬，ARB，アルドステロン拮抗薬**は，副作用による高K血症に注意する．
② **ACE阻害薬，ARB**は重篤な腎機能障害（血清クレアチニン3mg/dL以上）では慎重投与であり，また，両側腎動脈狭窄では，腎機能の急激な悪化をきたすため，基本的に**禁忌**である．
③ **ACE阻害薬**に共通した副作用として空咳があるが，中断によって消失する．
④ **β遮断薬**の投与にあたっては，心不全の重症度にかかわらずできるだけ導入を試みるべきであるが，心収縮力抑制作用を有することから心不全の悪化に注意する．特に低心機能例では少量（2.5mgなど）から開始し，心不全，徐脈，低血圧がないことを確認しながらゆっくりと増量する．また，気管支喘息悪化にも注意を要する．

4　おわりに

心不全の原因として，わが国では高血圧がトップであり，次が心筋梗塞です．したがって心不全の治療としては厳格な降圧が大変重要です．心不全はいまだ予後不良な疾患ですが，逆に適切な治療により生命予後を改善できる数少ない疾患の1つでもあります．生活習慣の指導も含めて，ぜひ適切な治療をしてください．

<文　献>
1) Levy, D. et al.：N. Engl. J. Med., 322：1561-1566, 1990
2) Kannel, W. B. et al.：The Framingham study. N. Engl. J. Med., 287：781-787, 1972
3) Opie, L. H. et al.：Lancet., 367：356-367, 2006
4) Garg, R. & Yusuf, S.：JAMA, 273：1450-1456, 1995
5) Chobanian, A. V. et al.：JAMA, 289：2560-2572, 2003
6) Packer, M. et al.：N. Engl. J. Med., 335：1107-1114, 1996
7) Mckee, P. A. et al.：N. Engl. J. Med., 285：1441-1446, 1971
8) http://www.j-circ.or.jp/guideline/pdf/JCS2005_matsuzaki_h.pdf

➡ 次頁：患者抄録

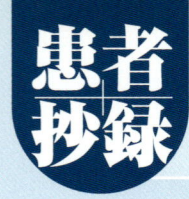

心不全を合併する高血圧

患者抄録

【患 者】69歳，男性

1. 診　断　①急性心不全，②高血圧，③CKD，④睡眠時無呼吸症候群，⑤高脂血症
2. 主　訴　下腿浮腫，労作時呼吸困難
3. 既往歴　33歳時に高血圧を指摘されるが，放置
4. 家族歴　父親：高血圧，60歳時に脳卒中で死亡
5. 生活歴　職業：作業員，喫煙歴：20本/日×10年（35歳まで），飲酒歴：機会飲酒のみ
6. 現病歴
　　　　　33歳頃に検診で160/90mmHg程度の高血圧を指摘されたが，自覚症状ないため放置していた．今年8月10日頃より，下肢の張る感じおよび易疲労感を自覚し8月13日に近医を受診した．利尿薬を処方されたが，その後も易疲労感，むくみの改善がみられず，労作時の息切れが強くなってきたことから，8月25日，精査加療目的に当院循環器内科を受診し，緊急入院となった．
7. 入院時現在
　　　身長176cm，体重122kg，BMI 39.4，意識清明，血圧 200/98mmHg，脈拍数 96/分・整，体温36.4℃，結膜に貧血・黄染なし，頸静脈怒張あり
　　　胸部　S1（→）S2（→）S3（＋）S4（－），Levine Ⅱ/Ⅵ systolic murmur at Erb：両側肺野に湿性ラ音
　　　腹部　異常所見なし，前脛骨浮腫（＋＋＋）
8. 入院時検査成績
    ① 血　算：WBC 7,100/μL，RBC 379万/μL，Hb 11.7g/dL，Hct 35.5%，Plt 18.5万/μL
    ② 生化学：TP 5.9g/dL，Alb 3.4g/dL，AST 23IU/L，ALT 17IU/L，LDH 351IU/L，ALP 116IU/L，γGTP 33IU/L，CK 1,013IU/L，CK-MB 7.2IU/L，トロポニンI 0.04ng/mL，BNP 1,664.9IU/L，BUN 20mg/dL，Cre 1.39mg/dL，Na 144mEq/L，K 4.0mEq/L，Cl 109mEq/L，CRP 0.2mg/dL，T-Bil 0.7mg/dL，C-Bil 0.1mg/dL，LDL-Cho 144mg/dL，HDL-Cho 38mg/dL，TG 109mg/dL，Glu 74mg/dL，HbA1c 5.6%
    ③ 凝固系：PT-INR 1.12，APTT 29.7sec
    ④ BGA：pH 7.43，pCO$_2$ 42，pO$_2$ 82，HCO$_3$ 29.2，BE 4.3，O$_2$ sat 87（room air）
    ⑤ 尿一般検査：pH 7，SG 1.008，Glu（－），Pro（3＋），Ket（－），WBC（－），RBC（1＋）
    ⑥ 胸部単純X線（図）：CTR 68.7%，両肺野にcongestion（＋），両側CP angle dull
    ⑦ 心電図：正常洞調律90bpm，正常軸，V1-2 P波陰転化，V5 R波 30mm，V5-6 ST-T低下
    ⑧ 経胸壁心エコー：左室は全周性に収縮能低下，AR（－），MR trivial，TR trivial，PR trivial

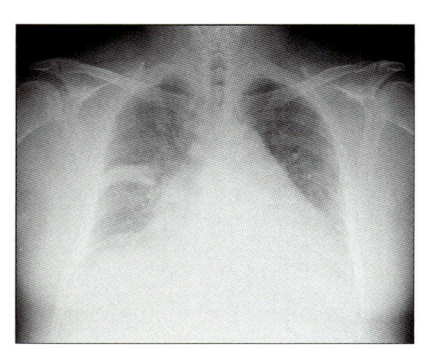

図　胸部単純X線

AoD 33 mm, LAD 57 mm, IVSTd 13 mm, LVPWTd 13 mm, LVDd/Ds 53/38 mm, LVEDV 132 mL, LVESV 64 mL, SV 60 mL, EF 48％, A 100 cm/s, E/A 0.90, DcT 137 msec, E/e' 15.8, 推定PA圧 45-50 mmHg, IVC 17/15 mm（呼吸変動低下）, moderate pericardial effusion（＋）

9．入院後の経過

① 急性心不全，② 高血圧，③ CKD

安静時には呼吸困難はみられず，動脈血ガス検査にても pO₂ 82 mmHg, pCO₂ 42 mmHg で，軽度の低酸素血症のため，2L経鼻的酸素投与を行った．虚血を思わせる自覚症状はなく，経過より高血圧性心疾患による軽度収縮機能低下を伴った，拡張機能低下による心不全が強く示唆された．血圧コントロールおよび除水のために，ジルチアゼム（ヘルベッサー®），ニコランジル（シグマート®），フロセミド（ラシックス®）の経静脈投与を行い，全身浮腫は改善し，体重 122 kg → 95.8 kg，胸部X線上もCTR 68.7％ → 56.0％まで減少した．さらに，積極的に降圧を図るために，ARB/Ca拮抗薬/β遮断薬の内服投与を開始し，BPs 120-140 mmHg 程度までコントロールがついた．

血中カテコラミン，レニン，アルドステロン，甲状腺ホルモンなどに異常値は認められず，また腹部エコーにおいて両側腎は若干の腫大所見がみられた．心不全の原因精査として，虚血の関与を調べるため薬物負荷RIを施行したが，明らかな虚血所見は認められず，また，心不全コントロール，血圧コントロールによって，心エコー上左室駆出率も 48％から 55％へと改善してきていること，また左室肥大は全周性で局在所見を認めず心筋疾患を思わせる所見も認められないことから高血圧性心疾患と診断した．

④ 睡眠時無呼吸症候群

中等度以上の肥満があり，当科にて施行されたスクリーニングにてAHI 34と睡眠時無呼吸症候群が疑われた．呼吸器内科再入院にて精査施行予定．

⑤ 高脂血症

食事指導 1,800 kcal/日を行ったが，LDL-Cho値は 140 mg/dL 前後で低下傾向はみられなかったため，スタチン剤を開始した．

10．退院時処方

カンデサルタンシレキセチル（ブロプレス®）8 mg 1T朝1回，ベシル酸アムロジピン（アムロジン®）5 mg 1T朝1回，カルベジロール（アーチスト®）10 mg 1T/朝1回，ピタバスタチンカルシウム（リバロ®）2 mg 1T/1回

11．考　察　▶ Advice from Professional 1参照

高血圧は自覚症状がほとんどないため，心不全を発症してそこで高血圧の診断がつくケースも稀ではない．持続する高血圧による後負荷増大によって左室は代償性に肥大し，また圧負荷以外にレニン・アンジオテンシン（RA）系などの神経液性因子の賦活化によって左室肥大および心筋間質の線維化が進行する．その結果，左室コンプライアンスが徐々に低下することによって左室の拡張能が低下（拡張機能不全）し，左房圧上昇から肺うっ血が生じ顕性心不全が生じる．さらに，左室肥大の状態が長く続くと，やがて，個々の心筋細胞障害やアポトーシスによる心筋細胞の脱落および間質の線維化が進行し，左室収縮能も低下してくる（収縮機能不全）．代償性に賦活化された液性因子によって全末梢血管抵抗がさらに増大することとなり，左心に対する後負荷が一層増大し，心不全がより悪化するという悪循環に陥る[1]．

高血圧から心不全に進展した患者の5年生存率は治療にもかかわらず50％に満たなかったと報告されており[2]，心筋梗塞や心筋症などの心筋の重篤な基礎疾患による心不全と比較しても，同等以上に厳格なリスク管理が必要である．本症例においても，禁煙，減量を中心とした生活習慣

の改善と服薬について厳格な指導を行っている．

【文　献】　▶Advice from Professional ❷参照
1) Neubauer, S.: The failing heart-an engine out of fuel. N. Engl. J. Med., 356：1140-1151, 2007
2) McKee, P. A. et al.: The natural history of congestive heart failure：the Framingham study. N. Engl. J. Med., 285：1441-1446, 1971

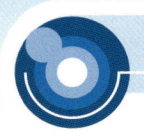

Advice from Professional

❶ 考察ポイント

Point 1
心不全にて気づかれた高血圧・高血圧性心疾患の患者であり，腎機能障害も進行しており高血圧歴は長いものと考えられる．

Point 2
今後，外来管理となるが，外来でのポイントは食事・運動・禁煙も含めた生活指導を長期的に行い，内服を遵守させることにある．また，心不全での再入院を予防するために，心血管イベント抑制のエビデンスを豊富に有するACE阻害薬・ARBやβ遮断薬を中心とした治療薬を使用する．
外来での心不全管理については定期的な心エコーに加えて，BNP値の経過観察が有用である．また，心不全患者においては突然死の可能性について十分に注意して，不整脈の出現などについてホルター心電図や運動負荷心電図も定期的に行うようにする．

Point 3
考察については，今回の治療方針と一般的なガイドラインとの相違点を明らかにして，他の治療法がなかったか？ ガイドラインに沿わなかった個別の理由などについても言及するとよい．

❷ 押さえておきたい論文

文献1：Neubauer S.：N. Engl. J. Med., 356：1140-1151, 2007
心不全についての概念をエネルギー代謝の観点からレビューした論文である．心不全の概念は，従来の「心臓のポンプ失調」から「全身の液性因子のバランス不全」へと転換してきており，治療方針も液性因子の是正，心筋保護へと変化してきた．

文献2：McKee, P. A. et al.：N. Engl. J. Med., 285：1441-1446, 1971
心不全における予後は，虚血性心疾患や心筋疾患と同様に高血圧性のものも必ずしもよくないことを報告した疫学研究である．

evidence CHARM 試験
―心不全の患者に対する ARB の追加投与はその効果・忍容性の点から有用といえる．

◼ CHARM 試験の概要

ACE 阻害薬は，降圧薬としてのみならず組織 RA 系を抑制することによる心筋保護作用から，慢性心不全に対して生命予後改善・心血管イベント抑制の多くのエビデンスが示されている．一方，後発の ARB に関して明らかなエビデンスに乏しかったことから，AT1 受容体選択性の高いカンデサルタンを用いた，より大規模で詳細な試験が CHARM (Candesartan in Heart failure : Assessment of Reduction in Mortality and morbidity) である．本試験は十分な治療をすでに受けている慢性心不全 7,611 例を対象に，ACE 阻害薬に対する忍容性，併用薬剤，左室機能の点で分けてカンデサルタン追加の有用性をプラセボ対照で検討した二重盲検試験である．

対象基準は 18 歳以上の NYHA クラス II〜IV の心不全患者でのカンデサルタン投与とプラセボの比較で，一次エンドポイントは心血管死または心不全による入院とし，1999 年 3 月から 2001 年 3 月までに 26 カ国からエントリーされた．患者は CHARM-Alternative [1]，CHARM-Added [2]，CHARM-Preserved [3] の 3 試験のいずれかに振り分けられて解析され，さらにそれらを統合した CHARM-Overall [4] では全死亡を一次エンドポイントとして解析された（表）．対象の 64％が高血圧患者であった．

◼ CHARM-Alternative 試験

CHARM-Alternative 試験に組み込まれたのは，咳などの副作用によって ACE 阻害薬非忍容がすでに明らかになっている，左室駆出率（LVEF）40％以下の心不全 2,028 例である．

カンデサルタン投与により一次エンドポイント「心血管死＋心不全の悪化による入院」の相対リスクは有意に 23％減少し，心血管死，入院おのおのも有意に減少した．この成績は，過去に実施された慢性心不全大規模臨床試験で示された ACE 阻害薬単独投与の有用性に匹敵する．

カンデサルタンに対する忍容性は，全体としては良好であり，低血圧やクレアチニン上昇などはあったものの，中断頻度はカンデサルタン 21.5％，プラセボ 19.3％と差がなかった．

◼ CHARM-Added 試験

CHARM-Added 試験では，2,548 例の LVEF40％以下の心不全でエントリー前に最低 30 日間は ACE 阻害薬治療を受けている例を対象とした．つまり，「ACE 阻害薬＋カンデサルタン」と「ACE 阻害薬＋プラセボ」を比較する形となる．ACE 阻害薬の投与量については対象例の 96％で十分量が投与されていると考えられた．

カンデサルタンにより一次エンドポイントの相対リスクは有意に 15％低下し，心血管死，入院おのおのも有意に減少した．一方，カンデサルタン群ではプラセボに比し有意のクレアチニンの上昇と高 K 血症が観察された．さらにサブグループ解析として β 遮断薬の投与の有無や，ACE 阻害薬の投与量による層別解析が行われたが，カンデサルタンの効果は「β 遮断薬併用の有無」，「ACE 阻害薬の用量」に影響を受けなかった．

◼ CHARM-Preserved 試験

CHARM-Preserved 試験は，心不全があり，かつ収縮機能が保たれている（LVEF ≧ 40％），い

● 表　CHARM 割付概要

試験名	対象数	心不全の特徴	一次エンドポイント	ACE 阻害薬/カンデサルタン組合わせ
CHARM-Alternative	2,028 例	ACE 阻害薬に対する忍容性のない LVEF40％以下の患者	心血管死または心不全入院	カンデサルタン単独
CHARM-Added	2,548 例	ACE 阻害薬が投与されている LVEF40％以下の患者		ACE 阻害薬/カンデサルタン併用
CHARM-Preserved	3,025 例	LVEF40％以上の患者		ACE 阻害薬/カンデサルタン併用またはカンデサルタン単独
CHARM-Overall	合計 7,601 例	以上 3 試験データの統合	全死亡	統合

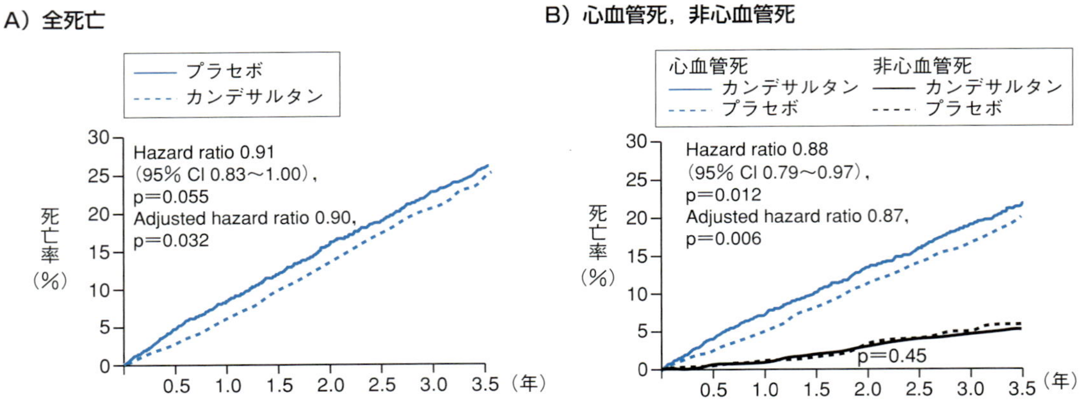

A）全死亡

プラセボ
カンデサルタン

Hazard ratio 0.91
（95% CI 0.83～1.00），
p=0.055
Adjusted hazard ratio 0.90，
p=0.032

死亡率（％）

0.5　1.0　1.5　2.0　2.5　3.0　3.5（年）

Number at risk

カンデサルタン	3,803	3,563	3,271	2,215	761
プラセボ	3,796	3,464	3,170	2,157	743

B）心血管死，非心血管死

心血管死　　　　　非心血管死
― カンデサルタン　― カンデサルタン
‐‐ プラセボ　　　　‐‐ プラセボ

Hazard ratio 0.88
（95% CI 0.79～0.97），
p=0.012
Adjusted hazard ratio 0.87，
p=0.006

p=0.45

死亡率（％）

0.5　1.0　1.5　2.0　2.5　3.0　3.5（年）

Number at risk

カンデサルタン	3,803	3,563	3,271	2,215	761
プラセボ	3,796	3,464	3,170	2,157	743

●図　高血圧と心不全
　A）「全死亡率」はプラセボ群に比較してカンデサルタン群で抑制されているが有意ではなかった
　B）非心血管死亡は差がないが，心血管死はカンデサルタン群で有意に抑制されている

わゆる拡張不全型心不全3,025例を対象としたものである．LVEF40％を超える心不全例が対象とされた大規模試験としては初めてRA系阻害薬の有用性が検討された．

　主要評価項目の「心血管死＋心不全の悪化による入院」は，カンデサルタン群で11％減少したものの，統計的有意には至らなかった（p=0.051）．しかし「心不全の悪化による入院」だけで比較すると，入院例数，入院回数ともカンデサルタン群で有意な減少が認められた．さらに，本試験にてカンデサルタン群ではプラセボ群に比し糖尿病の発症の低下が観察された．入院の減少によるQOLの改善が得られることが証明され，拡張不全型心不全患者に対する新しいエビデンスが得られたものと考えてよいであろう．

5 CHARM-Overall 試験

　CHARM-Overall試験は，Alternative, Added, Preservedの3試験のプールされたデータを併せて解析したものだが，慢性心不全例の「全死亡」に与える影響を検討した点が他の3試験と異なる．

　カンデサルタン群の相対リスク低下は10％で統計学的には有意差のボーダーライン上であったが，死亡を「心血管死」に限ると，カンデサルタン群で有意に13％減少していた（図）．また心不全による入院を21％，主要評価項目である「心血管死または心不全による入院」を16％減少させた．一方，3試験を統合してカンデサルタン群で低血圧，クレアチニン上昇，高K血症が観察され，投与にあたり注意が必要と考えられた．

6 まとめ

　3つのCHARM試験により幅広い心不全例を対象にLVEF，年齢，性別にかかわらず，通常の心不全治療であるACE阻害薬にARBであるカンデサルタンを追加投与することは有用と考えられた．きわめて忍容性が高く，試験前服用薬の中止が必要なかったということも実用上きわめて有用な結果である．

　ARBはプラセボと比較しても，標準治療であるACE阻害薬に追加する形でも，また，β遮断薬を含めた三剤併用でも有用であり，また，高齢者人口が増加するなかで，従来エビデンスの乏しかった左室収縮機能が保持されている拡張不全型心不全でも心不全の悪化による入院が抑制された．

■ 文　献

1) Granger, C. B. et al.：the CHARM- Alternative trial. Lancet, 362：772-776, 2003
2) McMurray, J. J. et al.：the CHARM-Added trial. Lancet, 362：767-771, 2003
3) Yusuf, S. et al.：the CHARM-Preserved Trial. Lancet, 362：777-781, 2003
4) Pfeffer, M. A. et al.：the CHARM-Overall programme. Lancet, 362：759-766, 2003

（長谷川　洋，小室一成）

第5章 合併症をもつ高血圧の治療　§2 心疾患

3. 心筋梗塞を合併する高血圧治療

山田浩之, 松原弘明

Point

1. 心筋梗塞患者では慎重に130/80 mmHg未満まで降圧することが望ましい
2. 心筋梗塞患者における降圧薬は, RA系阻害薬, β遮断薬が第一選択薬である
3. RA系阻害薬は発症後早期に開始し可能な限り継続する
4. β遮断薬は血行動態が安定してから使用するのが望ましい
5. 難治性心不全を合併した心筋梗塞患者ではアルドステロン拮抗薬の投与が推奨される

1 病態の特徴・疫学

わが国における急性心筋梗塞の発症率は人口10万人あたり52.4人であり, 米国の約4分の1であることが報告されている[1]. しかしながら, 食生活の欧米化に伴ってその発症率は近年増加傾向にある. さらに, 急性心筋梗塞の発症率は年齢と相関することから[1], わが国における著しい人口の高齢化を考えると急性心筋梗塞の発症率は今後さらに増加するものと推測される.

心筋梗塞急性期における治療の原則は, 発症後できるだけ早い時期に再灌流療法を行い心筋酸素消費量と酸素供給との不均衡を是正することである. 血圧の上昇は心筋酸素消費量を増大させ心筋虚血を増悪させるが, 一方で, 急激で過度な拡張期血圧の低下は, 冠血流量を低下させ心筋への酸素供給を減少させる. 心筋梗塞患者における降圧療法は冠循環の病態生理を考慮しながら慎重に行うことが重要である[2]. 急性心筋梗塞直後には梗塞部位にかかる伸展ストレスにより梗塞部位が伸展・膨張し, その後非梗塞部位における代償性心肥大を引き起こす. また, 左室内腔拡大に伴う壁応力の増大は, さらなる左室内腔の拡大を引き起こす. こうした心筋梗塞後左室リモデリング※1は不整脈や心不全の原因となるため, 発症早期からの予防が重要である[2,3].

2 治療のメカニズムとストラテジー

心筋梗塞の二次予防には, 体重, 飲酒, 脂質, 糖尿病の管理および運動療法, 禁煙指導の継続的な支援が重要であることは言うまでもない[4]. また, 心筋梗塞患者に対する降圧薬治療のポイントは, 降圧目標値までの慎重な降圧と心筋梗塞後リモデリングの予防を目的とした適切な降圧薬の選択である[2].

1) β遮断薬

心筋梗塞患者における血圧上昇は, 心筋酸素消費量を増大し酸素供給との不均衡を引き起こす. β遮断薬は心拍数と心収縮力を減少させることにより心筋酸素需要を抑制し, 急性期死亡の減少と慢性期の合併症を抑制することが大規模臨床試験において以前から報告されてきた. その後, ACE阻害薬や血栓溶解療法の心血管イベント抑制効果が確立されたこともあり, こうした新たな治療法にβ遮断薬を併用した際の有用性がCAPRICORN試験[5]において検証された.

a) CAPRICORN試験

試験では発症後3〜21日経過した左室駆出率40%

※1 心筋梗塞後左室リモデリング
冠動脈の閉塞により心筋組織への血流が途絶えると, 心筋細胞は壊死し梗塞巣を形成する. 梗塞領域には心内腔からの持続的な伸展刺激が加わるため, 新たな心筋細胞の壊死を伴わなくても心室壁の菲薄化と心外膜側への伸展膨張が起こる. 心拍出量の低下は非梗塞領域の心肥大を伴った心拡大によりいったん代償されるが, 左室壁に加わる壁応力の増大がさらなる左室内腔の拡大を引き起こすという悪循環に陥り, 最終的には難治性心不全に至る.

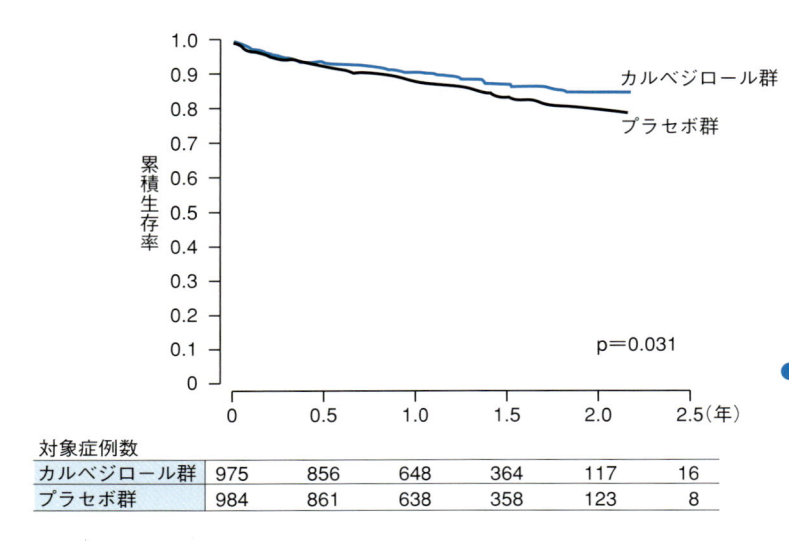

● 図1 CAPRICORN 試験におけるカプランマイヤー法を用いた生存解析
カルベジオール投与群ではプラセボ群に比べて総死亡が27%有意に抑制された（p=0.03）．

対象症例数						
カルベジロール群	975	856	648	364	117	16
プラセボ群	984	861	638	358	123	8

以下の急性心筋梗塞患者が，カルベジオール群（最大用量50mg）またはプラセボ群に割り付けられた．いずれの群においても ACE 阻害薬が97%以上の症例で投与されていた．

結果，カルベジオール群において，全死亡は23%（p=0.03），全死亡および非致死性心筋梗塞は29%（p=0.002）有意に抑制された（図1）．

b）COMMIT 試験

一方，心筋梗塞発症急性期における β 遮断薬（メトプロロール）の静脈内投与の有用性を検討した COMMIT 試験[6]では，再梗塞や心室細動の発症は減少したが，心原性ショックは逆に増加した．

心不全やショックにより血行動態が不安定な急性期の患者では，β遮断薬の静脈内投与は血行動態が安定するまで控えるべきであると考えられる．

また，わが国では虚血イベントにおける冠攣縮の関与が欧米に比べて多いとされており，冠攣縮の関与が疑われる場合には Ca 拮抗薬との併用を考慮するべきである．

2）RA 系阻害薬

心筋梗塞後には，梗塞部位の菲薄化と心外膜側への伸展膨張，非梗塞領域の心肥大を伴った代償性心拡大が認められる[3]．左室壁に加わる壁応力の増大がさらなる左室内腔の拡大を引き起こす悪循環に陥ると不整脈や難治性心不全の原因となる．このような心筋梗塞後左室リモデリングの病態における組織 RA 系の関与が明らかになり，心筋梗塞患者における ACE 阻害薬の予後改善効果がこれまで数多くの大規模臨床試験で報告されてきた[7]．発症24時間以内からの ACE 阻害薬の投与は，総死亡および心臓死，突然死，心不全発症を抑制することが証明されている[7]．

ARB による心筋梗塞患者の予後改善効果を ACE 阻害薬と比較した大規模臨床試験がこれまでに報告されている．

a）OPTIMAAL 試験

OPTIMAAL 試験[8]では心不全を伴った急性心筋梗塞患者がロサルタン投与群（最大用量50mg）またはカプトプリル投与群（最大用量150mg）に割付けられた．試験の結果，総死亡に有意差を認めなかったものの，ロサルタン投与群でやや多い傾向がみられた．しかし，ロサルタンの投与量が他の大規模臨床試験と比較して低用量であり，結果に影響を及ぼした可能性がある．

b）VALIANT 試験

一方，VALIANT 試験[9]ではバルサルタン投与群（最大用量320mg），カプトプリル投与群（最大用量150mg）および併用群（バルサルタン 160mg，カプトプリル 150mg）の3群間で比較検証された．試験の結果，総死亡は3群間で有意差なく，バルサルタン群のカプトプリル群に対する非劣勢が証明された（p135，参照）．一方，ACE 阻害薬に対する ARB の上乗せ効果を検証した併用群では，薬剤に関連した有害事象が多かった．

c）EPHESUS 試験

EPHESUS 試験[10]では，心不全に対する標準的治療（RA 系阻害薬，β 遮断薬，利尿薬）を受けてい

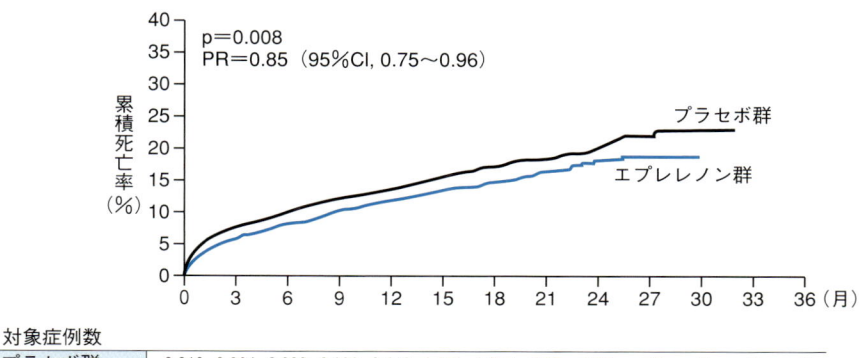

● 図2　EPHESUS試験におけるカプランマイヤー法を用いた生存解析
エプレノン投与群では総死亡が15%有意に抑制された（p=0.008）.

る左室駆出率40%未満の患者を対象に，選択的アルドステロン拮抗薬であるエプレレノンの効果が検証された．エプレレノン投与群では，心血管死亡のみならず総死亡を15%（p=0.008）有意に減少させた（図2）．しかし，エプレレノン投与群では高K血症の頻度が有意に高く，腎機能障害症例における使用は慎重を要する．

3）Ca拮抗薬

心筋梗塞患者に対するCa拮抗薬の使用にあたっては，β遮断薬やRA系阻害薬が禁忌または忍容性が不良で，コントロール不良の狭心症や血圧上昇を呈する患者に対して，長時間作用型ジヒドロピリジン系Ca拮抗薬を用いるのが望ましい．

頻脈性心房細動の心拍コントロールを目的にベラパミルやジルチアゼムを用いる場合は，うっ血性心不全や房室ブロックの合併に注意を要する．

発症後早期における短時間作用型ジヒドロピリジン系Ca拮抗薬の投与は，反射性交感神経亢進や頻脈，血圧の急激な低下を引き起こし心筋虚血の誘発が懸念されるため通常禁忌である．

3　処方の実際

1）ACE阻害薬：ペリンドプリル（コバシル®）2～4 mg，1日1回朝食後

心筋梗塞発症1年後の生存率をACE阻害薬間で比較した後ろ向き観察研究の報告[11]では，ラミプリルまたはペリンドプリルを内服していた患者の生存率が他のACE阻害薬を内服していた患者に比べて有意に高かった．

ラミプリルは，急性心筋梗塞患者を対象にしたAIRE試験において全死亡を27%（p=0.002）抑制したが，わが国での使用は承認されていない．

一方，ペリンドプリルは，安定した心筋梗塞後の患者が約65%を占めるEUROPA試験[12]において，心血管死，心筋梗塞，心停止の複合一次エンドポイントを20%（p=0.0003）有意に抑制した．

2）ARB：バルサルタン（ディオバン®）80 mg，1日1回朝食後

バルサルタンの急性心筋梗塞患者に対する総死亡，再梗塞，心不全抑制効果は，カプトプリルと同等であることがVALIANT試験[9]において証明された．

3）αβ遮断薬：カルベジロール（アーチスト®）10 mg，1日1回朝食後

ACE阻害薬をすでに投与された心筋梗塞患者に対する総死亡抑制効果が証明されている[5]．α_1受容体遮断作用を介した血管拡張作用を有している．左室機能障害や心不全を合併している症例では，1.25 mg，1日2回食後投与から開始し，1週間以上の間隔で段階的に漸増していく．内因性交感神経刺激作用（intrinsic sympathomimetic activity：ISA）はないがβ_1非選択性であるため，気管支喘息症状の出現に注意を要する．

4）エプレレノン（製品名：セララ®）50 mg, 1日1回朝食後

急性心筋梗塞後の心不全に対する標準的治療（RA系阻害薬，β遮断薬，利尿薬）をすでに受けている難治性心不全患者に対する総死亡抑制効果が報告されている[10]．投与中には高K血症の出現に注意を要する．

> **memo 冠循環とJカーブ現象**
> 冠血流量は通常の冠動脈造影検査では識別できない直径100〜200μm程の細動脈（抵抗血管）の収縮弛緩により自動調節されている．心臓では心筋内圧が収縮期に増大して冠血管抵抗が上昇するため，冠血流量は拡張期優位となる．したがって，冠灌流圧である拡張期血圧が自動調節範囲を超えて著しく低下すると，冠血流量が低下して心筋虚血を誘発するのではないかと懸念されてきた．拡張期血圧の降圧目標値設定を目的にした介入試験のエビデンスが十分でないため，Jカーブ現象の有無についてはいまだ決着がついていない．冠動脈の高度狭窄病変や左室肥大は，冠循環の自動調節能に影響を与えることが報告されている．したがって，このような高リスク患者に対しては，過度な拡張期血圧の低下を避けて虚血所見の出現に注意しながら緩徐に降圧することが重要である．

4 おわりに

JSH2009において心筋梗塞患者における降圧目標値が初めて明記された．冠循環の病態生理を考慮しながら慎重に降圧目標値まで降圧することが重要である．一方，心筋梗塞後患者に対するACE阻害薬の予後改善効果は確立しているが，大規模臨床試験で使用されているその用量はわが国での承認用量を超えるものが多い．わが国には心筋梗塞後のACE阻害薬投与による心血管イベント抑制効果を証明した大規模無作為化比較試験が存在しないことも，薬剤の選択を複雑にしている．

今後ARBも含めて，わが国における承認用量での予後改善効果を明らかにすることが望まれる．

<文　献>

1) Nishigaki, K. et al.：Circ. J., 68：515-519, 2004
2) Rosendorff, C. et al.：Circulation, 115：2761-2788, 2007
3) Jugdutt, B. I. et al.：Circulation, 108：1395-1403, 2003
4) 高野照夫 他：Circ. J., 72：1347-1442, 2008
5) Dargie, H. J. et al.：Lancet, 357：1385-1390, 2001
6) Chen, Z. et al.：Lancet, 366：1622-1632, 2005
7) Domanski, M. J. et al.：J. Am. Coll. Cardiol., 33：598-604, 1999
8) Dickstein, K. et al.：Lancet, 360：752-760, 2002
9) Pfeffer, M. A. et al.：N. Engl. J. Med., 349：1893-1906, 2003
10) Pitt, B. et al.：N. Engl. J. Med., 348：1309-1321, 2003
11) Pilot, L. et al.：Ann. Intern. Med., 141：102-112, 2004
12) Fox, K. M.：Lancet, 362：782-788, 2003

evidence

VALIANT試験
―バルサルタンの急性心筋梗塞患者に対する総死亡，再梗塞，心不全抑制効果は，カプトプリルと同等である

1 目 的
本試験の目的は，①急性心筋梗塞患者におけるARBの心血管イベント抑制効果がACE阻害薬と同等か否か，②ACE阻害薬に対するARBの併用は心血管イベント抑制効果をさらに増強されるか否か，について検証することである．

2 対 象
年齢18歳以上，急性心筋梗塞発症12時間～10日以内で左室収縮機能不全または心不全を示す14,703症例．

3 調査方法
多施設二重盲検無作為化比較試験．
バルサルタン投与群（最大用量 320 mg），カプトプリル投与群（最大用量 150 mg），バルサルタン・カプトプリル併用群（最大用量バルサルタン160 mg，カプトプリル 150 mg）の3群に割付けられた．
一次エンドポイント：総死亡
二次エンドポイント：心血管死，再梗塞，心不全による入院

4 結 果
14,703症例中，4,909症例，4,909症例，4,885症例がバルサルタン投与群，カプトプリル投与群，併用群にそれぞれ割り付けられた．観察期間の中央値は24.7カ月．一次エンドポイントである総死亡では，バルサルタン投与群979例（19.9％），カプトプリル投与群958例（19.5％），併用群941例（19.3％）であった（図1）．カプトプリル群に対するバルサルタン群のハザード比は1.00

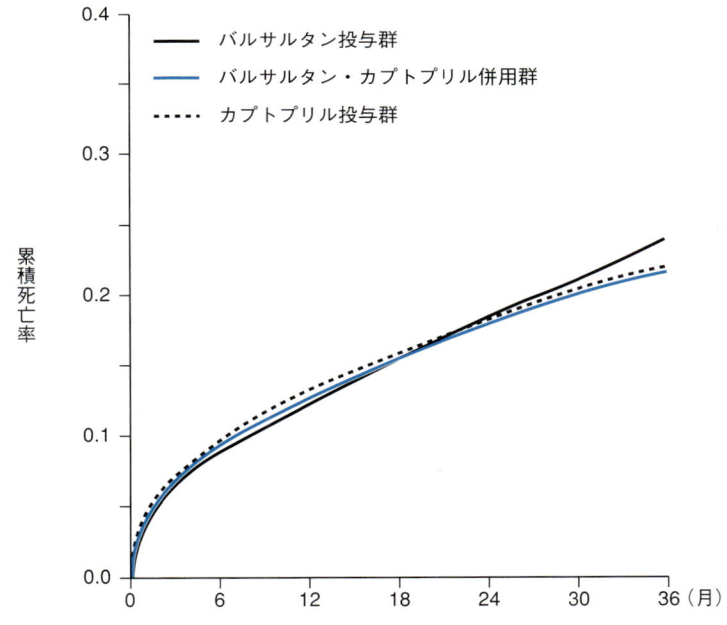

対象症例数							
バルサルタン投与群	4,909	4,464	4,272	4,007	2,648	1,437	357
バルサルタン・カプトプリル併用群	4,885	4,414	4,265	3,994	2,648	1,435	382
カプトプリル投与群	4,909	4,428	4,241	4,018	2,635	1,432	364

● 図1　一次エンドポイント（総死亡）における生存解析
累積死亡率はバルサルタン投与群，カプトプリル投与群，併用群の3群間で有意差を認めなかった

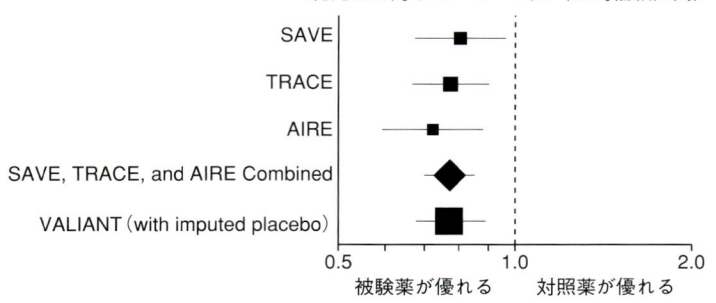

● 図2 急性心筋梗塞患者を対象とした大規模臨床試験におけるハザード比の比較
バルサルタンはACE阻害薬を用いたこれまでの大規模臨床試験とほぼ同等の総死亡に対するハザード比を示した

(97.5%CI, 0.90-1.11, p=0.98) であり，バルサルタン群のカプトプリル群に対する非劣勢が証明された．また，カプトプリル群に対する併用群のハザード比は0.98（97.5%CI, 0.89-1.01, p=0.73）でありACE阻害薬に対するARBの併用効果は認められなかった．

心血管死，再梗塞，心不全についても3群間で有意な差を認めなかった．咳，顔面紅潮，味覚障害などの副作用はバルサルタン群に比べてカプトプリル群で有意に多かった．

一方，低血圧や腎機能低下による被験薬の減量あるいは中止症例はバルサルタン群および併用群において有意に多かった．

5 まとめ

VALIANTの前年に発表されたOPTIMAAL試験では，心筋梗塞患者を対象にロサルタンとカプトプリルの心血管イベント抑制効果が比較検証された．総死亡率は統計学的有意差を認めなかったものの，ロサルタン投与群でやや多い傾向にあった．ロサルタンの投与量がLIFE試験やRENAAL試験で用いられた100mg/日と比べ低用量であったことが原因の1つと考えられる．

VALIANT試験ではVal-HeFT試験と同じ320mg/日に最大用量が設定された．心筋梗塞患者に対するACE阻害薬の心血管イベント抑制効果が証明されたSAVE試験，TRACE試験，AIRE試験と比較しても，ほぼ同等のハザード比を示している（図2）．

ACE阻害薬に対するARBの上乗せ効果を示したVAL-HeFT試験およびCHARM-Added試験では，左室駆出率がそれぞれ27.0%，28.0%と低値であったのに対し，VALIANT試験では35.0%に保たれていた．症候性心不全患者を対象患者から除外したONTARGET試験では，VALIANT試験と同様にARBとACE阻害薬の併用効果が認められなかった．二剤併用効果を認める患者群には共通した病態基盤が存在すると考えられる．

■ 文 献

1) Pfeffer, M. A. et al.：N. Engl. J. Med., 349：1893-1906, 2003
2) Dickstein, K. et al.：Lancet, 360：752-760, 2002

（山田浩之，松原弘明）

第5章 合併症をもつ高血圧の治療　§2 心疾患

4. 労作性狭心症を合併する高血圧治療

工藤博司，甲斐久史

Point

1. 高血圧症は虚血性心疾患の主要なリスクファクターの1つであり，かつ両者を合併する頻度も高い
2. 冠動脈疾患では注意深く十分降圧することが必要である．原則として140/90 mmHg未満を降圧目標とする（心筋梗塞後の患者では慎重に130/80 mmHg未満まで降圧する）
3. 心筋仕事量は心拍数と後負荷の積で近似されるため，β遮断薬を中心とした治療が有用である

1 病態の特徴・疫学

　高血圧が虚血性心疾患のリスクであることはよく知られている．わが国における薬物治療中の高血圧患者の追跡調査では，合併症のなかで心疾患の合併が最も高頻度であることがわかっている．日本で行われた前向き研究の1つである久山町研究では，対象集団における高血圧の頻度は1961年と2002年の間では変わらず，降圧薬服用者の割合も増加しているが，それでも約半数が未治療であり高血圧管理はいまだ十分に浸透しているとはいえない（図1）[1]．

　狭心症とは心筋の酸素需要量に対する供給が不十分な状態を言う．労作や緊張は交感神経活性を高め，血中のカテコラミン量は増加，心筋収縮性は高まり心拍数や心拍出量は増大する．健常人ではこのような心筋酸素消費量に対応して冠血流量が増大する．しかし，冠狭窄のある狭心症患者では，冠血流予備能が不十分で消費量の増加に対応できないため，心筋虚血を生じ症状の誘発に至る．

　また，高血圧は後負荷を高めるので心筋酸素消費量を増加させる．高血圧性心肥大が生じるとさらに酸素消費量が増す．一方，高血圧は動脈硬化を助長し冠動脈プラークを進展させる．さらに，血圧の上昇は冠動脈内膜の破裂要因となるとともに，血中カテコラミン増加は血小板凝集能も亢進する．その結果，急性冠症候群が誘発されたり，虚血心筋から致死的不整脈を誘発することもある．

2 治療のメカニズムとストラテジー

1）基本方針

a）薬物治療

　狭心症を合併した高血圧の薬物治療は，心筋の酸素需要量と供給のアンバランス（図2）を改善することにつきる．すなわち心筋酸素消費量の減少と冠血流の増加をきたす治療を行うことになる．この点から，**器質的冠動脈狭窄による労作性狭心症にはβ遮断薬の投与が基本**となる．ただし，労作性狭心症のなかでも早朝時や寒冷時の労作で起こりやすい冠攣縮の要因も合併した器質的狭窄による労作性狭心症がわが国では多い．β遮断薬は冠攣縮を悪化させる可能性があるので発作のパターンをよく問診してCa拮抗薬の併用を検討する．

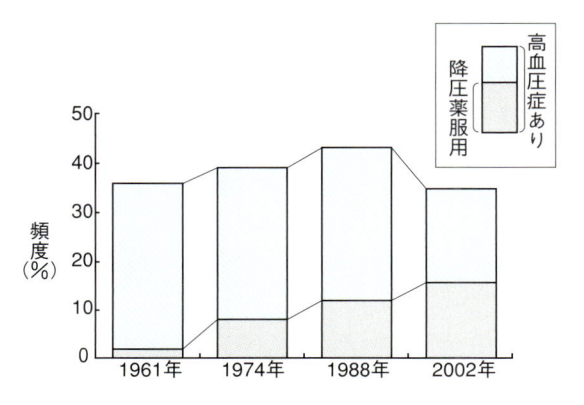

● 図1　高血圧患者とその内服加療頻度の割合
（文献1より改変して転載）

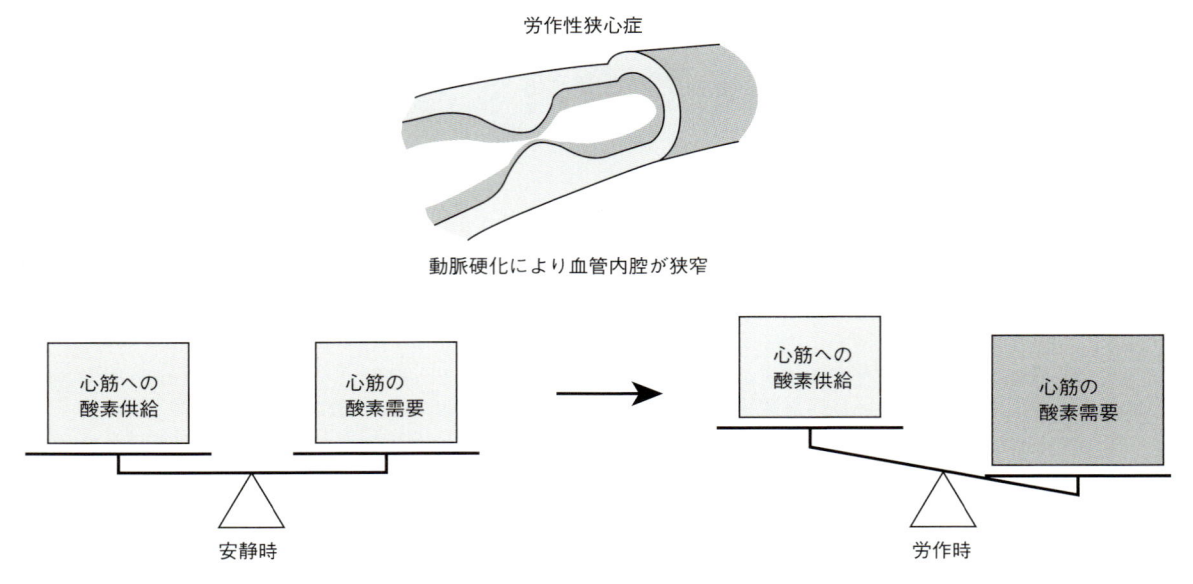

● 図2　心筋内の酸素需要量と供給のアンバランスな状態が労作性狭心症である

b）非薬物治療

高度の冠動脈狭窄による狭心症に対して，狭心症症状の軽減としてはPCIが，三枝病変や主幹部病変の予後改善には冠動脈バイパス術が有効である．しかし，厳格な降圧治療・脂質管理・血糖管理による至適薬物治療群とPCI＋至適薬物治療群の予後を比較したCOURAGE STUDYにおいて，総死亡と心筋梗塞回避率に差を認めなかった[2]という結果は，改めて薬物治療の重要性を認識させられる．

c）降圧目標

降圧目標についてはエビデンスが十分ではないが，現時点ではACTION STUDY[3]やJMIC-B STUDY[4]などから少なくとも140/90未満を目指すように高血圧治療ガイドライン2009（JSH 2009）で示されている．図3は61件の疫学的研究における約100万人の追跡調査データから，心血管リスクと血圧の関係を検討したメタアナリシスであるが，各年齢層において血圧との関係に直線的な関係を認めている[5]．この血圧と心血管リスクとの比例関係は140/90未満から115/75まで認められた．すなわち，正常血圧の範囲でも血圧が低値であるほどリスクが減少し，"The lower, the better"と解釈できる．しかし冠動脈疾患を伴う高血圧では，あるレベル以下への降圧により拡張期冠動脈圧が低下しそれが心筋虚血を引き起こし予後を悪化させる可能性（Jカーブ現象）も示唆されているが，降圧目標をエンドポイントとした唯一の前向き臨床試験であるHOT STUDY[6]では明らかなJカーブ現象は認められなかった．

また，心血管のイベントは早朝における血圧上昇と関連して夜は低く，朝に増加するため[7]早朝高血圧，仮面高血圧[※1]といった血圧変動の要素も治療対象として考慮すべきである．

2）β遮断薬

β遮断薬は陰性変力作用により心収縮力を抑制し，同時に陰性変時作用により心拍数を低下させる．また，β遮断薬による左室壁応力の減少により冠血

※1 早朝高血圧，仮面高血圧とは？

仮面高血圧とは診察室での血圧は正常範囲にもかかわらず，自宅で血圧を測定すると135/85 mmHg以上で高値となる場合を言う．朝の血圧が上昇する早朝高血圧は仮面高血圧に含まれる．日本における家庭血圧による血圧コントロールに関する全国調査（J-HOME STUDY）では仮面早朝高血圧の頻度は21％であった．また，外来血圧が140/90 mmHg未満でコントロール良好と医師に判断されている患者の約半数は早朝高血圧を示していた（J-MORE STUDY）．日本では早朝高血圧に対する研究報告が数多く，年齢を問わず脳・心血管病発症のリスク上昇に関与していると考えられる．診察室血圧，家庭血圧，24時間自由行動下血圧測定（ABPM）を組み合わせると仮面高血圧，早朝高血圧の診断は容易である．ABPMは2008年4月より保険適用となった．

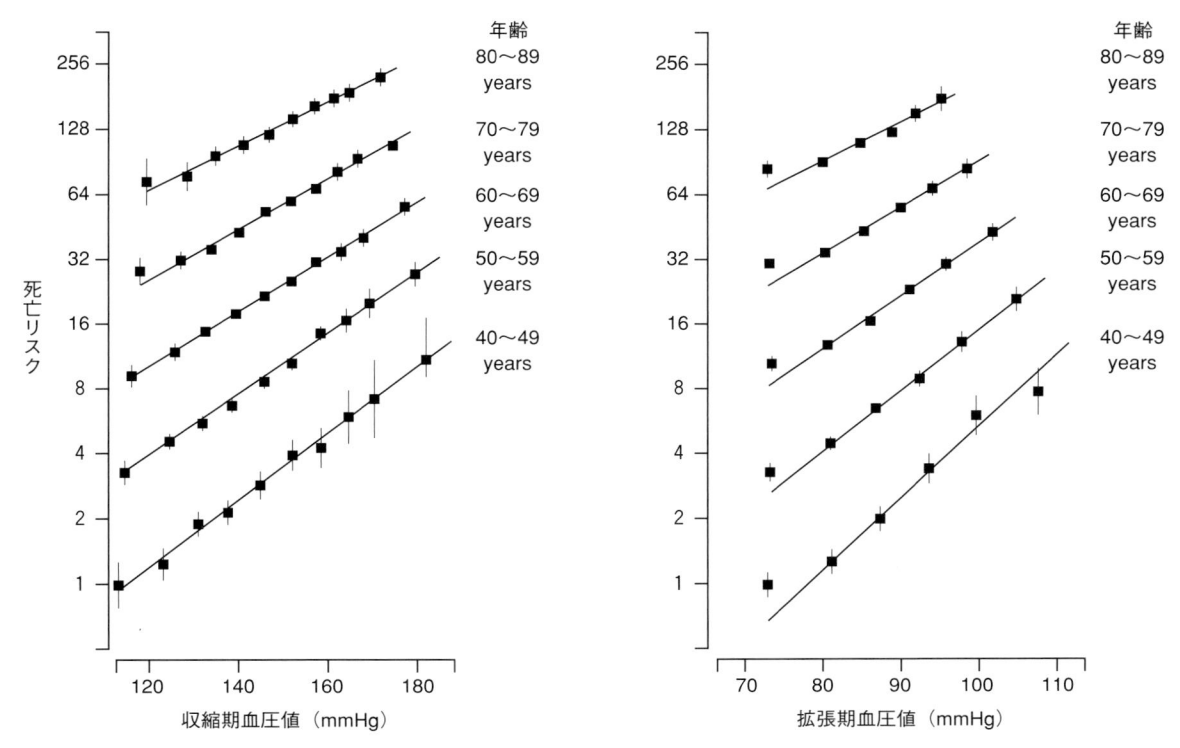

● 図3　虚血性心疾患のリスクと血圧の関係を検討したメタアナリシスの成績（文献5より改変して転載）

流が心外膜側より心内膜側へ流れやすくなり心筋虚血は改善する．結果として心筋の酸素需要量が減少するため，冠動脈に器質的狭窄を有する労作性狭心症においてよい適応である．

以上のようなβ遮断薬の抗狭心症作用は心拍数減少による効果が大きいため，内因性交感神経刺激作用を有するβ遮断薬は勧められないと思われる．

$β_1$選択薬と非選択薬間では抗狭心症効果自体に大きな差異はない．また，β遮断薬単独では降圧効果が弱いので[8]，降圧が不十分な場合は長時間作用型Ca拮抗薬やRA系阻害薬との併用が必要である．

β遮断薬は気管支喘息などの閉塞性肺疾患，徐脈，レイノー症状，褐色細胞腫に対しては禁忌ないし慎重投与である．冠攣縮性狭心症例に使用する場合はCa拮抗薬と併用する．ベラパミル，ジルチアゼムとの併用は徐脈や心不全をきたしやすいので注意する．

3）Ca拮抗薬

器質的冠動脈狭窄が疑われる狭心症ではCa拮抗薬も有効である．狭心症合併の高血圧患者を対象としたINVEST STUDY[9]ではCa拮抗薬をベースにACE阻害薬，降圧利尿薬を追加した群とβ遮断薬をベースに同薬剤を追加した群とで臨床的有用性が検討されたが両群間に有意差はなく，どちらも有用と考えられた．

Ca拮抗薬のなかでは降圧に伴う反射性頻脈が少なく，作用が持続する長時間作用型のCa拮抗薬が選択される．一方，短時間作用型Ca拮抗薬では急激な降圧や反射性頻脈により心筋虚血が惹起される可能性があり勧められない．

狭心症を対象とした大規模臨床試験としては長時間作用型ニフェジピンを使用したACTION STUDYやアムロジピンを使用したPREVENT STUDYがあり，ともに心血管事故の発生率は有意差を認めなかったが，血行再建術施行などは有意に減少しており，狭心症合併の高血圧に対しても有効と考えられる．

4）ACE阻害薬・ARB

心筋梗塞合併高血圧症例に対しての有用性は言うまでもないが，ACE阻害薬，ARBにおける狭心症

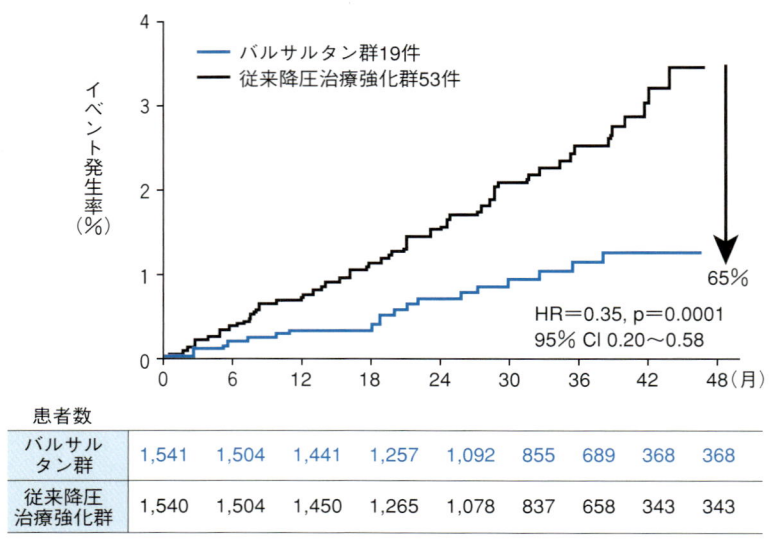

● 図4 バルサルタン併用により狭心症による入院が有意に減少した
（文献10より改変して転載）

患者数									
バルサルタン群	1,541	1,504	1,441	1,257	1,092	855	689	368	368
従来降圧治療強化群	1,540	1,504	1,450	1,265	1,078	837	658	343	343

合併例を対象とした大規模臨床試験は少ない．よって，現段階では狭心症合併高血圧症例の第一選択薬としてはβ遮断薬やCa拮抗薬がまずは使用されるべきである．

しかし，JIKEI HEART STUDYでは高血圧，虚血性心疾患，心不全を有しすでに降圧治療されている日本人に対しバルサルタンを追加投与した場合，現行の治療と比較して狭心症による入院が有意に減少した結果となった（図4）[10]．

以上より，日本人では狭心症を合併した高血圧にARB併用によるさらなる降圧が有用である可能性が示唆された．

3 処方の実際 (表)

第一選択薬はβ遮断薬であるが，β遮断薬単独では降圧効果が弱いので実際にはCa拮抗薬など多剤を併用することが多いと思われる．

1）β遮断薬：メトプロロール（ロプレソール®，セロケン®）20mg，2〜3錠1日2〜3回毎食後／ビソプロロール（メインテート®）2.5mg，1錠1日1回朝食後

高齢者や副作用が出現することが懸念される症例には半錠（メトプロロールなら10mg，ビソプロロールなら1.25mg）ずつ1日2回から開始するとより安全に使用できるものと思われる．

メトプロロールの場合は，若年者や忍容性のある例の場合は2錠または3錠より使用し，効果が不十分であれば40mg錠の使用も検討する．

2）Ca拮抗薬：ニフェジピン（アダラートCR®）20mg，2錠1日2回朝，夕食後

Ca拮抗薬のなかではどの薬剤も抗狭心症薬として有効であるが，長時間作用型Ca拮抗薬が推奨される．

アドヒアランスが良好であれば24時間にわたる降圧を意識して，1日量を2回に分けて服用することが望ましい．

3）ARB：バルサルタン（ディオバン®）80mg，1〜2錠1日1〜2回朝食後／カンデサルタン（ブロプレス®）8mg，1錠1日1回朝食後／オルメサルタン（オルメテック®）20mg 1錠1日1回朝食後

β遮断薬やCa拮抗薬を使用しても降圧が不十分な場合は，RA系阻害薬を追加するとJSH 2009には記されている．先ほど示したJIKEI HEART STUDYのように狭心症を合併した高血圧にはARBの併用も有用である可能性がある．

● 表　処方の実際

優先順位	分類	薬剤名	量	処方例	副作用・禁忌
第一選択薬	β遮断薬	メトプロロール（ロプレソール，セロケン®）	1錠20mg	2〜3錠，1日2〜3回，朝夕または毎食後	喘息，末梢循環障害（閉塞性動脈硬化症）
		ビソプロロール（メインテート®）	1錠2.5mg	0.5〜2錠，1日1回，朝食後	
第二選択薬	Ca拮抗薬	ニフェジピン（アダラートCR®）	1錠20mg	1〜2錠，1日1〜2回，朝または朝夕	反射性頻脈
第三選択薬	ARB	バルサルタン（ディオバン®）	1錠80mg	1〜2錠，1日1〜2回，朝または朝夕	高K血症
		カンデサルタン（ブロプレス®）	1錠8mg，12mg	1錠，1日1回，朝食後	

注意点

① **β遮断薬**は気管支喘息や徐脈といった副作用に注意する．半量から使用し副作用の発現がなければ増量するとより安全である．
② **Ca拮抗薬**は反射性頻脈に注意して使用する．
③ **ARB，ACE阻害薬**は高K血症に注意する．クレアチニン3 mg/dL以上の重度腎機能障害には慎重に投与する．両側の腎動脈狭窄を有する場合は腎機能の急激な悪化をきたすため基本的に**禁忌**である．

memo　新しい抗狭心症薬：Ivabradine

わが国では未承認であるが，洞結節に直接作用し心拍数を低下させるIvabradineという薬剤がある．2008年9月に，Ivabradineについての大規模臨床試験〔BEAUTIFUL（Morbidity-mortality Evaluation of the If Inhibitor Ivabradine in Patients with Coronary Disease and Left-ventricular Dysfunction）STUDY〕の結果が発表された．結果としては安定型冠動脈疾患および左室収縮機能障害患者の予後は改善しなかったが，心拍数が70/分以上の患者では不安定狭心症や心筋梗塞の発症を抑制する結果であった．心拍数が高く，心筋虚血予防にβ遮断薬を使用したい症例のなかで気管支喘息，血圧が低いなどの点で使用しづらい場合には，Ivabradineが効果的である可能性があると思われる．

4　おわりに

近年，冠動脈疾患に関する病態概念は大きく変化し，診断法，治療法は著しく進歩している．しかし，ストラテジーがどれだけ進歩しても予防こそが最良の医療であり，重要なリスクファクターの管理を十分に行うことがいかに大切かを改めて認識していただきたいと思う．

<文　献>

1) 有馬久富, 清原　裕：日内会誌, 98：233-288, 2009
2) COURAGE Trial Research Group：N. Engl. J. Med., 356：1503-1516, 2007
3) Lubsen, J. et al.：J. Hypertens., 23：641-648, 2005
4) Yui, Y. et al.：Hypertens. Res., 27：181-191, 2004
5) Lewington, S. et al.：Lancet, 360：1903-1913, 2002
6) Hansson, S. et al.：Lancet, 351：1755-1762, 1998
7) Muller, J. E. et al.：Circulation, 79：733-743, 1989
8) Bangalore, S. et al.：J. Am. Coll. Cardiol., 50：563-572, 2007
9) Pepine, C. J. et al.：JAMA, 290：2805-2816, 2003
10) Mochizuki, S. et al.：Lancet, 369：1431-1439, 2007

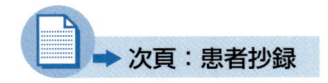

➡ 次頁：患者抄録

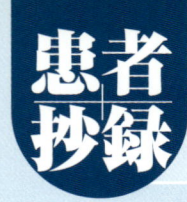

患者抄録 労作性狭心症を合併する高血圧治療

【患　者】65歳，男性
1．診　断　①労作性狭心症，②高血圧症，③脂質異常症
2．主　訴　前胸部痛
3．既往歴　5年前より高血圧
4．家族歴　父親に心筋梗塞の既往あり
5．生活歴　職業：農業，喫煙歴：20本/日を35年間，飲酒歴：焼酎2合/日
6．現病歴
　　　平成15年に市の健康診断で高血圧症を指摘され，以後は近医で降圧薬の処方〔ジルチアゼム（ヘルベッサー®錠）2錠1日2回〕を受けていた．平成20年12月頃より階段昇降時に胸痛を自覚していたが，15分から20分程度の安静で症状が軽快していた．平成21年1月，かかりつけ医の定期受診の際に胸部症状があることを伝えたところ，ニトロペン®舌下錠を処方された．胸痛は同様の動作で自覚するようになり，その度にニトロペン®舌下錠を使用し症状は数分で消失するようになった．その後にかかりつけ医で採血を行われ，脂質異常症も指摘された．病歴より労作性狭心症が疑われて，当院へ紹介入院となった．
7．入院時現症
　　　身長 170 cm，体重 66 Kg，BMI 22.8，意識清明，血圧 156/74 mmHg，脈拍 64/分 整，体温 36.7℃，眼球結膜 黄染・貧血なし，冷汗なし
　　　頸部：甲状腺腫・リンパ節腫大なし，血管雑音なし
　　　胸部：心音 S1（→），S2（→）S3（−），S4（−），心雑音なし，肺音清
　　　腹部：平坦，圧痛や自発痛および血管性雑音なし，鼠径部の血管性雑音なし
　　　四肢：下腿浮腫（−），チアノーゼ（−），末梢動脈触知良好
8．入院時検査成績
　①血　算：WBC 8,500/μL，RBC 432万/μL，Hb 14.0 g/dL，Ht 41.4％，Plt 21.7万/μL
　②生化学：TP 6.2 g/dL，Alb 3.5 g/dL，AST（GOT）15 IU/L，ALT（GPT）13 IU/L，LDH 226 IU/L，ALP 210 IU/L，γ-GTP 10 IU/L，CPK 137 IU/L，CK-MB 46 IU/L，トロポニンT（−），BUN 13.1 mg/dL，Cre 0.67 mg/dL，Na 142 mEq/L，K 3.7 mEq/L，Cl 106 mEq/L，UA 5.0 mg/dL，TC 228 mg/dL，HDL 88 mg/dL，TG 102 mg/dL，LDL-C 121 mg/dL，CRP（−），FBS 98 mg/dL，HbA1c 5.5％
　③凝固系：PT-INR 1.1，APTT 31.5 sec
　④尿一般検査：pH 7.46，比重 1.010，Glu（−），Pro（−），RBC（−），WBC（−），Ket（−）
　⑤胸部単純X線：CTR 49％，肺野に異常陰影なし
　⑥心電図：正常洞調律 72/分　正常軸
　⑦経胸壁心エコー図：壁運動低下なし，AR（−），MR（−），TR（−），PR mild．
　　　AoD 29 mm，LAD 34 mm，IVSTd 10 mm，LVPWTd 10 mm，LVDd/Ds 46/30 mm，EF 63％，E/A 0.88，Dct 210 msec，IVC 14 mm，呼吸性変動（＋）
9．入院後の経過
　①検　査
　　　マルチプル・リスクファクターを有する症例で，病歴より労作性狭心症が強く疑われたことから，トレッドミルによる運動負荷試験を行った．Bruce 3分負荷後（5 METs）に日常生活で自覚していた症状と同様の胸部症状を伴う horizontal〜down slope 型のST低下（図）を認めた．

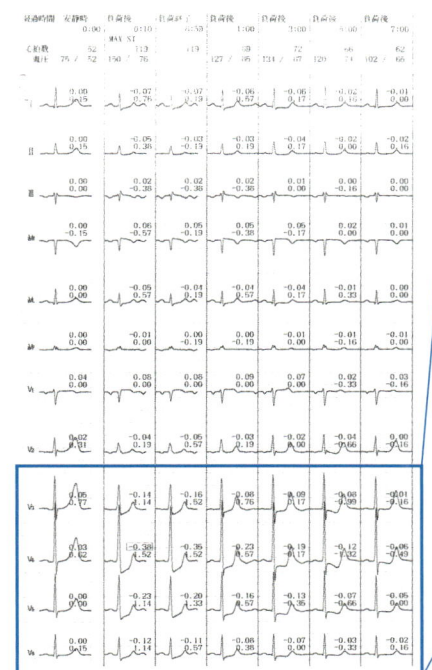

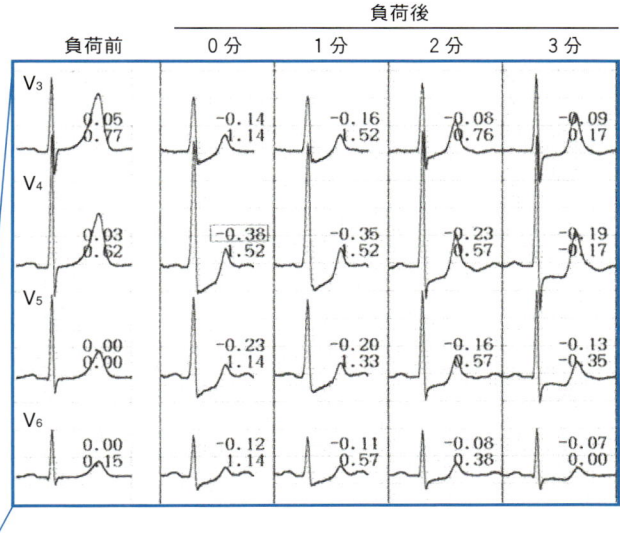

図　トレッドミル負荷試験における心電図
負荷後 V_3〜V_6 誘導において ST 低下を認めた

　運動負荷心筋シンチグラフィ検査では前壁中隔領域に一過性血流低下と完全再分布を認めた．冠動脈造影検査を行ったところ，左冠動脈前下行枝 Segment ＃6 に AHA 分類 90％病変（実測値 86％）と対角枝 Segment ＃9 に 75％病変を認めた．

② 治療方針

　冠動脈高度狭窄病変（1 枝病変）に伴う労作性狭心症と診断された．前下行枝領域の虚血所見が心筋シンチグラフィで確認されたため，狭窄病変に対する血行再建のうえ，高血圧管理を行う方針とした．

a）冠動脈疾患

　前下行枝 Segment ＃6 に冠動脈形成術（PCI）を施行した．ベアメタルステント挿入により狭窄率 0％まで拡張に成功した．対角枝は血管径，冠流域ともに小さかったため Segment ＃9 に対して PCI は行わなかった．冠動脈に有意病変が残存したため，β遮断薬ビソプロロール（メインテート®）2.5 mg 1× を開始した．階段昇降を行っても胸部症状を自覚することはなかったため退院とした．

b）高血圧症

　前医より半減期が短い Ca 拮抗薬・ジルチアゼム（ヘルベッサー®錠）が処方されていたが，入院後も血圧は 140〜180/60〜90 mmHg と大きく変動していた．そこで，より半減期の長い長時間作用型のニフェジピン（アダラート CR®）40 mg 2× に変更した．上記のように狭心症に対してビソプロロール（メインテート®）2.5 mg 1× を追加したが，それでも 140/90 mmHg 未満に降圧目標値を達成できなかった．そこで，バルサルタン（ディオバン®）80 mg 1× 朝を追加したところ，110〜130/60〜80 mmHg にコントロールされた．

c）脂質異常症

　　入院時の採血ではTC 238 mg/dL, HDL 88 mg/dL, TG 102 mg/dL, LDL-C 131 mg/dL であった．冠動脈に器質的狭窄を有する症例であり，LDL-C 値は100 mg/dL 未満まで積極的に低下させるべきと考え，スタチン製剤としてロスバスタチン（クレストール®）2.5 mg を開始した．その後，LDL-C は86 mg/dL まで低下した．

③ 退院時処方

　　クロピドグレル（プラビックス®）75 mg 1 T 朝1 回，ビソプロロール（メインテート®）2.5 mg 1 T 朝1 回，アスピリン（バイアスピリン®）100 mg 1 T 朝1 回，長時間作用型ニフェジピン（アダラートCR®）20 mg 1 T 朝夕2 回，バルサルタン（ディオバン®）80 mg 1 T 朝1 回，ロスバスタチン（クレストール®）2.5 mg 1 T 夕1 回

10．考　案　▶ Advice from Professional 1 参照

　　高血圧の治療の真の目的は臓器保護にある．高血圧症患者に対して内服治療を行われている割合は増えているが本文中に示したように久山町研究では2002年の時点でも半数に満たなかった．また，2000年から2001年に行われた12事業所の20歳以上の男女勤務者6,186人の調査によると，高血圧の患者において30歳代では男女とも70％が未治療であった[1]．40，50歳代男性においても44％，39％が未治療であった．降圧治療患者における血圧管理状況を調査している大迫研究では**約半数の患者が通常の診察室血圧で判定しても家庭血圧で判定しても血圧管理が不十分である**ことを見出している[2]．

　　以上の結果から，わが国では高血圧症に対する治療の普及率，降圧達成率はいまだに十分ではないものと思われる．本症例も降圧不十分であったと思われ，高血圧が心筋仕事量の増大をきたし狭心症発症に至ったと思われた．また，器質的な冠動脈病変を有する狭心症はβ遮断薬の陰性変時・変力作用が病態の改善に有用な場合には積極的に使用されるべきであるといえるため，本症例にもβ遮断薬の処方を行った．

【文　献】　▶ Advice from Professional 2 参照

1) Tanaka, T. et al.：Awareness and treatment of hypertension and hypercholesterolemia in Japanese workers：the High-risk and Population Strategy for Occupational Health Promotion（HIPOP-OHP）study. Hypertens. Res., 30：921-928, 2007
2) Hozawa, A. et al.：Blood pressure control assessed by home, ambulatory and conventional blood pressure measurements in the Japanese general population：the Ohasama study. Hypertens. Res., 25：57-63, 2002

Advice from Professional

1 考察ポイント

Point 1
本症例のような降圧不十分の症例の場合，積極的な降圧薬の併用が勧められる．また，短時間作用型の薬剤が使用されている場合は，より長時間作用型の薬剤に変更し24時間にわたる降圧を行うことが大切である．

Point 2
Ca拮抗薬，β遮断薬，ACE阻害薬，ARBなどの降圧薬を使用するにあたり，クラスエフェクトのみならず，各薬剤により作用機序，作用時間，降圧力などの特徴が違うことを認識していると選択の幅が広がる．冠攣縮の要素がある狭心症患者に対してCa拮抗薬を処方する場合を例にあげると，ジルチアゼムの降圧力は強くないが刺激伝導系を介する徐脈作用があり，また冠拡張作用が強いことから，頻脈傾向や血圧はあまり高くない症例に投与しやすい．夜間や明け方に発作が頻発する場合にはジルチアゼム徐放剤を選択する．ニフェジピンは降圧力，冠拡張作用が強いので血圧も高く，強い冠攣縮の要素もある症例に使用するが，反射性交感神経亢進を避けるため長時間作用型の剤型を使用する．これらは，あくまでも一例であり，参考となれば幸いである．

Point 3
考察を作成するにあたり，参考とした書籍や論文を1つ入れておくことを薦める．ガイドラインはこれまでに行われた臨床試験のエビデンスをもとに作成されているため，ガイドラインに載っている文献を参考にするのもよいと思われる．

2 押さえておきたい論文

文献1 ： Tanaka, T. et al.： Hypertens. Res., 30 ： 921–928. 2007
本研究の対象となった事業所では毎年検診を実施しており，その受診率も高いにもかかわらず，高血圧症に対する治療率がいまだ低かったことを示した報告である．いまだに一時予防や患者に対する啓蒙は十分ではないと思われる．

文献2 ： Hozawa, A. et al.： Hypertens. Res., 25 ： 57–63. 2002
自由行動下血圧（ABPM），家庭自己血圧測定の臨床的意義を検討した研究を大迫研究という．本論文はその研究の一部をまとめたものであり，高血圧症に対する降圧が不徹底であることを示したものである．この結果はわれわれの高血圧診療に再考の必要性を感じさせる貴重なデータと思われる．

memo

第5章 合併症をもつ高血圧の治療　§2 心疾患

5. 冠攣縮性狭心症を合併する高血圧治療

岡崎史子，吉村道博

Point

1. 冠攣縮性狭心症は，日本人の発症率が高いことが知られている
2. 冠攣縮性狭心症合併の高血圧ではまず禁煙指導が不可欠である
3. 薬物治療ではCa拮抗薬を中心とした治療が有用である

1 病態の特徴・疫学

冠攣縮は冠動脈の過収縮により起こる．それには血管内皮機能不全が関与し，それに伴い血管平滑筋の過収縮が生じると考えられる[1,2]．その臨床像としては異型狭心症だけでなく，労作性狭心症，急性心筋梗塞などの発症にも重要な役割を果たしている[3]．

一般に虚血性心疾患の発症頻度は欧米人で高く，アジア人ではそれほど多くないと言われている[4]．しかし，冠攣縮性狭心症に関しては日本人の発症率が高いことが知られており，急性心筋梗塞後の患者を対象に冠攣縮薬物誘発試験を実施した国際共同研究では欧米人での陽性率が37％だったのに対し，日本人では80％であった[5]．

わが国では冠攣縮性狭心症の診断基準に関して独自の施設基準で行われているという現状があったが，2008年に日本の循環器主要6学会の合同研究班より冠攣縮性狭心症の診断と治療に関するガイドラインが発表された[6]．冠攣縮性狭心症の診断フローチャートを図1に示す．冠攣縮性狭心症と血圧との関連は明らかではないが，虚血性心疾患のリスクとして高血圧の管理は重要であるため，以下その治療戦略について述べる．

2 治療のストラテジー

冠攣縮性狭心症を合併する高血圧ではまず禁煙指導が大原則である．次に冠攣縮性狭心症に有用である降圧薬を使用すること，また冠攣縮性狭心症を増悪させる可能性がある薬について慎重になることが必要である．

1）禁煙

冠攣縮性狭心症の治療として禁煙はクラスIである．喫煙により冠攣縮性狭心症が誘発されることはすでに明らかであり，喫煙が最も強いリスクであるということをわれわれは報告している[7]．

また245人の冠攣縮性狭心症患者を平均7年間経過観察した検討では喫煙者と非喫煙者では喫煙者で明らかに生存率が低いことが報告されている（図2）[8]．

喫煙が高血圧を引き起こすこともほぼ示されており，高血圧合併冠攣縮性狭心症患者では薬物療法の前に禁煙指導が不可欠である．

2）Ca拮抗薬

冠攣縮性狭心症の治療薬としてクラスIに分類されている降圧薬はCa拮抗薬である．Ca拮抗薬は血管平滑筋細胞内Ca^{2+}流入を抑制し，冠攣縮予防にきわめて有効である．

Ca拮抗薬のなかでは降圧に伴う反射性頻脈が少なく，作用が持続する長時間作用型のCa拮抗薬が選択される．以前は短時間作用型Ca拮抗薬が主流であったが，急激な降圧や反射性頻脈により心筋虚血が惹起される可能性があり，1990年代に入りあまり使用されなくなった．いわゆる狭心症を対象にした大規模臨床試験ではあるが，海外において長時間作用型ニフェジピンを使用したACTION試験[9]，アムロジピンを使用したPREVENT試験[10]がある．どちらの試験も心血管イベントの発生率は有意差を認めなかったが，血行再建術施行などは有意に減少しており，狭心症合併の高血圧に対し安全に使用できると思われる．

一方，冠攣縮性狭心症を対象とした大規模臨床試

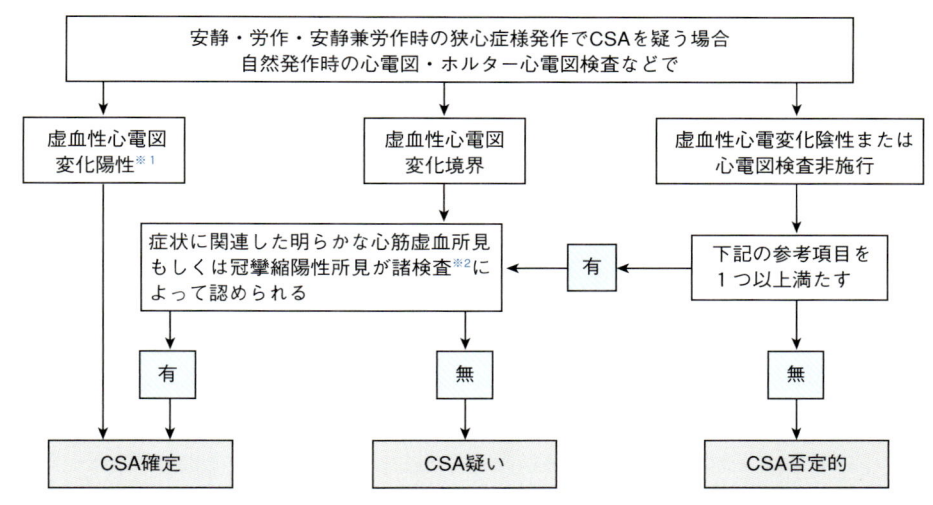

● 図1 **冠攣縮性狭心症（CSA）の診断フローチャート**（文献6より引用）

硝酸薬によりすみやかに消失する狭心症様発作で，以下の4つの項目のどれか1つが満たされれば冠攣縮疑いとする．
① （特に夜間から早朝にかけて）安静時に出現する
② 運動耐容能の著明な日内変動が認められる（早朝の運動能の低下）
③ 過換気（呼吸）により誘発される
④ Ca拮抗薬により発作が抑制されるがβ遮断薬では抑制されない

※1 明らかな虚血性変化とは，12誘導心電図にて，関連する2誘導以上における一過性の0.1 mV以上のST上昇または0.1 mV以上のST下降か陰性U波の新規出現が記録された場合とする．虚血性心電図変化が遷延する場合は急性冠症候群のガイドラインに準じ対処する．

※2 心臓カテーテル検査における冠攣縮薬物誘発試験，過換気負荷試験などを指す．なお，アセチルコリンやエルゴノビンを用いた冠攣縮薬物誘発試験における冠動脈造影上の冠攣縮陽性所見を「心筋虚血の徴候（狭心痛および虚血性心電図変化）を伴う冠動脈の一過性の完全または亜完全閉塞（＞90％狭窄）」と定義する．

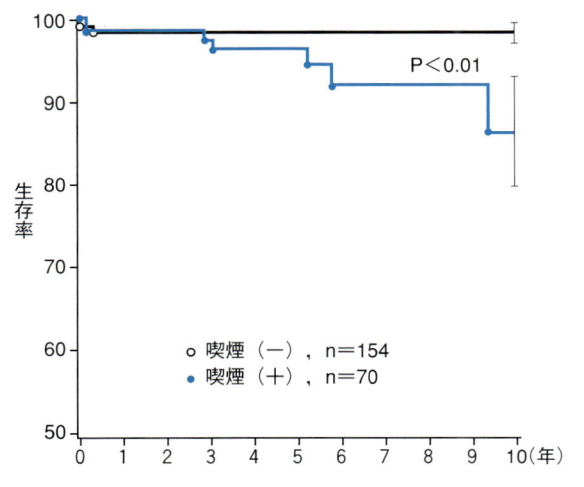

● 図2 **喫煙による冠攣縮性狭心症患者の生存率への影響**（文献8より引用）

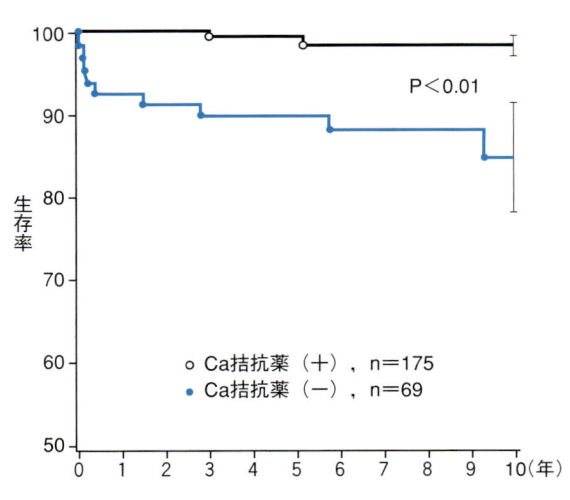

● 図3 **Ca拮抗薬による冠攣縮性狭心症患者の生存率への影響**（文献8より引用）

験は少ないが，前述の冠攣縮性狭心症患者245人を7年間経過観察した検討では，Ca拮抗薬服用者では非服用者に比べ長期予後がよいことが報告されている（図3）[8]．

a）ジルチアゼム，ニフェジピン

運動誘発性冠攣縮性狭心症30例に対してプロプラノロール，ジルチアゼム，ニフェジピンを投与した研究では，Ca拮抗薬投与が発作予防に全例において有効であった[11]．

b）アムロジピン

冠攣縮性狭心症がすでに診断されている患者52例に対してアムロジピン群とプラセボ群に無作為に割り付けた試験では，狭心症発作の発生率がプラセボ群に比してアムロジピン群では有意に低下したという報告がある[12]．

c）ベニジピン

またベニジピンは優れた降圧効果と冠攣縮抑制効果を併せもつ薬剤である可能性がある．すなわち，冠攣縮性狭心症患者においてベニジピン使用群148例とそれ以外のCa拮抗薬を使用した群371例において，心血管イベントの回避生存率はベニジピン群で有意に多かったと報告されている[13]．

また，冠攣縮性狭心症患者にベニジピンを投与された34例に対し，患者背景が同じになるようにジルチアゼムが投与された冠攣縮性狭心症患者34例を対照群として観察研究が行われた．ベニジピン群では平均5.9年の追跡期間内に心事故は急性心筋梗塞1例のみ（心事故回避生存率は97％）であったが，ジルチアゼム群では平均6.3年の追跡期間内に急性心筋梗塞5例，突然死1例，不安定狭心症2例（心事故回避率45％）であった[14]．

このようにCa拮抗薬が冠攣縮性狭心症を伴う高血圧治療の第一選択薬であることは間違いないが，そのなかでも何が優れているのかは十分なエビデンスはまだなく，現時点では症例ごとに効果をみていく必要がある．

3）AT Ⅱ受容体拮抗薬（ARB）

JIKEI Heart Study[15]では高血圧，冠動脈疾患，心不全を有し，すでに降圧治療されている日本人に対しバルサルタンを追加投与した場合の臨床的有用性を検証した．その結果，バルサルタン追加投与群では現行治療に比べ心血管イベントが有意に減少した．狭心症合併の高血圧患者は約3分の1であり，内訳として冠攣縮性狭心症以外の狭心症患者も含まれてはいるが，細かい解析はまだされていない．しかしながらそのような患者群で狭心症による入院が65％減少したことは意義深いと思われる．

また，われわれはバルサルタンが冠攣縮性狭心症発作予防に著効した1例を報告している[16]．冠攣縮性狭心症発作をくり返す78歳男性でジルチアゼム200 mg，硝酸イソソルビド 40 mgでの治療下でも夜間就寝中に2～3回の発作が起こっていた．この症例にバルサルタン 80 mgを投与したところ発作回数は減少し，160 mg投与では発作はほぼ完全に消失した．冠攣縮では内皮機能不全が問題であり，ARBはその改善に重要な役割を果たしていると考えられる．冠攣縮にARBが単独で有効とは言えないが，Ca拮抗薬への追加処方としては有用であろう．

> **memo　JIKEI Heart Study**
> JIKEI HEART Studyは現在治療中の日本人心血管病患者3,081例に対し，従来治療にバルサルタンを追加投与するとさまざまな心血管イベントを予防できることを示した．日本人に多いと言われる脳卒中のリスクを40％，また狭心症を65％減少させたなど，臨床的意義は大きい．

4）β遮断薬

前述のガイドライン[6]では**冠動脈に有意狭窄のない冠攣縮性狭心症でβ遮断薬単独使用はクラスⅢであり基本的に禁忌である**．単独での使用は相対的にα受容体優位となり血管収縮を助長し，冠攣縮性狭心症を増悪させ[3]，予後を悪化させる可能性が示唆されている[13]．

一方冠動脈に有意狭窄のある場合の冠攣縮性狭心症に対するβ遮断薬の使用はCa拮抗薬や硝酸薬との併用という条件付でクラスⅡaとなっている．

3　処方の実際

第一選択薬として長時間作用型Ca拮抗薬を用い，降圧が不十分な場合，追加処方としてARBが推奨される．

1) 塩酸ベニジピン（コニール®）4～8 mg，1錠1日1回就寝前または塩酸ジルチアゼム（ヘルベッサーR®）100 mg，1錠1日1回就寝前

　Ca拮抗薬は血管平滑筋細胞内 Ca^{2+} 流入を抑制し，冠攣縮予防にきわめて有効である．特にベニジピンはエビデンスが豊富であり，またジルチアゼムは日本において長きに使用されており安全に使用できることが確認されている．

　冠攣縮性狭心症の発作は夜間から明け方に多いことが知られているので，この時間帯に十分冠攣縮を予防するためには，就寝前の服薬が望ましいと思われる．

2) バルサルタン（ディオバン®）40～80 mg，1錠1日1回朝食後（血圧と発作の状況に合わせて適宜増減）

　ARBやACE阻害薬は冠攣縮性狭心症治療薬とはいえないが，症例で提示したように血管内皮機能改善などにより発作を軽減させる可能性のある薬剤であり，またその降圧効果については広く知られているとおりである．Ca拮抗薬でコントロールのつかない冠攣縮性狭心症合併の高血圧症例には併用を考えてもよいと思われる．

注意点

① ジルチアゼムでは洞性徐脈，房室ブロックの副作用があり，特に高齢者などでは慎重に投与する．
② ARBは高K血症に注意する．
③ ARBは血清クレアチニン 2 mg/dL以上では減量する．

4 おわりに

　冠攣縮性狭心症の診断と治療に関するガイドラインが2008年に発表された．日本人では冠攣縮性狭心症患者が欧米に比べ多いことがわかっているが，Ca拮抗薬以外の治療のエビデンスはまだ十分とは言えない．今後日本人のエビデンスの集積が望まれる．

<文　献>
1) Kugiyama, K. et al.: Circulation, 94 : 266-271, 1996
2) Kugiyama, K. et al.: J. Am. Coll. Cardiol., 30 : 920-926, 1997
3) Yasue, H. et al.: Circ. Res., 52 : 1147-1152, 1983
4) Steg, P. G. et al.: JAMA, 297 : 1197-1206, 2007
5) Pristipno, C. et al.: Circulation, 101 : 1102-1108, 2000
6) 循環器病の診断と治療に関するガイドライン 2006-2007年合同研究班報告: Circ. J., 72 : 1195-1238, 2008
7) Takaoka, K. et al.: Int. J. Cardiol., 72 : 121-126, 2000
8) Yasue, H. et al.: Circulation, 78 : 1-9, 1988
9) Poole-Wilson, P. A. et al.: Lancet, 364 : 849-857, 2001
10) Pitt, B. et al.: Circulation, 102 : 1503-1510, 2000
11) Yasue, H.: Chest, 78 : 216-223, 1980
12) Chahine, R. A. et al.: J. Am. Coll. Cardiol., 21 : 1365-1370, 1993
13) Ito, A. et al.: J. Cardiovasc, Pharmacol., 44 : 480-485, 2004
14) Sakata, K. et al.: Therapeutic Research, 24 : 2093-2100, 2003
15) Mochizuki, S. et al.: Lancet, 369 : 1431-1439, 2007
16) Sakamoto, T. et al.: Int. Med., : 1425-1429, 2007

第5章 合併症をもつ高血圧の治療　§2 心疾患

6. 心房細動を合併する高血圧治療

川村祐一郎

Point

1. 高血圧によって心室リモデリングが進行すると拡張機能が障害され，左室拡張末期圧ひいては左房圧の上昇がもたらされ，心房細動が発生しやすくなる
2. 心房細動のアップストリーム治療として，RA系阻害薬の有効性が確立されつつある
3. しかしながら，血圧コントロールそのものも重要で，良好な降圧が得られない場合は多剤の併用も考慮すべきである

1 病態の特徴・疫学

　心房細動は，近年の高齢化に伴い増加している不整脈であり，心不全や脳梗塞の発症リスクを大きく増加させることが知られている．ところで，わが国を含め多くの国で，心房細動の基礎疾患として高血圧が最多であるという成績が出されている．さらに，高血圧は心房細動の独立した危険因子であり，その発症を1.4〜1.9倍に高めることも示されている．また，きわめて重要な心房細動新規発症の危険因子として左室肥大と左房拡大があげられるが[1]，高血圧はその大きな一因である．さらに，心房細動患者においては，高血圧の適切な治療によって心房細動の出現を14％減少できると推測されている[2,3]．

　近年，心房細動そのものに対する治療の他に，その基礎病態に対する治療が，いわゆるアップストリーム治療として注目されているが，血圧のコントロールこそまさにアップストリーム治療の代表であると思われる．本稿では，心房細動の上流にある基礎疾患・原因にさかのぼった心房細動の発症や慢性化の予防・治療の観点からの血圧管理の意義について検討することを目的とする．

2 治療のメカニズムとストラテジー

1）高血圧患者における心房細動発生のメカニズム

　高血圧によって心室肥大，すなわち心室リモデリングが起こり，進行すると拡張機能が障害される．また左室の拡張機能障害に伴い，左室流入障害が生ずると，拡張末期の左房圧の上昇がもたらされる．そのため左房拡大を生じ，心房リモデリングが進行し，心房細動発生頻度が上昇する（図1）[3]．左房拡大は高血圧患者の血圧管理の指標になり，またFramingham研究においても，左房径が5 mm増加することで心房細動の発症率が39％増加すると報告されており，左房拡大の程度が心房細動の発症の予測因子と考えられる．

　左房圧負荷および拡大による心筋細胞の伸展刺激は，機械的伸展刺激依存性Caチャネルを介してCa^{2+}の流入を促進する．また伸展刺激はアンジオテンシンⅡ（ATⅡ）を増加させ，これもCa^{2+}の流入を促進する．その結果，異常自動能が亢進し電気的異

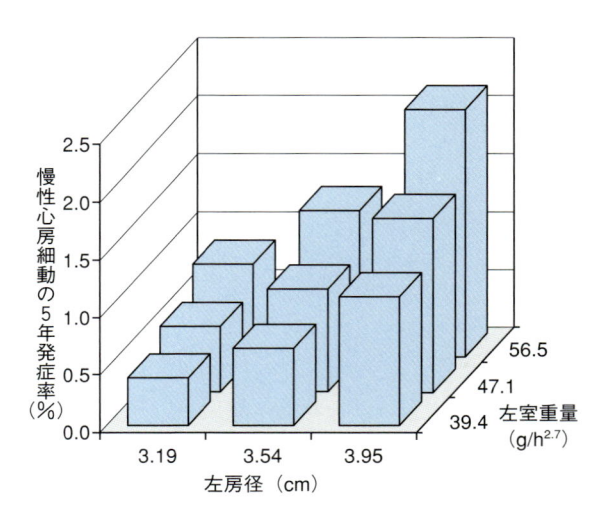

● 図1　左房径・左室肥大と心房細動
（文献3より改変して転載）

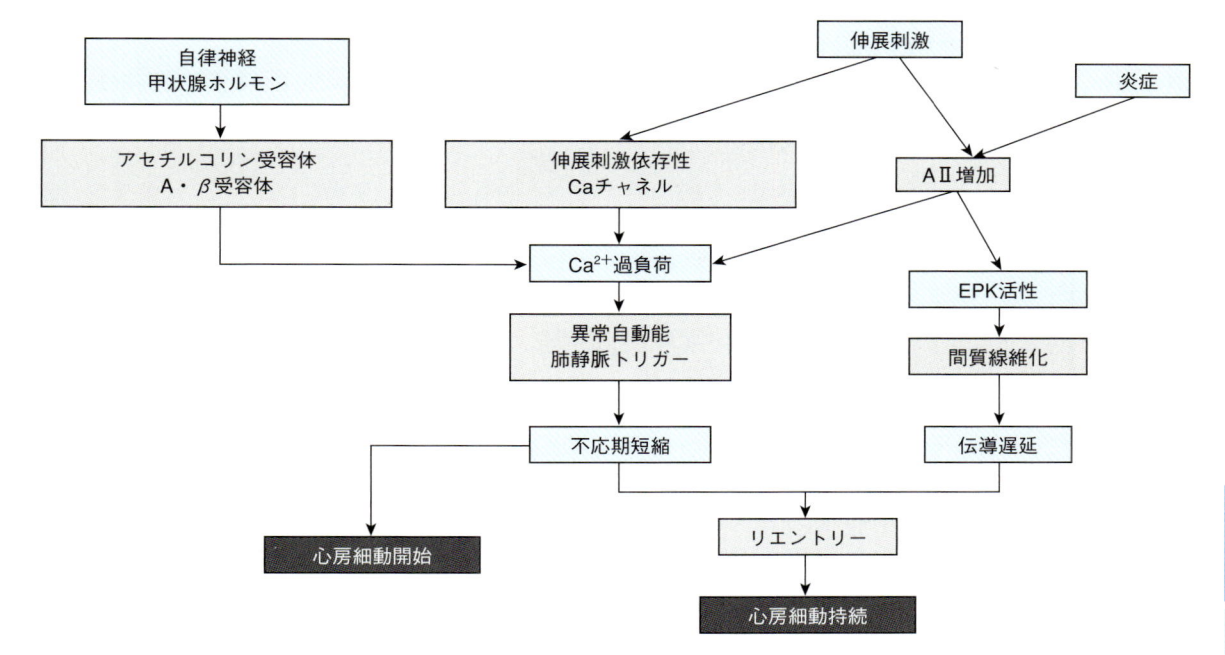

● 図2 心房細動の発症・慢性化の機序
（文献4より改変して転載）

所性興奮の発現が引き金となって，心房細動が発生する．さらに持続する伸展刺激によってATⅡ産生が亢進すると，MAPキナーゼであるEPK（extracellular signal-regulated kinase）が活性化される．EPKの活性化は，心房組織の間質の線維化を引き起こすため，刺激伝導速度が遅延し，Ca^{2+}過負荷による不応期の短縮も伴い，リエントリーが生じやすくなることで，心房細動が持続し慢性化していくと考えられる．このことより，左房拡大による心筋細胞の伸展は，心房細動の発症のみならず，心房細動の慢性化にも関与していることが推測される（図2）[4]．

2）心房細動に対するRA系抑制の意義

a）高血圧治療薬

高血圧治療薬としてCa拮抗薬，ACE阻害薬，ARB，β遮断薬，利尿薬などが，単剤もしくは併用薬として推奨されている[5]．

左室心筋肥大や左房拡大の退縮に関しては，血圧下降は同程度であっても，降圧薬の種類により心筋肥大の退縮効果が異なる可能性があり，Ca拮抗薬，ACE阻害薬，ARBが効果的であるという結果が報告されている．なかでも注目されているのは，ACE阻害薬，ARBなどRA系阻害薬である．

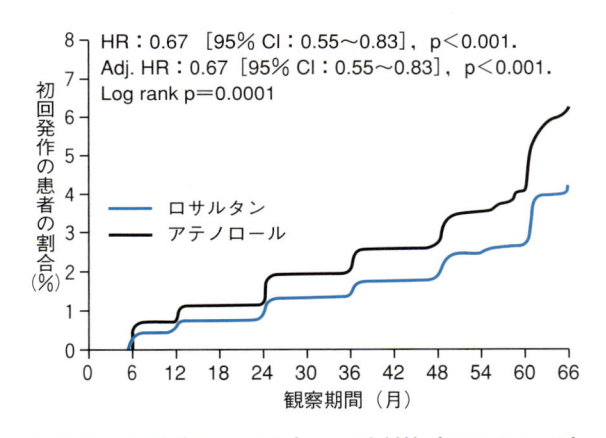

● 図3 ARB（ロサルタン）とβ遮断薬（アテノロール）の心房細動新規発症の差
（文献6より改変して転載）

b）LIFE・その他の研究

LIFE（Losartan Intervention For Endpoint）研究のサブ解析において，高血圧の是正により心筋肥大の退縮や左房径の縮小が促進され，心房細動の発症が抑制され，心房細動合併患者での脳卒中の発症率が低下すること，またβ遮断薬に比して，ARBで心房細動の新規発症・心血管系疾患発症が抑制されることが報告された（図3）[6]．

高血圧による左房の伸展刺激が，ATⅡの亢進を

介してEPKの活性化やCa^{2+}過負荷を引き起こすと考えると，心房細動を有する高血圧患者の降圧薬としては，RA系を抑制するACE阻害薬やARBを選択することが適切と考えられる．

動物実験モデルでの検討でも，ARBが心筋組織の線維化抑制を介して解剖学的リモデリングを阻止し，それに併発する電気学的リモデリングを抑制することが報告されている．Kumagaiらは，イヌ心房筋の頻回刺激による心房筋の不応期の短縮（電気学的リモデリング）および心房筋の線維化（解剖学的リモデリング）がRA系によって阻止されることを明らかにしている[7]．

その他の多くの研究結果からも，心房細動を有する高血圧患者ではRA系の亢進の関与が大きく，降圧薬としては，これを抑制するACE阻害薬やARBを選択することが適切と考えられる．昨年発表された心房細動（薬物）治療ガイドライン（2008年改訂版）においても，RA系阻害薬の投与は有益なアップストリーム治療として位置付けられている[8]．

3）降圧治療そのものの重要性

a）降圧自体の役割

ACE阻害薬と他の降圧薬とで，心房細動抑制効果に有意差がないという報告もいくつかみられる[9]．しかし，ACE阻害薬，ARBの発作性心房細動抑制効果が，左室肥大を有する患者，高血圧を有する患者で特に高いことが知られているが，このことの1つの理由として，降圧自体の役割が重要である可能性は大きいと思われる．

b）血圧コントロールの役割

以上の観点からわれわれは，発作性心房細動を有する患者での，心房細動発作の抑制に関する血圧コントロールそのものの役割について検討した[10]．対象は当科外来にて投薬治療を行っている発作性心房細動患者112名で，発作性心房細動のEventが良好にコントロールされた患者の比率を2つの分類方法で群間比較を行った．分類1では，高血圧を有さない群（Ⅰ），高血圧を有する患者のうちACE阻害薬・ARBでの降圧治療を行った群（Ⅱ），ACE阻害薬・ARB以外の降圧薬で降圧治療行った群（Ⅲ）の3群に分類した．また分類2では，上記のⅡ，Ⅲ群74名を，降圧薬の種類に関係なく血圧のコントロール状況（血圧130/85 mmHg未満を得られた群とそうでない群）により2群に分類した．

ここでEventとは①30分以上継続する動悸発作，②発作性心房細動での受診・入院，③外来受診時（1回/2～4週間）での心房細動のECGによる確認とし，上記を認めない場合をEvent freeとした．

まず，分類1では，患者背景で，年齢，男女比，抗不整脈薬併用の割合などに3群間で有意差はなかったものの，Ⅱ群すなわちACE阻害薬・ARBでの降圧治療を行った群で，他の2つの群と比して，有意に器質的心疾患を有する患者が多いという結果であった．ただしⅡ群，Ⅲ群における降圧効果は同等であった．この条件下でEvent freeの比率は，Ⅰ群で最も高く，Ⅱ群，Ⅲ群では有意差がなかった（図4 A）．

次に分類2では，降圧効果が十分であった群

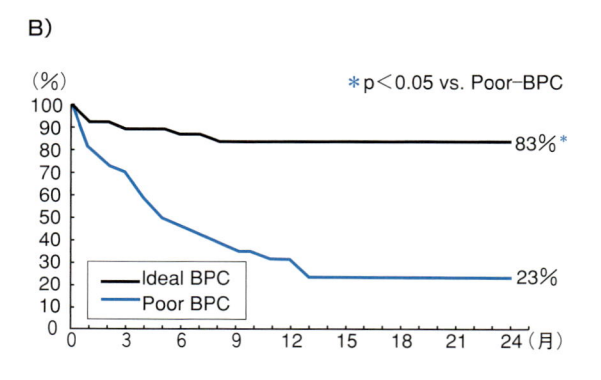

● 図4　Event free曲線（文献10より引用）
　　A）分類1
　　B）分類2

(Ideal BPC），不十分であった群（Poor BPC）間で年齢，性別，器質的心疾患を有する患者の割合に有意差はなく，また降圧治療に対してACE阻害薬・ARBを用いた患者と用いなかった患者の比率も同等であったが，Ideal BPC群で明らかににEvent freeの比率が高いという結果が得られた（図4B）．

分類1の検討に関しては，Ⅱ群，Ⅲ群のEvent freeの比率が同等であったとはいえ，Ⅱ群に有意に器質的心疾患を有する群が多かったことを考えると，ACE阻害薬・ARBの心房細動抑制効果は評価すべきである．しかしながら，分類2での比較結果を重視すると，**高血圧患者の心房細動抑制の基本的条件は正常血圧までの降圧である**という考えは妥当と思われる．

3 処方の実際

1）降圧薬に関して

上述の諸点から，心房細動合併例の降圧治療として最も推奨されるのは，RA系阻害薬すなわちACI阻害薬・ARBである．ただし，あくまでも重要なのは血圧のコントロールであり，正常血圧までの降圧を得られなければ心房細動抑制効果は不十分であるため，適宜Ca拮抗薬など他の薬剤の併用を考慮する．

2）心房細動の治療に関して

a）洞調律維持の期待ができるもの（発作性ないしは持続性心房細動）

心房細動（薬物）治療ガイドライン（2008年改訂版）[8]によれば，基礎心疾患のない心房細動（孤立性心房細動：lone AF）と基礎心疾患を有する心房細動で治療の考え方が大きく異なる．前者の場合，発作性心房細動（7日以内に自然停止するもの）ではいわゆるⅠ群薬，持続性心房細動ではⅢ群薬が第一選択となる（図5A）．一方，肥大心・不全心・虚血心などでは，陰性変力作用を有するⅠ群薬は推奨されずⅢ群薬が中心となるが，アップストリーム治療の重要性はきわめて高い（図5B）．

高血圧患者においては，初期ではlone AFと同様の治療でよいと思われるが，肥大など器質的変化（いわゆる高血圧性心疾患）がみられる場合は後者の考え方で治療する．くり返すがアップストリーム治療としての血圧コントロールは不可欠である．

b）洞調律維持が期待できないもの（永続性心房細動）

基礎心疾患の有無を問わず，心拍数調節が治療の中心となる．一般にはβ遮断薬や非ジヒドロピリジン系Ca拮抗薬が用いられるが，これで不十分な場合，補強する形でジギタリスの併用も考えられる．ただし，高血圧性心疾患の主病態が肥大である場合はジギタリスは好ましくなく，β遮断薬やCa拮抗薬が主体となる．虚血心ではβ遮断薬を中心に用いる．一方，不全心，特に高血圧性心疾患が進行し，左室内腔が拡大（遠心性心肥大）しているうえに永続性心房細動が合併しているような場合，β遮断薬は使用しづらく，ジギタリスのよい適応となる場合が多い．詳細はガイドラインを参照されたい．

> **注意点**
> ① アップストリーム治療としての降圧療法としては，血圧130/85 mmHg未満を目標とする．
> ② 心拍数調整においては，肥大心ではジギタリスは好ましくなく，心不全ではβ遮断薬は使用しづらい

4 おわりに

高血圧患者では，適切な降圧が得られなければ心筋肥大の退縮や心房内圧低下，心房伸展刺激の緩和は望みづらく，心房細動発生の基盤となる．

心房細動の新規発症抑制におけるACE阻害薬，ARBの効果が確立されてきている．ただし，その根拠となる臨床研究の多くは後ろ向きのサブ解析である．一方，今回提示したわれわれの結果，すなわち降圧そのものの重要性についても後ろ向き検討であり，結論付けるのは尚早と思われるが，1つの結果として示した．わが国でのJ-RHYTHM Ⅱをはじめ，現在進行中のいくつかの前向き研究による今後の検討が期待される．

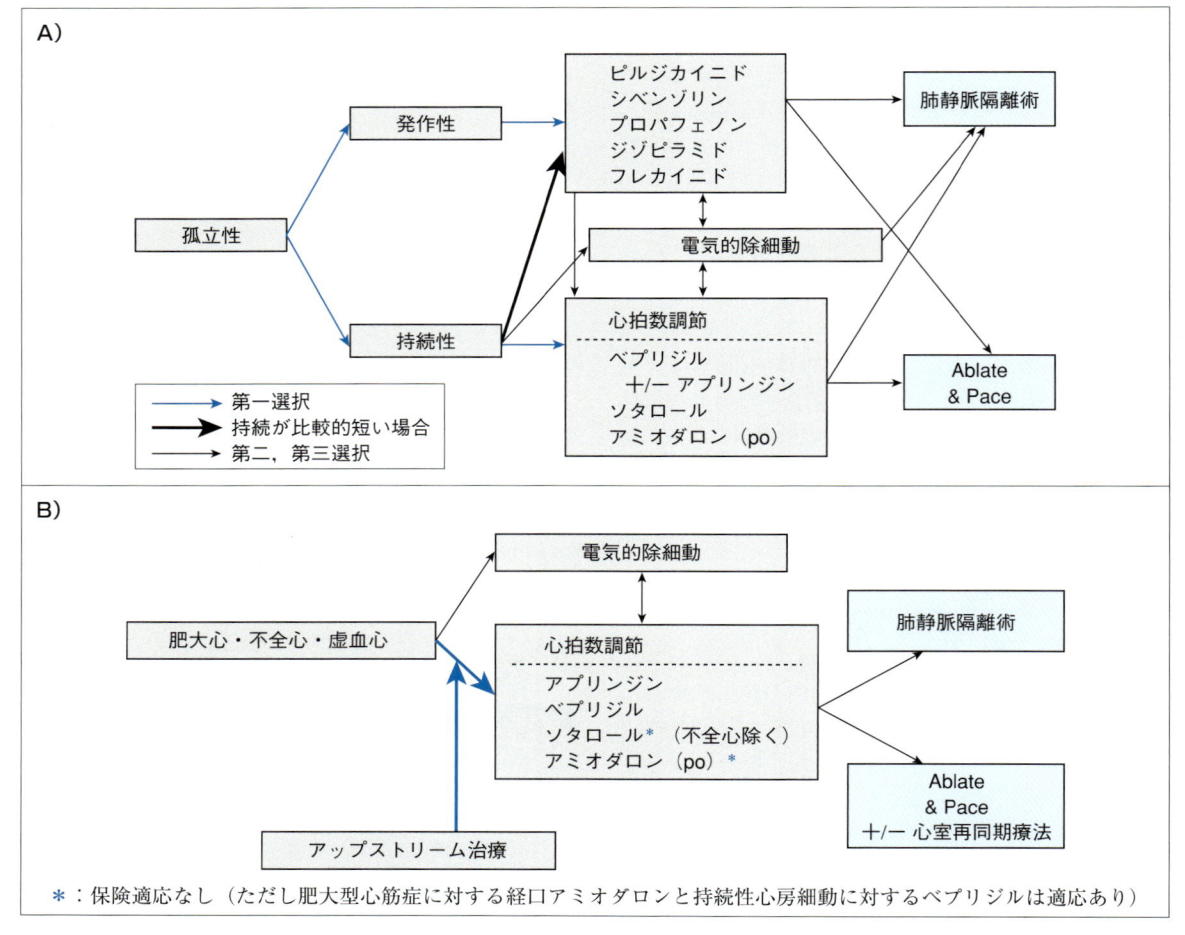

●図5　心房細動の治療戦略
　　A）孤立性心房細動に対する治療戦略
　　B）器質的病的心（肥大心・不全心・虚血心）に伴う心房細動に対する治療戦略
　　（文献8より引用）

＜文　献＞
1）「高血圧治療ガイドライン2009」（日本高血圧学会高血圧治療ガイドライン作成委員会 編），日本高血圧学会，pp46-59，2009
2）Benjamin, E. L. et al.：JAMA, 271：840-844, 1994
3）Verdecchia, P. et al.：Hypertension, 41：218-223, 2003
4）熊谷浩一郎：日本心電学会雑誌，25（4）：289-292，2005
5）「高血圧治療ガイドライン2009」（日本高血圧学会高血圧治療ガイドライン作成委員会 編），日本高血圧学会，pp37-45，2009
6）Wachtell, K. et al.：J. Am. Coll. Cardiol., 45：712-719, 2005
7）Kumagai, K. et al.：J. Am. Coll. Cardiol., 41：2197-2204, 2003
8）2006-2007年度合同研究班報告：Circulation Journal, 72（Suppl. IV）：1581-1658, 2008
9）Hansson, L. et al.：Lancet, 354：1751-1756, 1999
10）Tanabe, Y. et al.：International Heart Journal, 50（4）：445-456, 2009

第5章 合併症をもつ高血圧の治療　§3 血管疾患

1. 閉塞性動脈硬化症を合併する高血圧治療

坂東泰子，室原豊明

Point

1. PADは全身動脈硬化症の一徴候であり，合併する冠動脈疾患・脳卒中などに注意する
2. PADでのβ遮断薬は禁忌ではない
3. 降圧治療は下肢虚血症状そのものの改善には寄与しないと考えられている

1 病態の特徴・疫学

1）PAD

動脈硬化性末梢動脈閉塞症（peripheral artery disease：PAD）は55歳以上に好発し，性比は男性9に対し女性1であり，高血圧のみならず糖尿病・脂質異常症・CKDなど動脈硬化促進因子を複数合併していることから，必然的に冠動脈疾患や脳血管疾患を高率に合併することが知られている．

具体例をあげれば，約7万人を対象にしたアテローム血栓症のイベントリスクに関する国際観察研究であるREACH Registryにおいて，症状のあるPAD患者群の61.4％が他の動脈硬化性疾患（冠動脈疾患や脳血管障害など）を合併しており（図1）[1]，また1年以内の心血管イベント発症率はPADと診断された患者群では他の動脈硬化性疾患群に比し有意に高いことが明らかにされている（図2）[2]．すなわち，**PADはハイリスクな全身性動脈硬化症の存在を示す一徴候である**といえよう．

> **memo** 閉塞性動脈硬化症の略称について
> 閉塞性動脈硬化症は，末梢動脈疾患（peripheral vascular disease）のなかでもアテローム性動脈硬化症による四肢動脈の狭窄や閉塞により末梢の循環障害をきたす疾患を指す．閉塞性動脈硬化症に対し日本では従来ASO（arteriosclerosis obliterans）という呼称が多用されてきたが，これは海外の文献や世界保健機構（WHO）による国際疾病分類ICD[※1]などで使用されている国際標準の呼称ではないため，近年ではわが国でも，閉塞性動脈硬化症をASOではなく，動脈硬化性末梢動脈閉塞症（peripheral artery disease：PAD）と呼称する傾向にある．よって本稿中で取り上げる閉塞性動脈硬化症も国際標準に準じてPADと略称する．

2）高血圧の影響

高血圧は周知のごとく，動脈硬化の最も重要な危険因子の1つであり，海外の報告では，PAD患者の実に55％が高血圧を合併しているという報告がある[3]．末梢動脈疾患の国際的指針であるTASC II[※2]では，高血圧の合併は実にPAD罹患リスクを2～3倍に上昇させることが報告されている[4]．また別の報告では，収縮期血圧が10 mmHg上昇するごとにPADに対するオッズ比（＝PADへの罹りやすさ）は1.3（CI 1.2～1.5）倍に上昇するという[5]．しかしながら，

[※1] International Statistical Classification of Diseases and Related Health Problems）
死因や疾病の国際的な統計基準として，世界保健機関（WHO）によって公表された分類．略称はICD．

[※2] TASC II：Trans-Atlantic Inter-Society Consensus II
2000年に発表された下肢閉塞性動脈疾患の診断・治療指針に関する世界のコンセンサスをまとめたTASCの改訂版である．PADの疫学，危険因子および合併症の管理，間欠性跛行，慢性重症虚血肢，急性虚血，血管内治療／血行再建術，無侵襲診断の7つからなり，日本からも日本脈管学会（代表：東京医科大学 重松宏 教授・名古屋大学 古森公浩 教授）が参加している．

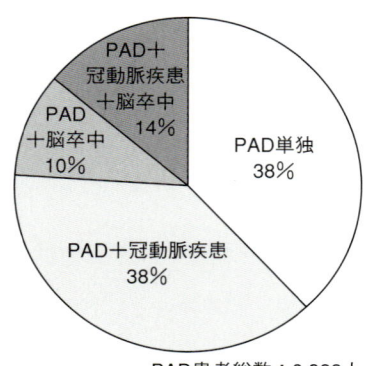

● 図1 PAD患者は冠動脈疾患や脳血管疾患を高率に合併する
（文献1より改変して引用）

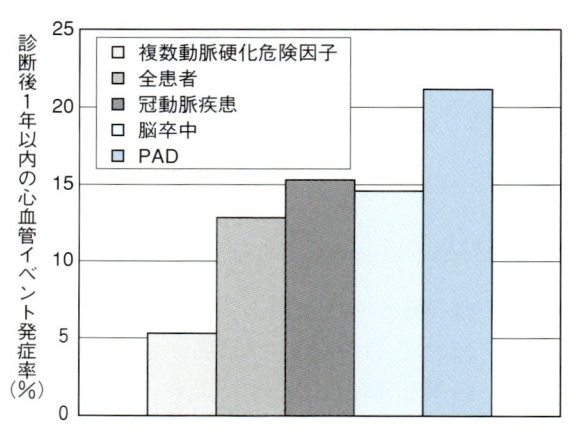

● 図2 PADはハイリスク全身性動脈硬化症の一徴候である
（文献2より引用）

TASC Ⅱでは，PADにおける厳格な降圧は下肢虚血症状の改善にはむしろ無効な場合が多いと指摘していることもまた特筆すべきである[4]．

これらより，PADにおける血圧管理は，下肢虚血症状改善を目的とするのではなく，PAD自体を含む全身動脈硬化症の発症・進展の原因の除去および管理，さらに高率に合併する脳・心血管イベントの一次および二次予防の点において不可欠であると考えられる．

3）合併症

また前述のごとく，PADでは高率に糖尿病や腎動脈硬化症によるCKDなど動脈硬化関連疾患を合併するため[6]，PADの血圧管理においてはこれら合併疾患を考慮し，おのおのの治療ガイドライン（例：慢性腎臓病治療ガイドライン・動脈硬化治療ガイドライン）に準じた降圧目標を達成・維持することも留意すべきである（TASC Ⅱ，エビデンスクラスA）．

4）降圧目標

すなわち，TASC Ⅱの推奨では，PADにおける血圧管理目標は，糖尿病やCKDを合併しない症例では140/85 mmHg以下，または糖尿病やCKDを合併する症例では130/80 mmHg以下とされている（TASC Ⅱ，エビデンスクラスA）．

2 治療のメカニズムとストラテジー：薬剤の選択について

1）ACE阻害薬

TASC Ⅱでは，サイアザイド系利尿薬＋ACE阻害薬をPADにおける降圧治療の第一選択薬として推奨している（TASC Ⅱ：エビデンスクラスB）．これは，大規模無作為化比較試験（HOPE試験）において，症状を伴った動脈硬化性PADに対するACE阻害薬の投与が，脳・心血管イベントを約22％抑制したことにもとづいている[7]．

また前述のごとく，PADには腎動脈硬化症が高率に合併するが，PADの血圧管理にACE阻害薬を用いた場合，腎不全の進行が有意に抑制されることもまた報告されている[8]．このように，PAD患者の血圧管理において，現時点でACE阻害薬は最も良好なエビデンスが報告されている．

2）ARB

ATⅡ受容体に選択的に作用することによりACE阻害薬より強力にATⅡの作用を阻害することで知られるARBについては，PADにおける有効性を示した無作為前向大規模臨床試験はいまだ発表されてない．しかし2006年に発表されたVALUE試験において，PADの既往の有無により一次エンドポイント（心血管事故による死亡）および二次エンドポイント（心筋梗塞・心不全・脳卒中の発症）をサブ解析した結果が公表されている．このサブ解析においても，

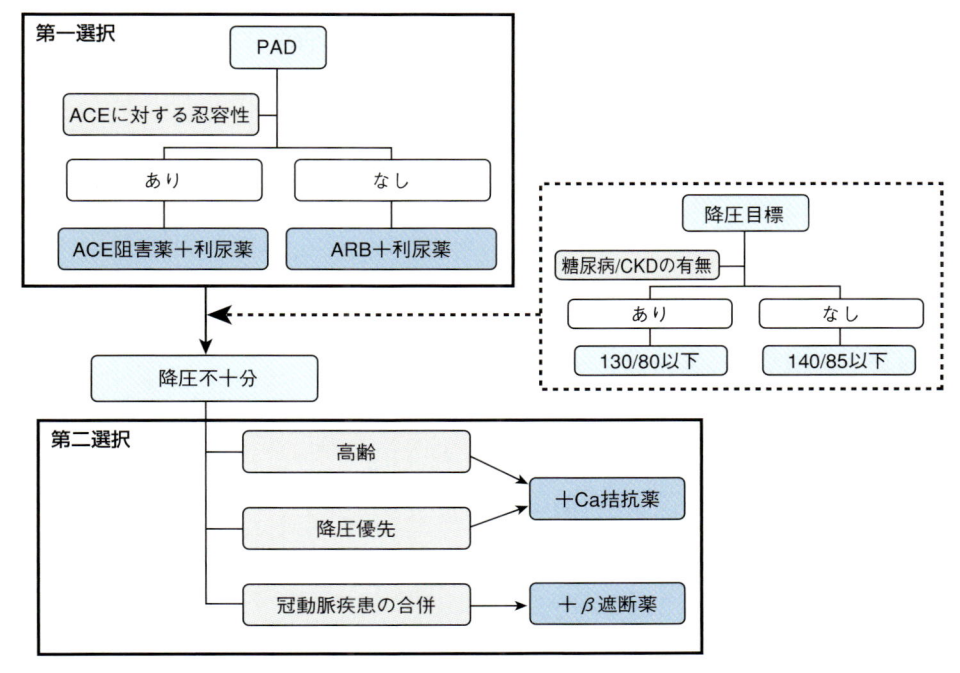

● 図3　PAD患者における降圧治療薬剤選択のフローチャート

ARBとCa拮抗薬では心事故の発生には有意な差はなかったが，降圧効果および心筋梗塞発症抑制においてはCa拮抗薬群が優れていたことが示された．

しかしながら，ARBについては，ACE阻害薬と同様，糖尿病および糖尿症性腎症の新規発症予防効果が期待され，ONTARGET試験で示されたように，ACE阻害薬との併用は有害ではあるものの，ACE阻害薬に忍容性のない患者に対する使用が考慮されることから[9]，PADにおけるARBの使用および有効性についてはさらなる解析が待たれる．

3）β遮断薬

β遮断薬に関しては，1970年代にはその心拍出量低下作用および内因性交感神経刺激（相対的なα受容体活性化）に伴う末梢血管抵抗上昇による末梢血流減少作用を介して下肢虚血症状の増悪が危惧されたことからPAD患者での使用が控えられてきたが，後年の無作為大規模臨床試験により，PAD患者においてもβ遮断薬は弊害なく安全に使用できることが示された[10]．

PAD患者に高率に合併する冠動脈疾患ではβ遮断薬の使用が推奨されていることが多く，特に，冠動脈疾患を合併するPAD患者においては，β遮断薬を投与することが考慮される（TASC II：エビデンスクラスA）．

3　処方の実際

すべてのPADに対し，忍容性に問題がなければ，ACE阻害薬およびサイアザイド系利尿薬を用いる．ACE阻害薬に忍容性がなく，糖尿病/CKD合併があればARBを代替薬として使用することが考慮される．降圧目標は糖尿病・CKDの有無により異なり，降圧不十分の場合はCa拮抗薬・β阻害薬のいずれかを追加投与する．高齢者で糖尿病/CKDがなく，降圧を優先するならCa拮抗薬を，冠動脈疾患合併例には，β遮断薬を追加することを考慮する（図3）．

注意点

① ACE阻害薬，ARBは高K血症の出現に注意する．
② ACE阻害薬はブラジキニン過剰産生に伴う空咳（約2％），血管浮腫（咽喉頭不快感など自発報告にて頻度不明）などの出現があるが，中断により消失する．

③ サイアザイド系利尿薬は低Na血症，低K血症など電解質異常に加え，高尿酸血症や耐糖能異常，高脂血症といった代謝異常の出現にも注意する．

4 おわりに

近年，日本の高齢者人口が増加したことや，糖尿病の増加とともに，動脈硬化性大血管障害の罹患率も右肩上がりに増加しており，PADについても糖尿病患者の実に10～15％前後に合併する．本稿で述べたように，PADは冠動脈疾患や脳卒中などハイリスクな全身性動脈硬化症の存在を示す一徴候であり，高血圧を含め，動脈硬化リスクの積極的管理が不可欠な病態であると考えられる．

＜文　献＞

1) Cacoub, P. P. et al.：Atherosclerosis., 2008
2) Steg, P. G. et al.：JAMA, 297（11）：1197-1206, 2007
3) Lip, G. Y. & Makin, A. J.：Cochrane Database Syst. Rev., 2003（4）：CD003075
4) Norgren, L. et al.：J. Vasc. Surg., 45 Suppl S：S5-67, 2007
5) Meijer, W. T. et al.：Arch. Intern. Med., 160（19）：2934-2938, 2000
6) Singer, D. R. & Kite, A.：Eur. J. Vasc. Endovasc. Surg., 35（6）：701-708, 2008
7) Yusuf, S. et al.：N. Engl. J. Med., 342（3）：145-153, 2000
8) Feringa, H. H. et al.：J. Am. Soc. Nephrol., 18（6）：1872-1879, 2007
9) Yusuf, S. et al.：N. Engl. J. Med., 358（15）：1547-1559, 2008
10) Paravastu, S. C. et al.：Cochrane Database Syst. Rev., 2008（4）：CD005508

第5章　合併症をもつ高血圧の治療　§3 血管疾患

患者抄録

2. 大動脈解離に伴う高血圧

仲田智之，宮原眞敏，伊藤正明

Point

1. 大動脈解離は大動脈壁が中膜レベルで2層に剥離した状態である
2. 大動脈解離はCT検査でその診断がなされることが多く，可能ならば造影剤を使用してその性状を詳細に評価することが望ましい
3. 大動脈解離の治療は，エントリー/リエントリーの位置や臓器虚血などの合併症の有無によって異なるが，厳密な降圧療法はいずれの場合でも必要である
4. 大動脈解離は，慢性期に移行しても引き続き厳密な降圧療法とリスク管理を必要とし，大動脈径の拡大などを注意深く観察する

1 病態の特徴・疫学

1) 病態

大動脈解離の発症率はわが国においては10万人あたり年間3人前後であると言われているが，報告によりさまざまでその詳細は不明である．好発時期は夏よりも冬に多いとされ，日内好発時間としては活動時間のam 6：00～am12：00が多いとされている．

症例の多くは血管内膜の傷害で始まり，病的に脆弱となった大動脈中膜の中に血液が流入して進行していく．脈圧のために血液は大動脈壁の中膜を縦方向に移動して大動脈に偽腔を形成する．この大動脈解離の死亡の危険因子は，冠動脈や頸動脈などの分枝血管を巻き込むこと，大動脈血管外への破裂，心タンポナーデなどであるため，治療方針を立てていくうえでこれらの合併症の評価，予防が肝要となる．

2) 診断

診断は症状からまず疑うことで始まる．症状は突然の胸背部痛を訴えることがほとんどで，その疼痛の性状は，典型的には引き裂かれるような，切り裂かれるような痛みとして表現される．発症直後には全体で50％程度が高血圧を呈し，ショック状態に陥るものは10％弱との報告がある[3]．

非侵襲的な検査として血液検査や胸部X線写真，エコー，CTなどがあげられ，診断のフローチャート（図）に沿って進められる．

3) 分類

大動脈解離と診断されれば治療方針決定のためにその分類が非常に重要となる．分類方法として臨床的には解離範囲にもとづくもの，偽腔の血流状態によるもの，発症からの病期によるものがあげられる（表）．一般に広く用いられているのがStanford分類とDe Bakey分類であり，解離腔が上行大動脈に及んでいるかどうかが治療方針決定に大きな影響を及ぼす．

また大動脈弁閉鎖不全症や心タンポナーデの合併，大動脈瘤径，分枝動脈の閉塞，臓器虚血の有無に関しても治療方針を決定するうえで非常に重要な評価項目となる．

2 治療のメカニズムとストラテジー

1) 急性期内科的治療

大動脈解離の治療として最も重要なことは，その分類や外科的治療の適応の有無にかかわらず降圧と鎮静および安静である．大動脈解離の病態は脆弱な大動脈中膜に血液が流入することで起こるために，血管の縦方向への解離の進行抑制，および横方向への進行抑制（瘤化抑制）といった治療は非常に重要

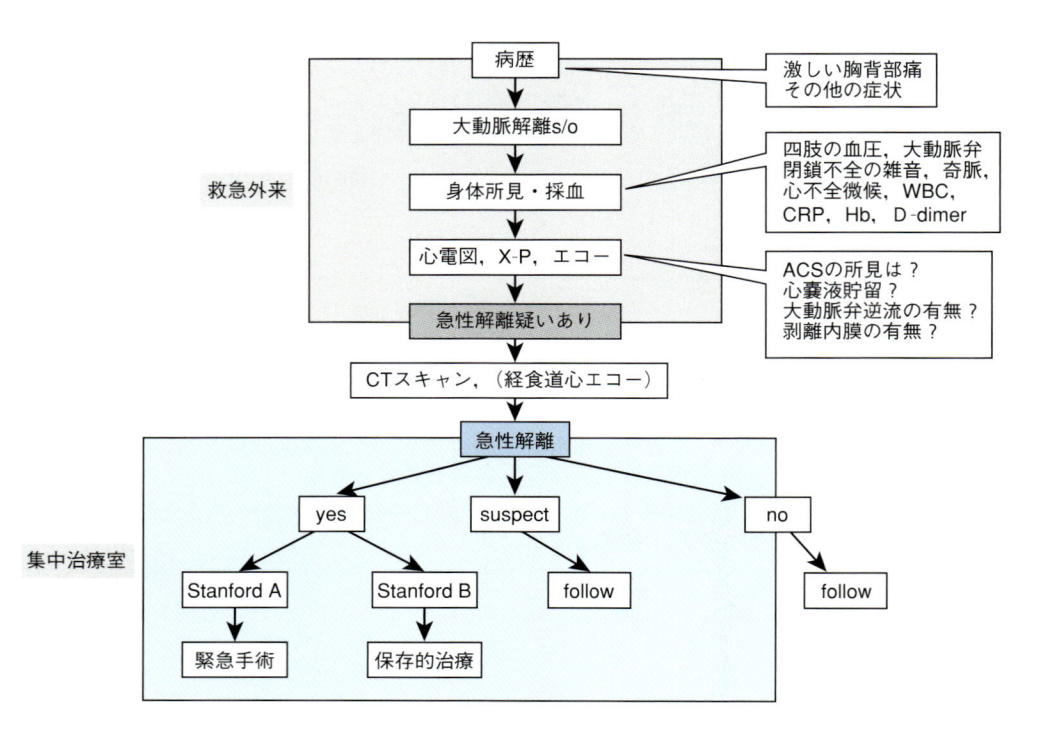

● 図　大動脈解離の診療フローチャート
（文献1より引用）

● 表　大動脈解離の分類

1．解離範囲による分類	2．偽腔の血流状態による分類
Stanford分類	偽腔開存型：偽腔に血液があるもの，部分的な血栓の存在はこの中に入れる 偽腔血栓閉塞型：偽腔が血栓で閉塞しているもの
A型：上行大動脈に解離があるもの B型：上行大動脈に解離がないもの	
DeBakey分類	**3．病期による分類**
Ⅰ型：上行大動脈に内膜亀裂があり弓部大動脈より末梢に解離が及ぶもの Ⅱ型：上行大動脈に解離が限局するもの Ⅲ型：下行大動脈に内膜亀裂があるもの Ⅲa型：腹部大動脈に解離が及ばないもの Ⅲb型：腹部大動脈に解離が及ぶもの	急性期：発症2週間以内，このなかで発症48時間以内を超急性期とする 亜急性期：発症後3週目（15日目）から2カ月まで 慢性期：発症後2カ月を経過したもの
DeBakey分類に際しては以下の亜型分類を追加できる	
逆行性Ⅲ型解離：内膜亀裂が下行大動脈にあり逆行性に解離が弓部から近位に及ぶもの 弓部型：弓部に内膜亀裂があるもの 弓部限局型：解離が弓部に限局するもの 弓部広範型：解離が上行または下行大動脈に及ぶもの 腹部型：腹部に内膜亀裂があるもの 腹部限局型：腹部大動脈のみに解離があるもの 腹部広範型：解離が胸部大動脈に及ぶもの	

（文献1，p1576より引用）

なポイントとなる．

降圧目標は一般的に収縮期血圧100〜120mmHgとされている．鎮静のためにも解離の進展によると思われる痛みが消失するまで血圧を下げることが重要となる．すみやかに厳格な降圧治療が必要とされるために，可能ならば動脈ラインを確保し，連続的な血圧のモニタリングを行うことが望ましいと思われる．使用推奨薬剤に関しても支持するエビデンスに乏しいが，原則的な考え方として，大前提はすみやかに降圧を得られる持続静注薬であり，これが超急性期の治療には望ましいといわれている．一般的にはβ遮断薬（プロプラノロール）の静注とニカルジピン，ニトログリセリン，ジルチアゼムなどの持続静注が頻用されている．慢性期治療にも通じて言えることであるが，β遮断薬は左室内圧波形（dP/dT）の急峻な立ち上がりを抑制する作用があり，心臓に対して陰性変力作用，陰性変時作用があるために大動脈解離の進行抑制には効果的である可能性が高く，静注薬や経口内服薬での使用が推奨される．

こういった薬剤を使用して血圧を厳格に管理するとともに，鎮静や鎮痛，安静のために麻薬性鎮痛薬や，必要であれば精神安定薬の使用も適宜検討していく．特に破裂の可能性が高いとされる48時間以内は絶対安静が必要である．また，合併症発生頻度の多いこの時期には頻回の心エコーやCTなどにて心囊水や胸水の貯留量のチェック，解離腔の進展，血管径の増大，主要分枝への血流のチェックなどが必須である．もしも合併症を認めた場合は，その合併症に応じた治療が必要となる．

2）急性期外科的治療

現在急性期の外科的治療の適応はStanford分類によって分けられることが多い．原則的には上行大動脈に解離が及ぶStanford A型の大動脈解離は緊急手術の適応とされている．A型は発症から1時間あたり1〜2％の致死率があると報告されており，破裂，心タンポナーデ，臓器虚血などが主な死因である．

逆に合併症のないStanford B型解離の場合は予後がよく，内科治療も外科治療も同等の結果であった，との報告がある．ただ，B型解離であっても破裂や切迫破裂，下肢虚血および臓器虚血，治療抵抗性の疼痛をきたした症例では外科的治療の適応とされる．

3）慢性期内科的治療

慢性期における最大の目標は再解離と破裂の予防であり，その中心は日常血圧の管理である．管理目標は収縮期血圧を130mmHgとしているものや，135/85mmHg以下にしているものなどさまざまであるが，明らかなエビデンスはない．

降圧薬の選択に関しても確実な降圧が得られることが肝要であるが，β遮断薬のみが入院などの解離関連事故を減らし，瘤径の拡大を抑制するなどのエビデンスがある．ただ，それに反する報告も散見されているためにβ遮断薬の効果はマルファン症候群以外に対しては明らかであるとは言えない．

慢性期に移行すれば安静度の制限はほとんどないと考えてよい．運動に関するエビデンスは少ないが，ランニングや自転車などの等長性，好気性運動が推奨され，運動強度は血圧が180mmHgを超えないような強度まで，とするべきであるといわれている．

また，慢性期でも解離関連事故の多い2年まではCTやMRIなどで大動脈径やULP（Ulcer Like Projection）の拡大の有無をフォローアップするべきであると推奨されている．

4）慢性期外科的治療

発症から2週間以上経過した慢性期症例の予後は良好で，状態が安定していればStanford A型でもB型でも内科的治療が勧められる．しかしながら，切迫破裂例や大動脈径の拡大を認める例，大動脈弁閉鎖不全症を認める例，解離の進展を認める例などは侵襲的治療を検討するべきである．

最近では外科的治療として手術とともに大動脈ステントグラフト挿入などの治療も標準的治療になってきている．

以上病期による内科的，外科的治療について述べたが，内科的治療の本質は，その分類にかかわらず適切な血圧管理である．解離の進行や合併症の予防のためにもより適切な血圧管理が肝要で，鎮痛や安静なども急激な血圧上昇を防ぐ意味でも非常に重要なポイントを占めると思われる．

3 処方の実際

　前述のように内科的治療の中核をなすのは厳密な血圧の管理である．手術適応の有無にかかわらず急性期は可能な限り動脈圧ラインを確保して動脈圧をモニタリングしながら繊細な薬物調節ができるように持続静注薬を使用して血圧，心拍数の管理に努める．
　一般的な目標血圧は収縮期血圧100〜120mmHgであり，目標心拍数は50〜60/minである．

1）プロプラノロール（インデラル®注1A：2mg 2mL）

- 開始量：心拍数60/minを目標に1〜2mgを緩徐に単回静注
- 維持量：目標血圧，心拍数を目安に必要に応じて2〜6mgを2〜6時間ごとに単回静注

　前述のとおりβ遮断薬はすみやかに降圧，心拍数低下を得られ，またdP/dTの抑制を得られるために第一選択薬である．プロプラノロールは半減期が2〜3時間であるために他の持続静注薬と併用しながら目標血圧，心拍数の到達を目指すべきである．

2）ニカルジピン（ペルジピン®注 2mg 2mL/10mg 10mL/25mg 25mL）

- 開始量：ペルジピン原液を1.5〜6mL/h（体重50kgで0.5〜2μg/kg/min）で持続静注する
- 維持量：血圧をモニタリングしながら維持量を調節する．最大18mL/h（体重50kgで約6μg/kg/min）まで増量する

　ペルジピン®は心拍数に与える影響（陰性変時作用）が弱く，目標血圧のみ達成していない場合などには使いやすい．

3）ジルチアゼム（ヘルベッサー®注 10mg, 50mg, 250mg）

- 開始量：5μg/kg/minでの開始を目安にする．以下の容量は患者体重50kgとして換算しているものとする．
  ① 10mg/5mLアンプルならば原液で8mL/h
  ② 50mg/5mLアンプルならば3A（15mL）＋5％ブドウ糖液35mLの合計50mLで5mL/h
  ③ 250mg/5mLアンプルならば1A（5mL）＋5％ブドウ糖液45mLの合計50mLで1mL/h

　ヘルベッサー®は降圧効果はやや弱いが心拍数に与える影響（陰性変時作用）が比較的強く，目標心拍数に達していない場合は比較的選択しやすい薬剤である．

4）硝酸薬（ミリスロール®注0.05％ 2mL, 10mL, 50mL, 100mL）

- 開始量：ミリスロール®原液を3mL/hで開始
- 維持量：血圧をモニタリングしながら3〜15mL/hで調節する

　ミリスロール®の効果は個人差があり，循環血液量によっても効果が変動する．基本的には血管拡張作用によって降圧を得る．よって反対に心拍数は上がりやすくなるために注意が必要である．ヘルベッサー®などと併用すると心拍数管理も含めて容易になることがある．
　ミリスロール®は長時間投与によって耐性が生じることが報告されているために，投与開始から2〜3日の内には他剤への変更などを検討するべきである．

5）塩酸モルヒネ

　基本的に疼痛管理や鎮静のために使用されることが多い．初回は1回5〜10mgを静注もしくは皮下注して効果を確認する．塩酸モルヒネには血管拡張作用もあるために，使用時は血圧の急激な低下にも注意が必要である．

　以上が急性期に血圧，心拍数コントロールのために頻用される薬剤である．基本的には単剤で目標値に達することは困難であり，多剤併用という形で目標値を目指すこととなる．
　こういった薬剤で過剰な低血圧などを引き起こしてしまった場合は，ノルエピネフリン（ノルアドレナリン®）やフェニレフリン（ネオシネジン®）を優先的に使用した方がよいとされている．エピネフリンやドパミンなどに比べてdP/dTの増加が少な

いためである．

　慢性期に移行した場合も厳格な血圧管理が必要となるがその場合の使用薬剤も β 遮断薬が最も勧められる．具体的にはセロケン®40〜80 mg/day やテノーミン®25〜100 mg/day などを内服薬として処方する．この場合も血圧の管理が困難ならば β 遮断薬に RA 系阻害薬や Ca 拮抗薬などの併用を行い血圧管理に努める．

<文　献>

1) 日本循環器学会：「大動脈瘤・大動脈解離診療ガイドライン（2006年改訂版）」，Circulation Journal, 70（Ⅵ）：1569-1646, 2006
2) Michele, G. et al.：European Journal of Cardio-thoracic surgery, 19：606-610, 2001
3) Peter, G. & Hagan, M. B.：JAMA, 283（7）897-903, 2000
4) 「高血圧治療ガイドライン2009」（日本高血圧学会高血圧治療ガイドライン作成委員会 編），日本高血圧学会，2009

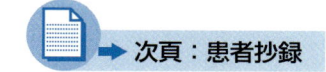

➡ 次頁：患者抄録

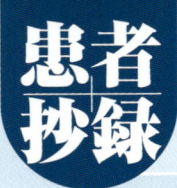

大動脈解離と慢性腎不全を合併する高血圧

【患　者】77歳，男性
1．診　　断　①大動脈解離（Stanford B），②慢性腎不全（週3回透析中），③高血圧，④糖尿病
2．主　　訴　胸背部痛
3．既往歴
　　　　　約20年前より高血圧，糖尿病にて近医で内服加療中であった．2年前より慢性腎不全にて週3回の維持透析を受けている
4．家族歴　　母親が腎不全，父親が高血圧
5．生活歴　　職業：自動車製造業（75歳まで従事していた），喫煙歴：なし，飲酒歴：機会飲酒のみ
6．現病歴
　　　　　2007年より糖尿病性腎症と腎硬化症による慢性腎不全にて維持透析を受けていた．日常のADLは完全自立しており，普段の労作にて自覚症状は特に認められなかった．透析中の血圧は140～160 mmHg程度で高めで推移していたが心不全症状などはなかった．4月13日（月曜日）朝5時に起床直後に上背部の強い痛みを自覚した．冷汗などの随伴症状は特に認めず同日透析のために近医を受診した．上記症状を訴えたところCTを行われ，大動脈解離（Stanford B）を疑われて当院紹介となる．
7．入院時現症
　　　　　身長 161 cm，体重 62.0 kg（前医での透析のdry weightは59.0 kg），意識清明，血圧 右上肢 176/94・左上肢 170/90・右下肢 184/96・左下肢 190/100，脈拍数 90/分 整，体温 36.8℃
　　　　　頸動脈は左に血管雑音を聴取する，頸静脈怒張はなし
　　　　　心音：整　S1（→）　S2（→）　S3（＋）　S4（－），明らかな雑音を聴取せず
　　　　　肺音：清　ラ音，喘鳴聴取せず，左肺背側で呼吸音低下あり
　　　　　腹部：平坦軟，圧痛なし，グル音正常，血管雑音聴取せず
　　　　　下肢動脈は右鼡径動脈に血管雑音を聴取するが，両側足背動脈まで触知良好
8．入院時検査結果
　　①血　　算：WBC 5,200/μL，RBC 293万/μL，Hb 8.8 g/dL，Hct 27.8％，Plt 32.9万/μL，
　　②生化学：TP 5.7 g/dL，Alb 2.9 g/dL，AST 4 IU/L，ALT 4 IU/L，LDH 112 IU/L，ALP 255 IU/L，γ-GTP 12 IU/L，CK 16 IU/L，BUN 31 mg/dL，Cre 5.57 mg/dL，Na 136 mEq/L，K 4.8 mEq/L，Cl 103 mEq/L，T-chol 126 mg/dL，TG 88 mg/dL，HDL-C 35.7 mg/dL，LDL-C 73 mg/dL，CRP 11.66 mg/dL，HbA1c 5.6％，BNP 153.7 pg/mL，Glu 261 m/dL
　　③凝固系：APTT 36.9 sec，PT-INR 1.21，TT 118.0％，D-dimer 1.62 μg/mL
　　④胸部単純X線（図1）：CTR 60.7％，肺門部血管陰影増強，左胸水，縦隔の軽度拡大
　　⑤心電図：正常洞調律，左軸偏位，異常Q波なし，明らかなST-T変化なし
　　⑥胸腹部CT（図2，3）：遠位弓部より胸部下行大動脈にかけて血栓閉鎖型の大動脈解離あり，左胸水あり，遠位弓部にULP（Ulcer Like Projection）を認める，軽度の弓部大動脈～胸部下行大動脈の拡大あり，主要血管分枝はすべて真腔から派生しており，臓器虚血の所見なし
　　⑦心エコー：LVDd 61 mm，LVDs 48 mm，LVEF 0.62，IVST 12 mm，PWT 12 mm，AoD 46 mm，左室収縮能は正常，壁運動異常なし，大動脈径の軽度拡大あり，心嚢水なし，AR（－），MR 1，TR（－），IVC 17 mm，呼吸性変動やや低下している

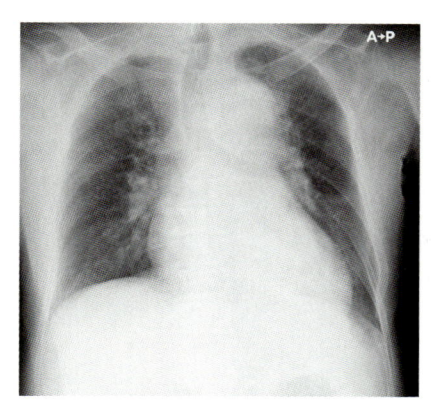

図1　胸部X線写真

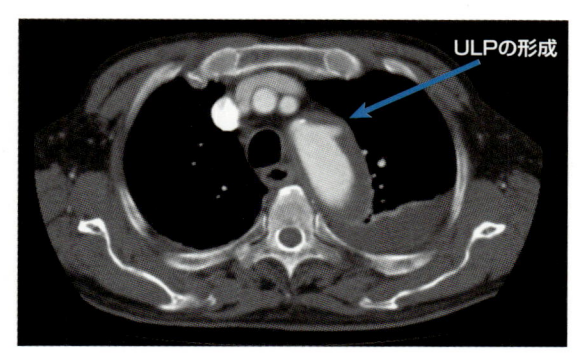

図2　胸腹部CT像1（ULPの形成）

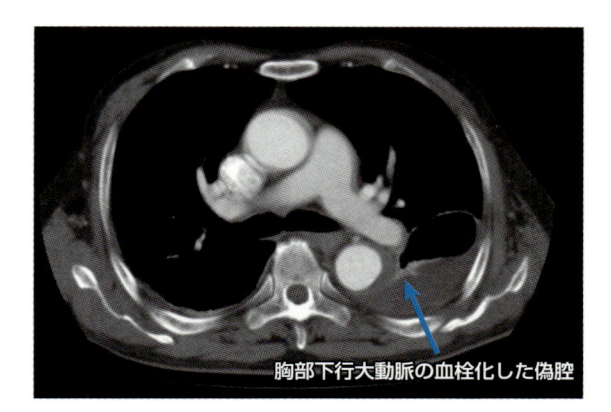

図3　胸腹部CT像2（胸部下行大動脈の血栓化した偽腔）

9. 入院後経過
①大動脈解離，②慢性腎不全，③高血圧

　今回の症例はCT所見よりStanford Bと判断し，また解離による臓器虚血所見も認められなかったために保存的治療が第一選択と考えられた．緊急入院後に血圧管理と心拍数管理をまずは行うために，ニカルジピン（ペルジピン®）を原液で3 mL/hで投与した．またプロプラノロール（インデラル®）を1 mg iv した．これで心拍数は70/min まで低下したが，血圧は160 mmHg以下には下がらなかった．

　この症例は透析患者で発症時期が前回透析より2日空いていたために，体重増加，体液量過剰による血圧高値が大きく関与しているものと考えて同日透析を行い体重増加分の除水を行った．その結果，透析後血圧は110〜120 mmHgまで降下した．

　本人の疼痛の自覚症状は入院時にはすでにほとんど消失していたために，鎮痛薬などは使用せずに経過をみることとした．持続静注薬のニカルジピンを徐々に減量し，β遮断薬の内服薬（セロケン® 120 mg/day）やCa拮抗薬（ノルバスク® 10 mg/day），ARB内服（ブロプレス® 12 mg/day）の内服薬へ変更した．しかし，早朝高血圧がなかなかコントロールできず，また透析日の朝の血圧（透析直前の血圧）が高値であったために体液量のコントロール不適切も考えてdry weightを計2.3 kg減量した．1週間ごとに造影CTを行い，大動脈径の拡大やULPの大きさのフォロー，解離腔の拡大のチェックなどを行ったが特に悪化傾向は認めず，血圧も良好

に管理されていたために，引き続き慢性期の治療へと移行することとした．

最終的には入院時に認められていた胸水も消失し，炎症反応も陰性化している．現在はセロケン®120 mg/day，ノルバスク®10 mg/day，ブロプレス®12 mg/day内服と透析での体液量管理にて血圧管理も良好で，CTで大動脈径の拡大や再解離の所見もなく経過している．

10．退院時処方

カンデサルタンシレキセチル（ブロプレス®）12 mg 2×（朝8 mg，夕4 mg），アムロジピン（ノルバスク®）10 mg 2×，メトプロロール（セロケン®）120 mg 3×，ドキサゾシン（カルデナリン®）4 mg 1×アルファカルシドール（アルファロール®）0.25 μg 1×，炭酸カルシウム（カルタン®）500 mg 1×

11．考　察　▶Advice from Professional ❶参照

今回の症例は突然発症の背部痛で発症しており，症状の出現の仕方としては典型的であると思われる[2]．症状は個人差がありたびたび非典型的に発症するが，まずは大動脈解離の疑いをもち，背部痛の有無などをこちらから尋ねることも大切である．また，胸部単純X線写真などの簡易検査から縦隔の拡大などの所見を読み取り，CTなどの精査に進むこともすみやかな診断のためには重要である．

大動脈解離と診断できれば，外科的治療の適応の有無にかかわらず，血圧の管理は最優先事項である．すみやかで厳格な降圧が得られるように静注Ca拮抗薬やβ遮断薬を使用して血圧を100～120 mmHg程度にコントロールする．

今回の症例でもニカルジピンやプロプラノロールを使用して血圧の管理を試みた．ただし，透析患者で体液量の増加が血圧高値に関与していると考えられたために，透析にて除水を行い，適正な体液量にすることで血圧の管理が容易となった．

このように各症例によって血圧高値の原因はさまざまである．よって降圧薬の適正な使用はもちろんのこと，疼痛管理なども含めた集学的な対応が急性期は必須となることを理解しておくことが大切である．また，今回の症例に認められたように，大動脈解離にはしばしば胸水の合併を認める．これは大動脈周囲に強い炎症反応が起こることによって生じる反応性胸水であることが多いが，解離性大動脈瘤の破裂などによる胸水の可能性も十分にある．

よって，胸水が増加傾向にあったり，呼吸状態の悪化を招く場合などは穿刺吸引してその性状を早めに把握しておくことも大切である．

この症例は保存的治療の適応であり，また慢性期に渡って降圧薬の内服を含めた厳格な血圧管理が非常に大切なポイントとなる．慢性期のβ遮断薬使用による予後改善効果も報告されている[1]ために，今回の症例もβ遮断薬を含めた内服薬での管理と，透析での適正体液量の管理，厳密な食事，水分制限や運動療法などを外来でも行っていく予定である．

【文　献】　▶Advice from Professional ❷参照

1) Michele Genoni et al.：Chronic β-blocker therapy improves outcome and reduces treatment costs in chronic type B aortic dissection. European Journal of Cardio-thoracic surgery, 19：606-610, 2001
2) Peter, G. & Hagan, M. B.：The International Registry of Acute Aortic Dissection（IRAD）. JAMA, 283（7）897-903, 2000

Advice from Professional

1 考察ポイント

Point 1
もともと長期透析中で，高血圧や糖尿病などの動脈硬化のリスク因子を多数もっている症例であり，症状の出現の仕方も典型的であった．

Point 2
急性期は動脈圧モニタリングと静注薬での厳密な血圧管理を行った．ただ，考察でもあるように症例に応じて血圧高値の原因を把握し，それに対応していく治療も重要となる．
また，急性期を乗り切っても慢性期に再解離や大動脈瘤形成などの晩期合併症を起こすリスクがあるために，厳密な降圧治療と定期的なCTでのフォローアップが必須である．

Point 3
考察は症例に応じた大動脈解離の分類と合併症の有無を踏まえて，どういった治療方針を選択したか，が1つの大きなポイントになる．また，外科的治療の有無にかかわらず降圧治療は必要であるために，降圧薬も含めてどういった薬剤をなぜ使用したのかに言及するとよいと思われる．

2 押さえておきたい論文

文献1：Michele Genoni et al.：European Journal of Cardio-thoracic surgery, 19：606-610, 2001

慢性期に移行したStanford B型大動脈解離症例で，その後の合併症発生頻度を後ろ向きに調べた論文である．β遮断薬を使用していた群は，その他の降圧薬を使用していた群に比べて明らかに慢性期の合併症の頻度が少なかったことが示されている．

文献2：Peter, G. & Hagan, M. B.：JAMA, 283（7）897-903, 2000

大動脈解離症例の疫学研究である．海外での発症年齢やその症状，合併症の頻度，予後などが明らかにされている．読んでおけば一般的な知識はもちろん，患者説明の際に予後などの説明もしやすくなる．

memo

第5章 合併症をもつ高血圧の治療　§3 血管疾患

3. 高安動脈炎（大動脈炎症候群）に伴う高血圧

石田明夫，大屋祐輔

Point

1. 高安動脈炎では，約50％に高血圧を合併する．本疾患の予後は，腎動脈狭窄や大動脈縮窄による高血圧症，大動脈弁閉鎖不全によるうっ血性心不全，大動脈瘤など，高血圧と関連する場合が多く，高血圧の診断と治療は重要である
2. 高安動脈炎では，鎖骨下動脈や腕頭動脈に狭窄病変が起こりやすく，上肢血圧が大動脈の血圧よりも低値を示し，高血圧と認識されないことがある．血管炎を疑わせるような臨床症状，頸部・鎖骨下の血管雑音，説明のできない左室肥大などを認めた場合は，本疾患を念頭に下肢血圧を測定する
3. 高安動脈炎における高血圧の原因は，腎動脈狭窄，大動脈壁伸展性の低下，大動脈弁閉鎖不全，異型大動脈縮窄などが関与していることがある．降圧治療はRA系阻害薬（ACE阻害薬，ARB），Ca拮抗薬などを中心に，本態性高血圧または腎血管性高血圧に準じて行う．ただし，頭部乏血症状や腎血流低下など臓器灌流障害に十分注意する必要があり，ときに血行再建術を検討する

1 病態の特徴・疫学

動脈は弾性動脈（elastic artery）と筋性動脈（muscular artery）に大別される．弾性動脈は，大動脈，腕頭動脈，総頸動脈，総腸骨動脈など弾性線維が豊富で，心臓から駆出された血液を収縮期に貯め込む緩衝機能をもつ．筋性動脈は，上腕動脈や大腿動脈など平滑筋細胞に富み，抵抗血管としての働きをもつ．

memo windkessel（ふいご）効果（図4)）

弾性動脈はエラスチンが豊富で弾性があり，動脈圧を吸収する．心収縮期に拡張し，心拡張期には元に戻って末梢に血液を送る作用があり，これをwindkessel効果という．

動脈伸展性正常例では，心収縮期に1回拍出量の60％が動脈壁を伸展させて貯留され，残る40％が直接的に末梢に送られる．心拡張期には大動脈弾性によって貯留された血液が末梢組織に送られる．

動脈硬化や高安動脈炎で弾性動脈の壁伸展性が低下すると，心収縮期に1回心拍出量のより多い部分が末梢組織に送られ，収縮期血圧が上昇する．貯留血液量は減少するため，血管抵抗が一定であれば，拡張期血圧は低下し，脈圧が増大する．

高安動脈炎は，大動脈とその主要分枝動脈など，栄養血管（vasa vasorum）を有する弾性動脈に限局した原因不明の非特異性血管炎である．ただし，ときには肺動脈や冠動脈にも障害が及ぶ場合もある．

その分布は全世界的であるが，アジアの若年女性に多く，わが国における患者数は約5,000例と推定され，9割が女性である．女性では15〜35歳で発病することが多いが，男性では好発年齢がない．

症状やCRP，ESR亢進などの炎症反応が沈静化しても血管病変が進行する症例や，炎症に伴う症状を示さずに，中年以降に粥状動脈硬化を伴って狭窄病変や拡張病変で偶然みつかる症例もある．現在の年齢分布は50〜60歳代が最も多い．日本人では，上行大動脈および大動脈弓部とその分枝血管が障害されやすいが，韓国，インド，イスラエルなどでは大動脈および腎動脈が最も障害されやすいとされている[1]．

動脈は内膜，中膜，外膜の3層からできている．高安動脈炎の病理組織像は，初期には外膜に分布する栄養血管およびその周辺への単核細胞浸潤で，肉芽腫性全層性動脈炎があり，原則的に外膜および中膜に病変が限局する．この点で内膜や中膜が病変の主座である動脈硬化症とは異なる．

しかし，瘢痕期になると，内膜が進行性に肥厚し

A) 動脈伸展性正常例

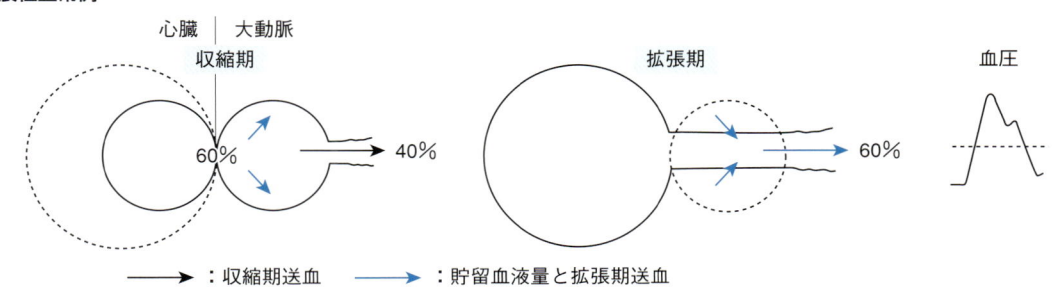

心臓　大動脈
収縮期　　　　　　　　　　　拡張期　　　　　　　　　　　血圧

60%　→ 40%　　　　　　　　　→ 60%

→：収縮期送血　　→：貯留血液量と拡張期送血

B) 動脈伸展性低下例

収縮期　　　　　　　　　　　拡張期　　　　　　　　　　　血圧

50%　→ 50%　　　　　　　　　→ 50%

→：収縮期送血　　→：貯留血液量と拡張期送血

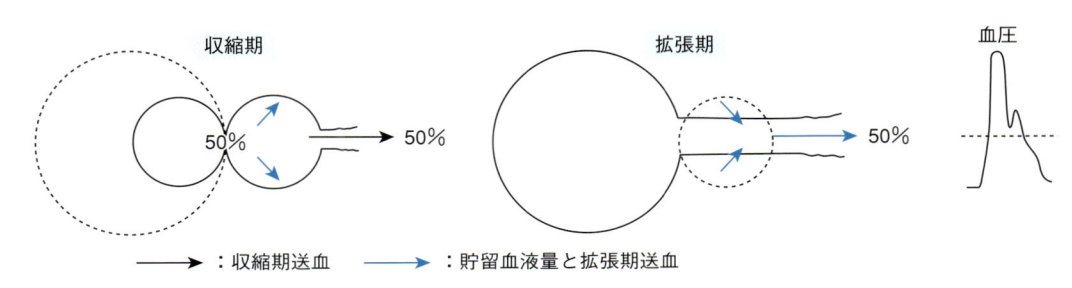

● 図　大動脈伸展性と大動脈への血液貯留[4]

● 表1　高安動脈炎の合併症

	合併症	頻度（%）		合併症	頻度（%）
1	高血圧症	46.8	8	眼底所見	8.9
2	大動脈弁閉鎖不全	33.8	9	蛋白尿	8.7
3	眼症状	16.4	10	一過性脳虚血発作	5.7
4	脳虚血発作	14.9	11	脳血栓	5.5
5	腎動脈狭窄	14.7	12	腹部大動脈瘤	5.0
6	腎障害	10.9	13	白内障	4.0
7	虚血性心疾患	10.7	14	脳出血	0.7

（文献1より引用）

狭窄病変に進展する．また，中膜や外膜の組織破壊が進めば拡張性病変から動脈瘤様病変が形成される．狭窄病変の方が拡張性病変よりも多いが（3～4倍程度），上行大動脈では狭窄病変をきたすことはほとんどなく，拡張性病変による大動脈弁逆流症を合併することがある．

血管壁に浸潤した炎症細胞は，弾性線維の主要な成分であるエラスチンやコラーゲンを分解する細胞外マトリックスメタロプロテアーゼ（matrix metalloproteinase：MMP）を分泌し，動脈瘤の形成や進展に関与している可能性がある．また，高安動脈炎の病態や進展にMMPが関与しているという報告もある[2]．

2　高血圧発症のメカニズムと治療ストラテジー

1）高安動脈炎における高血圧の診断

a) 血圧左右差による診断

高安動脈炎における高血圧の合併頻度は40～50%程度であるが（表1），「脈なし病」と呼ばれるように，鎖骨下動脈に狭窄病変がある場合は，高血

圧と認識されない場合がある．少なくとも初診時には左右の上腕血圧を測定することで高血圧合併を見逃さないようにする．10 mmHg 以上の血圧左右差がある場合は，頸部や鎖骨下に血管雑音が聴取されないか確認し，本疾患を見逃さないようにする．

b）説明できない左室肥大による診断

両側鎖骨下動脈に狭窄病変を有する場合は，左右ともに正常血圧を示す場合がある．正常血圧であるにもかかわらず，説明のできない左室肥大所見を認める場合には本疾患を鑑別疾患に考える．

c）ABI による診断

最近は，人間ドックや検診などで動脈硬化の検査として脈波伝播速度を計測した際に，ABI（ankle-brachial index，足首上腕比）を測定することが多い．足関節血圧が上腕血圧よりも異常に高い（ABI＞1.3）場合は，両側鎖骨下動脈狭窄を合併した本疾患を鑑別する．

この他に ABI＞1.3 となるのは，糖尿病や血液透析などによる血管石灰化が高度である場合，大動脈弁逆流症において下肢血圧が異常高値を呈する Hill 兆候などがある．

また，上肢血圧のみ高く，下肢血圧が正常である場合には，異型大動脈縮窄を合併した本疾患を鑑別する．

2）高血圧発症のメカニズムと治療ストラテジー

本疾患で高血圧を発症する原因には，
① 腎動脈狭窄によるもの
② 大動脈壁伸展性の低下によるもの
③ 大動脈弁閉鎖不全によるもの
④ 胸部下行大動脈の狭窄による異型大動脈縮窄症
⑤ 圧受容体の機能異常

などがある．わが国の報告では腎動脈狭窄は15％程度に認められ，その場合は，腎血管性高血圧に準じて RA 系を抑制する ACE 阻害薬や ARB，β遮断薬を中心とした降圧を図る．ただし，両側腎動脈狭窄を有する症例には RA 系阻害薬は原則禁忌である．

ACE 阻害薬が大動脈炎症候群の進展を抑制するという十分な臨床データはないが，高安動脈炎および動脈瘤の病態および進展に炎症細胞から分泌される MMP が関与している可能性[2]や，ACE 阻害薬が動物実験レベルで MMP 阻害活性を有すること，大規模症例対照研究で ACE 阻害薬が腹部大動脈瘤患者の破裂抑制に有効であったことより[3]，ACE 阻害薬がより適した降圧薬である可能性がある．

Ca 拮抗薬は RA 系に及ぼす影響をあまり気にせず安全に使用できる．

大動脈弁閉鎖不全による場合は，左室への血液逆流により容量負荷をきたし，左室は拡大する．収縮期圧は1回拍出量が多いため正常より高くなり，拡張血圧は左室への逆流と末梢血管の拡張により低下し，脈圧が大きくなる．血管拡張薬である RA 系阻害薬や Ca 拮抗薬は，左室の後負荷を軽減するため有効である．

第一選択薬は，RA 系阻害薬（ACE 阻害薬または ARB），β遮断薬，長時間作用型 Ca 拮抗薬などを用いる．追加薬として，サイアザイド系利尿薬，α遮断薬などがある．

a）ACE 阻害薬

ACE 阻害薬は昇圧系である RA 系の抑制および降圧系であるカリクレイン・キニン・プロスタグランジン系の増強作用を有する．さらに ACE を抑制してアンジオテンシンⅡ（AⅡ）産生を低下させるのみならず，ブラジキニン分解抑制による一酸化窒素（NO）を増加させる．

降圧効果は ARB や Ca 拮抗薬と比較するとやや弱いが，降圧とは独立した臓器保護作用を有する可能性が示されている．

b）ARB

AⅡの AT1 受容体への作用を遮断することから，ACE 以外のキマーゼなどによる経路で産生される AⅡの作用も遮断する．

AⅡ産生を抑制しないため AⅡ産生は亢進するが，増加した AⅡは AT2 受容体を刺激し，ブラジキニンや NO の産生を促進して抗動脈硬化作用を有する可能性がある．

c）Ca 拮抗薬

血管平滑筋細胞を弛緩させ，末梢血管抵抗を減じて降圧する．ジヒドロピリジン系 Ca 拮抗薬は降圧効果が強く，忍容性が高い．RA 系にはほとんど影響を及ぼさないので，両側腎動脈狭窄があっても使用できる．

反射性交感神経刺激作用が少ないアゼルニジピン，シルニジピン，アムロジピンなどが第一選択薬となる．頸動脈の動脈硬化の進行は降圧によって抑

制されるが，Ca拮抗薬の有効性は利尿薬やβ遮断薬より大きい．

d）β遮断薬

心拍出量を低下させ，レニン産生の抑制，中枢での交感神経抑制作用などにより降圧効果を発揮する．Ca拮抗薬による反射性交感神経刺激を抑制するので，Ca拮抗薬との併用は有効である．

e）利尿薬

塩分摂取量が多く，体液量が増加している症例に適している．RA系を亢進させるのでACE阻害薬やARBを使用しても降圧不十分な場合に，少量を併用する．ただし，腎血流低下による腎機能の急速な悪化や高K血症には十分注意する．

3）高安動脈炎における高血圧治療のジレンマ

高安動脈炎では，大血管および心臓における高血圧に対し，脳・腎・末梢血管における血管狭窄による臓器虚血といった高血圧治療のジレンマに遭遇することが多い．特に，頸動脈狭窄病変に関しては，頸部血管超音波検査や頭部MRAで十分評価し，必要であれば脳血流シンチグラム〔薬剤（ダイアモックス®）負荷を含む〕を行って脳循環予備能を評価し，必要に応じて外科的血行再建術を検討する．また，血行再建術を要しないと判断した場合にも，降圧治療後の虚血症状の出現に十分留意する必要がある．

〈インターベンションの適応：緊急を除き，炎症反応が沈静化してから行う〉

a）腎血管性高血圧，大動脈縮窄症の場合
  ① 降圧治療を行っても十分な降圧が得られない場合
  ② 降圧治療により腎機能低下が生じる場合，特に両側腎動脈狭窄の場合
  ③ うっ血性心不全をきたす場合

はインターベンションを検討する．経皮的血行再建術（percutaneous transluinal angioplasty：PTA）は低侵襲的であるため最初の選択となることが多い．しかし，PTAが有効でなかった場合や技術的に困難である場合はすみやかに腎動脈バイパス術を行うことがすすめられている．

b）頸動脈狭窄・閉塞の場合
  ① 頻回の失神発作，めまいで日常生活に支障をきたしている場合
  ② 虚血による視力低下が出現した場合
  ③ 眼底血圧が30 mmHg前後に低下している場合

はインターベンションを検討する．

c）大動脈弁閉鎖不全の場合

大動脈弁閉鎖不全はしばしば進行性であり，大動脈弁置換術が必要となることがある．治療適応は一般の大動脈閉鎖不全と同様．

3 処方の実際（表2）

ACE阻害薬およびARBは胎児に障害を及ぼすため妊娠または妊娠の可能性のある婦人には禁忌である．本疾患が若年女性に多く発症することから，十分注意する必要がある．

1）ペリンドプリル（コバシル®）2 mg，分1朝食後

脳卒中の二次予防効果，冠動脈疾患の予後改善効果などの大規模臨床試験の報告がある．ブラジキニ

● 表2　処方の実際

優先順位	分類	薬剤名	量	処方例	副作用・禁忌
第一選択薬	ACE阻害薬	ペリンドプリル（コバシル®）	1錠 2 mg	1錠・1日1回朝食後	両側腎動脈狭窄，妊娠・妊娠の可能性のある婦人
	ARB	オルメサルタン（オルメテック®）	1錠 20 mg	1錠・1日1回朝食後	ACE阻害薬と同様
第二選択薬	β遮断薬	ビソプロロール（メインテート®）	1錠 5 mg	0.5錠・1日1回朝食後	気管支喘息
	Ca拮抗薬	アゼルニジピン（カルブロック®）	1錠 16 mg	1錠・1日1回朝食後	
第三選択薬	サイアザイド系利尿薬	インダパミド（ナトリックス®）	1錠 1 mg	0.5～1錠・1日1回朝食後	

ンの作用増強による空咳は，20〜30％に投与1週間から数ヵ月以内に出現するが，中止によりすみやかに消失する．高齢者では誤嚥性肺炎の予防効果が期待できる．

2）オルメサルタン（オルメテック®） 20mg，分1朝食後

ACE阻害薬よりもやや降圧効果が強く，用量にかかわらず，副作用は少ない．

3）ビソプロロール（メインテート®） 2.5mg，分1朝食後

心拍出量の低下，レニン産生の抑制，中枢での交感神経抑制作用などにより降圧効果を発揮する．Ca拮抗薬による反射性交感神経刺激を抑制するので，Ca拮抗薬との併用は有効である．

腎機能障害を有する場合は，肝代謝のビソプロロールやαβ遮断薬であるカルベジロールなどを選択する．

狭窄病変が強い場合は，虚血症状に注意する．

4）アゼルニジピン（カルブロック®） 16mg，分1朝食後

血管平滑筋細胞を弛緩させ，末梢血管抵抗を減じて降圧する．ジヒドロピリジン系Ca拮抗薬は降圧効果が強く，臓器血流が保たれるので本疾患では使用しやすい．

RA系にはほとんど影響を及ぼさないので，両側腎動脈狭窄があっても使用できる．

反射性交感神経刺激作用が少ないアゼルニジピンなどが第一選択薬となる．

5）インダパミド（ナトリックス®） 0.5〜1.0mg，分1朝食後

RA系阻害薬の効果を増強させ，かつ，血清Kに対する副作用が相殺されるため併用追加薬として適当である．ただし，脱水時や非ステロイド系抗炎症薬を併用した際には，腎血流低下による腎機能の急速な悪化，血圧の急激な低下，血清K値には十分注意する．また，腎機能障害時（血清クレアチニン2.0mg/dL以上）にはサイアザイド系利尿薬の効果が乏しいため，ループ利尿薬〔フロセミド（ラシックス®）40mg，分1朝食後〕を使用する．

4 おわりに

若年女性で，血管炎所見を有する場合や頸部血管痛，血管雑音を聴取する場合には，本疾患を疑う必要がある．

本疾患を疑った場合は，一度，四肢（上肢，下肢，左右）の血圧を測定することが大事である．また，本疾患の予後は高血圧と関連する疾患が多いため，臓器虚血症状に十分留意して降圧治療を行う．

<文　献>

1) 「循環器病の診断と治療に関するガイドライン（2006-2007年度合同研究班報告）血管炎症候群の診療ガイドライン」. Circulation Journal, 72（Suppl. VI）：1260-1275, 2008
2) Matsuyam, A. et al.：Circulation, 108：1469-1473, 2003
3) Hackam, D. G. et al.：Lancet, 368：659-665, 2006
4) London, G. M. et al.：Am. Heart J., 138：220-224, 1999

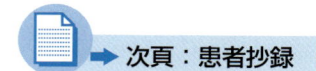

次頁：患者抄録

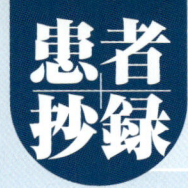

患者抄録　高安動脈炎（大動脈炎症候群）に伴う高血圧

【患　者】66歳，女性
1．診　　断　①高安動脈炎，②腎硬化症，③大動脈弁逆流症，④脂質異常症
2．主　　訴　蛋白尿
3．既 往 歴　特記事項なし
4．家 族 歴　母親：気管支喘息
5．生 活 歴　喫煙・飲酒歴なし
6．現 病 歴
　　　　これまで検診などを受けたことはなかった．白内障のため眼科を受診し，術前検査で蛋白尿，高コレステロール血症，高尿酸血症および心電図で左室肥大所見を認めたため当科紹介，受診．尿蛋白が持続するため腎生検目的に当科入院となった．
7．入院時身体所見
　　　　身長 143 cm，体重 44 kg，体温 36.5℃，右座位血圧 112/64 mmHg，左座位血圧 108/60 mmHg，脈拍 76/分，眼結膜に貧血・黄染なし．両側頸部に血管雑音聴取する．甲状腺腫大なし．心音は S1，S2 亢進減弱なく，S3，S4 聴取せず，拡張期心雑音（Levine Ⅱ/Ⅵ）を聴取．呼吸音は正常肺胞音，ラ音なし．腹部は平坦，軟，血管雑音は聴取せず．両側前脛骨部に浮腫あり．足背動脈は両側とも触知良好．
8．検査成績
　①　検　尿：蛋白 2＋，潜血 −，糖 −，尿蛋白定量 2.0 g/g・Cre
　②　血　算：WBC 6,900/μL，Hb 13.5 g/dL，Hct 39.8％，Plt 26.3×10^4/μL
　③　ESR：58 mm/1 h
　④　生化学：TP 6.8 g/dL，Alb 3.5 g/dL，FBS 97 mg/dL，BUN 15 mg/dL，Cre 0.67 mg/dL，Na 141 mEq/L，K 4.6 mEq/L，Cl 104 mEq/L，TB 0.6 mg/dL，AST 22 IU/L，ALT 11 IU/L，LDH 217 IU/L，TC 247 mg/dL，TG 200 mg/dL，HDL-C 69 mg/dL，（LDL-C 158 mg/dL，Friedewald 計算式より）
　⑤　血清学：CRP 0.10 mg/dL，IgG 1,630 mg/dL，IgA 287 mg/dL，IgM 106 mg/dL，C3 97 mg/dL，C4 38 mg/dL，CH$_{50}$ 53 U/mL，梅毒反応 TPLA 陰性
　⑥　凝　固：PT 10.2 sec，APTT 31.0 sec，Fib 478 mg/dL
　⑦　特殊検査：血漿レニン活性 0.3 ng/mL/h，血漿アルドステロン 57 pg/mL
　⑧　胸部Ｘ線：大動脈弓部から下行大動脈にかけて石灰化が著明，右中肺野に石灰化
　⑨　心電図（図）：SV1＋RV5＝5.8 mV，ストレイン型陰性Ｔ波（Ⅰ，aV$_L$，aV$_F$，V5-6）
　⑩　心臓超音波検査：AoDd 30 mm，LADs 43 mm，IVS 13 mm，LVPW 13 mm，LVDd 45 mm，LVDs 29 mm，EF 65％，FS 36％，Ar Ⅱ°，MR（−），E/A 1.3，DcT 172 msec
　⑪　頸部血管超音波検査：両側総頸動脈の内膜肥厚，短軸像で全周性のびまん性肥厚と内腔狭小化（マカロニサイン）あり．
　⑫　血圧脈波検査：baPWV：右 1,689 cm/s，左 1,776 cm/s，ABI：右 1.40，左 1.42
　⑬　胸腹部 MRA：右鎖骨下動脈分岐部より末梢の狭窄，左鎖骨下動脈狭窄，腹部大動脈およびその分枝血管には狭窄なし．
　⑭　頭部 MR/MRA：両側大脳半球白質にT2高信号領域が多発，右内頸動脈は血流信号なし，右中大脳動脈は右後交通動脈から灌流されている．
　⑮　ダイアモックス®負荷脳血流シンチグラム：安静時に両側頭頂葉から前頭葉の皮質および皮質下

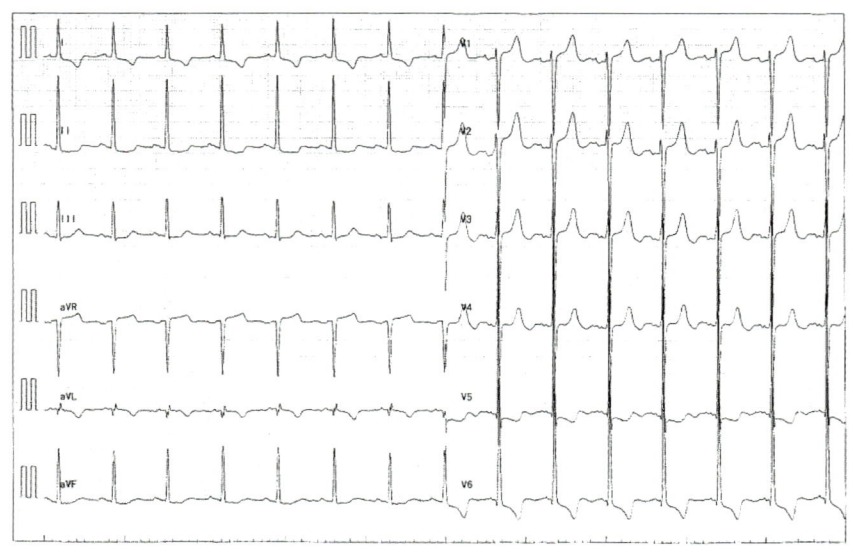

図　心電図

　　　白質に血流低下あり，ダイアモックス®負荷後はさらに右側優位に両側頭頂葉から前頭葉にかけての皮質から深部白質でさらなる血流低下を認め，血管拡張予備能の低下あり．小脳や基底核領域には血流低下なし．
⑯ 腎生検所見：観察された糸球体は 50 個で，そのうち 5 個は全硬化に陥っていた．その他の糸球体は全体の 25％ が腫大しており，係蹄壁の大小不同が目立った．メサンギウム基質の増加はごくわずかであった．蛍光抗体染色はすべて陰性．小動脈の内弾性板の重層化，一部の細動脈にヒアリン沈着が目立つ．

9．入院後経過

　　　腎生検の結果から腎硬化症による変化が主体で，高血圧による腎障害と考えられた．下肢血圧の異常高値，頸部血管雑音が聴取されること，高度の左室肥大所見を認めることから高安動脈炎を疑い精査した．その結果，大動脈弓部の分枝血管の狭窄病変などから高安動脈炎と診断した．
　　　左室肥大および腎硬化症に対しては積極的な降圧治療が必須であり，左室肥大および蛋白尿軽減目的に RA 系阻害薬を使用したいが，頭蓋内血管の狭窄病変および血流低下を認めることから，まず，頸部血管に対する外科治療を行うことが適切と判断した．しかし，本人が脳外科受診を希望せず，内科的治療を行うこととなった．そのため減塩および蛋白制限食を指導した．また，抗血小板薬アスピリンによる脳梗塞予防および動脈硬化進展抑制目的にスタチンを開始した．頭部乏血症状に十分注意しながら外来で RA 系阻害薬を開始することとなった．

10．退院時処方

　　　アスピリン（バイアスピリン®）100 mg 分 1 朝食後，ピタバスタチン（リバロ®）2 mg 分 1 夕食後

11．考　察　▶ Advice from Professional ① 参照

　　　病歴からは明らかな血管炎に伴う発熱や倦怠感などの全身症状は認めなかったため，血管病変が進行した後に発見された症例と考えられた．ESR は亢進しているが，発熱や CRP の上昇など血管炎に伴う全身症状はなく，高安動脈炎の活動性は低下しており，ステロイド治療の適応はないと考えた．

血管病変は大動脈弓部およびその分枝に認めたが，胸部下行大動脈や腹部大動脈およびその分枝には狭窄や大動脈瘤は認めなかった．大動脈拡張性病変に伴うと思われる大動脈弁閉鎖不全を伴うことからⅡa型大動脈炎症候群と考えた．

両鎖骨下動脈の狭窄病変のため，これまで高血圧を指摘されたことはないが，著明な左室肥大所見および腎病変は，高血圧に伴う臓器障害が顕著であることを示している．大動脈弓部分枝血管以外の部位に，長期にわたる高血圧性臓器障害が及び，進行したと考えられた．

左室への後負荷軽減および輸入細動脈拡張による蛋白尿減少効果を期待して，RA系阻害薬を使用したいが，脳循環予備能が低下しているため脳外科による血行再建術をすすめたところ，本人は希望しなかった．頭部乏血症状出現時には，本疾患において遠隔開存率がよいとされている上行大動脈からのバイパス術を検討すべきである[1]．

【文　献】 ▶Advice from Professional ❷参照

1) Ogino, H. et al.：Overview of Late Outcome of Medical and Surgical Treatment for Takayasu Arteritis. Circulation, 118：2738-2747, 2008

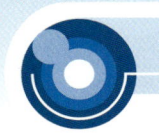

Advice from Professional

1 考察ポイント

Point 1
上肢血圧は正常であるが，下肢血圧が高く，左室肥大や高血圧性腎障害から血管病変の進行した高安動脈炎と考えられる．

Point 2
今後の治療方針として，頭部乏血症状に十分注意しながら，高血圧に伴う腎機能障害および左室肥大・大動脈弁閉鎖不全による心不全発症に対しRA系阻害薬を中心とした降圧治療を行う．大動脈弁閉鎖不全は当初はたいした症状は呈さないものの，数年の経過とともに症状を呈してくることが多いとされているため，定期的に心エコー検査を行って大動脈弁閉鎖不全や左室肥大を経過追跡していく必要がある．

Point 3
診療ガイドラインなどから考えられる最もよい治療法と，患者さんの希望する今回の治療方針との相違点を明らかにして，考察を加える．

2 押さえておきたい論文

文献 1：**Ogino, H. et al.：Circulation, 118：2738-2747, 2008**

高安動脈炎における薬物または外科的治療の長期予後に関するレビュー．PTAの治療成績は良好であるが，再狭窄が比較的多い．

第5章 合併症をもつ高血圧の治療　§4 腎疾患

1. CKDを合併する高血圧治療

駒井則夫，柏原直樹

Point

1. 慢性腎臓病（CKD）は末期腎不全への移行の危険因子であるだけでなく，心血管病発症の危険因子である
2. CKDは高血圧によって病態が悪化し，一方，CKD自体が高血圧の原因ともなり，CKDと高血圧は相互に密接な関係にある．したがって，CKD治療において厳格な降圧は必要不可欠である
3. 糸球体内圧の上昇および糸球体過剰濾過がCKDの病態形成において中心的役割を果たしていると考えられている．これにはRA系が深く関与していることから，CKDにおいてRA系阻害薬が治療の中心となる

1 病態の特徴・疫学

1）罹患率

昨今，CKD[※1]はそれ自体末期腎不全移行への危険因子であるだけでなく，心血管病発症の危険因子でもあることから重要視されている．日本腎臓病学会から，日本人におけるGFRの評価推定式が発表された．これをもとにしたCKDステージ分類（表）から，日本人のCKD罹患率を推定すると，eGFR 60 mL/min 未満が1,098万人，eGFR 60 mL/min 以上で蛋白尿陽性者は230万人，合計1,330万人，つまり国民の約13％であると推定された．

2）成因

それでは，CKDの成因に関して考えてみたい．CKDの原因疾患に関して直接的な統計はないが，透析導入の原因疾患に関する報告から類推すると糖尿病性腎症，慢性糸球体腎炎，腎硬化症などとなる．また，Framingham研究の報告によると，加齢，BMIの増加，喫煙歴，糖尿病，高血圧，もともとの腎機能低下が新規CKD発症の危険因子となる[1]．

また，Multiple Risk Factor Intervention Trial（MRFIT）において，血圧の上昇に伴い腎機能障害が進展すると示されている．

一方，Bakrisらは，9つの臨床研究によるメタ解析により，平均血圧と腎障害の進展速度に負の相関があることを報告した（図1）[2]．つまり，CKDの新規発症および進展に高血圧が密接に関係している．逆に，腎機能障害が存在すると血圧は上昇する．これはNa排泄量の低下に伴う循環血液量の増大やRA系や交感神経系の亢進，圧利尿曲線の右方変位などによる．したがって，CKD患者において，高血圧を治療することは非常に重要であると言える．

2 治療のメカニズムとストラテジー

1）厳格な降圧

CKD診療ガイドライン2009やJSH2009においても，末期腎不全への進行抑制と心血管病発症の予防の観点から，CKD合併患者の降圧目標値を130/80 mmHg未満とし，また蛋白尿1 g/日以上の場合では，さらに低い125/75 mmHg未満としている．これは前述した通り，血圧上昇が腎機能増悪の進展に密接に関与しているからである．

[※1] CKD（慢性腎臓病）
腎臓の障害（蛋白尿など），もしくはGFR（glomerular filtration rate，糸球体濾過量）60 mL/min/1.73m² 未満の腎機能低下が3カ月以上持続するもの

日本人のGFR推定式：
eGFR（mL/min/1.73m²）＝ 194 Crn$^{-1.094}$ × Age$^{-0.287}$（女性は×0.739）

● 表　CKDステージ分類

病期ステージ	重症度の説明	進行度による分類 GFR mL/min/1.73m²
	ハイリスク群	≧90（CKDのリスクファクターを有する状態で）
1	腎障害は存在するが，GFRは正常または亢進	≧90
2	腎障害が存在し，GFR軽度低下	60～89
3	GFR中等度低下	30～59
4	GFR高度低下	15～29
5	腎不全	<15

透析患者（血液透析，腹膜透析）の場合にはD，移植患者の場合にはTをつける．
（文献11より引用）

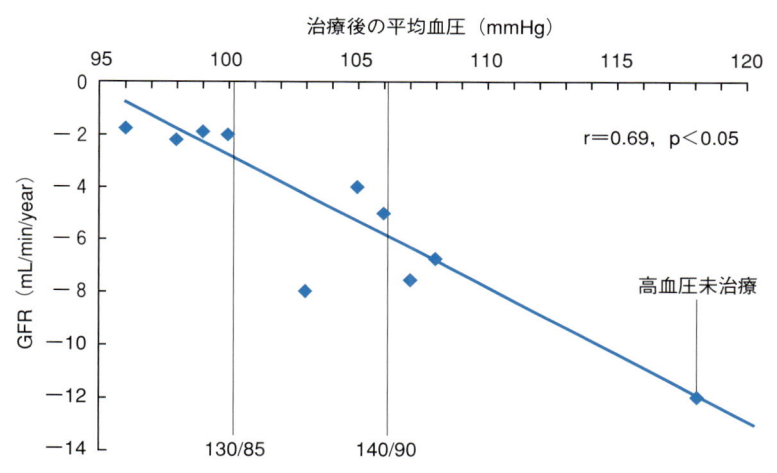

● 図1　CKD患者における治療後血圧と糸球体濾過値の減少率との関係
（文献2より引用）

2）糸球体高血圧

Brennerらにより，糸球体内圧の上昇（糸球体高血圧）が腎障害進展の共通の機序であることが提唱された[3]．本来，糸球体内圧は自動調節能により約50mmHgの一定の内圧で維持されている．しかし，CKDの代表的疾患である糖尿病性腎症では輸入細動脈の自動調節能が機能的に障害され，輸入細動脈が弛緩することにより糸球体内圧の上昇（糸球体高血圧）が生じている．

また，糸球体濾過率（GFR）は糸球体内圧に規定されており，糸球体高血圧は同時に糸球体過剰濾過状態でもある．本来，この過剰濾過状態はGFRを維持しようとする代償機転であるのだが，一定期間持続すると徐々に糸球体の構築変化が起こり，ついには糸球体硬化に陥る．また糸球体高血圧にはRA系が密接にかかわっている．アンジオテシンIIは強力な血管収縮作用を有するが，輸入細動脈と比較して輸出細動脈の血管抵抗をより強く増強させ，糸球体内圧を上昇させる．

3）蛋白尿

蛋白尿は糸球体過剰濾過の程度の指標となると考えられている．また，蛋白尿自体が尿細管間質障害を進展させ腎機能を悪化させる．さらに，蛋白尿/アルブミン尿自体が心血管病の危険因子となることも報告されている[4]．

一方，AASK試験[5]により，降圧治療による蛋白尿減少の程度と末期腎不全への移行リスクが相関すると報告されており，降圧だけでなく蛋白尿減少の程度も治療の目安にすべきである．

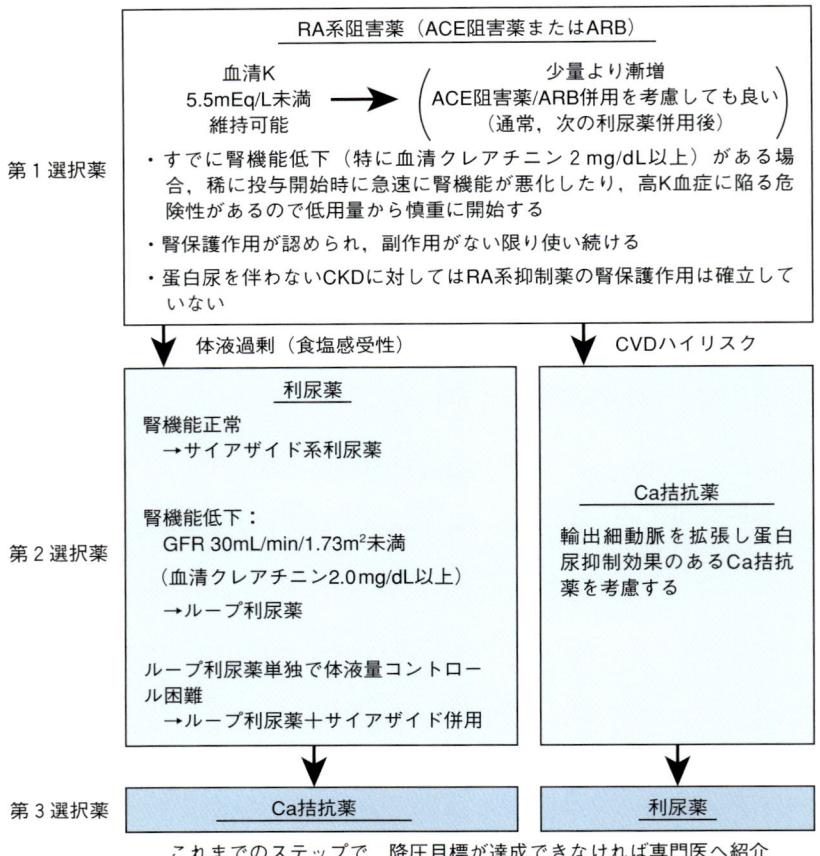

```
                    ┌─────────────────────────────────────────────────┐
                    │      RA系阻害薬（ACE阻害薬またはARB）          │
                    │                                                 │
                    │   血清K              少量より漸増               │
                    │  5.5mEq/L未満 →  (ACE阻害薬/ARB併用を考慮しても良い) │
                    │   維持可能          (通常，次の利尿薬併用後)     │
                    │                                                 │
   第1選択薬        │ ・すでに腎機能低下（特に血清クレアチニン2mg/dL以上）がある場 │
                    │   合，稀に投与開始時に急速に腎機能が悪化したり，高K血症に陥る危 │
                    │   険性があるので低用量から慎重に開始する         │
                    │ ・腎保護作用が認められ，副作用がない限り使い続ける │
                    │ ・蛋白尿を伴わないCKDに対してはRA系抑制薬の腎保護作用は確立して │
                    │   いない                                        │
                    └──────────────┬──────────────────┬──────────────┘
                           体液過剰（食塩感受性）    CVDハイリスク
                                   ↓                      ↓
                    ┌──────────────────────────┐  ┌──────────────┐
                    │        利尿薬            │  │              │
                    │ 腎機能正常               │  │              │
                    │  →サイアザイド系利尿薬   │  │              │
                    │                          │  │   Ca拮抗薬   │
   第2選択薬        │ 腎機能低下：              │  │ 輸出細動脈を拡張し蛋白 │
                    │  GFR 30mL/min/1.73m²未満 │  │ 尿抑制効果のあるCa拮抗 │
                    │  （血清クレアチニン2.0mg/dL以上）│ 薬を考慮する │
                    │  →ループ利尿薬           │  │              │
                    │                          │  │              │
                    │ ループ利尿薬単独で体液量コントロー│              │
                    │  ル困難                  │  │              │
                    │  →ループ利尿薬＋サイアザイド併用│              │
                    └──────────────┬───────────┘  └──────┬───────┘
                                   ↓                      ↓
   第3選択薬        ┌──────────────────────────┐  ┌──────────────┐
                    │        Ca拮抗薬          │  │    利尿薬    │
                    └──────────────────────────┘  └──────────────┘
          これまでのステップで，降圧目標が達成できなければ専門医へ紹介
```

● 図2　CKDにおける高血圧治療の進め方
（文献12より引用）

4）高血圧治療の進め方

RA系阻害薬を第一選択薬として，降圧不十分である場合，利尿薬およびCa拮抗薬を併用する（図2）．

a）ACE阻害薬・ARB（RA系阻害薬）

RA系阻害薬は，CKD合併高血圧例の第一選択薬である．これは，**RA系阻害薬が輸入細動脈に比し相対的に輸出細動脈をより弛緩させ，糸球体内圧を是正し，尿蛋白排出量を減少させ，腎障害の進展を抑制するためと考えられている**．これはネフロン数の減少した状態であっても同様であり，進行性の腎障害例であってもRA系阻害薬の腎保護作用を十分期待できると考えられている．

ただし，CKD合併例で腎機能の悪い場合，初期投与量を減量する必要性がある．投与初期に一過性に血清クレアチニン（sCrn）値の上昇が認められる場合，かえって長期的には腎保護が期待できる可能性が高いと考えられる[6]．

sCrn値の一方向性の上昇を認めない場合，RA系阻害薬の用量は，**降圧目標に達しても最大限蛋白尿が減少するまで増量する必要性がある**[7]．これは前述したように，腎保護効果が尿中蛋白排出量の低下と相関するからである[8]．ただし，sCrnの上昇が認められた場合，sCrn値の30％の上昇あるいは，1.0mg/dL以上の上昇を認めた場合，RA系阻害薬の投与量を半量に減量する必要がある．

b）Ca拮抗薬

強力な降圧作用を有しており，RA系阻害薬で降圧不十分な場合，併用薬としてCa拮抗薬を用いる．特に，シルニジピン[9]やアゼルニジピンなどのCa拮抗薬には輸出細動脈を拡張させる作用があり，蛋白尿の軽減を期待できる．

c）利尿薬

CKD患者ではNa排泄量の低下に伴う循環血液量の増大が高血圧の原因の1つであることから，降圧利尿薬は有効である．

また，RA系阻害薬の併用薬としてもサイアザイド系利尿薬は相性がよく相加的な降圧効果を期待でき，ARBとの合剤も発売されている．

また，インダパミドを用いたNESTOR試験[10]において，微量アルブミン尿軽減効果が報告されている．ただ，尿酸上昇などの副作用を有するため注意する必要性がある．また，腎機能低下例にはループ利尿薬を用いる．

d）その他の治療薬および食事療法

GFRが低下した状態での食塩過剰摂取は，細胞外液量を増加させ，浮腫，心不全などの誘因となる．したがって，CKD合併例では食塩感受性高血圧を呈しているため，食塩摂取量6g/日未満の食事指導を徹底する．

RA系阻害薬の長期投与中に降圧効果の減弱が現われることが知られている．これはアルドステロンブレイクスルー現象[※2]によると考えられ，スピロノラクトンの併用が効果的であると報告されている．ただし，腎障害合併患者では高度の高K血症をきたすことがあり，使用には十分注意を要する．降圧不十分な場合はβ遮断薬も併用するが，腎不全患者は溢水傾向にあるため，β遮断薬の陰性変力作用により心不全の誘因になることや，高K血症の原因にもなるので十分注意が必要である．

3 処方の実際

第一選択薬として，ACE阻害薬・ARBを用いる．降圧不十分な場合あるいは両側腎動脈狭窄例などACE阻害薬・ARBの処方困難例では，その他の降圧薬を追加・変更する．

① ACE阻害薬：マレイン酸エナラプリル（レニベース®）5mg，1日1回朝食後
② ARB：テルミサルタン（ミカルディス®）40mg，1日1回朝食後
③ Ca拮抗薬：アゼルニジピン（カルブロック®）16mg，1日1回朝食後
④ 利尿薬：インダパミド（ナトリックス®）1mg，1日1回朝食後

4 おわりに

CKD合併高血圧患者の治療はRA系阻害薬を第一選択とする．降圧が不十分であれば他剤を併用し，厳格な降圧とともに，可能な限り蛋白尿を減少させる必要性がある．たとえ降圧目標に到達していても，過降圧でない限り蛋白尿の減少をみながらRA系阻害薬を増量することが治療のキーポイントとなる．

<文　献>

1) FOX, C. S. et al.: JAMA, 291：844, 2004
2) Bakris, G. L. et al.: Am. J. Kidney Dis., 36：646-661, 2000
3) Hostetter, T. H. et al.: Am. J. Kidney Dis., 1：310-314, 1982
4) Brown, M. J. et al.: Lancet, 356：366-372, 2000
5) Wrigh, J. T. Jr. et al.: JAMA, 288：2421-2431, 2002
6) Appelroo, A. J. et al.: Kidney Int., 51：793-797, 1997
7) Gansevoort, R. T. et al.: Kidney Int., 45：861-887, 1994
8) Lea, J. et al.: Arch. Intern. Med., 165：947-953, 2005
9) Fujita, T. et al.: Kidney Int., 72：1543, 2007
10) Marre, M. et al.: J. Hypertens., 22：1613-1622 2004
11) 日本腎臓学会：「エビデンスに基づくCKD診療ガイドライン2009」，東京医学社，2009
12) 「CKD（慢性腎臓病）診療ガイド 高血圧編」（日本腎臓学会，日本高血圧学会 編），東京医学社，2008

➡ 次頁：患者抄録

※2　アルドステロンブレイクスルー現象

高血圧患者にACE阻害薬を投与すると，当然，アンジオテンシンⅡ産生が減少し，アルドステロン産生も低下する．しかし，ACE阻害薬を長期間投与した際に，一度減少した血中のアルドステロン濃度が再度上昇する患者の存在が明らかとなった．この現象をアルドステロンブレイクスルー現象と呼ぶ．ARBの長期投与によっても起こることがある．

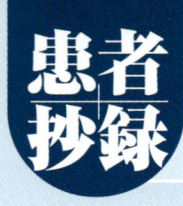

CKDを合併する高血圧

【患　者】61歳，女性

1. 診　断　①高血圧，②CKD
2. 主　訴　蛋白尿，高血圧
3. 既往歴　虫垂炎
4. 家族歴　父：高血圧，78歳時に脳出血で死亡
5. 生活歴　職業：主婦，喫煙歴：なし，飲酒歴：なし
6. 現病歴

　　50歳時，会社の健康診断で150/90 mmHg程度の高血圧を指摘されたが，自覚症状がないため放置していた．55歳時の健康診断で，腎機能障害および蛋白尿を指摘された．以後毎年健康診断を受診していたが，蛋白尿は指摘されないときもあったため，放置していた．最近，尿の泡立ちを自覚するようになり，家庭血圧 160/90 mmHgと血圧の上昇を認めたため，当院腎臓内科を受診した．

7. 入院時現症

　　身長 146.5 cm，体重 49.5 kg，BMI 23.06，血圧 164/92 mmHg，脈拍 80/分・整，体温 36.4℃，結膜に貧血・黄染なし
　　胸部　心音，呼吸音ともに異常なし
　　腹部　右下腹部に手術痕あり，腹部に血管雑音は聴取せず
　　四肢　浮腫なし，脈拍触知良好

8. 初診時検査成績

① 血　算：WBC 6,140/μL, RBC 452万/μL, Hb 13.4 g/dL, Hct 42.5%, Plt 22.3万/μL
② 生化学：TP 6.5 g/dL, Alb 3.9 g/dL, Glb 2.6 g/dL, AST 14 IU/L, ALT 10 IU/L, LDH 189 IU/L, Crn 1.43 mg/dL, BUN 27 mg/dL, UA 6.4 mg/dL, Na 144 mEq/L, K 4.6 mEq/L, Cl 108 mEq/L, T-Cho 165 mg/dL, TG 163 mg/dL, HDL 55 mg/dL, Glu 91 mg/dL, HbA1c 5.3%．
③ 内分泌学的検査：PRA 0.8 ng/mL/hr, PAC 112 pg/mL
④ 尿一般検査：pH 6.0, SG 1.008, Pro（＋＋）, OB（－）, Glu（－）, Ket（－）
⑤ 尿沈渣：尿赤血球 0～2/HPF，尿白血球 0～2/HPF，硝子様円柱 33/全
⑥ 蓄尿検査：Ccr 43.6 mL/min，尿蛋白量 1.06 g/day
⑦ 胸部単純X線：CTR 50%，胸水など認めず
⑧ 腹部エコー（図1）：左右腎に軽度萎縮，および表面の凹凸を認める．

9. 経　過

　　検尿所見では，明らかな腎炎の所見はなく，軽微な蛋白尿主体の所見であること，10年にわたる高血圧歴，また，腹部超音波上，腎臓の萎縮傾向ならびに表面凹凸などから，腎硬化症と診断した．治療の方針は，①RAS阻害薬を中心とした厳格な降圧療法，②食事療法，③その他の治療法（クレメジン®など）となる．

① 薬物治療

　　CKD分類 stage 3と腎機能低下を認めており，テルミサルタン（ミカルディス®）20 mgより開始した．約3週後に再診し，sCrnの30%以上の上昇がないことを確認し，テルミサルタンを40 mgに増量した．また，血清K値にも十分注意をした．血圧値と尿蛋白の減少を指標にし，テルミサルタンを最大用量まで増量したところ，随時尿において，蛋白尿の定性が感度以下となった．外

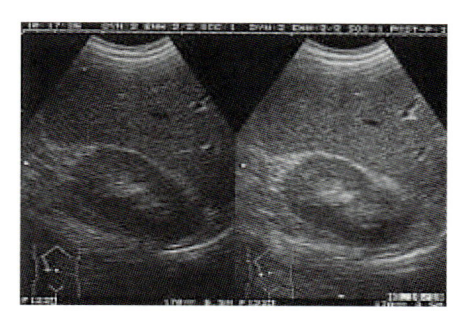

図1 腎臓の超音波像

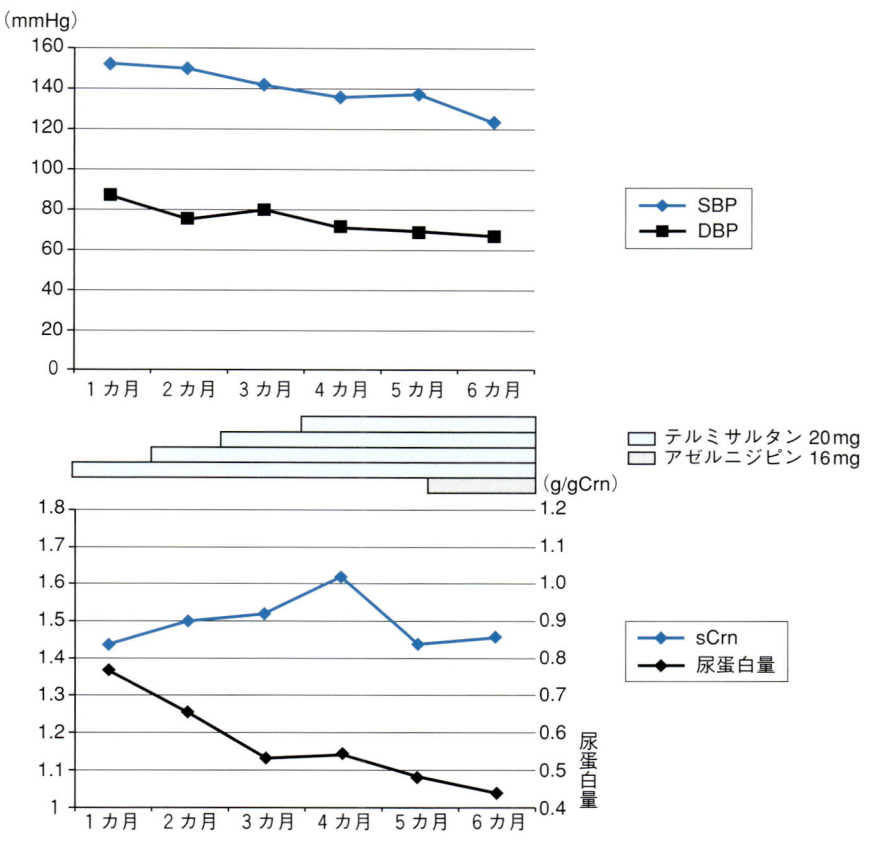

図2 本症の経過

来血圧では，136/84 mmHg と降圧目標値には達していなかったため，アゼルジピン（カルブロック®）16 mg を追加したところ，122/76 mmHg まで低下した（図2）．

② 食事療法

6 g 未満の減塩食を指導した．CKD 患者は食塩感受性高血圧を呈していることが多く塩分制限は重要である．また，腎機能低下抑制のために，蛋白制限食（0.6〜0.8 g/kg/day）は有効であり，同時に指導した．また，CKD 患者において ARB を処方する際，高 K 血症には十分注意が必要であり，果実，生鮮生野菜の摂取を制限する必要がある．

10. 最終的な処方
　　　テルミサルタン 80 mg 朝，アゼルニジピン 16 mg 朝
11. 考　察　▶ Advice from Professional ❶参照

　　CKDを合併する高血圧患者を診療する際，検尿所見を詳細に観察し，CKDの原因疾患が糸球体腎炎などの治療介入の必要がある疾患か否かを鑑別する必要がある．透析導入の原因疾患の推移から類推すると，CKDの原因疾患は糖尿病性腎症や腎硬化症が増加している．腎硬化症の場合，検尿所見は乏しく，所見があっても軽度蛋白尿を認めるのみといったことが多い．また，画像所見で腎臓の形態の評価を行い，軽度萎縮および表面の凹凸，皮質の菲薄化などの所見を確認する．また，最近は肥満関連腎症など，メタボリックシンドロームに関係する腎障害も増加傾向にある[1]．

　　いずれにせよ，RAS阻害薬が第一選択薬となる．RAS阻害薬の投与後にsCrn値が上昇することがあるが，前値の30％未満の場合は投与量を変えず経過をみる（sCrn≧2.0 mg/dLの場合は1.0 mg/dL未満）．むしろ，GFRの低下は輸出細動脈の拡張による糸球体内圧の是正に伴い，濾過面積が減少することを表しており，長期的には腎予後を改善する[2]．

　　CKDを合併する高血圧患者の場合，単剤では血圧のコントロールが不十分になることが多い．腎実質性高血圧の場合，食塩感受性高血圧であることが多いため，塩分制限とともに，サイアザイド系利尿薬を併用すると効果的である．ただし，stage 4,5のCKD患者にはループ利尿薬を併用する．また，CVDハイリスク患者の場合はCa拮抗薬を併用する．Ca拮抗薬のなかでも輸出細動脈拡張作用をもち，尿蛋白抑制効果のあるものがある．RAS阻害薬を使用しても蛋白尿が抑制されていない場合，これらのCa拮抗薬の併用を考慮する必要がある[3]．

【文　献】　▶ Advice from Professional ❷参照
1) Kambham, et al.：Obesity-related glomerulopathy：An emerging epidemic. Kidney International, 59 (4)：1498-1509, 2001
2) Apperloo, A. J. et al.：A short-term antihypertensive treatment-induced fall in glomerular filtration rate predicts long-term stability of renal function. Kidney Int., 51：793-797, 1997
3) Fujita, T. et al.：Antiproteinuric effect of the calcium channel blocker cilnidipine added to renin-angiotensin inhibition in hypertensive patients with chronic renal disease. Kidney Int., 72：1543-1549, 2007

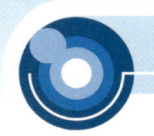

Advice from Professional

❶ 考察ポイント

Point 1
高血圧の罹病期間などの病歴，検尿所見，画像所見から腎硬化症を診断した．

Point 2
蛋白尿軽減効果を期待し，RA系阻害薬を最大用量処方したこと．

Point 3
RA系阻害薬増量に伴い，増量後2〜4週間後にsCrn，Kなど必ず検査すること．

2 押さえておきたい論文

文献1 ： Kambham, et al.： Kidney International, 59（4）： 1498, 2001
肥満関連腎症とはBMI 30 kg/m² 以上の高度の肥満を伴い，蛋白尿，腎機能障害を認めるもので，ネフローゼをきたすこともある．また，組織は糸球体肥大，巣状糸球体硬化を特徴とする．

文献2 ： Apperloo, A. J. et al.： Kidney Int., 51 ： 793—797, 1997
糖尿病を合併しない腎障害を有する高血圧患者にアテノロールあるいはエナラプリルを投与し，投与直後のGFRの低下率の大小で2群に分け，長期間投与後のGFRを比較した．投与直後にGFRが低下した群の方が，低下しなかった群と比較して，長期間投与後のGFRは低下しなかったのに対し，投与直後にGFRが低下しなかった群は，長期間投与後のGFRは有意に低下した．つまり，RA系阻害薬などの投与により，投与初期に起こるGFRの低下は糸球体内圧の是正に伴う濾過面積の減少を表し，長期的な腎保護効果が期待できる．

文献3 ： Fujita, T. et al.： Kidney Int., 72 ： 1543—1549, 2007
目標血圧に達しないすでにRA系阻害薬を投与されている腎障害合併高血圧患者に対し，L型Ca拮抗薬であるアムロジピンとL/N型Ca拮抗薬であるシルニジピンを投与した際の尿蛋白抑制効果を比較検討した試験である．両群間で血圧の推移は同等であったが，1年後の蛋白質／クレアチニン比の変化率に関して，シルニジピン群はアムロジピン群に比較して有意に改善していた．

memo

第5章 合併症をもつ高血圧の治療　§4 腎疾患

患者抄録

2. 透析患者の高血圧治療

村田弥栄子，佐藤壽伸

Point

1. 透析患者は高率に高血圧を合併し，高血圧は透析患者の予後因子としても重要である
2. 透析患者の血圧管理について十分なコンセンサスは得られていないが，血圧と生命予後の関係にはU字型現象がみられ，低い血圧，脈圧の増大も生命予後不良と正の相関がある
3. 透析患者の高血圧は体液量依存性の要素が大きく，ドライウェイト（DW）の適切な設定，塩分，水分制限を行っても高血圧が持続する場合に，降圧薬の投与を検討する
4. 透析患者の血圧は，除水量や透析液のNa濃度などの透析側因子の影響を受け，透析間の変動が激しい
5. 降圧薬は作用機序に加えて，薬物代謝，排泄経路，透析性なども考慮して投与する

1 病態の特徴　疫学

1）病　態

維持透析患者は年々増加し2007年末には275,119人となっている[1]．2005年の日本透析医学会の透析患者の高血圧に関する調査では，透析前血圧で収縮期血圧180mmHg以上または拡張期血圧110mmHg以上のⅢ度高血圧は14.9％を占め，Ⅰ度高血圧32.5％，Ⅱ度高血圧26.9％を加えると74.3％が高血圧に分類された（図）[2]．透析患者の高血圧には，

① 水，Na排泄障害に起因した体液貯留による体液依存性高血圧
② レニン-アンジオテンシン（RA）系の不適切な亢進
③ 動脈硬化による末梢血管抵抗の増大
④ 粥状硬化によって大動脈やその分枝の弾性が低下し，それら弾性動脈が本来有するWindkessel（ふいご）作用が失われた結果として収縮期高血圧を呈する状態であるWindkessel型高血圧
⑤ 自律神経系の作用による高血圧

などが存在し，それらが個々の例で複合的に関与している．

2007年末の調査では，透析患者の死亡原因は心不全が第1位で，心不全，脳血管障害，心筋梗塞を合わせた心血管合併症全体では37.4％を占める．心血管合併症は，高血圧，耐糖能異常，高脂血症，高尿酸血症といった動脈硬化促進因子の他，高リン血症や二次性副甲状腺機能亢進症による血管壁への異所

分類	収縮期mmHg		拡張期mmHg	割合%（人数）
至適血圧	<120	かつ	<80	6.0%（13,129人）
正常血圧	<130	かつ	<85	14.5%（27,751人）
正常高値血圧	130～139	または	85～89	11.2%（21,456人）
Ⅰ度高血圧	140～159	または	90～99	32.5%（62,340人）
Ⅱ度高血圧	160～179	または	100～109	26.9%（51,645人）
Ⅲ度高血圧	≧180	または	≧110	14.9%（28,515人）
収縮期高血圧	≧140	かつ	<90	52.4%（100,362人）

● 図　透析前収縮期血圧（高血圧学会基準による分類）
（文献3より改変して転載）

性石灰化などが複雑に関与し発症する．なかでも高血圧は重要な予後決定因子の1つであり，高率に高血圧を合併する透析患者の血圧を適正に治療することは，心血管障害発症抑制に繋がり予後を改善する可能性がある．しかし，多くの危険因子が関与し，血圧値単独と予後の関連は明白になりにくく，透析前後でも血圧が変化するので，どの血圧を用いて評価するかなど，透析患者の血圧管理についてはいまだ十分なエビデンスは得られていない．

2）ガイドラインの方針

最近発表された高血圧治療ガイドライン2009[3]では，24時間自由行動下血圧測定（ABPM）や家庭血圧の有用性を示唆しているものの，詳細については，

① 1日3回測定した家庭血圧の1週間の平均値は透析前，または透析後の血圧と比較して生命予後をよく反映し，血圧管理目標として収縮期血圧125〜145mmHgが適切であるとした報告や，
② 血液透析患者では血圧と生命予後の関係にU字型現象がみられ，収縮期血圧が120〜160mmHgで死亡率は最も低いとする報告，
③ 脈圧の増大が，透析患者の生命予後不良と相関し，同じ収縮期血圧であれば拡張期血圧が低いほど，同じ拡張期血圧であれば収縮期血圧が高いほど予後は不良となり，2回測定した家庭血圧における脈圧の一週間の平均値で70mmHgを超えると全死亡が有意に高くなるという報告，
④ 透析中の血圧低下や透析直後の起立性低血圧も全死亡の独立した危険因子であるという報告

などを紹介するにとどまっている．

2 治療のメカニズムとストラテジー

1）DW（dry weight，ドライウェイト）

a）体液量依存性高血圧

無尿あるいは著しい乏尿状態にある透析患者では，摂取した水分，Naのほとんどは透析によって除去されるため，非透析日には体液，Naは貯留状態にある．さらに，窒素代謝物などの尿毒症物質の貯留は，血漿浸透圧を上昇させ，貧血ともあいまって循環血漿量は増加する．循環血漿量の増加は，心不全がない場合，心拍出量・末梢血管抵抗を増加させ，体液量依存性高血圧の原因となる．

このような体液量依存性高血圧に対しては，水，Naの摂取制限，十分な透析量の確保，適切な除水による体液管理が必要である．

b）DWの決定

DWとは「浮腫がなく，血圧が正常で，心胸比（CTR）が50％以下，かつそれ以下の体液量では透析中に血圧が維持できない臨界域の体重」と定義され，この数値を透析後の目標体重とし，体液量依存性高血圧を管理する．高齢者，糖尿病，冠動脈疾患などを合併する場合，定義どおりの状態では心収縮力障害や自立神経障害など血圧維持機構に障害のあることも多いため，実際には，このDWに多少の余裕を加えた体重が臨床的なDWとして設定される．

血圧維持機構の問題や心肥大のある場合には，DWを浮腫の有無やCTRで決めることは困難で，臨床症状，血漿脳性Na利尿ペプチド（brain natriuretic peptide：BNP），血漿心房性Na利尿ペプチド（human atrial natriuretic peptide：HANP），心エコーによる下大静脈径などを参考にしながら総合的に判断する．

また，長時間透析や連日透析の血圧コントロールへの有用性も報告されている[4]．血圧低下が起こりやすい場合には，透析時間を延長し，除水速度を緩徐にするなど透析条件の検討も必要である．また，透析後より次の透析までの体重増加を中2日でDWの5％以下，中1日で3％以下になるように，塩分・水分制限の指導をすることも大切である．大抵の透析患者では尿排泄はほとんどなく利尿薬は無効であるが，透析導入後も少量の排尿を認める場合には，利尿薬を用いると体液管理を容易にできる可能性はある．

2）降圧薬

DWを適切に設定しても高血圧が持続する場合に降圧薬の投与を行う．降圧薬は作用機序に加えて，薬物代謝，排泄経路，透析性なども考慮して投薬する．また，透析による血圧の変動を少なくするために透析性がない薬剤を選択し，透析中に血圧が低下する場合には透析日朝の服用を控えるなどの工夫も必要である．

K/DOQIのガイドラインでは，併存疾患のある場合は，その疾患を考慮した薬剤の選択をする．併存疾患のない場合には，ACE阻害薬あるいはARBの

投与から始めて，Ca拮抗薬の追加，β遮断薬の追加と段階的に降圧薬を増やすことを推奨している[5]．

a）ACE阻害薬・ARB

透析患者では，RA系が亢進しており，ACE阻害薬，ARBはこの病態に適した降圧薬である．心保護作用として，左室肥大抑制効果や心血管系イベントの抑制効果も報告されている．ただし，両者ともアルドステロン産生抑制による高K血症や，エリスロポエチン反応性の低下による貧血の増悪を招く可能性を忘れてはならない．

① ACE阻害薬は，咳や血管浮腫に加えて，陰性荷電の透析膜，ポリアクリロニトリル（polyacrylonitrile：PAN）膜の透析膜やデキストラン硫酸セルロースを用いた吸着器使用時のブラジキニンによるアナフィラキシーショックを引き起こすことがあるため，これらとACE阻害薬との併用は禁忌である．腎排泄性の薬剤が多く，透析患者では血中濃度半減期が増大するため，少量から投与を開始する．透析性があるものが多いが，透析性がないものも一部ある．

② ARBはACE阻害薬に比して副作用が少なく，ほとんどが肝胆汁排泄性であり，透析性もないため，透析患者の降圧薬として有用である．透析患者の生命予後と関連するものとして，血管障害の指標として用いられる脈波伝播速度（pulse wave velocity：PWV），増幅係数（Augmentation Indey：AI）や足首・上腕血圧比（ABI）値，その変化や透析患者に高率に合併する心肥大，心筋重量の変化があげられるが，心肥大の退縮やPWVの改善にARBが有効であるとする報告がある[6〜8]．また，腹膜透析患者においてARBが残腎機能の保持に有効であることが報告されている[9]．

b）Ca拮抗薬

降圧効果が強力で主として肝臓で代謝され，蛋白結合率が高く脂溶性であるため透析により除去されず，透析患者でも用法容量は腎機能正常者と同量でよい．体液量依存性高血圧に対する降圧効果が確実で，わが国の透析患者の高血圧に最も使用されている．

c）β遮断薬・αβ遮断薬

β遮断薬は心筋の酸素需要を抑えるため，虚血性心疾患を合併する症例にときとして有用である．高K血症を誘発する可能性や，体液が過剰になりやすい透析患者では，徐脈，心不全の発症に注意が必要で，少量から慎重に開始する．αβ遮断薬はβ遮断薬にない血管拡張や代謝系への効果を期待する薬であるが，透析患者ではβ遮断薬と同様の注意を要する．

d）α遮断薬・中枢性交感神経抑制薬

起立性低血圧や過大な血圧低下を引き起こす可能性があるため，慎重に少量から開始し調整する．

3 処方の実際（表）

日本透析医学会が2005年に降圧薬の使用の有無，種類について行った調査では，降圧薬投与率は全体の65％で，降圧効果が高いCa拮抗薬は約半数に投与されていた．ARBは33.9％，ACE阻害薬は11.5％に投与され，ARB，ACE阻害薬のどちらかを投与している比率は全体の40％となり，約5％の症例でARBとACE阻害薬が併用されていた[2]．

1）ACE阻害薬・ARB

a）ACE阻害薬：塩酸テモカプリル（エースコール®）2mg，1錠1日1回服用，朝食後

透析性のないACE阻害薬で，胆汁排泄が約60％と減量は必要ないが，少量より開始調整する．

b）ARB：バルサルタン（ディオバン®）80mg，
非透析日：2錠，1日2回に分服，朝夕食後
透析日　：1錠，1日1回服用，夕食後

少量より開始し，腎機能正常者と同量を慎重投与する．透析患者では，長時間作用型の薬剤はhypovolemiaになったときに低血圧が遷延することがあり注意しなければならない．

2）Ca拮抗薬：塩酸ベニジピン（コニール®）4mg，1錠1日1回服用，夕食後

ニフェジピンに代表されるジヒドロピリジン系は降圧効果が体液量に比較的かかわりなく得られ，脂質代謝，糖代謝に対する影響も少ないことから，透析患者において使用頻度の高い薬剤である．強い降圧効果に伴って，特にL型Caチャンネルに作用する短時間作用型Ca拮抗薬では反射性交感神経亢進により頻脈をきたし，心血管合併症を誘発する可能性があるため，注意しなければならない．

● 表　処方の実際

優先順位	分類	薬剤名	量	処方例	副作用	禁忌
第一選択薬	ARB	バルサルタン（ディオバン®）	1錠80mg	非透析日：2錠，1日2回に分服，朝夕食後，透析日：1錠，1日1回服用，夕食後	高K血症，エリスロポイエチン不応性貧血	
	ACE	塩酸テモカプリル（エースコール®）	1錠2mg	1錠，1日1回服用，朝食後	高K血症，エリスロポイエチン不応性貧血，空咳	AN69膜使用透析患者
第二選択薬	Ca拮抗薬	塩酸ベニジピン（コニール®）	1錠4mg	1錠，1日1回服用，夕食後		
第三選択	β遮断薬・αβ遮断薬	カルベジロール（アーチスト）	1錠10mg	1錠，1日1回服用，夕食後	徐脈，心不全，高K血症	
	α遮断薬	メシル酸ドキサゾシン（カルデナリン®）	1錠2mg	1錠，1日1回服用，就寝前	起立性低血圧	
	中枢性抑制薬	塩酸クロニジン（カタプレス®）	1錠0.075mg	非透析日：3錠1日3回分服，朝昼夕食後，透析日：2錠，1日2回服用，朝夕食後	口渇，除脈	

3）β遮断薬・αβ遮断薬：カルベジロール（アーチスト®）10mg，1錠1日1回服用，夕食後

カルベジロール（α遮断：β遮断＝1：8）は心不全に対する効果が認められることから，心血管合併症の多い透析患者にも投与される．腎機能正常者より少量から投与を開始する．

肝代謝の脂溶性の薬剤（プロプラノロール，メトプロロールなど）は，常用量の投与が可能だが，腎排泄の薬剤（ナドロール，アテノロールなど）は，代謝排泄が遷延し過度の降圧や徐脈となる恐れがあるため，減量が必要である

4）α遮断薬・中枢性抑制薬

a）α遮断薬：メシル酸ドキサゾシン（カルデナリン®）2mg，1錠1日1回服用，就寝前

α遮断薬は透析性がなく使いやすい．透析患者では夜間でも交感神経活性が持続し血圧の低下しないnon-dipper型血圧日内リズムを呈し，早朝高血圧を認めることも多いため，作用時間の短いα遮断薬の眠前投与が効果的な場合もある．

b）中枢性抑制薬：塩酸クロニジン（カタプレス®）0.075mg，

非透析日：3錠1日3回分服，朝夕食後
透析日　：2錠1日2回分服，朝夕食後

腎機能正常者と同量を慎重投与する．起立性低血圧や徐脈に加えて，口渇や口内乾燥感により透析間体重増加の原因となることがあり，気をつける．β遮断薬と併用時にはその中止に際して特にwithdrowal syndromeに注意しなければならない．

> **注意点**
> ① 安易に降圧薬の投与を行わず，DWが適正かどうか，透析条件が十分かどうかを第一に考える．
> ② 投与薬剤の性質（透析性の有無，肝代謝か腎排泄かなど）について確認する．
> ③ 透析中の血圧低下を招かないよう降圧薬の種類，量，内服時間を透析日と非透析日で分けるなど工夫する．

4　おわりに

透析患者の高血圧は，第一に体液量の厳格な管理が必要である．安易な降圧薬の使用は，透析中の血圧低下を招き，体液量コントロールがますます不十分となる可能性がある．降圧薬の使用にあたっては，その代謝，排泄経路，透析性，持続時間などを考慮し処方する．

血圧管理の目標は心血管系合併症を予防し生命予後を改善させることにある．Ca拮抗薬，β遮断薬，ACE阻害薬の有効性が報告されているが，心血管合

併症を抑制する薬剤に関しては一定の見解は得られておらず，臓器保護からは，どのような降圧療法が優れているのか，さらなる研究が望まれる．

<文　献>
1) 日本透析医学会統計調査委員会：図説わが国の慢性透析療法の現状（2007年12月31日現在）．日本透析医学会，2008
2) 日本透析医学会統計調査委員会：図説わが国の慢性透析療法の現状（2005年12月31日現在）．日本透析医学会，2006
3) 日本高血圧学会高血圧治療ガイドライン作成委員会：高血圧治療ガイドライン2009．日本高血圧学会，2009
4) Chazot, C. et al.：Nephrol. Dial. Transplant., 10：831-837, 1995
5) K/DOQI：Am. J. Kidney Dis., 45（4 Suppl 3）：S1-153, 2005
6) Shibasaki, Y. et al.：Nephron, 90：256-261, 2002
7) Suzuki, H. et al.：Adv. Perit. Dial., 19：59-66, 2003
8) Ichihara, A. et al.：Am. J. Kidney Dis., 45：866-874, 2005
9) Suzuki, H. et al.：Am. J. Kidney Dis., 43（6）：1056-1064, 2004

次頁：患者抄録

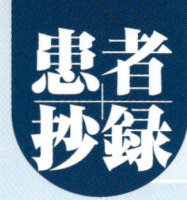

患者抄録　高血圧と急性大動脈解離を合併した透析患者

【患　者】39歳，男性
1. 診　　断　①急性大動脈解離，②高血圧，③慢性腎不全（維持透析中）
2. 主　　訴　胸背部痛
3. 既 往 歴　20歳頃より高血圧を指摘されたが放置．29歳（平成10年）時，悪性高血圧として降圧療法開始
4. 家 族 歴　父：高血圧・糖尿病，母：高血圧
5. 生 活 歴　職業：作業員，喫煙歴：20本/日×17年，飲酒歴：なし
6. 現 病 歴
    平成18年7月26日より血液透析導入．近医にて1回4時間週3回の維持透析を行っていた．平成20年8月の胸部レントゲン上CTR 62.5%と拡大あり，降圧剤の多剤内服にもかかわらず，透析中の血圧も170〜190/90〜100mmHgと高値のため，ドライウエイト（DW）を1.5kg減量された（91.0kgから89.5kg）．しかし，高血圧は持続していた．9月7日朝6時より胸背部痛出現，喘鳴あり，心不全が疑われ維持透析施設にて血液透析が開始されるも，痛み増強し中断，当院に救急搬送され入院した．

7. 入院時現症
    身長 171cm　体重 90kg　意識清明　血圧 180/80mmHg，脈拍 123回/分・整，体温 37.5℃，結膜に貧血あり，黄染なし，胸部　心尖部にLevine Ⅱ/Ⅵの収縮期雑音を聴取，腹部　平坦軟，前脛骨浮腫（+），左前腕に内シャントあり

8. 入院時検査所見
    ① 血　　算：WBC 9,100/μL，RBC 262万/μL，Hb 7.7g/dL，Hct 22.9%，Plt 23.3万/μL
    ② 生 化 学：TP 6.8g/dL，Alb 4.2g/dL，T-Bil 1.0mg/dL，AST 12IU/L，ALT 9IU/L，LDH 220IU/L，ALP 135IU/L，γGTP 25IU/L，CK 195IU/L，BUN 38mg/dL，Cr 11.5mg/dL，Na 139mEq/L，K 4.0mEq/L，Cl 109mEq/L，Ca 11.8mg/dL，CRP 0.2mg/dL，T-Cho 1,215mg/dL，TG 171mg/dL，
    ③ 凝 固 系：PT-INR 0.96，APTT 26.9sec，D-D 5.0μg/mL
    ④ 胸部レントゲン（図1 A）：心胸比（CTR）71%
    ⑤ CT：上行大動脈〜下行大動脈にかけて解離を認め，左総腸骨動脈まで解離が及ぶ．少量の心嚢液貯留と両側胸水貯留がみられる．

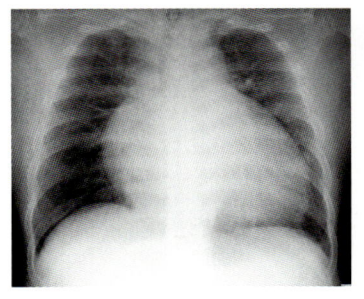

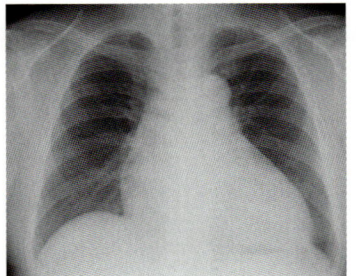

A) 入院時　　　　　B) 転科時　　　　　C) 退院時

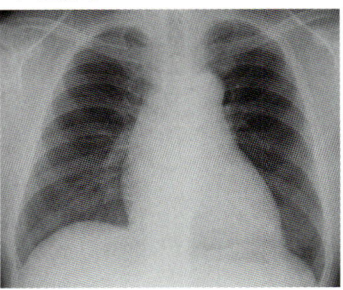

図1　胸部レントゲン（CTRの変化）

9．入院後の経過（図2）

① 急性大動脈解離

　入院後の精査により急性大動脈解離（Stanford A, DeBakey Ⅲb 逆行性）が判明し，心臓血管外科による緊急手術となった．完全弓部大動脈人工血管置換術が施行され，ICUにて全身管理が行われた．術後に持続的血液透析濾過（CHDF）が行われていたが，9月15日には離脱し，9月17日より通常の血液透析（HD）となった．術後は，一時，昇圧剤の投与を必要としたが，全身状態

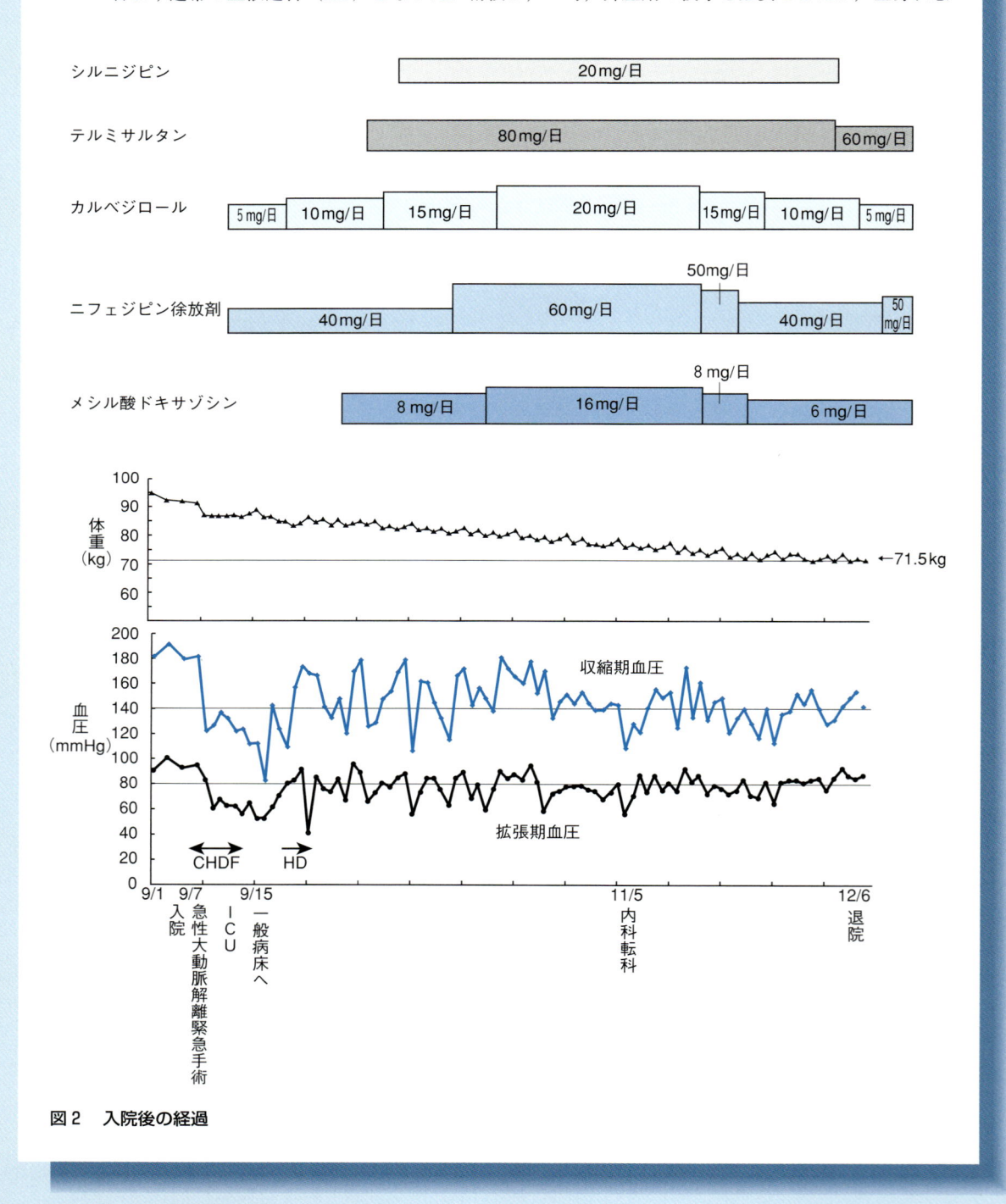

図2　入院後の経過

の回復とともに，血圧は上昇した．このため，β遮断薬の少量内服が開始され，Ca拮抗薬，α遮断薬，ARBと漸次内服が追加された．同時にDWを減量した．約2カ月間で13 kg減量し，DW 76.5 kgとなった時点で，血圧は150/70 mmHg程度となったが，急性期の一般的な治療目標（収縮期血圧120 mmHg以下）には到達できなかった．発症より約2カ月後，大動脈解離慢性期の血圧管理のため，2008年11月5日当院腎高血圧内分泌科に転科した．

② 高血圧

内科に転科後，明らかな浮腫は認めなかったが，胸部レントゲン上CTRは62％（図1 B），心エコーで下大静脈の拡張が認められ，血液検査では透析前HANP 312.7 pg/mL，BNP 840.6 pg/mLと高値を示したため，さらにDWを減量した．73.0 kgとなった頃より，透析中にもほとんど変動しなかった血圧が，最低下時には収縮期血圧で80～100 mmHgとなったため，降圧薬の内服量を減らし調整した．最終的にDWは71.5 kg（入院前より−18 kg）とし，胸部レントゲンCTR 53％（図1 C），24時間自由行動下血圧測定（ABPM）でも血圧は平均140/80以下と良好になり，退院した．

1）経胸壁心エコー（11月6日）：左心系内径拡大，左室壁は全周性に肥厚，mild MR
拡張期中隔壁厚14 mm，拡張期左室後壁厚14 mm，収縮期中隔壁厚16 mm，収縮期後壁厚19 mm，左室拡張末期径59 mm，左室収縮末期径43 mm，大動脈弁輪径21 mm，左房径53 mm，右房径42 mm，右室径28 mm，下大静脈径22 mm，呼吸性変動（＋），左室区出率53％，左室内径短縮率28％，E/A比0.72，左室後壁側に約5 mmのpericardial effusion

2）ABPM（12月2日）：平均139/78，脈拍68，昼間平均135/75，脈拍70，夜間146/84，脈拍65

3）上腕−足首動脈間脈波伝播速度（baPWV）：右1,510 cm/s，左1,988 cm/s
足首・上腕血圧比（ABI）：右1.22，左0.89

10. 退院時処方

- ニフェジピン徐放剤（アダラートCR®）20 mg，3 T 1日3回に分服，毎食後（非透析日），2 T 1日2回内服，透析後1 T 就寝前1 T（透析日）
- テルミサルタン（ミカルディス®）40 mg，2 T 1日2回に分服，朝食後1 T，就寝前1 T（非透析日）
- メシル酸ドキサゾシン（カルデナリン®）2 mg，4 T 1日1回就寝前（非透析日），2 T 1日1回就寝前1回（透析日）
- カルベジロール（アーチスト®）10 mg，2 T 1日1回就寝前1回（非透析日），1 T 1日1回就寝前1回（透析日）
- ニコランジル（シグマート®）5 mg，3 T 1日3回に分服，毎食後

11. 考 察 ▶Advice from Professional ①参照

急性大動脈解離は高血圧緊急症の1つであり迅速な降圧と鎮痛，絶対安静を必要とする．特に急性期には，収縮期血圧を100～120 mmHgに維持することが望ましいとされるが，明確なエビデンスはない．慢性期でも，降圧目標値および降圧薬の選択について確立されたエビデンスは少ないが，再解離および再破裂の予防を目的として，厳格な血圧（収縮期血圧130～135 mmHg）コントロールが行われる．

β遮断薬には，入院などの解離関連事故を減らし，また瘤径の拡大を抑えるとの報告があり，大動脈解離の血圧管理に主として用いられる[1]．本症例でも，DWの減量，β遮断薬を始めとする降圧薬の多剤投与を行ったが，血圧のコントロールに苦慮した．血圧は浮腫が消失しても高値

で心肥大があり，CTRはDWの調整の決め手にはならず，HANP，BNPや心エコー所見を参考にして総合的に判断しなければならなかった．

透析患者の血圧管理において十分なエビデンスにもとづいた目標値は得られていないが，最近ABPMや家庭血圧の有用性が示唆されており[2]，本症例もABPMを血圧コントロールの指標として利用した．最終的に入院前より18kgの減量で血圧がコントロールされたことを考えると，体液量依存性高血圧の管理が不十分であった可能性がある．

高血圧は，大動脈解離発症の重要なリスクファクターの1つであり，体液量の管理が透析患者の血圧に強く関連すること[3]から，的確なDW設定の重要性を改めて認識させられた一例であった．

【文 献】 ▶ Advice from Professional ②参照

1) 循環器病の診断と治療に関するガイドライン（2004-2005年度合同研究班報告）　大動脈瘤・大動脈解離診断ガイドライン（2006年改訂版）：Circulation Journal, 70（Suppl. IV）：1569-1646, 2006
2) Peixoto, A. J. et al.：Reproducibility of ambulatory blood pressure monitoring in hemodialysis patients. Am. J. Kidney Dis., 36：983-990, 2000
3) Agarwal, R. et al.：Dry-Weight Reduction in Hypertensive Hemodialysis Patients：a randomized, controlled trial. Hypertension, 53：500-507, 2009

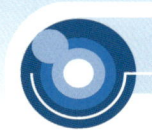

Advice from Professional

1 考察ポイント

Point 1
本症例は，退院時までに18kgのDWの減量が必要であり，入院前の体液量依存性高血圧のコントロールが不十分であったと考えられる．透析患者の血圧管理における体液量のコントロール（DWの適切な設定）は重要である．

Point 2
透析患者の血圧は，非透析日には高くとも透析中に血圧低下を起こすことがあるため，降圧薬は透析日と非透析日の投与の種類，量や内服時間を分けるなどきめ細やかな処方が必要である．

Point 3
透析患者の血圧は透析前後で変化するので，どの血圧を用いて評価するかなど，その管理について十分なエビデンスはないものの，ABPMや家庭血圧の有用性が報告されており，本症例でもABPMを行った．

Point 4
維持透析患者の血圧は体液量に依存する部分が大きく，透析時の除水量，除水速度，尿量，透析頻度の影響を受けるため，尿量の保たれている通常の高血圧患者とは血圧コントロールにおける相違点がある．

2 押さえておきたい論文

文献 2 ：Peixoto, A. J. et al.：Am. J. Kidney Dis., 36：983-990, 2000

透析患者の透析前後の血圧測定，透析間の48時間のABPMを異なる期間に2回行い，どの測定が再現

性に優れているか評価した．その結果，夜間睡眠中の血圧低下に対する再現性には乏しかったものの，ABPMは最も再現性に優れていて，日々変化する透析患者の血圧を評価する適正な方法であることを示した．

文献 3 ： Agarwal, R. et al.： Hypertension, 53 ： 500−507, 2009
100人の血液透析患者のDWを下げ，ABPMを行い血圧コントロールの改善と時間経過について評価した論文．4週間で0.9 kgのDW減少により収縮期血圧は6.9 mmHg，拡張期血圧は3.1 mmHg低下したが，8週間後に1 kgのDW減少となっても，血圧の変化は4週後と同様であった．DWを下げた患者の半数以上に，10 mmHg以上の収縮期血圧の低下と脈圧の減少がみられ，DW減少が血圧コントロールを改善させることを示した．

memo

第5章 合併症をもつ高血圧の治療　§5 生活習慣病

患者抄録

1. 糖尿病を合併する高血圧の管理

島本和明

Point

1. 糖尿病合併高血圧は，心血管病の高リスクであり厳格な降圧が必要である
2. 降圧目標は130/80 mmHg未満で，この血圧値以上なら生活習慣改善とともに降圧薬治療を開始する
3. 第一選択薬はARB，ACE阻害薬，第二選択薬としてCa拮抗薬と降圧利尿薬を使用する
4. 降圧目標を達成するには2～3剤が必要である．最終的にはRA系阻害薬とCa拮抗薬，降圧利尿薬の3薬剤併用が必要なケースが多い

1 糖尿病合併高血圧の病態・特徴と疫学

　糖尿病，高血圧ともに冠動脈疾患，動脈硬化の独立した危険因子であるが，糖尿病合併高血圧は，冠動脈疾患など動脈硬化の可能性がより大きくなることが内外の疫学研究で明らかである．このように，両者の合併は心血管病の高リスク状態であることが大きな特徴である．

　日本では高血圧患者4,000万人，糖尿病患者900万人（予備群を含むと2,200万人）とともに高頻度であり，互いに2倍以上合併しやすいという特徴も有している．その理由としては，共通の背景因子としてのインスリン抵抗性が関与するといわれている．このように，心血管病発症の危険性の高い糖尿病合併高血圧の治療は，厳格な血圧管理が必要ということになる．

　JSH2004の公表以来5年ぶりに新しいわが国の高血圧治療ガイドライン（JSH2009）[1]が2009年1月に改訂・公表となった．本稿のテーマである糖尿病合併高血圧の項においては，いずれも大きな変更があった．JSH2009における新しい糖尿病合併高血圧の治療指針は，日本高血圧学会と日本糖尿病学会で検討され，合意されたものである．新しい治療方針を図に示す．

2 降圧目標と降圧薬治療開始時期

1）降圧目標

　表1に糖尿病合併高血圧の各ガイドラインにおける降圧目標を示す．130/85 mmHgから130/80 mmHgとより降圧目標が下がっている．JSH2009でも，HOT試験[3]やUKPDS[4]にもとづいて降圧目標は130/80 mmHgと低くしている．

2）治療開始時期

　治療開始時期については，JSH2004[2]では，「130～139/80～89 mmHgでは，3～6カ月の血糖改善と生活習慣改善後に降圧薬を使用する」となっていたが，JSH2009の高リスク群では「直ちに降圧薬」との初期治療方針と整合性を図る必要から「130/80 mmHg以上で降圧薬治療を開始」となった点が今回の主な変更点の1つである．エビデンスとしてMICRO-HOPE[5]などでは，正常血圧者にACE阻害薬が投与されて，心血管病が減少しており，HOT[3]の厳格な降圧群でも心血管病が減少していることも，早期に治療を開始することを支持する試験結果である．

　一方，糖尿病患者では生活習慣の修正で血圧が下がることがあり，「現実的に正常高値血圧の者にすぐに降圧薬を使うことは少ないのではないか」との懸念もあり，「血圧が130～139/80～89 mmHgで生活習慣改善により降圧目標の達成ができそうな場合は，3カ月を越えない範囲で生活習慣の改善により降圧を図ることができる」を追加することとしている．

3 第一選択薬は？

　糖尿病合併高血圧における第一選択薬の変遷を表

```
┌─────────────────────────────────┐
│ 治療開始血圧  130/80mmHg以上    │
└─────────────────────────────────┘
              ↓
┌─────────────────────────────────┐
│ 生活習慣の修正・血糖管理と同時に薬物療法* │
└─────────────────────────────────┘
              ↓
┌─────────────────────────────────┐
│ 第一選択薬：ACE阻害薬，ARB       │
└─────────────────────────────────┘
              ↓
       ┌──────────┐
       │ 効果不十分 │
       └──────────┘
        ↙         ↘
┌──────────┐   ┌────────────────────┐
│ 用量を増加 │   │ Ca拮抗薬，利尿薬を併用 │
└──────────┘   └────────────────────┘
              ↓
       ┌──────────┐
       │ 効果不十分 │
       └──────────┘
              ↓
┌─────────────────────────────────────────┐
│ 3剤併用：ARBあるいはACE阻害薬，Ca拮抗薬，利尿薬 │
├─────────────────────────────────────────┤
│ 降圧目標  130/80mmHg未満                │
└─────────────────────────────────────────┘
```

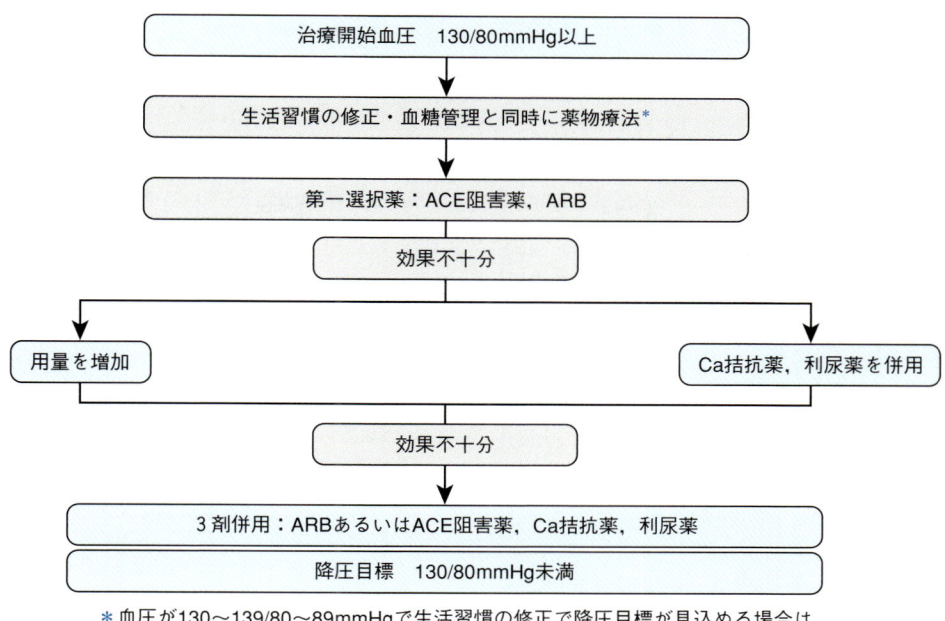

＊血圧が130〜139/80〜89mmHgで生活習慣の修正で降圧目標が見込める場合は，3カ月を越えない範囲で生活習慣の修正により降圧を図る．

● 図　糖尿病を合併する高血圧の治療計画（文献1，p62より引用）

● 表1　糖尿病合併高血圧の降圧目標

JNC-VI（1997）	130/85mmHg未満
WHO/ISH（1999）	130/85mmHg未満
JSH-2000	130/85mmHg未満
ADA（2002）	130/80mmHg未満
JNC-7（2003）	130/80mmHg未満
ESH/ESC（2003）	130/80mmHg未満
JSH（2004）	130/80mmHg未満
ESH/ESC（2007）	130/80mmHg未満
根拠	
HOT試験（1998）	Dm.HT：拡張期血圧80mmHg未満群で，85，90よりよい
UKPDS（1998）	Dm.HT：積極的降圧群の達成血圧は144/82mmHg（対照群は154/87mmHg）
端野・壮瞥町研究	Dm.HT：130/80mmHg群以上で心血管病が有意に増加

2に示す．JSH2004では，第一選択薬はARB，ACE阻害薬，Ca拮抗薬であったが，JSH2009では，第一選択薬をACE阻害薬・ARBとし，Ca拮抗薬，少量のサイアザイドを第二選択薬とした．

欧米の多くのガイドラインでも，ACE阻害薬・ARBが第一選択薬とされているが，その背景としてはACE阻害薬・ARBとCa拮抗薬は，脳・心の合併症予防では差がないが，腎症ではACE阻害薬・ARBがCa拮抗薬より優るとするエビデンス[6〜9]が多いことがあげられる．

また，糖尿病の新規発症にみられる，インスリン抵抗性の改善効果もARB，ACE阻害薬でCa拮抗薬より有意に優れているとの成績[10, 11]も考慮して，ARB，ACE阻害薬を第一選択薬としている．Ca拮抗薬，降圧利尿薬は，ともに第二選択薬とすることになった．

すなわち，糖尿病合併高血圧患者における降圧薬選択に関しては，糖代謝改善，臓器保護のエビデンスから考えるとRA系阻害薬（ARB，ACE阻害薬）をまず使用し，降圧が不十分な場合にCa拮抗薬か

●表2　糖尿病合併高血圧の降圧薬の選択

JNC-VI（1997）	ACE阻害薬／ARB，降圧利尿薬，Ca拮抗薬，α₁遮断薬
WHO/ISH（1999）	ACE阻害薬／ARB，β遮断薬，α₁遮断薬
JSH-2000	ACE阻害薬／ARB，Ca拮抗薬，α₁遮断薬
ADA（2002）	ACE阻害薬，ARB，β遮断薬，降圧利尿薬
JNC-7（2003）	ACE阻害薬，ARB，Ca拮抗薬，β遮断薬，降圧利尿薬
ESH/ESC（2003）	ACE阻害薬，ARB，Ca拮抗薬，β遮断薬，降圧利尿薬，α₁遮断薬
ADA（2004）	ACE阻害薬，ARB，Ca拮抗薬，β遮断薬，降圧利尿薬
JSH-2004	ACE阻害薬，ARB，Ca拮抗薬
ESH/ESC（2007）	ACE阻害薬，ARB

降圧利尿薬を併用する．これら2剤で十分な降圧が得られない場合には，3薬剤の併用とすると変更になった．

第二選択薬として，Ca拮抗薬と降圧利尿薬が討論された．非糖尿病患者におけるACCOMPLISHの成績[12]ではCa拮抗薬が利尿薬より優れた併用薬と考えられるが，GUARD[13]では糖尿病腎症に対するACE阻害薬の併用薬としてCa拮抗薬と降圧利尿薬を比較すると，尿蛋白減少には降圧利尿薬併用が，eGFR改善にはCa拮抗薬が優れているとの成績で，Ca拮抗薬と降圧利尿薬をともに第二選択薬とするとの根拠となった．

4 おわりに

糖尿病合併高血圧の治療について，JSH2009の立場から紹介した．糖尿病合併高血圧は，ことさら心血管病の高リスクで，血圧の厳格管理が要求される．また，降圧薬も代謝面への影響を考慮した降圧薬がすすめられ，降圧薬の投与数も2～3剤必要になることが多い．

＜文　献＞

1）「高血圧治療ガイドライン 2009」（日本高血圧学会高血圧治療ガイドライン作成委員会 編），日本高血圧学会，2009
2）日本高血圧学会高血圧治療ガイドライン作成委員会：「高血圧治療ガイドライン 2004. Guidelines for the Management of Hypertension（JSH-2004）」，日本高血圧学会，2004
3）Heart Outcomes Prevention Evaluation（HOPE）Study Investigators：Lancet, 355：253-259, 2000
4）Adler, A. I. et al.：BMJ, 321：412-419, 2000
5）Hansson, L. et al.：Lancet, 351：1755-1762, 1998
6）Lewis, E. J. et al.：N. Engl. J. Med., 345：851-860, 2001
7）Parving, H. H. et al.：N. Engl. J. Med., 345：870-878, 2001
8）Viberti, G. & Wheeldon, N. M.：Circulation, 106：672-678, 2002
9）Makino, H. et al.：Diabetes Care, 30：1577-1578, 2007
10）Ogihara, T. et al.：J. Hypertens., 24 Suppl（6）：30, 2006
11）Aksnes, T. A. et al.：Hypertension, 50：467-473, 2007
12）Jamerson, K. et al.：N. Engl. J. Med., 359：2417-2428, 2008
13）Bakris, G. L. et al.：Kidney Int, 73：1303-1309, 2008

➡次頁：患者抄録

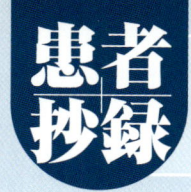

糖尿病を合併する高血圧治療

【症例】53歳, 男性
1. 診　断　Ⅱ型糖尿病, 本態性高血圧, 脂質異常症, 肥満
2. 主　訴　糖尿病・高血圧の精査, 治療
3. 既往歴　特記すべきことなし
4. 家族歴　父：糖尿病・高血圧, 母：高血圧
5. 生活歴

　　22歳に入社, 営業関係の事務職. 46歳時管理職となってから, 夜の会食が増え, 体重も4 kg増している. 喫煙の本数も20本から40本に増加している.

6. 現病歴

　　22歳時より社内の健診を受けているが, 特に異常は指摘されていない. 40歳時, 体重が74 kgになり軽症肥満を指摘されている. 46歳時体重が76 kgとなり, 48歳時78 kgとなる. この年にはじめて高血圧（148/92 mmHg）を指摘される. また境界型糖尿病も指摘されている. 49歳時, 血圧154/92 mmHg, 空腹時血糖142 mg/dL, 体重79 kgで, 受診をすすめられるが多忙のため放置. 50歳時, 高血圧, 糖尿病で受診を強くすすめられ, 近医を受診して高血圧（164/94 mmHg）, 食後血糖204 mg/dL, HbA_{1c} 7.2％で生活習慣改善を指導され, 2週間後の再検査を指示されるも再受診せず.

　　51, 52歳時の健診でも同様の指摘を受けるも受診していない. 53歳時の健診で, 血圧162/96 mmHg, 空腹時血糖164 mg/dL, A_{1c} 7.8％, トリグリセリド 260 mg/dL, HDLコレステロール 36 mg/dL, LDLコレステロール 141 mg/dLで, 強力に受診と治療を勧告され, 当院外来受診となる. 外来にて血圧160/98 mmHg, 空腹時血糖173 mg/dL, HbA_{1c} 7.9％, 体重も80 kgあり, 全く自覚症状なく病識もないため, 高血圧, 糖尿病, 脂質異常症, 肥満の治療のため入院となる.

7. 入院時現症

　　身長174 cm, 体重81 kg, 腹囲94 cm, 血圧164/96 mmHg, 脈拍72/分, 肺ラ音なし, 心雑音なし, 肝は1.5横指触知, 顔面・手・足に浮腫なし.
　　神経学的には, 腱反射の軽度低下のみで他に異常はない.

8. 入院時検査成績

　　検血異常なし, 検尿では尿糖（＋）, 尿蛋白（－）,
　　微量アルブミン 21 mg/日, 沈渣異常なし, GOT 34 IU/L, GPT 32 IU/L, γGTP 102 IU/L, ALP 38 IU/L, 尿酸 7.6 mg/dL, 総コレステロール 240 mg/dL, トリグリセリド 250 mg/dL, HDLコレステロール 35 mg/dL, LDLコレステロール（Friedewald）155 mg/dL, 空腹時血糖172 mg/dL, HbA_{1c} 8.0％, 尿中Cペプチド 76 μg/日.
　　毎食前後の血糖：朝前168, 朝後210, 昼前202, 昼後230, 夕前206, 夕後248 mg/dL
　　胸部X線：CTR56％, 心電図：図1
　　心肥大所見あり（strain型で$V_1S + V_5R$ 45 mm），
　　心エコーでは左室肥大（図2）12 mm
　　腹部エコーで脂肪肝あり. 眼底KWI°, SHEIE S_1H_1
　　糖尿病性網膜症なし. 負荷心電図（トレッドミル）異常なし.

9. 入院後の経過

　　1,400 cal, 食塩6 gのカロリー, 塩分制限食と, 階段昇降を含めて1日60分の運動を指示. 入

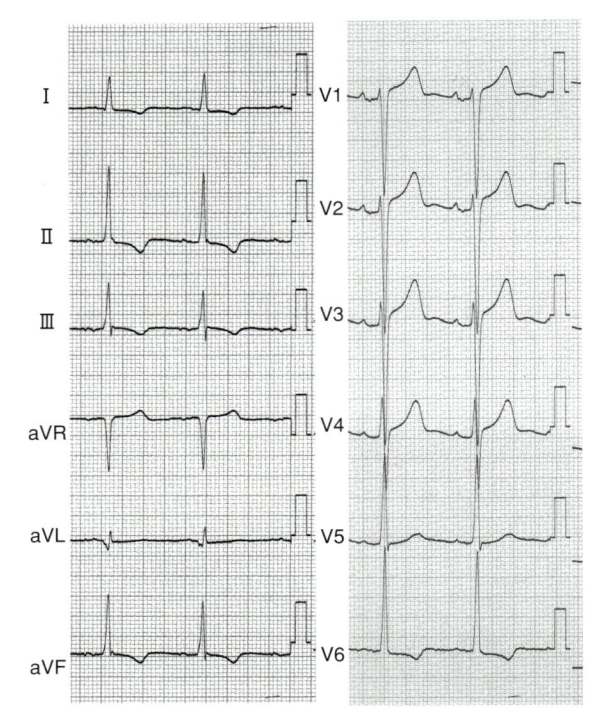

図1　心電図：高血圧性肥大心

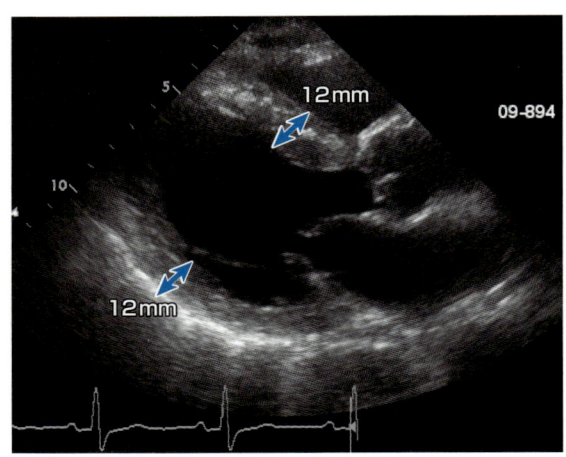

図2　高血圧性肥大心：中隔壁厚12 mm，後壁壁厚12 mm

　院10日間の経過を表に示す．予定の10日間の入院で，体重は77 kgまで減少し，薬剤は使わずに血圧は156/88 mmHg，空腹時血糖は140〜141 mg/dLまで低下している．
　トリグリセリド 188 mg/dL，HDLコレステロール 40 mg/dL，LDLコレステロール 140 mg/dL，γGTP 86 IU/Lとなっている．

10. 退院時処方

　　テルミサルタン40 mg，ピオグリタゾン15 mgを処方．生活習慣改善を続けるとともに，外来にて体重，血圧，血糖，脂質異常を管理することとした．

表　入院時経過

	1日目	2日目	3日目	4日目	5日目	6日目	7日目	8日目	9日目	10日目
血圧	172/98	168/96	170/94	166/96	162/94	160/92	162/90	158/92	160/90	156/88
腹囲	94cm									92cm
体重	81kg	80kg	80kg	79kg	79kg	78kg	77kg	78kg	77kg	77kg
空腹時血糖	176	161	156	151	148	142	144	141	140	141
LDL	155									140
HDL	35									40
トリグリセリド	250									188
γGTP	102									86

11. 考　察　▶ Advice from Professional [1]参照

　この症例は，2型糖尿病を合併する高血圧で，肥満・脂質異常症・脂肪肝も合併している．体質的に糖尿病・高血圧の素因をもっていると思われるが，直接的な誘因は，管理職という職責からくる過食，過飲，ストレス，運動不足であり，その結果の肥満といえる．肥満の改善のみでかなりの異常は改善されると考えられるのが，10日間という限られた入院予定のなかでは，体重は4kgしか減量できなった．それでも血糖，血圧はかなり低下しているがまだ正常域には入っていない．この症例の場合，3～6カ月の生活習慣改善で，体重も正常域の73～74kgまで下げることができれば，血圧や血糖，脂質異常もかなり改善が期待できる．しかしながら，退院し職場に戻れば，以前のようなことはないにしても，おそらく現状維持が精一杯の可能性も高い．

　今回は，降圧薬としてARB（テルミサルタン 40mg）とインスリン感受性改善薬ピオグリタゾン 15mgで退院し，外来にて経過をみることにした．

　退院後もかなり努力を継続して，体重は76kgまで下がったが，それ以上の減量はできていない．血圧は142/82mmHgまで低下したが，まだ目標の130/80mmHgには達していないため，テルミサルタン 40mgにアムロジピン 5mgを併用し，132/76mmHgまで低下している．空腹時血糖はピオグリタゾン 30mgに増量して128～135mg/dL，HbA_{1c}は6.8％まで低下しているがまだ不十分であり，アマリール 1mgの併用で空腹時血糖118～125mg/dL，HbA_{1c}は6.4％まで低下している．血糖管理に伴って，トリグリセリドも165mg/dL，HDLコレステロールも42mg/dLに改善している．LDLコレステロールは132mg/dLと少し下がっているに留まった．

　本症例の治療の原則は，高血圧は130/80mmHg未満の管理である．ARBとCa拮抗薬の併用で血圧はほぼ目標に達しているが，もう少し経過をみて，必要ならいずれかの降圧薬の増量で厳格に130/80mmHg未満にするべきである．

　血糖管理は，現時点ではインスリン抵抗性改善薬とSU剤で管理できている．今後，さらに減量がすすめばSU剤は止めることができると思われる．トリグリセリドやHDLコレステロールはよく管理されているが，LDLコレステロールはまだ高値をとっている．糖尿病があるので目標はLDLで120mg/dL未満であり，外来にてスタチン（プラバスタチン 10mg）を追加処方している．

　当然，本症例は，典型的なメタボリックシンドロームである．しかしながら，本症例では明らかな高血圧と糖尿病があるので，減量とともに両疾患の治療に重点をおいた管理が重要である．

【文　献】　▶ Advice from Professional [2]参照
1）日本高血圧学会：高血圧治療ガイドライン2009，2009
2）日本糖尿病学会：科学的根拠に基づく糖尿病診療ガイドライン，2004
3）動脈硬化学会：動脈硬化性疾患予防ガイドライン，2007

Advice from Professional

1 考察ポイント

Point 1
本症ではリスク（肥満，運動不足）管理が第一であるが，実際には困難なことが多い．いかにしてモチベーションを維持するかがカギ．

Point 2
本症を考察するにあたって，一定期間の生活習慣改善後に血圧，糖，脂肪に異常値があれば厳格管理の立場で薬剤を使用することが重要．

Point 3
薬剤を使用しても，その後の生活習慣によっては薬剤を減量したり休薬できる可能性のあることを患者さんに説明．

2 押さえておきたい論文

文献1：日本高血圧学会：高血圧治療ガイドライン2009，2009
内容日本高血圧学会が発刊している一般医家向けの高血圧診療ガイドライン．今回はわが国のエビデンスに基づいて，家庭血圧評価の重要性を強調している．

文献2：日本糖尿病学会：科学的根拠に基づく糖尿病診療ガイドライン，2004
日本糖尿病学会の出している一般医家向けの糖尿病治療ガイドラインとは異なり，文献によるエビデンスレベルなどを入れた専門医向けの糖尿病診療ガイドライン．

文献3：動脈硬化学会： 動脈硬化性疾患予防ガイドライン，2007
日本動脈硬化学会が発刊している，動脈硬化性疾患をその危険因子全般の管理から予防すべく一般医家に方針を示している．特に他ガイドラインとの重複を避け，脂質管理に重点をおいている．

memo

evidence

HOT試験
―糖尿病合併高血圧では，拡張期血圧を80 mmHg未満まで下げることにより心血管病発症が有意に減少

1 目 的

HOT試験は，高血圧症患者を対象に，主要心血管系イベント発生率と降圧薬による降圧効果との関連を検討したものである．すなわち降圧目標により拡張期血圧≦90 mmHg，≦85 mmHg，≦80 mmHgの各患者群において，主要心血管系イベントと降圧効果との関連を検討するとともに，アスピリン併用が主要心血管系イベント発生率を低下させるか否かを検討した．特に糖尿病合併高血圧患者におけるサブ解析は，このような患者における降圧目標を決めるうえで唯一の試験であり，現在もすべての国のガイドラインでこの成績が用いられている．

2 対象・方法

基本治療として長時間作用型Ca拮抗薬フェロジピン5 mg 1日1回投与し，それぞれの目標血圧が得られるまでACE阻害薬またはβ遮断薬投与（step2），フェロジピン10 mg 1日1回投与（step3），ACE阻害薬またはβ遮断薬の2倍増量投与（step4），利尿薬追加投与（step5）を行った．対象をランダムに目標血圧≦90 mmHg群6,264例，≦85 mmHg群6,264例，≦80 mmHg群6,262例に割り付けた．

追跡期間は，平均3.8年（範囲3.3～4.9年）となっている．

3 結 果

平均収縮期/拡張期血圧はランダム化時に比し，それぞれ目標血圧≦90 mmHg群で26.2/20.3 mmHg低下，≦85 mmHg群で28.0/22.3 mmHg低下，≦80 mmHg群で29.9/24.3 mmHg低下した．平均拡張期血圧はランダム化時の平均105.4 mmHg〔標準偏差（SD）3.4〕から，各降圧3群でそれぞれ平均85.2 mmHg（SD 5.1），83.2 mmHg（SD 4.8），81.1 mmHg（SD 5.3）へと低下した．

イベント発生率についてみると，全心筋梗塞発生率は降圧目標が低いほど低値となり，≦90 mmHg群（84件）に比し≦85 mmHg群で25％低下（64件），≦80 mmHg群で28％低下（61件，

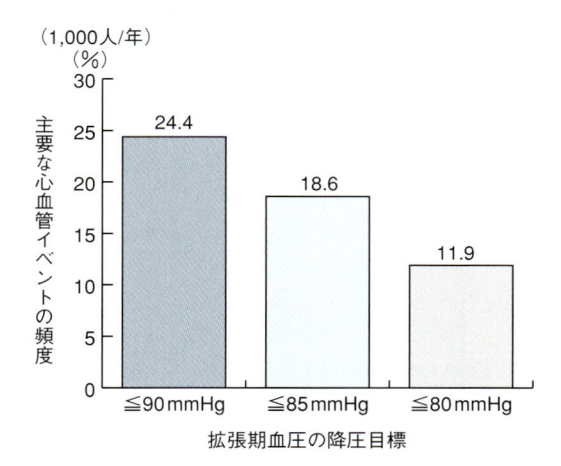

● 図 糖尿病合併高血圧患者に対する降圧治療の有用性（HOT Study）（文献1より引用）

p=0.05）した．主要心血管系イベント，全脳卒中，心血管死ならびに総死亡発生率は，各降圧群に群間での有意差はみられなかった．しかし，糖尿病合併例1,501例について解析すると，主要心血管系イベント発生率は≦90 mmHg群45件に比し≦80 mmHg群22件と有意に低く（p=0.005），無症候性心筋梗塞を加えても有意性は失われなかった（p=0.045）（図）．

4 結 論

HOT試験ではイベント発生率が予想よりも低く，全心筋梗塞発生のみが降圧度と有意に相関するという結果であった．高血圧症においては，収縮期/拡張期血圧を140/85 mmHg以下120/70 mmHg程度まで降圧することが心血管系イベントを抑制するうえで有益であり，降圧薬による厳格な降圧が特に糖尿病合併患者で有益であることが示された．

■ 文 献

1) Hansson, L. et al.：Lancet, 351：1755-1762, 1998

（島本和明）

第5章 合併症をもつ高血圧の治療　§5 生活習慣病

2. メタボリックシンドロームを合併する高血圧治療

曽根正勝, 中尾一和

Point

1. メタボリックシンドロームは，肥満・内臓脂肪蓄積をベースに高血圧・耐糖能異常・脂質代謝異常などを合併し，心血管病のリスクファクターが重積した状態に対する疾患概念である
2. メタボリックシンドロームを合併する高血圧治療では，生活習慣の是正により原因である肥満・インスリン抵抗性の改善を目指すことが重要である
3. 薬物治療では，インスリン抵抗性および糖脂質代謝改善作用があると言われており，糖尿病の新規発症を減らすというエビデンスもあるACE阻害薬・ARBがまず推奨される
4. 長時間作用型Ca拮抗薬，少量の利尿薬も効果的である

1 病態の特徴・疫学

肥満者における高血圧の頻度は非肥満者の2～3倍とされている[1]．Framingham研究によると，同程度の肥満度（BMI）でも内臓脂肪が多い人ほど血圧が高いとされている[2]．また，肥満・内臓脂肪蓄積患者において高血圧，耐糖能異常，脂質代謝異常などの合併が多く，心血管病のリスクの重積が認められることは以前から知られており，そのような病態は内臓脂肪症候群，Syndrome X，死の四重奏，インスリン抵抗性症候群などさまざまな名称で呼ばれてきた．最近では，2001年に米国National Cholesterol Education Program ATP-Ⅲで提唱されたメタボリックシンドロームという呼称が一般的となっている[3]．

わが国におけるメタボリックシンドロームの診断基準は表のようになっているが，内臓脂肪肥満に高血圧，耐糖能異常，脂質代謝異常の3つのうち2つ以上を合併したものがメタボリックシンドロームと診断される．2006年度の国民健康・栄養調査では，メタボリックシンドロームが強く疑われる者の比率は，20歳以上では男性21.2％，女性10.5％，40～74歳では男性24.4％，女性12.1％となっている[4]．わが国では，米国などと異なり合併症のなかで高血圧の頻度が高く，わが国のメタボリック症候群治療における高血圧治療の重要性が示唆される．

2 治療のメカニズムとストラテジー

肥満・内臓脂肪蓄積が高血圧をもたらす機序としては，以前より体液量の増大や交感神経活動の亢進があげられていたが，最近ではその原因として，脂肪組織由来生理活性物質（アディポサイトカイン）やインスリン抵抗性の関与が注目されている．

1）アディポサイトカイン

脂肪組織は，単なる余剰エネルギーの貯蔵庫ではなく，種々のホルモンやサイトカインを分泌する内分泌臓器としての側面ももつ．これらアディポサイトカインは動脈硬化に関与することが多数報告されているが，なかでもレプチン，アディポネクチン，アンジオテンシノーゲンが血圧に関与していることが知られている．

　a）レプチン

レプチンは交感神経活動亢進を介した血圧上昇作用を有すると報告されており[5]，高血圧患者では正常血圧者と比較して血中レプチン濃度が有意に上昇していること，血中レプチン濃度は血圧と正相関することなどが報告されている[6,7]．

● 表　メタボリックシンドローム診断基準（2005年　関連8学会合同委員会策定基準）

内臓脂肪型肥満
ウエスト周囲長　男性85cm以上，女性90cm以上 （内臓脂肪面積100cm²以上に相当）

上記に加え以下の3項目のうち2項目以上

高血糖：空腹時血糖110mg/dL以上
高血圧：収縮時血圧130mmHg以上かつ／または拡張期血圧85mmHg以上
高脂血症：血清中性脂肪150mg/dL以上かつ／または血清HDLコレステロール値 　　　　　40mg/dL未満

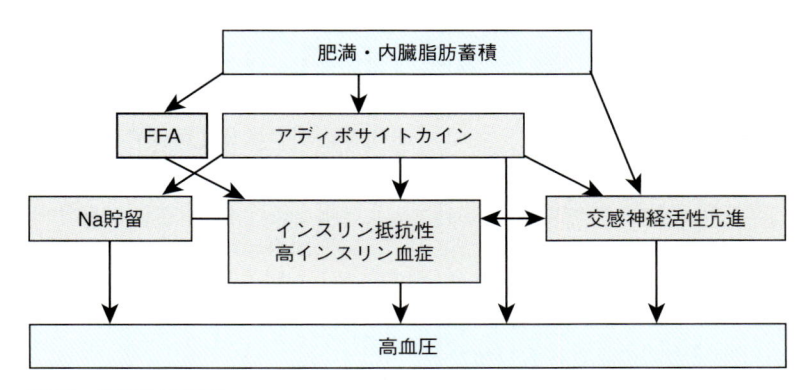

● 図　肥満と高血圧

b）アディポネクチン

アディポネクチンは，インスリン抵抗性，糖代謝異常，高血圧，動脈硬化などに抑制的に作用する可能性が示されているが，その血中濃度はBMIと負の相関があり，内臓脂肪が蓄積した状態ではアディポネクチンの分泌が低下することが知られている．

c）アンジオテンシノーゲン

アンジオテンシノーゲンはアンジオテンシンIIの前駆物質で，主たる産生部位は肝臓であるが，脂肪細胞でも発現が認められる．脂肪細胞で産生されるアンジオテンシノーゲンも血液中に分泌され，血圧調節に関与しているものと考えられる．

d）その他

また，臨床的にも肥満と血中アルドステロン濃度には正の相関があることが知られており，脂肪細胞由来の液性因子がRA系を介さずに副腎皮質細胞のアルドステロン産生を促進するという報告もある[8]．

2）内臓脂肪による高血圧の発生機序（図）

内臓脂肪が蓄積すると，蓄積された中性脂肪が空腹時に分解され遊離脂肪酸（free fatty acid：FFA）とグリセロールが過剰に放出され，それらが門脈を介し直接肝臓に流入することにより，高脂血症，高血糖，インスリンの異化障害を介したインスリン抵抗性をきたすと考えられている．

また，脂肪細胞から放出されるFFAや，レジスチンなどのアディポサイトカイン，TNF-αなどの炎症性サイトカインにより，インスリンシグナル伝達系の障害や，インスリン受容体や糖輸送担体GLUT4の発現低下が引き起こされ，インスリン抵抗性がもたらされるとも考えられている．インスリン抵抗性は代償性に高インスリン血症をもたらす．高インスリン血症は，交感神経活動亢進作用，RA系活性化作用，腎尿細管におけるNa⁺再吸収を介した体液貯留，血管平滑筋内Ca^{2+}上昇を介した血管

抵抗増加作用，血管平滑筋細胞の増殖促進を介した血管壁肥厚作用などにより高血圧をもたらすと考えられている．

また，肥満者では睡眠時無呼吸症候群の合併が多く，それも高血圧の発症・増悪の原因になりうる．

3）減量による降圧

このように，メタボリックシンドロームに伴う高血圧は，肥満・内臓脂肪蓄積がその発症または増悪の原因となっており，治療においてはまず，生活習慣の是正，食事療法，運動療法による減量が重要となる．肥満者の減量に降圧効果があることは大規模臨床試験のメタ解析で確立しており[9]，また，減量により高血圧のみならず耐糖能異常，脂質代謝異常も改善することが期待できる．

しかし一方，メタボリックシンドロームは心血管病のリスクが重積した病態であり，いたずらに生活習慣の改善を待って高血圧を放置するのも危険である．高血圧が薬物治療を必要とする段階であれば，降圧薬の投与を躊躇するべきではなく，血圧を適切にコントロールしつつ生活習慣の是正，食事療法，運動療法を行い，降圧薬の減量または中止を目指すのが望ましい．

4）薬剤による降圧

降圧薬を使用する場合，インスリン抵抗性を改善する薬剤が望ましい．インスリン抵抗性を改善する薬剤としては，ACE阻害薬，ARB，Ca拮抗薬，α遮断薬などがあげられる．また，ACE阻害薬，ARBは，ALLHAT，VALUEやわが国のCASE-J（p207参照）などの大規模臨床試験で糖尿病の新規発症を抑制すると報告されている[10〜12]．

降圧薬の投与開始時期，降圧目標および降圧薬の選択に関しては，日本高血圧学会の高血圧治療ガイドラインで定められており，これに沿った治療が現実的であると考えられる[13]．

5）ACE阻害薬・ARB

RA系を阻害することにより起こる作用のなかで，主に末梢血管の拡張作用により降圧作用を呈する．糖代謝や脂質代謝に悪影響を与えず，インスリン抵抗性を改善させる効果も有する．また，ALLHATではACE阻害薬が，VALUEやCASE-JではARBがCa拮抗薬に比べ糖尿病の新規発症を抑制する効果があることが示されている．

また，メタボリックシンドロームでは高尿酸血症の合併の頻度が高いが，ARBのなかには尿酸低下作用が報告されている薬剤もある．

これらの作用から，メタボリックシンドロームを合併する高血圧治療ではまずACE阻害薬・ARBが推奨される．

6）Ca拮抗薬

血管平滑筋の膜電位依存性L型Caチャンネルに作用して細胞外からのCaの流入を阻害し，末梢の細動脈を拡張させて末梢血管抵抗を減弱させ，降圧効果をもたらす．

糖代謝や脂質代謝に悪影響を与えず，インスリン抵抗性を改善させる効果も報告されている[14]．

重篤な副作用が少なく，降圧効果も高いため，わが国では最も高頻度に使用される降圧薬の1つである．メタボリックシンドロームを合併する高血圧治療でも問題なく使用できる．

7）利尿薬

腎尿細管においてNaと水の再吸収を抑制して循環血液量を減少させ，降圧効果をもたらす．

サイアザイド系利尿薬はALLHATなどの大規模臨床試験で良好な予後が得られていることなどから，近年，安価な降圧薬として見直されつつある．高用量のサイアザイド系利尿薬やループ利尿薬は尿酸値の上昇や中性脂肪・LDLコレステロールの上昇，インスリン感受性の低下など代謝面への悪影響が指摘されているが，低用量のサイアザイド系利尿薬ではこれら代謝面への悪影響は明らかではない．肥満者ではNa貯留傾向があることが知られており，病態的にも治療効果が期待できる．近年，ARBとサイアザイド系利尿薬を組み合わせた合剤がわが国でも複数発売されており，両者の長所・短所を補完し合う効果が期待できる．

また，肥満と血中アルドステロン濃度には正の相関があることが知られており，アルドステロン拮抗薬も病態面で有効である可能性が考えられる．

8）β遮断薬

交感神経受容体のうちβ₁受容体を遮断し，心拍

出量の低下，レニン産生・分泌の低下および中枢からの交感神経活動の放出抑制などを介して降圧をきたすと考えられている．

β遮断薬は中性脂肪上昇作用やHDLコレステロール低下作用，インスリン感受性の低下作用などが指摘されている．また，低血糖症状をマスクする作用もある．これらのことから，メタボリック症候群では不利な側面がある．しかし，β遮断薬のなかでも末梢血管抵抗を減少させるタイプはインスリン抵抗性を改善し，脂質代謝への悪影響も少ないとの報告もある[15]．

9）α遮断薬

交感神経受容体のうちα1受容体を選択的に遮断し，末梢血管を拡張することにより降圧をきたす．

ALLHATでは心不全の頻度が1年間で2.03％と増加が認められたため試験から除外されており（日本臨床内科医会の大規模調査では心不全の1年間の発症頻度は0.17％であった），心血管予後の改善を証明した臨床試験がないため，日本高血圧学会の高血圧治療ガイドライン2009では主要降圧薬より除外されている．しかし，インスリン感受性改善作用や，総コレステロールと中性脂肪低下，HDLコレステロール上昇など，糖脂質代謝への好影響が報告されており，メタボリック症候群の病態には適した側面もある．

3 処方の実際

ACE阻害薬・ARBが第一選択薬となり，降圧不十分の場合は長時間作用型Ca拮抗薬，利尿薬などとの併用を行う．

1）塩酸イミダプリル（タナトリル®）：5 mg，1日1回朝食後

ACE阻害薬はメタボリックシンドロームに合併する本態性高血圧で第一に推奨される．

2）カンデサルタンシレキセチル（ブロプレス®）：8 mg，1日1回朝食後

ACE阻害薬の忍容性に問題がある場合や，降圧効果が不十分な場合などは，ARBが推奨される．

3）ベシル酸アムロジピン（ノルバスク®）：5 mg，1日1回朝食後

長時間作用型Ca拮抗薬は，代謝面への悪影響もなく，降圧効果が強いため，ACE阻害薬・ARBと併用して強い降圧効果が期待できる．

4）トリクロルメチアジド（フルイトラン®）：1 mg，1日1回朝食後

サイアザイド系利尿薬は，少量であれば代謝面への悪影響も少なく，他の末梢血管拡張性の降圧薬とも作用機序が異なるため，併用効果が期待できる．

5）ロサルタンカリウム・ヒドロクロロチアジド（プレミネント®）：1錠（ロサルタンカリウム 50 mg・ヒドロクロロチアジド 12.5 mg），1日1回朝食後

ARBとサイアザイド系利尿薬の合剤であり，2剤併用に比べコンプライアンスの改善が期待できる．

4 おわりに

メタボリックシンドロームを合併する高血圧の場合は，薬剤による降圧療法だけでなく，生活習慣の是正，食事療法，運動療法による肥満・内臓脂肪蓄積の改善が重要となる．しかし一方，メタボリックシンドロームは心血管病のリスクが重積した病態であり，いたずらに生活習慣の改善を待って高血圧を放置するのも危険である．必要であれば降圧薬も使用し血圧を適切にコントロールしつつ，生活習慣の是正，食事療法，運動療法で肥満・内臓脂肪蓄積の改善を図っていくというのが適切な治療法であろう．

<文　献>
1) 「国民栄養の現状，平成2年度国民栄養調査成績，第一版」（厚生省保健医療局健康増進栄養課 監），p121，1992
2) Fox, C. S. et al.：Circulation, 116（1）：39-48, 2007
3) Expert Panel on Detection, Evaluation, and Treatment of High Blood Cholesterol in Adults：JAMA, 285（19）：2486-2497, 2001
4) 厚生労働省健康局総務課生活習慣病対策室：平成18年国民健康・栄養調査結果の概要
5) Aizawa-Abe M, et al.：J. Clin. Invest., 105：1243-1252, 2000

6) Agata, J. et al.：Am. J. Hypertens., 10：1171, 1997
7) Takizawa, H. et al.：Clin. Exp. Hypertens., 23：357, 2001
8) Ehrhart-Bornstein M. et al.：Proc. Natl. Acad. Sci. USA., 100（24）：14211-14216, 2003
9) Neter, J. E. et al.：Hypertension, 42（5）：878-884, 2003
10) ALLHAT Officers and Coordinators for the ALLHAT Collaborative Research Group：JAMA, 288（23）：2981-2997, 2002
11) Julius, S. et al.：Lancet, 363（9426）：2022-2031, 2004
12) Ogihara, T. et al.：Hypertension, 51（2）：393-398, 2005
13)「高血圧治療ガイドライン2009」（日本高血圧学会高血圧治療ガイドライン作成委員会 編），日本高血圧学会，2009
14) Lender, D. et al.：Am. J. Hypertens., 12（3）：298-303, 1999
15) Kosegawa, I. et al.：Clin. Exp. Hypertens., 20（7）：751-761, 1998

evidence

CASE-J試験
—十分な降圧下にはARBもCa拮抗薬も同等に心血管イベントを抑制する
左室肥大や肥満およびCKD合併例では効果に違いのある可能性も示唆

1 概要

Candesartan Antihypertensive Survival Evaluation in Japan（CASE-J）試験は，ハイリスク本態性高血圧患者を対象として，アンジオテンシンⅡ受容体拮抗薬（ARB）のカンデサルタン（CA）とCa拮抗薬のアムロジピン（AM）の有効性を比較検証した非盲検無作為群間比較試験で，京都大学大学院医学研究科EBM研究センターがその管理と運営にあたった．

主要評価項目は突然死・脳・心・腎・血管の複合心血管系イベントで，副次評価項目は全死亡，心肥大退縮効果，糖尿病の新規発症とし，PROBE法にてイベント評価を行った．登録症例数は4,728例で，有効性解析対象例はCA群2,354例，AM群2,349例であり，平均追跡期間は3.2年間で追跡率は97.1％であった．

2 結果（サブ解析含む）

対象患者の登録時血圧はCA群162/92 mmHg，AM群163/92 mmHgで，3年後は136/77 mmHg，134/77 mmHgといずれの群でも良好な降圧効果を示したが，降圧度はAM群がCA群に比べて優れていた．一方，主要評価項目である心血管イベントの発現例数はCA群もAM群も全く同じ134例（5.7％）ずつであり，複合イベントの内訳にも両薬剤間に差を認めなかった．

次に，副次評価項目の全死亡の頻度についても両群間に有意差は認められなかったが，背景因子別にみた場合，BMIが27.5 kg/m²以上の層ではCA群の総死亡は1.6％とAM群の5.0％に比べて68％のリスクリダクションを認めた．また，登録時に左室肥大を有する患者を対象に，左室重量係数を指標にして3年後の退縮効果を比較すると，CA群の退縮程度は−22.9 g/m²であり，AM群の−13.4 g/m²に比べて有意に大であった．さらに，糖尿病の新規発症率を比較した場合，CAがAMに比べて糖尿病の新規発症を36％抑制していた．しかも，CAの糖尿病の新規発症への抑制効果は肥満度に応じて大きくなり，BMIが25 kg/m²以上の症例では糖尿病新規発症へのリスクリダクションは48％に至った．同時に，探索的なサブ解析ではあるが，CAは腎障害例での各種イベントを有意に抑制し，特にステージ4の慢性腎臓病（CKD）症例では，CAのAMに対する心血管系イベントの抑制効果は55％であり，なかでも腎イベント抑制効果は81％に至った．

3 意義

本研究の降圧効果は全体に既報の大規模臨床試験に比べて大きく，このような十分な降圧効果の下ではCAもAMも主要心血管イベントの抑制効果には差がなく，十分な降圧効果が薬剤間の降圧効果の差をしのいだ可能性が考えられた．これは降圧療法においては，十分な降圧が最優先されるとした従来の報告を強く支持するものである．

また，CAはAMに比べて糖尿病の新規発症を抑制することが明らかとなり，特に肥満患者でより大きな抑制効果が期待された．この知見は，先の2009年版の高血圧治療ガイドラインにおいても，肥満合併高血圧やメタボリックシンドローム合併高血圧の治療指針に大きな影響を与えた．さらに，CKD症例の一部においてCAがAMに比べて有意なイベント抑制効果を示したことも，CKDが臨床的に注目されているなか，興味深い結果である．

なお，CASE-J試験では，評価項目である心血管イベントの発現頻度が当初の想定よりも低かったことから，両薬剤間の違いを十分に明らかにできなかった可能性も考えられた．すなわち，左室肥大の退縮や新規糖尿病の発症抑制が心血管系イベントの発症予防に反映されるためには，さらなる追跡期間が必要と考えられた．そこでCASE-Jのこれまでの計画をもとに，一部新規項目を追加してCASE-J追跡調査（CASE-J Extension：CASE-J Ex）として実施し，2,236例の患者を2008年末まで追跡することとなった．現在同試験の最終的なデータ収集や心血管系イベントの評価に取り掛かっているが，従来どおりの高い追跡率を目指し，質の高い臨床試験にしたいと考えている．

■ 文献

1) Ogihara, T. et al.：Hypertention, 51 (2)：393-398, 2008

（上嶋健治，中尾一和）

第5章 合併症をもつ高血圧の治療　§6 その他の疾患

1. 高尿酸血症・痛風を合併する高血圧治療

浜田紀宏, 久留一郎

Point

1. 血清尿酸値高値には，尿酸沈着症と心血管病危険因子重積の予知因子との2つの側面がある
2. まず，高血圧を含めた心血管病の危険因子に対する非薬物療法を行いながら，血清尿酸値に配慮した降圧療法を開始する
3. 高尿酸血症の病型分類にあった尿酸降下療法を慎重に行う

1 病態の特徴・疫学

高尿酸血症あるいは痛風にて治療中の患者は年々急速に増加する傾向にあり，肥満，運動量減少，内臓脂肪蓄積との関連が示唆されている．

高尿酸血症・高血圧合併患者を診療する際には，高尿酸血症のもつ2つの側面を理解する必要がある．

1) 尿酸沈着症としての高尿酸血症

高尿酸血症は，尿酸沈着症（痛風関節炎，腎障害など）の病因であり，血清尿酸値が7.0 mg/dLを超えるものと定義する．発症の頻度は性・年齢を問わない．血清尿酸値を6.0 mg/dL未満に維持することが痛風発症予防のためには有用である．

一方，高尿酸血症は血管内皮障害，血管リモデリングを助長するという報告と否定的な報告とが存在する．

2) 心血管病危険因子重積の予知因子（マーカー）としての高尿酸血症

高インスリン血症は腎尿細管におけるNa再吸収を亢進させて血圧上昇の一因となり，近位尿細管に存在する尿酸トランスポーター（urate transporter 1：URAT1）における尿酸再吸収を増加させて血清尿酸値を上昇させる．また，インスリン抵抗性が存在すると，ペントースリン酸経路が活性化されプリンde novo合成が促進し，尿酸産生が亢進する．

実際に，血清尿酸値の上昇に伴いメタボリックシンドロームの頻度は増加する[1]．また最近の前向き観察研究では，「血清尿酸値は将来における高血圧発症の独立した予測因子」ととらえることが可能とする報告が多数みられる[2,3]．種々の検討から，血清尿酸値が男性で7.0 mg/dL以上，女性で5.0 mg/dL以上は生活習慣病の高リスク群であると考えられ，高血圧患者の予後影響因子である脂質異常症，肥満，メタボリックシンドロームを合併しやすいことから，130/85 mmHg以上でも高血圧治療ガイドライン2009（JSH2009）における中等～高リスク群に層別化される症例も存在する．

一方，高血圧患者における観察研究では，血清尿酸値は他の独立した**心血管病の危険因子と相関するか否かに関して，相反する報告**がされている[4,5]．また，生活習慣病治療に伴う血清尿酸値の上昇および低下がそれぞれ心血管イベントの増加および抑制に寄与する可能性が示唆されるが[5]，尿酸降下療法の介入試験結果は示されていない．すなわち，動脈硬化・腎障害進展予防として積極的に尿酸降下療法を行う必要性に関しては，前向き介入試験の結果を待つ必要がある．

2 治療のメカニズムとストラテジー

高尿酸血症を合併する高血圧患者に対する治療においては，両疾患に関連する肥満，糖・脂質代謝異常などの生活習慣病を同時に改善する「**総合的な臓器のリスク回避**」を目指す．

● 表1　降圧薬が血清尿酸値に及ぼす影響

	血清尿酸値に及ぼす影響
ロサルタン	下降
他のARB	不変
ACE阻害薬	下降ないしは不変
Ca拮抗薬	下降ないしは不変
αメチルドパ	不変
α1遮断薬	下降ないしは不変
β遮断薬	上昇
αβ遮断薬	上昇
ループ系利尿薬	上昇
サイアザイド系降圧利尿薬	上昇
ARB/サイアザイド系降圧利尿薬配合薬	上昇ないしは不変

具体的には，次のステップを踏んで診療を行う．

1）心血管病の危険因子に対する非薬物療法を行いながら，血清尿酸値に配慮した降圧療法を開始

非薬物療法として，カロリー摂取制限，持続的な好気的運動習慣，プリン体含量の多い食事や飲酒（特にビール）の制限などの生活習慣の改善を行う．食事療法においては減塩食を指導するなど，高血圧患者における生活習慣の指導に準じて行う．

高尿酸血症を合併する高血圧患者では，血圧のコントロール後にも高尿酸血症が心血管事故と有意に関連するとの報告が多いため，**薬物療法はまず血圧管理を優先**して行う．降圧目標はJSH2009[6]に準拠し，可能な限り尿酸代謝に悪影響を及ぼさない降圧薬を優先して用いることが望ましい（表1）．

2）高尿酸血症の病型分類を行い，病型にあった尿酸低下療法を考慮する

生活習慣の改善ならびに尿酸代謝に悪影響を及ぼさない降圧薬を投与しても血清尿酸値が 8 mg/dL 以上の場合は，尿酸降下薬の投与の開始を考慮する．薬物の選択は，排泄低下型には尿酸排泄薬を使用するなど，高尿酸血症の病型分類にもとづき，数カ月かけて最終的には血清尿酸値を 6 mg/dL 未満に維持することが望ましい．

なお，**痛風発作中は発作の消退を待ってから尿酸降下療法を強化**する．

3　処方の実際

尿酸降下薬には種々の副作用があり，急激な血清尿酸値降下が痛風発作を誘発する可能性があることからも，**高尿酸血症の病型にあった薬物を少量から選択する**．

病型分類のためには尿酸クリアランスを測定することが望ましく，尿酸クリアランスが 7.3 mL/min 未満であれば尿酸排泄低下型と判断する．なお，随時尿を採取し，尿中尿酸値/尿中クレアチニン値が 0.4 以下である場合も尿酸排泄低下型であることが多いが，明確なエビデンスはない．

1）ベンズブロマロン（ユリノーム®）初期量：25〜50 mg/day，アロプリノール（ザイロリック®，アロシトール®）初期量：50〜100 mg/day

ベンズブロマロンは近位尿細管のURAT1抑制により尿酸排泄を促進させるため，尿酸排泄低下型症例の第一選択薬である．常に尿路結石の発現に注意し，尿量確保に努める．副作用の頻度は低いが，劇症肝炎などの重篤な肝障害の報告があるため，投与開始半年間は定期的な肝機能検査が義務付けられている．また，CYP2C9で代謝される薬物との相互作用，特にワルファリンとの併用には注意が必要である．

アロプリノールはキサンチンオキシダーゼを阻害することにより，血清尿酸値を低下させる．酸化体であるオキシプリノールにも強力で持続的な酵素阻害作用があり，腎機能低下例や尿酸排泄低下型での使用では汎血球減少などの副作用に留意する．高尿酸血症を合併する高血圧患者は腎機能低下をしばしば合併するため，表2を参考にして投与量の調節を行う．

クレアチニンクリアランス 30 mL/min 以上の症例では，腎機能が低下しても比較的効果の認められるベンズブロマロン（25〜50 mg/day）とアロプリノール（50〜100 mg/day）の少量併用療法も有効であり，副作用発現のリスク回避も可能である．

なお，痛風関節炎を有する場合は，寛解約2週間後より少量（ベンズブロマロン 12.5 mg，アロプリノール 50 mg）から開始する．

● 表2　腎機能に応じたアロプリノールの使用量

腎機能	アロプリノール投与量
Ccr＞50 mL/min	100 mg～300 mg/day
30 mL/min＜Ccr≦50 mL/min	100 mg/day
Ccr≦30 mL/min	50 mg/day
血液透析施行例	透析終了時に100 mg
腹膜透析施行例	50 mg/day

Ccr：クレアチニンクリアランス

2）ロサルタン（ニューロタン）初期量：25～50 mg/day

ロサルタンはアンジオテンシンⅡ type 1 受容体を抑制する降圧薬でありながら，臨床用量でURAT1抑制により尿酸再吸収を抑制し[7〜9]，高尿酸血症例では血清尿酸値を平均0.7 mg/dL低下させる作用を併せ持っている[5]．

> **memo** 高尿酸血症例へのサイアザイド系降圧利尿薬使用は可か否か？
> 　サイアザイド系降圧利尿薬は，細胞外液低下と本薬の尿中分泌に伴い高尿酸血症を惹起し，臨床用量の半量でも血清尿酸値は上昇するという報告もある．ただし，本薬の尿酸代謝への影響自体が患者予後に直結するという明確な証拠は乏しい．
> 　インスリン抵抗性と食塩感受性はしばしば合併し，食塩感受性症例はたいてい重症高血圧であることから，高尿酸血症を合併する高血圧患者では本薬併用が避けられない場面が多いと考えられる．そこで本薬使用の際は，RA系阻害薬との併用にて1/4量前後を用いることにより，副作用を最小限としながら相乗的に降圧作用を発揮させることが可能である．
> 　なお，血清Kとクレアチニンを必ず測定し，食事量，気候変化に伴う体液バランス変化に注視しながら，逐時投与量を変更していくことが安全であろう．

配合降圧薬使用中の場合は，状況に応じてRA系阻害薬単独（±極低用量サイアザイド）に切り替えてもよい．

4 おわりに

本稿作成と並行して，2002年に刊行された「高尿酸血症・痛風の治療ガイドライン」の改訂作業が行われており，本書とほぼ同時期に発行される見込みである．現時点（2009年8月）では，JSH2009[6]の「痛風・高尿酸血症」の項に記載されている治療方針は踏襲される一方，既述のように尿酸沈着症ならびに生活習慣病のマーカーとしての血清尿酸値とを区別して論じ，医師が種々の診療場面に即した意思決定を支援できるよう検討を行っているところである．高尿酸血症・痛風を合併する高血圧治療においては，是非ともJSH2009と「高尿酸血症・痛風の治療ガイドライン第2版」をお役立て願いたい．

＜文　献＞

1) Ishizaka, N. et al.：Arterioscler Thromb. Vasc. Biol., 25：1038-1044, 2005
2) Taniguchi, Y. et al.：J. Hypertens., 19：1209-1215, 2001
3) Nakanishi, N. et al.：Eur. J. Epidemiol., 18：523-530, 2003
4) Hakoda, M. et al.：J. Rheumatol., 32：906-912, 2005
5) Shimamoto, K. et al.：Hypertens. Res., 31：469-478, 2008
6) Ogihara, T. et al.：Hypertens. Res., 32：3-107, 2009
7) Iwanaga, T. et al.：J. Pharmacol. Exp. Ther., 320：211-217, 2007
8) Enomoto, A. et al.：Nature, 417：447-52, 2002
9) Hamada, T. et al.：Am. J. Hypertens., 21：1157-1162, 2008

第5章 合併症をもつ高血圧の治療　§6 その他の疾患

2. 肝障害を合併する高血圧

上原誉志夫

Point

1. 肝代謝の降圧薬については血中濃度への影響に注意し，薬剤の選択や用量の設定に注意する
2. 肝薬物代謝酵素に影響を与える薬物や嗜好品，食品による薬物代謝の遅延や増強に配慮する
3. 薬剤自体が肝臓機能に影響を与えるものもあり，肝機能障害の有無は薬剤選択に影響する
4. 薬剤によっては肝臓にて活性体に変換され作用するものもあり，障害の程度によっては薬剤の有効性に影響する可能性がある
5. 肝臓は降圧薬の代謝にかかわり，血中濃度維持に重要な働きがあることから，降圧治療においては薬物血行動態的な観点からの評価の心がけ，適切な薬物選択と用量の設定を行う必要がある

1 病態の特徴・疫学

高血圧治療における肝臓機能との関係については，以下3つの点を考慮する必要がある[1]．

1）薬物代謝

薬物は**肝代謝型**，未変化体のまま腎から排泄される**腎排泄型**および 両者で代謝・排泄される中間型に分かれる．

肝代謝型降圧薬では，腸管から吸収されたのち肝門脈を経て肝臓で薬物代謝酵素（CYP3A4 など）の作用を受け，一部は体循環に入る前に不活性化される（first pass）．肝障害では初回通過時の不活化が十分でなく，血中濃度が高くなり除去半減期が延長し，生体内利用率が上昇し効果が増強する．治療開始時には減量するなど用量設定に注意し，服用間隔を延ばすなどの配慮が必要である．

同様に，最近の研究では，グレープフルーツに含まれる成分により腸管CYP3A4が活性阻害を受け，Ca拮抗薬の代謝を遅延し，血中濃度や持続時間を1.5倍ほど延ばすことが知られている．

2）降圧薬による肝機能障害

重篤な場合には劇症化を招く．メチルドパは古くから急性慢性肝障害の原因となることがよく知られているが，ほとんどの降圧薬で何らかの肝機能障害を生じる可能性がある．

3）肝硬変症合併の治療

肝硬変非代償期では体循環に大きな変化を生じる．肝硬変では薬剤代謝のみならず，肝機能不全による体液量の増加，血管内脱水，腹水・胸水，水・電解質異常などを引き起こし，降圧治療を困難とすることが多い．

降圧薬と肝硬変との関連では，門脈血圧への影響や肝臓の線維化への効果なども興味のあるところである．肝硬変は，ウィルス性肝炎，アルコール性肝炎に加え最近ではNASH（nonalchoholic steatohepatitis，非アルコール性脂肪性肝炎）の概念も確立され，今後も増加が予想されることから降圧薬の使用について熟知しておく必要がある．

2 治療のメカニズムとストラテジー

1）肝薬物代謝と降圧薬

肝障害時には，肝臓胆道系へ代謝排泄される降圧薬の薬物代謝が遅延することから，降圧効果が延長されることがある．降圧薬の**薬剤代謝酵素**の分子種を**表1**にまとめた．Ca拮抗薬とARBでは肝代謝が多く，β・αβ遮断薬でも一部は肝臓での代謝を受ける．薬剤代謝に関連する分子種は薬剤のクラスでほぼ同一であり，Ca拮抗薬では**CYP3A4**の代謝を

● 表1　肝臓の薬物代謝系について

降圧薬のクラス	降圧薬	肝代謝酵素	降圧薬のクラス	降圧薬	肝代謝酵素	備考
Ca拮抗薬	amlodipine	P450	ARB	losartan	CYP2C9	
	aranidipine	CYP3A4		candesartan	CYP2C9	
	efonidipine	P450		varsartan	?	
	cilnidipine	CYP3A4, 2C19		telmisartan	?	
	nicardipine	CYP3A4		olmesartan	?	
	nisoldipine	CYP3A4		irbesartan	?	
	nitrendipine	CYP3A4	ACE阻害薬			腎排泄・胆汁排泄性
	nifedipine	CYP3A4	β遮断薬	inderal	CYP2D6, 1A2, 2C19	
	nilvadipine	CYP3A4		carteolol	CYP2D6	
	barnidipine	CYP3A4		pindolol	CYP2D6	
	felodipine	CYP3A4		carvediol	CYP2D6, 2C9, 3A4, 1A2, 2E1	
	benidipine	?				
	manidipine	CYP3A4		urapidil	CYP2D6	
	azelnidipine	CYP3A4				
	diltiazem	CYP3A4				

受け，ARBはCYP2C9，β（αβ）遮断薬ではCYP2D6が報告されている．

CYP3A4での代謝に関連して，グレープフルーツによるCYP3A4阻害とCa拮抗薬の代謝遅延，それによる降圧効果と持続時間の延長がよく知られている．Ca拮抗薬はいずれもCYP3A4の代謝を受けることから，グレープフルーツによる影響は，どのCa拮抗薬にもみられると考えられる．

ところで，肝代謝酵素活性は他にもいろいろな薬剤により影響を受ける．表2には肝薬剤代謝酵素に影響を与える代表的な薬剤をまとめた[2]．代謝酵素の阻害または活性化は，同じ分子種により代謝を受ける降圧薬の活性に影響を与えることから，薬剤間の相互作用にも十分に配慮することが必要になる．

2）降圧薬と肝機能障害

降圧薬はいずれも薬剤性肝機能障害を惹起する可能性があり，使用にあたっては留意する必要がある．**メチルドパ**の急性・慢性肝炎は古くからよく知られているが，最近ARBで肝障害が重篤化する例が報告[3]され，使用時には肝障害の有無に注意が促されてきた．

肝障害合併例では，肝機能障害の少ない薬剤を選んで使用することが重要であるが，ときには肝障害を起こしうる薬剤も使用せざるをえないことがある．その場合，使用にあたっては肝機能の推移に注意を払い，慎重に投与する．特に，最近は脂肪肝を有する患者も多く，薬剤性の肝障害か代謝性の脂肪肝によるものか判断が難しい症例も多い．NASHなどの存在によりこの判断はさらに難しくなる．

最終的には薬剤の投与歴を精査したり，薬剤投与を中断したり，もしくは他の薬剤に変更したりして，肝機能の推移を見守る必要がある．ときに肝癌の合併が隠されていることもあり，肝機能異常の評価には注意を要する．

3 肝硬変合併例での治療

1）治療の際の問題点

肝硬変症を合併した高血圧患者では，治療には困難を伴うことが多い．特に肝硬変の非代償期には体液や浮腫が著明となり，水・電解質管理や降圧治療に抵抗する．浮腫は皮下にとどまらず，消化管壁や肺浮腫，腹水もみられ，消化管浮腫では薬剤の吸収を低下させる．

治療の方針としては，利尿薬により水・Naバランスを整える必要があるが，肝臓でのアルブミン産生が低下していることから血液膠質浸透圧は低下し，血管外へ水・電解質が移動することで利尿も思うように進まないことが多い．さらに，利尿薬の使用はしばしば低Na血症や低K血症を引き起こすことになり，この面の対応にも苦慮する．

肝硬変症では体液量が増加するが，その多くは血管外への漏出を伴うことから，血管内はむしろ脱水傾向となる．したがって，腎血流量は低下し，腎からのレニン分泌は亢進し二次性アルドステロン症を

● 表2 チトクロムP450阻害する代表的な薬剤

阻害物質の分類	阻害物質名	薬剤代謝酵素分子種
グレープフルーツジュース		CYP3A4
ニューキノロン系抗菌薬	エノキサシン，トスフロキサシン，シプロキサシン	CYP1A2
抗うつ薬（セロトニン再取込阻害薬）	フルボキサミン	CYP1A2，CYP2C19，CYP2D6，CYP3A4
サルファ剤	スルファメトキサゾール	CYP2C9
プロトンポンプ阻害薬	オメプラゾール	CYP2C19
H2受容体拮抗薬	シメチジン	非特異的P450阻害，CYP2D6，CYP3A4
抗不整脈薬	アミオダロン	CYP2C19
	キニジン，プロパフェノン	CYP2D6
抗精神病薬	ハロペリドール	CYP2D6
アゾール系抗真菌薬	ミコナゾール，ケトコナゾール，イトラコナゾール，フルコナゾール	非特異的P450阻害，CYP3A4
マクロライド系抗菌薬	エリスロマイシン，クラリスロマイシン	CYP3A4
HIVプロテアーゼ阻害薬	インジナビル，サキナビル	CYP3A4
卵胞ホルモン薬	エチニルエストラジオール	CYP3A4
Ca拮抗薬	ジルチアゼム	CYP3A4
エチステロン誘導体	ダナゾール	CYP3A4

引き起こし，さらにADH分泌が増大することから，水・Naの貯留と低K血症を発症しやすくなる．また，治療に強力な利尿薬の使用が必要になることもあり，低Na，低K血症を増悪する可能性もでてくる．この負の連鎖を断ち切ることが必要であるが，肝機能不全状態が改善して血清アルブミン値が上昇しない限り対症的治療となるのは否めない．非代償性肝不全への移行を阻止することがなによりも重要である．

2）治療薬の選択

一方，プロプラノロールのような非心臓選択性β遮断薬は**門脈圧**を低下させ，肝硬変患者の消化管出血と死亡のリスクを低下させるとのメタ解析がある[4]．さらに，肝硬変患者ではヒドロクロロチアジド，クロルタリドン，フロセミドなどの利尿薬により，肝性昏睡が憎悪することがある．これは急激な体液減少と関連すると考えられることから，利尿薬の使用には慎重を期する．ARBやACE阻害薬などのRA系阻害薬は慢性肝炎から肝硬変への**線維化を抑制**する可能性があり，さらにNASHではARBは線維化の改善をはじめとし，病態の改善に有効であるとされる．

4 降圧薬の活性化

降圧薬の一部には，消化管で吸収され肝門脈肝臓経由で全身に運ばれる過程で活性化を受けるものがある．これは**プロドラッグ**と呼ばれ，例えばロサルタンは肝臓で活性代謝物に変換され，より受容体特異性の高いAⅡ受容体拮抗薬に変換される．

ACE阻害薬にもプロドラッグが多くみられ，それらは肝臓にて活性体に変換されてACE阻害効果を示す．例えばエナラプリルは活性体に変換されエナラプリラートとなり，トランダラプリルはトランダラプリラートとなる．肝細胞の障害の程度によってはプロドラッグの活性化の遅延が考えられる．

5 処方の実際

1）処方1（肝硬変）

- フロセミド（ラシックス®）静脈注射：40 mg/日
- エプレレノン（セララ®）（CYP3A4阻害薬を併用時には減量）：50 mg/日，朝食後

肝硬変症の治療では二次性アルドステロン症の改善と体液量を減少させ，内臓浮腫を軽減させて全身状態をよくすることが目的になる．この過程で，低Na，低K血症を引き起こしてしまい，対応に苦慮することが多い．これに加えて血中アルブミン値を上昇させる全般的な肝保護治療や，ときにはβ遮断薬による肝門脈圧低下を図ることも考慮する．

2）症例2（軽度肝機能障害）

- オルメサルタン（オルメテック®）：10 mg/日，朝食後
- ニトレンジピン（バイロテンシン®）：5 mg/日，朝食後

軽度肝機能障害合併時の降圧治療の例である．ARBから降圧を開始し，血圧コントロールが不十分であれば，Ca拮抗薬を併用する．Ca拮抗薬は持続時間が中等度のものを用いて，薬物代謝への影響の有無を確認する．血圧変動が大きく，より長時間作用性が必要なときには，持続時間の長いCa拮抗薬を最少用量から開始する．

注意点

① 薬剤の代謝系を理解すること．
② 肝障害時には腎排泄性のものを選択する．
③ 肝障害時には肝障害が報告されている薬剤使用は極力避けること．
④ 肝硬変非代償期の利尿薬の使用に際しては，低Na，K血症に留意すること．

6 おわりに

肝機能障害時の降圧治療については，障害の程度，病態により薬剤の選択から用量まで細心の注意を必要とする．また，治療に対する反応性を見極めながら，副作用への配慮も必要となり，きわめて高度な診療技術が必要となる．しかし，肝障害または肝硬変患者は日常臨床でもよく遭遇する疾患であるため，降圧薬の特性をよく理解し，適切な使用を心がける必要がある．降圧治療，水・電解質管理の面からは医師の技量を問われる疾患といえよう．

<文 献>

1) 「高血圧治療ガイドライン2009」（日本高血圧学会高血圧治療ガイドライン作成委員会 編），日本高血圧学会，2009
2) 上原誉志夫：グレープフルーツはCa拮抗薬服薬時になぜ問題となるのか？「外来高血圧診療」（石川辰雄，上原誉志夫 他 編），pp145-147, 南山堂，2005
3) Tabak, F. et al.：J. Clin. Gastroenterol., 34 (5)：585-586, 2002
4) Cheng, J. W. et al.：World J. Gastroenterol., 9 (8)：1836-1839, 2003

第6章

特殊な高血圧の診断と治療

§1 高血圧緊急症
 1. 高血圧性脳症 216
 2. 高血圧性心不全 225
 3. 褐色細胞腫クリーゼ 234

§2 その他
 1. 治療抵抗性高血圧 242
 2. 子　癇 250

第6章 特殊な高血圧の診断と治療　§1 高血圧緊急症

1. 高血圧性脳症

江口和男，島田和幸

Point

1. 高血圧性脳症の病態を理解し，正しく診断する
2. 高血圧緊急症の典型的な臨床経過を理解する
3. 見逃してはならない背景疾患，使ってはならない薬を知っておく

1 はじめに

近年，高血圧緊急症は発症頻度が以前に比べて減少した疾患の1つであるが，対応を間違うと並存疾患の見落しや，重大な合併症を招く可能性があるため，臨床医としてはよく知っておくべき疾患である．また，逆に血圧は高くとも高血圧緊急症でない疾患に対して過剰な治療や病状説明を行うことは避けなければならない．

本稿では，高血圧緊急症を適切に診断，治療するコツを筆者の実際に経験した高血圧緊急症の3例を紹介しながら解説する．

2 高血圧緊急症の症状

高血圧緊急症に臓器合併症があれば，それぞれの症状が出現する（表1）．血圧が著しく上昇すると頭痛を生じると考えられがちであるが，高血圧性脳症を発症しない限り稀である．われわれの経験した

●表1　高血圧緊急症の症状

神経学的症状	頭痛，混乱，傾眠，昏迷，視力低下 巣症状，てんかん，昏睡
心不全の症状	呼吸困難，動悸，浮腫など
腎症状	乏尿，高窒素血症
胃腸症状	吐き気，嘔吐
稀な症状	急性腹症を伴う腸管乏血症状 急性膵炎 ループスや結節性多発性動脈炎の病像としての急速進行性壊死性血管炎

症例1では高血圧性脳症の症状と思われる頭痛，意識障害と，乳頭浮腫の反映と思われる視力障害をきたした[1]．症例2では網膜出血のため視力低下をきたし，症例3では心不全が主要な病態であったため，夜間の呼吸困難があった（表2）．しかし，特別に症状を訴えない場合もあるため，発見が遅れる原因となる．

症状から高血圧緊急症を推定することは難しいが，解離性大動脈瘤は絶対に見逃してはならない．たとえ来院時には無症状であっても，胸背部痛や一過性のショックを思わせる病歴がある場合は，大動脈のCTスキャンを行っておく必要がある．

逆に，通院中の高血圧患者で普段の血圧が140/90 mmHg程度であるが，頭痛および血圧が160/100 mmHgであり，脳卒中を心配して夜間救急外来を訪れるような患者では，血圧値が高いために頭痛が起こったという可能性はほとんどない．緊張性頭痛や感冒などの一般的な原因による頭痛をまず鑑別すべきであるが，ごく稀にクモ膜下出血の初期症状のこともありえるためフォローが必要である．

3 診療の手順

1）腎動脈狭窄症の鑑別

高血圧緊急症を疑った場合，診療の手順として，ルーチンの入院時諸検査の次にカプトプリル25mg（高齢者では12.5mgの方が無難）の試験内服を行う．もしカプトプリルによって急激に血圧が下がるようであれば腎動脈狭窄が疑われる[2]．腎動脈狭窄症は高血圧緊急症の原因として頻度が高いが，病歴，身

● 表2 高血圧緊急症3例の臨床所見

	症例1　54歳男性（p220参照）	症例2　52歳女性	症例3　47歳女性
既往歴	41歳時，熱帯熱マラリア	特になし	28歳時妊娠中毒症（尿蛋白のみ）
現病歴	10年前に高血圧を指摘されたが放置	35歳時より高血圧，放置	半年前より頭痛
先行症状	鼻血，頭痛，不眠，倦怠感	眼前に異物感	頭痛
来院時症状	頭痛，全身倦怠感，視力障害	視力低下	不眠，夜間呼吸困難
画像所見	心エコー：中等度以上の心肥大 MRI　　：高血圧性脳症	心エコー：中等度以上の心肥大 レノグラム：両側hypofunction pattern	胸部Xpで両側胸水 心エコー：中等度以上の心肥大
来院時の血圧	230/170 mmHg	294/130 mmHg	210/150 mmHg
身体所見	意識レベル低下（JCS/Ⅱ-20） SA（＋） 項部硬直（＋）	SA（＋）のみ	S4（＋） 心尖部に収縮期雑音
眼底所見	乳頭浮腫（KW-Ⅳ）	両側網膜出血	-
来院時検査所見 Hb（g/dL） Plt×10⁴/uL Cr（mg/dL） BUN（mg/dL） LDH（IU/L）	11.8 5.6 3.1 53.3 2,380	12.1 5.4 2.7 30.5 1,524	8.6 16.0 1.7 18.8 1,029
血液像	破砕赤血球，血小板大小不同		
ハプトグロビン（mg/dL）	＜10（正常値41〜273）	27（正常値130〜327）	24（正常値41〜273）
尿	蛋白（3＋），潜血（3＋），糖（±）	蛋白（3＋），潜血（4＋），1日尿蛋白1.49g/日	蛋白（3＋），潜血（3＋）
沈渣	赤血球70〜80/H， 白血球1〜4/H， 硝子円柱1〜4/10H， 顆粒円柱1〜2/20H	特記すべき所見なし	赤血球50〜60/F， 顆粒円柱1〜2/F， 硝子円柱1〜4/F， 脂肪円柱1〜4/10F
血漿 アドレナリン／ノルアドレナリン（μg/day） PRA（ng/mL h）／アルドステロン（ng/dL） hANP/BNP（pg/mL）	96/662 19/210 76/216	109/938 230 pg/mL（レニン定量）/360 330/1,840	20/178.3 130 pg/mL（レニン定量） 372（BNPのみ）

体所見，検査所見ではなかなか鑑別が難しいため，初期治療と鑑別疾患をかねたこの方法は有用である．

続いて，脳出血など頭蓋内圧の亢進がないことを確認してニカルジピンなどの降圧薬の経静脈投与を開始する．

早めに眼底所見を評価することも重要である．

2）管　理

高血圧緊急症の場合，集中治療室で管理する必要がある場合もあるが，自験例では3例とも内科の一般病床にて管理した．この3例のように悪性高血圧以外に重大な並存疾患がなく血圧をコントロールすることが有効な治療である場合は（プリンターまたはメモリー機能つきの）自動血圧計にて15〜30分ごとに血圧を測定し，血圧の変動に応じて薬剤の投与量を調節する．

急性期では血圧の上下変動や脈拍数の変動も大きいが，急性期を過ぎると血圧レベル，変動性ともに落ち着いてくる．

4 高血圧緊急症の病態と検査所見

著しい高血圧，進行する臓器障害の存在により高血圧緊急症が疑われる場合，診療所であれば中核病院へ搬送することが必要である．そこで，まずルーチンの血液，尿検査，画像検査を行うが，他に並存

疾患のない高血圧緊急症の場合の検査所見として，急性腎不全，微小血管性溶血性貧血の所見が現れる．すなわち，表2に示すように，急性腎不全の所見として血清Cr, BUNの上昇，尿蛋白，尿潜血，尿沈渣の異常が出現し，微小血管性溶血性貧血（microangiopathic hemolytic anemia：MAHA）の所見として，血清LDH上昇，血小板やハプトグロビンの低下が現れ，破砕赤血球や血小板大小不同が現れることもある．この際にみられる二次性のMAHAは溶血性尿毒症症候群（hemolytic uremic syndrome：HUS）や血栓性血小板減少性紫斑病（thrombotic thrombocytopenic purpura：TTP）と類似しているため，鑑別診断を適切に行う．

MAHAは血管内皮障害が存在することを示唆しており，フィブリン壊死や変性した蛋白とともに閉塞性血管障害を起こし，さらなる腎障害を引き起こす．一方で，MAHAは腎機能回復の予測因子でもあることが報告されており，MAHAがあると腎機能が治療により元に戻りやすいといわれている．

5 鑑別診断

急性期における高血圧緊急症の原因疾患の鑑別は容易ではない．通常，ある程度急性期治療が落ち着いてから詳細な鑑別診断を行うが，複数の降圧薬がすでに導入されているため，褐色細胞腫，腎血管性高血圧，クッシング症候群，原発性アルドステロン症などの検索は血液検査からは難しい．

原因となりうる状態および，高血圧緊急症による臓器障害は，脳，心，腎，眼底，血管など，多岐にわたる．二次性高血圧の詳しい鑑別法は他稿に譲るが，**急性期に絶対に見落としてはならないのは解離性大動脈瘤と脳出血である**．その意味では，少しでもそれらの疾患が疑われる場合，頭部と胸部のCTは（単純撮影でよいので）できる限り撮っておくことが望ましい．なぜなら，合併症の有無によっては降圧目標レベルが全く異なるからである．解離性大動脈瘤や出血性疾患の場合は可能な限り血圧目標を低くする必要があるが，それ以外の場合は初期の目標としては拡張期血圧で110mmHg程度まで下げれば十分である[3]．

高血圧緊急症では，血圧の自動調節能が高い血圧レベルへシフトしているため，もし血圧が過剰に低下した場合，血行動態性の脳虚血やせん妄を惹起する可能性がある．高血圧緊急症の治療中に起こる最悪の事態は過剰な降圧によるものであるという報告もあるため，頻回のモニタリングが必須である．

6 治療の原則

1）内服・静注

降圧治療の原則はとにかく降圧することであるが，カプトプリルの試験内服を行い，降圧が得られなければ注射用降圧薬の持続静注を行う．通常，ニカルジピンなどの静注にてある程度コントロールができた時点で，徐々に内服薬に切り替えていく．欧米ではニトロプルシドの静注が奨められているが，日本ではあまり使われておらず，むしろニトログリセリンやジルチアゼムの静注が好まれる．虚血性心疾患や脳出血のある場合は冠動脈の拡張作用や脳症を考慮してこれらの薬剤の方が望ましい．

2）内服薬

一般に静注の降圧薬は高額で，保険適応も限られており，しかも管理・調節が難しいため，なるべく早期（1〜2日以内）に内服薬に切り替えることを目指す．しかし，短時間作用型のニフェジピンの内服または舌下投与はできる限り避けるべきである．

ちなみに症例1は，来院時の頭部CT検査の際にCT室で著しい高血圧に対して内科以外の科の担当医が短時間作用型ニフェジピン（10mg）の舌下を指示した．その結果，血圧がいったん下降したものの，CT終了後に反跳性の血圧上昇が起こり，脳症が悪化して意識レベルも低下した．しかし，例外として脳内出血，解離性大動脈瘤，その他外傷，外科手術後の出血合併症の場合のように，可及的すみやかに血圧を下げる必要がある場合は，経静脈投与の準備ができるまでの間につなぎとして短時間作用型のニフェジピンを使用するのはやむをえないと思われる．日本高血圧学会ガイドライン2004に続いて，2009年版でも，「Ca拮抗薬のニフェジピンカプセル内容物の投与やニカルジピン注射薬のワンショット静注は，過度の降圧や反射性頻脈をきたすことがあり，行わない．」と記載されている[3]．

3）静注から内服薬へ変更する際の注意点

筆者らは高血圧緊急症に対して静注薬から内服薬に切り替える場合，最初はあまり長時間作用型を用いず，比較的短い作用時間の薬から開始する．理由は，もし過降圧をきたした場合に，半減期が短い薬剤であれば比較的早期に回復することが期待できるからである．しかも，急性期ではある程度の腎機能低下がみられ，腎からの薬剤の排泄が低下していることも考えると，降圧薬による過降圧には十分に注意する必要がある．

降圧治療を開始して血圧が低下してくると，まもなく腎機能は入院時よりもさらに悪化するが，通常これは一過性の現象である．われわれの経験した高血圧緊急症では，3症例とも血清Cr値は一過性に1〜2mg/dL程度上昇した．そのようなときは，降圧薬に対する反応をみながら，これらの降圧薬を長時間作用型に切り替えていき，うまく調節しながら静注薬を漸減し，完全に内服薬に切り替える．その際，血圧レベルのみならず，前述の微小血管性溶血性貧血の回復や，他の臓器障害（高血圧性脳症，心不全，腎不全）の回復を確認する．その後は心筋梗塞の場合と同様に，精神的ストレスや便秘などの血圧上昇に繋がるような刺激をできるだけ避け，活動範囲も少しずつ増やしていく．

7 高血圧緊急症の予後

高血圧緊急症の5年生存率は70％以上であり，予後は以前に比べて格段に改善した．生命予後はかなりよいが，問題は腎機能の予後である．多くの高血圧緊急症の患者では腎機能の低下を認めるが，日本人の悪性高血圧患者69名を56カ月追跡した報告[4]によると，全体の5年生存率は90％と良好であった．

基礎疾患別にみると，本態性高血圧患者（33名）の5年生存率は79％で，慢性糸球体腎炎患者（26名）のそれは100％であった．しかし，透析療法フリーの生存率は本態性高血圧で60％，慢性糸球体腎炎で4％と腎炎の患者ではほとんど透析療法を行ったうえで生存していた．腎臓内科と連携して，残存腎機能に応じてきめ細かい食事，薬物療法を長期的な視点で行っていく必要がある．

8 おわりに

高血圧緊急症の適切な対処方法について述べた．高血圧緊急症はめったに遭遇しない疾患であるだけに，まずは適切に診断することが最も重要である．診断が適切で，初期の対応さえ誤らなければ恐れる必要はなく，ここにあげた例のように急性期をうまくしのぐことができる．急激に血圧を下げすぎないことが最も肝要である．

＜文　献＞
1）Eguchi, K. et al.：Hypertens, Res., 25：467-473, 2002
2）Kaplan, N. M.：Hypertensive Crisis. Clinical Hypertension (Kaplan, N. M. ed.). Baltimore, Md：Williams & Wilkins：311-324, 2005
3）「高血圧治療ガイドライン2009」（日本高血圧学会高血圧治療ガイドライン作成委員会 編），日本高血圧学会，2009
4）Nawazoe, N. et al.：Clin. Nephrol., 29：53-57, 1988

➡ 次頁：患者抄録

患者抄録

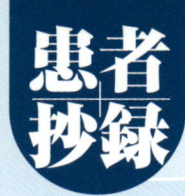

高血圧性脳症への対応

【患　者】54歳，男性
1．診　　断　①高血圧性脳症，②悪性高血圧，③腎硬化症，④慢性C型肝炎
2．主　　訴　頭痛（後頭部），夜間不眠，視力障害，倦怠感
3．既往歴　昭和63年中央アフリカ派遣時，熱帯熱マラリアに罹患
4．家族歴　特記すべきことなし
5．生活歴　職業：会社員，喫煙歴：20本/日×20年（50歳まで），飲酒歴：なし
6．現病歴
　　　44歳頃に検診で高血圧を指摘されたが治療を受けなかった．昨年7月の検診でBP 190/122 mmHg，蛋白尿2＋，血清クレアチニン1.4 mg/dLを指摘されたが放置．今年1月よりときどき鼻出血が出現するようになり，4月24日より頭痛，腰痛が強く，不眠症も加わり，全身倦怠感が著明となったため4月26日当院内科を受診した．BP 174/98 mmHg，尿蛋白3＋，潜血3＋，LDH 1,043 IU/L，BUN 29.5 mg/dL，Cr 1.92 mg/dL，Plt 7.3万と異常を認めた．慢性腎炎による慢性腎不全と高血圧，慢性C型肝炎（HCC，肝硬変の疑い）と診断，いったん外来フォローとされたが，5月8日頭痛が激しくなり受診したところ，BP 230/170 mmHg，LDH 2,380 IU/L，BUN 53.3 mg/dL，Cr 3.07 mg/dL，Plt 5.6万，意識障害と呂律障害，項部硬直を認め緊急入院となった．
7．入院時現症
　　　身長169 cm，体重73 kg，BMI 25.6，意識レベル低下（JCS Ⅱ-20），血圧260/180 mmHg，脈拍数96/分，整，体温36.7℃，結膜に貧血・黄染なし，頸静脈怒張なし
　　　胸部　S1（→），S2（→）S3（－）S4（＋），心雑音なし，呼吸音異常なし
　　　腹部　肝腎脾触知せず，血管雑音（－），下肢の浮腫（－）
　　　神経学的所見　項部硬直（＋），麻痺なし，腱反射正常，病的反射なし
8．検査所見
　①血　算：WBC 9,300/μL（Neu 81％，Lymph 14％，Mono 4％，Baso 1％），RBC 370万/μL，Hb 11.8 g/dL，Hct 33.5％，Plt 5.6万/μL，破砕赤血球，血小板大小不同あり（図1）
　②生化学：TP 7.5 g/dL，Alb 4.2 g/dL，T-Bil 2.2 mg/dL，D-Bil 0.6 mg/dL，AST 61 IU/L，ALT 48 IU/L，LDH 2,380 IU/L，ALP 182 IU/L，γGTP 40 IU/L，ChE 379 IU/L，Amylase 78 IU/L，T.cho 299 mg/dL，HDL 92 mg/dL，TG 165 mg/dL，BUN 53.3 mg/dL，Cr 3.07 mg/dL，UA 7.4 mg/dL，Na 134 mEq/L，K 3.9 mEq/L，Cl 99 mEq/L，Ca 9.0 mEq/L，CRP 0.5 mg/dL，NH_3 17，IgG 1,851 mg/dL，IgA 277 mg/dL，IgM 93 mg/dL，C_3 149 mg/dL，

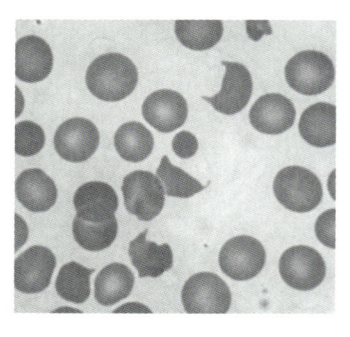

図1　末梢血液像（p9，Color Atlas ❺参照）
　　　破砕赤血球（×1000）

C₄ 53 mg/dL, CH₅₀ 31.0 U/mL, クリオグロブリン（－），ANA × 40, anti-DNA（－），HbsAg（－），HCV（＋），24hCcr 27.3 mL/min, ハプトグロビン＜10 mg/dL.

	入院時（5/9）	退院時（6/1）	基準値
血漿アドレナリン	96	29	＜100
ノルアドレナリン	662	285	100〜450
ドーパミン	32	15	＜20
アドレナリン（尿）	31.7	8.6	3〜15
ノルアドレナリン	183	68.5	26〜121
ドーパミン	199.5	372.9	190〜740
血漿レニン活性	19	7.9	0.3〜1.9
アルドステロン	210		29.9〜159
hANP	76	12	＜40
BNP	216	372.9	＜20.0

③ 凝固系：PT 10.8 sec, APTT 25.0 sec, フィブリノーゲン 358.1 mg/dL, ヘパプラスチンテスト 147％

④ 尿一般検査：蛋白（3＋），潜血（3＋），糖（±），沈渣：RBC 70〜80/H, WBC 1〜4 /H, 硝子円柱 1〜4/10H, 顆粒円柱 1〜2/20H, 卵円型脂肪体 0〜1/30H.

⑤ 髄　液：初圧 14 cmH₂O, 終圧 13, 水様透明, 細胞数 10/3（L9/3, N0/3, M1/3），蛋白 130, 糖 67

⑥ 胸部単純X線：CTR 48％, 肺野に異常を認めず

⑦ 心電図：正常洞調律 94 bpm, 正常軸, ストレインを伴う左室肥大

⑧ 頭部CT検査：脳幹部, 側脳室にLDAを認める

⑨ 頭部MRI検査：基底核と（一部側頭葉），橋〜中脳に白質脳症を認める

9．入院後の経過

① 高血圧性脳症，② 悪性高血圧

　拡張期血圧 140 mmHg 以上, 眼底の乳頭浮腫（図2, KW-IV），急性腎不全，神経症状を呈しており，悪性高血圧と診断した．まず, カプトプリル 6.25 mg の内服を行い, カプトプリルによって急激に血圧が下がることがないことを確認した後, ニカルジピン（ペルジピン®）の経静脈投与にて降圧療法を開始した．その後 15〜30 分ごとに血圧を測定し, 拡張期血圧で 110 mmHg 程度を目標としてニカルジピンの投与量を調節した．

　翌日, 血圧がある程度落ち着いてきたことを確認し, テモカプリル 4 mg, アムロジピン 5 mg, αメチルドパ 750 mg, ビソプロロール 5 mg などを 1 剤ずつか降圧のないことを確認しながら加えていき, ニカルジピンの静注は 3 日目で中止した．これによって, 徐々に血圧コントロール状況は改善し, 退院時はテモカプリル 4 mg とアムロジピン 5 mg のみとなった．

　入院時認められた高 LDH 血症と血小板減少, 破砕赤血球は悪性高血圧に伴う微小血管性溶血

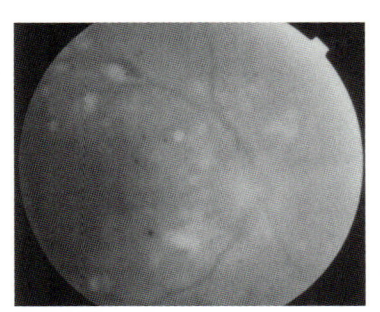

図2　眼底写真（p9, Color Atlas ❻参照）
（右 5/9 乳頭浮腫）

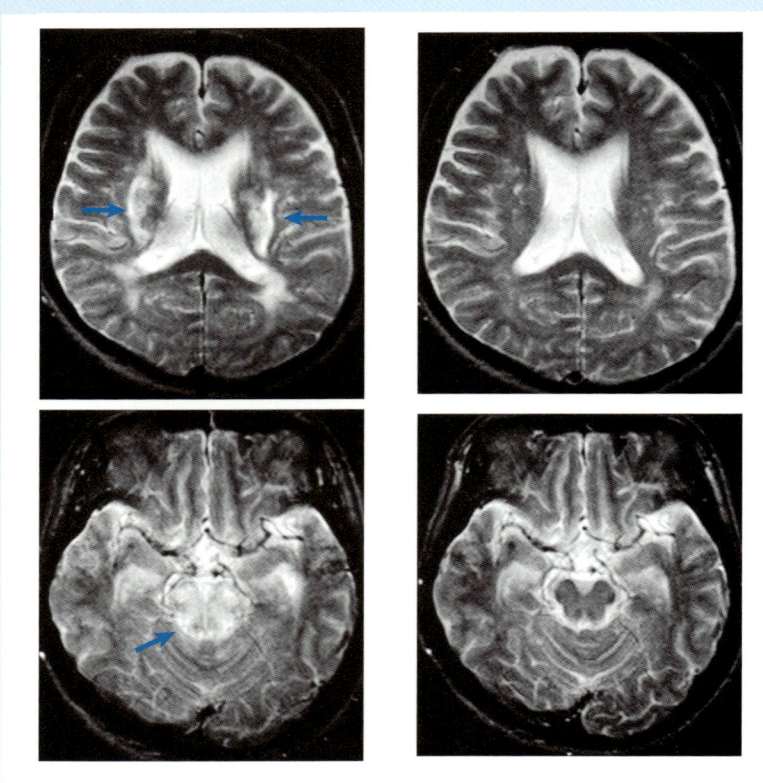

5月12日 入院時　　　　6月6日 降圧後　　　図3　入院時および降圧療法後の頭部MRI検査

性貧血であり，降圧療法がうまく行くとともに軽快した．

意識障害，頸部硬直より髄膜炎を疑ったが感染の所見はなく，頭部MRIで白質脳症（図3，→）が基底核と（一部側頭葉），橋～中脳に認められた（図3）．高血圧性脳症によるRPLS（reversible posterior leukoencephalopathy syndrome）類似の所見と考えられた．血圧がコントロールされた6月6日のMRIでは，この所見は消失していた．

③ 腎硬化症

1年前に蛋白尿と腎障害を認めたため，糸球体腎炎の合併を除外するため5月25日に腎生検を施行した．病理学的には，典型的な腎硬化症であり，間質の炎症細胞が著明で急性間質性腎炎の合併が疑われた．降圧後，蛋白尿は軽快したもののBUN/Cr 34.1/2.40の腎障害を残している．悪性高血圧の腎機能の予後はきわめて悪く将来末期腎不全に進展する可能性があり注意深くフォローする必要がある．

10．退院時処方

① アムロジピン（5 mg）1 T，テモカプリル（4 mg）1 T 朝1回
② 酸化マグネシウム3.0 g 分3 毎食後

11．考　察　▶ Advice from Professional 1 参照

高血圧性脳症および微小血管性溶血性貧血を呈した高血圧緊急症の一症例である．本症例では，急性期に徐々に降圧することにより治療に成功した．高血圧緊急症の基礎疾患として約半数が本態性高血圧，残りの半数が慢性腎炎であると言われている．腎生検などより慢性腎炎その他の二次性高血圧は否定的であり，治療せずに放置された本態性高血圧がベースであると考えられた．本態性高血圧に加えて何らかの因子（頭痛，腰痛，不眠など）がトリガーとなり悪性サイクルに入ってし

まい，交感神経活性など昇圧機序が働いたと思われた．

① 高血圧緊急症の診断と初期治療

著しく高い血圧値に加えて，進行する臓器障害（脳，腎，眼底），そして検査所見の異常，すなわち，急性腎不全，微小血管性溶血性貧血より，本症例では高血圧緊急症という診断は比較的容易であった．急性腎不全の所見として血清 Cr，BUN の上昇，尿蛋白，尿潜血，尿沈渣の異常が出現し，微小血管性溶血性貧血の所見として，血清 LDH 上昇，血小板やハプトグロビンの低下が現れ，破砕赤血球や血小板大小不同が現れていた．この際にみられる二次性の微小血管性溶血性貧血（MAHA）は一過性ではあるが，播種性血管内凝固症候群（DIC），溶血性尿毒症症候群（HUS）や血栓性血小板減少性紫斑病（TTP）と病態が一部類似しているため，十分な鑑別診断と経過観察を行った．HUS は主として小児の疾患で，O157 に感染後 Shiga toxin が原因となり溶血性貧血と血小板-フィブリン血栓が腎臓につまり，腎障害が前面にでる．一方，TTP は主として成人の病気で，溶血性貧血，血小板減少，腎不全，発熱，動揺性意識障害が五大兆候である．血小板血栓が主体で血小板減少が HUS に比べて高度であるが，腎不全は HUS よりも軽度である．診断の決め手は ADAMTS13 の活性が 5％以下になり，そのインヒビターが検出されること（自己免疫疾患）である．MAHA は血管内皮障害が存在することを示唆しており，フィブリン壊死や変性した蛋白とともに閉塞性血管障害を起こし，さらなる腎障害を引き起こすとされる．これらはいずれもあまり頻度の多い疾患ではないが，常にいろいろな可能性を考慮に入れておく必要がある．

② 高血圧性脳症

本症例では，白質全体および基底核，橋を含むびまん性可逆性白質脳症を呈していた．高血圧性脳症では，頭痛，精神状態の変化，痙攣，視力低下などをきたす．腎障害，高血圧，免疫不全の患者での報告があり，高い血圧により血液脳関門が破綻し，脳実質へ髄液や血液が移行することにより起こる[1]．RPLS の典型像は単純 CT 写真での後部白質の低吸収領域，MRI T2 強調画像での高吸収域である．本症例では，白質脳症が後方領域だけでなく，基底核，深部白質，中脳，橋に広がっていた．亜急性期に再検した MRI では小さなラクナ梗塞や état criblés が深部白質に認められた．これらは微小血管の障害という意味で重要な所見で，基底核，深部白質，中脳，橋に発現した白質脳症の病態生理を説明するうえで重要である．すなわち，高血圧性脳症でこれらの部位に病変が及ぶことは通常稀であるが，長期間の未治療高血圧によってこれらの部位の血管にびまん性の変化が起きたことにより血液脳関門での髄液の漏出がきたされ，その結果，後大脳動脈領域にとどまらず，びまん性の白質脳症を起こしたと考えられた．血管内皮障害，神経体液性因子は高血圧緊急症における悪性サイクルを誘発・促進する．本症例では，急性期にみられた微小血管障害性溶血性貧血による血管内皮障害が白質脳症をよりきたしやすくしたのであろうと思われる．

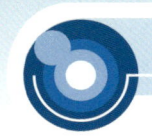

Advice from Professional

1 考察のポイント

Point 1
このテーマに限ったことではないが，考察は教科書や総説に記載されている内容と実際に経験した症例が同様であったかどうかを検証する．もし，異なっていた場合，どういう点が，なぜ異なっていたかを文献的考察を踏まえてディスカッションする．

Point 2
高血圧性脳症の典型的所見であるRPLS（reversible posterior leukoencephalopathy syndrome）とは異なり，本症例では白質全体および基底核，橋を含む可逆性びまん性白質脳症を示していた．なぜ典型像ではなかったのか，掘り下げる．

Point 3
高血圧緊急症はめったに診ることのない疾患であるが，なぜ本症例では高血圧性脳症を発症するにまで至ったかを掘り下げる．本症例の場合，本態性高血圧に加えて何らかの因子がトリガーとなり悪性サイクルに入ってしまい，交感神経活性など昇圧機序が働いたと考えた．

memo

第6章 特殊な高血圧の診断と治療　　§1 高血圧緊急症

2. 高血圧性心不全

橋村一彦，北風政史

Point

1. 高血圧性心不全の急性期では左室収縮能は保たれていることが多く，肺うっ血が病態の主体である
2. 急性期に最優先される治療は酸素化であり，血管拡張薬による肺うっ血の改善（前負荷軽減）と降圧（後負荷軽減）である
3. 左室の収縮障害を伴っている例もあり，この場合は強心薬が必要になる場合もあるため，血圧が保たれているという理由だけで血管拡張薬で治療を開始するのは危険である

1 病態の特徴・疫学

高血圧は心不全のリスクであることは明白である．Framingham研究では5,142名を平均14年間追跡し，392名が新規心不全を発症したなかで，91%に高血圧の病歴があったと報告している[1]．

高血圧が持続すると圧負荷により，初期には内腔拡大を伴わない左室の求心性肥大を起こす．このとき，圧負荷に加えてRA系などの神経体液性因子の賦活化により心筋間質の線維化が起こり，その結果，左室コンプライアンスの低下をきたす．左室コンプライアンスの低下は左室流入血流を障害（拡張不全：diastolic dysfunction）し，左房圧の上昇を招き肺うっ血を生じる．これにより心不全を発症した状態を拡張期心不全（diastolic heart failure：DHF）と呼ぶ[2]．この病態は左室駆出率の保たれた心不全〔heart failure with preserverd or normal ejection fraction：HFP（N）EF〕とも呼ばれ，全心不全発症の約半数を占めるとされている．さらに過剰な圧負荷が持続すると心筋細胞の変性，脱落と間質の線維化が進行し，左室は遠心性肥大を起こし，左室内腔は拡大，収縮不全（systolic dysfunction）状態となる．このステージでは心拍出量は低下し神経体液性因子が賦活化され末梢血管は収縮し（後負荷増大），心不全を発症する（systolic heart failure）（図1）．

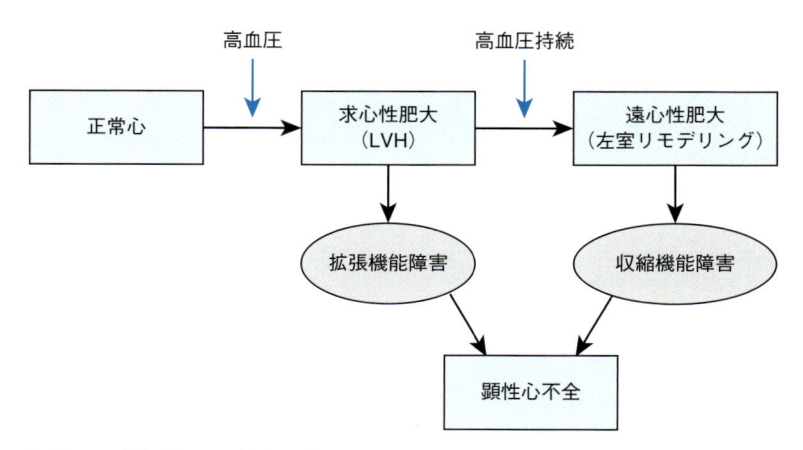

● 図1　高血圧から顕性心不全に至る過程

2 治療のメカニズムとストラテジー（表）

高血圧に伴う肺水腫の治療には，血管拡張作用をもつ薬剤が必須であり，それ自体，降圧治療に直結する．急激な降圧は必要なく，1〜2時間で平均血圧を25％ほど低下させ，2〜6時間で160/100 mmHg程度まで下げればよい．

> **memo**
> **高血圧に伴う急性肺水腫の病態生理**
> Gandhiらは高血圧に伴う急性肺水腫症例の病態生理を急性期と3日後で比較した．治療前の左室駆出率は0.50±0.15，3日後は0.50±0.13と変化はなく，重症の僧帽弁逆流も急性期には認めなかった．このことから，高血圧に伴う正常左室駆出率の急性肺水腫の原因は一過性の左室収縮不全でも僧帽弁逆流の急性増悪でもなく，左室の拡張不全が原因であることを証明した[4]．
>
> **電撃性肺水腫**（flash pulmonary edema）
> 急激に肺水腫になる状態．急激に左室拡張末期圧が上昇するために起こる．急性心筋梗塞，急性僧帽弁閉鎖不全症が原因のことが多い．くり返す電撃性肺水腫の場合は高血圧，拡張期心不全，腎動脈狭窄を疑う必要がある．治療は酸素化に加え，硝酸薬などの血管拡張薬が主体になる．

1）酸素投与

$SaO_2 > 95 \sim 98\%$（$PaO_2 > 80$ mmHg）を維持する．通常の酸素投与では不十分な場合はCPAP（continuous positive airway pressure，持続的気道内陽圧呼吸）やBiPAP（bilevel positive airway pressure，両レベル設定陽圧呼吸）などのNIPPV（noninvasive positive airway pressure ventilation，非侵襲的陽圧換気）が有効である．

● 表　高血圧性緊急症・切迫症の治療薬物

クラスⅠ
・肺水腫を伴う高血圧性心不全におけるニトログリセリン，Ca拮抗薬（ニカルジピンなど），利尿薬，ニトロプルシド，カルペリチド，ACE阻害薬，ARBの使用：レベルC
クラスⅢ
・高血圧性緊急症におけるニフェジピンの舌下投与：レベルC

（文献5，p45より引用）

2）オピオイド（モルヒネ）

モルヒネは鎮静作用の他に細動脈の拡張により後負荷を，静脈系の拡張により肺うっ血を改善する．2 mg程度を3分間かけて静注する．必要に応じて15分ごとにくり返す．麻薬であり手続きの煩雑さから実際にはあまり使用されない．

3）硝酸薬

硝酸薬（ニトログリセリン，硝酸イソソルビド）のスプレー，舌下，静注が第一選択とされる[5]，クラスⅠ/レベルB）

a）ニトログリセリン（クラスⅠ/レベルC）

硝酸薬はNOを介して血管平滑筋細胞内のグアニル酸シクラーゼを刺激し血管拡張作用を発現する．

低用量では静脈系容量血管を拡張し，肺循環系にシフトした血管内ボリューム（central volume shift）を再分布させることで左室拡張末期容積，拡張末期圧を下げ，肺うっ血を改善する．

また高用量では動脈系抵抗血管を拡張し，肺血管抵抗および体血管抵抗を下げることで降圧効果を発現する[3]．

経静脈的に投与すると即座に効果を発現し，中止するとすみやかに失活する（血中半減期1〜4分）．ニトログリセリンでは，初期量0.05〜0.1 μg/kg/minから開始し血圧をみながら5分から15分ごとに0.1〜0.2 μg/kg/minの割合で増量する．最大400 μg/minまで増量可能である．

b）硝酸イソソルビド

長時間作用型の硝酸イソソルビドでは，1〜8 mg/h，維持量0.5〜3.3 μg/kg/minで用いる．高用量で耐性を生じやすい（24〜48時間）．副作用として頭痛，症候性低血圧に注意する．

4）カルペリチド（クラスⅠ/レベルC）

カルペリチドはわが国で開発されたNa利尿ペプチドで，1995年から臨床に使用開始された．血管平滑筋細胞，腎尿細管上皮細胞に作用し，血管拡張作用，Na利尿効果に加えアルドステロンの合成抑制効果など，心保護，腎保護的作用を発現する．また，肺動脈楔入圧を下げ，全身血管抵抗も下げる．さらに，交感神経抑制作用を有し心拍数はあげないので急性心不全には使いやすいと考えられる．

カルペリチドの血管拡張作用，利尿作用が期待で

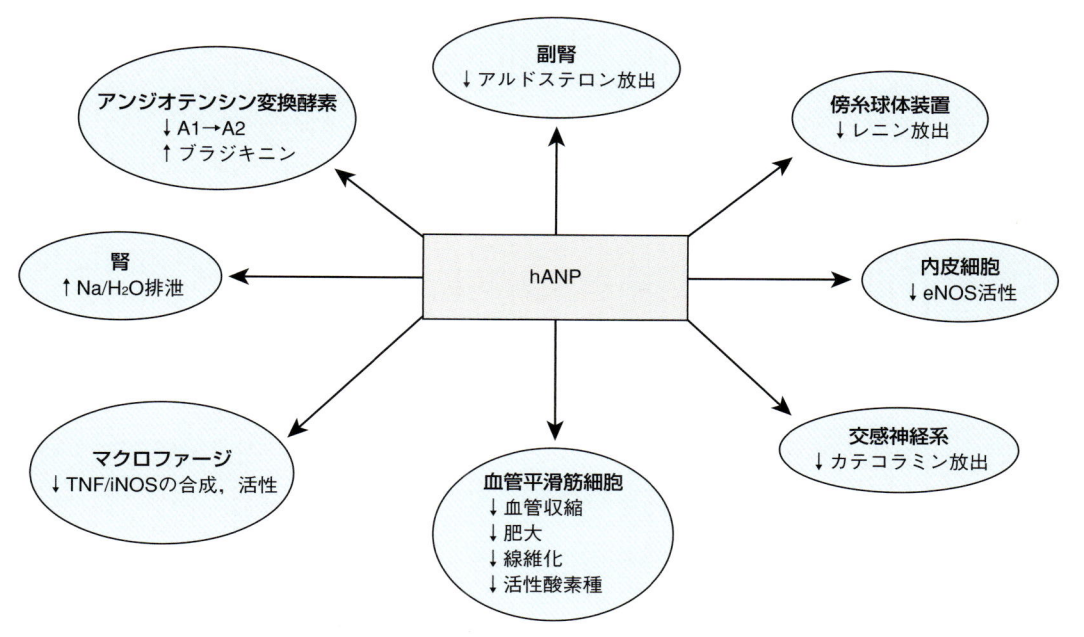

●図2　カルペリチド（hANP）の心保護作用機序（文献6より引用）

きるのは，①血管内ボリュームが十分である，②収縮期血圧＞100 mmHg，③心係数がある程度保たれている（例えば2.5 L/min/m² 以上）症例である．逆に右心不全優位の両心不全では右室充満圧低下と尿量増大による前負荷軽減作用により一気に血圧が低下しショック状態になることがあるため，低用量の強心剤（ドブタミン1〜2 μg/kg/min程度）と併用するなどの注意が必要である．

通常，初期量0.0125 μg/kg/minから開始し，血行動態により0.2 μg/kg/minまで増量可．カルペリチドの心保護作用機序を図2に示す．

5）Ca拮抗薬（ニカルジピンなど）（クラスⅠ/レベルC）

ペルジピン®の場合0.5 μg/kg/minから開始し，6 μg/kg/minまで増量可である．

6）利尿薬

利尿薬の是非（クラスⅠ/レベルC）であるが，発症が急激で体重増加を伴わない場合，少量のフロセミド（5〜10 mg）の静注で十分と考えられる．症状が比較的緩徐で体重増加を伴う場合は20 mgの静注も有効である．

3　処方の実際

急性心原性肺水腫のフローチャートを，図3に示す[5]．

ここでは収縮期血圧が140 mmHg以上の場合に限り論じる．実際の治療を開始する前に個々の症例での病態を正確に把握しておく必要がある．すなわち

① 左室収縮能の保たれた拡張不全がメインなのか？〔拡張期心不全または血管不全（vascular failure）〕，

②-1 左心不全メインの両心不全か？，
　-2 右心不全メインの両心不全か？

の3タイプで治療は異なる．

①のタイプではほぼ純粋な左心不全からの肺水腫といえる．血管拡張薬が治療の主体である．肺水腫に対しては硝酸薬のスプレー，舌下，モルヒネの使用，降圧に対しては硝酸薬の点滴静注〔ニトログリセリン（ミリスロール®），硝酸イソソルビド（ニトロール®）〕，カルペリチド（hANP）（ハンプ®），ニカルジピン（ペルジピン®）を使用する．虚血の存在が疑われる場合は硝酸薬が汎用される．

②-1でも初期治療は血管拡張薬と考えられるが，左室収縮能の高度低下例では血管拡張だけでは尿量

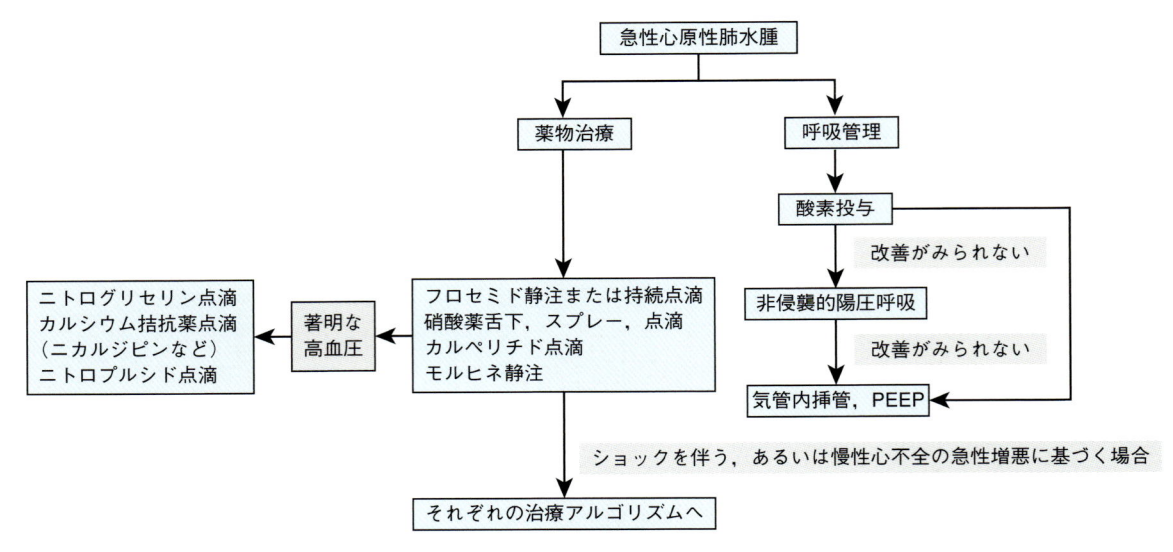

● 図3 急性心原性肺水腫治療のフローチャート（文献5, p58より引用）

低下など低心拍出になることがある．その場合inodilatorであるPDE III阻害薬〔ミルリノン（ミルソーラ®），オルプリノン（コアテック®）〕が有用である．

②-2の場合も血圧が保たれているため初期治療は血管拡張薬であるが，このタイプの多くは心拍出量の高度低下を伴っていることが多く，この状態で心臓全体の前負荷の低下が上昇している後負荷の低下を上回れば，一気に循環不全からショック状態に陥ることがある（静脈系の血管拡張薬使用で起こりうる）．ドブタミンなどの強心薬を初期治療の段階から考慮する．

いったん急性期を乗り越えれば慢性心不全ガイドライン[7]に沿って内服加療が進められる．本稿では詳細は述べないが，ACE阻害薬が第一選択となり，これに不忍容ならARBとなる．収縮不全を呈している例ではβ遮断薬が奏功する．これらに加え適宜，利尿薬や降圧が不十分な場合はCa拮抗薬も処方される．

4 おわりに

心不全の原因としてわが国でも高血圧が第一位である．収縮能の保持されている高血圧性心不全は比較的予後良好であり，急性期を乗り越えた症例に対する生活習慣の改善，水分，塩分制限に加え薬物治療の順守により比較的容易に二次予防が可能な疾患群である．

＜文　献＞

1) Levy, D. et al.：JAMA, 275（20）：1557-1562, 1996
2) Zile, M. R. et al.：N. Engl. J. Med., 350（19）：1953-1959, 2004
3) Leier, C. V. et al.：Am. J. Cardiol., 48：1115-1123, 1981
4) Gandhi, S. K. et al.：N. Engl. J. Med., 344：17-22, 2001
5) 日本循環器学会：「急性心不全治療ガイドライン（2006改訂版）」：http://www.j-circ.or.jp/guideline/pdf/JCS2006_maruyama_h.pdf
6) Calderone, A.：Minerva. Endocrinol., 29：113-127, 2004
7) 日本循環器学会：「慢性心不全治療ガイドライン（2005年改訂版）」：http://www.j-circ.or.jp/guideline/pdf/JCS2005_matsuzaki_h.pdf

➡ 次頁：患者抄録

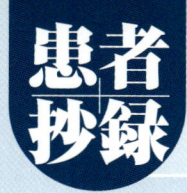

患者抄録 高血圧性心不全

【患　者】44歳，男性
1．診　断　①急性心不全，②高血圧性心疾患，③本態性高血圧，④睡眠時無呼吸症候群，
　　　　　　⑤高脂血症，⑥糖尿病，⑦気管支喘息，⑧腎機能低下
2．主　訴　呼吸苦，喘鳴
3．既往歴　気管支喘息（小児期は毎年発作あり），高血圧，高脂血症，糖尿病
4．家族歴　特記事項なし
5．生活歴　職業：教員，喫煙歴：10本/日（20歳から44歳まで），飲酒歴：機会飲酒のみ
6．現病歴
　　　30歳代から高血圧（収縮期170～200 mmHg程度），40歳頃から耐糖能異常を指摘されていた．仕事で野球の監督をしており，運動能力に異常はなかった．成人後も季節の変わり目などに喘息発作あり．2008年11月より感冒様症状の後に喘鳴および著明な労作時呼吸苦を自覚，喘息の発作と考え，持参薬で経過をみるも改善なし．その後，夜間起坐呼吸をきたすも我慢していた．12月より呼吸困難の増悪を認め，近医で喘息加療（気管支拡張薬とステロイド）の点滴を受けるも症状改善せず．2009年1月6日転医し胸部単純X線にて心拡大と肺うっ血を認め，心不全の診断にて当センター紹介，緊急入院となった．
　　　入院前主要内服薬：気管支拡張薬の吸入のみ．
7．入院時現症
　　　身長170 cm，体重85 kg，血圧 200/130（153）mmHg，脈拍数130 bpm　整，呼吸数 22/分，SpO_2 92％（室内），意識レベル清明，起坐呼吸あり，頸静脈拡張なし，心音整，汎収縮期雑音を心尖部に聴取する，S3（＋）/S4（＋），両側肺野に湿性ラ音聴取する，四肢浮腫（＋），肝腫大あり．Nohriaの分類のcold/wetと考えられる（図1）．

	うっ血所見の有無		うっ血所見
	なし	あり	起坐呼吸
低灌流所見の有無　なし	warm & dry　タイプA	warm & wet　タイプB	頸静脈圧の上昇　浮腫　腹水　Valsalva操作による矩形波　肝頸静脈逆流
			低灌流所見
低灌流所見の有無　あり	cold & dry　タイプL（Low profile）	cold & wet　タイプC	低い脈圧　四肢冷感　傾眠傾向　ACE阻害薬で過度の血圧低下　低Na血症　腎機能悪化

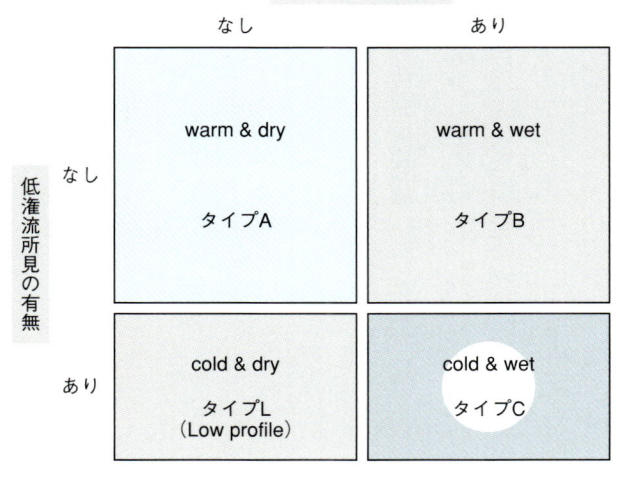

図1　Nohria分類

8．入院時検査成績
　①血　算：WBC 19,100/μL, RBC 484万/μL, Hb 13.3 g/dL, Hct 40.2%, Plt 29.5万/μL
　②生化学：TP 5.6 g/dL, Alb 3.4 g/dL, AST/ALT 32/55 U/L, LDH 370 U/L, γGTP 93 U/L, CK 204 U/L, BUN/Cr 30/1.54 mg/dL, Na/K/Cl 137/3.2/101 mEq/L, UA 8.5 mg/dL, T-Bil 0.6 mg/dL, CRP 0.54 mg/dL, Glu 171 mg/dL, HbA1c 7.7%, Lactate 20 mg/dL（正常3〜17）
　③凝固系：APTT 25 sec, PT-INR 1.10, D-dimer 1.8 μG/mL
　④内分泌：BNP 934 pg/mL, renin 35 ng/mL/hr（正常0.2〜2.7）, aldosterone 21.6 ng/dL（正常3.0〜15.9）
　⑤BGA（室内）：pH 7.52, pCO$_2$ 32, pO$_2$ 56, HCO$_3^-$ 28, BE 5.1, O$_2$ sat 92%
　⑥尿一般検査：pH 5.5, SG 1.019, prot（＋）, glu（－）, OB（－）, ケトン（－）, ウロビリ（±）
　⑦胸部単純X線（図2左）：CTR 69%, 肺うっ血著明, 肺動脈拡張あり, 両側胸水あり
　⑧心電図（図2右）：正常洞調律 123 bpm, QRS幅 100 ms, 正常軸, SV1＋RV5＝17＋22＝39 mm, Ⅱ, Ⅲ, aV$_F$, V5,6にてST低下
　⑨経胸壁心エコー：左室は全周性に収縮性低下（特に前壁中隔はakinesis）, LVDd/Ds 67/65 mm, IVS/PW 10/11 mm, %FS 12%, LAD 50 mm, AoD 35 mm, transmitral flow E/A 128/51＝2.5, DcT 120 ms, MR 3/4, TR 1/4, TRPG 37 mmHg, IVC 27＊20 mm（呼吸性変動乏しい）

9．入院後の経過
　①急性心不全, ②高血圧性心疾患
　　入院時NYHA Ⅳ度, cold & wet, 起坐呼吸で著明な高血圧・頻脈・頻呼吸, 低酸素血症を認

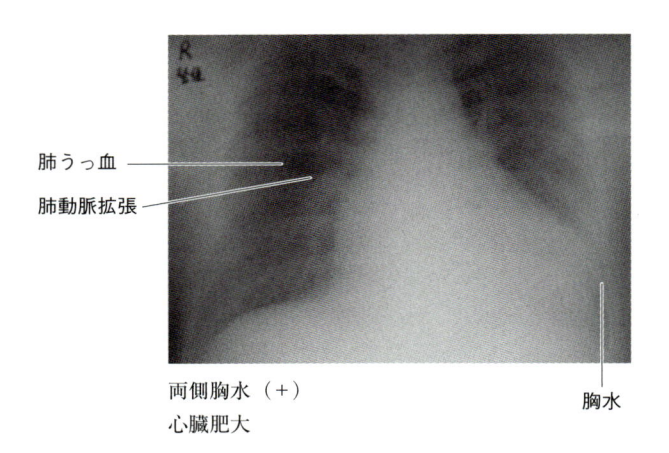

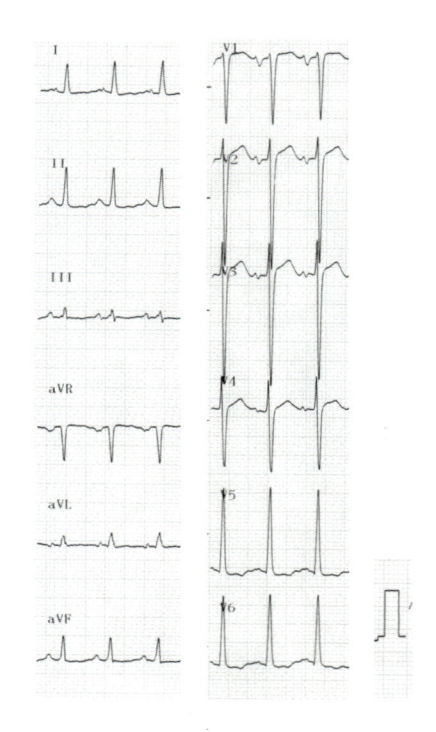

肺うっ血
肺動脈拡張
両側胸水（＋）
心臓肥大
胸水

図2　入院時胸部X線写真・心電図

めた．心エコーで左室壁運動はdiffuse severe hypokinesisであり，左室流出路速度時間積分（LVOT VTI）は10cm以下で交互脈を呈しており著明な低拍出状態であった．重症心不全のため肺動脈カテーテルを挿入し，血行動態をモニターした．Baselineの血行動態はPCWP 42mmHg，PA 65/42（50），CI 1.5L/min/m^2，SVR 3,680 dynes・sec・m^{-5}（正常1,500以下）と著明な全身血管抵抗の上昇を認めた．ニトログリセリン開始後，SVRはすみやかに低下，COは上昇し自覚症状も改善した．しかし血圧は依然として高値であり，イミダプリルとオルメサルタン，スピロノラクトン，フロセミドの内服を追加し，降圧可能であった（表）．

　慢性期に心臓カテーテル検査を施行した．冠動脈に有意狭窄は認めず，心筋生検では高血圧性心疾患に矛盾しない所見であった．ビソプロロール0.625mg/日より開始し5 mg/日まで増量し退院となった．退院時BNP 26.4 pg/mL．

心筋生検結果：錯綜配列なし．心筋細胞は中等度肥大あり，心内膜下に軽度の線維性肥厚あり，間質および血管周囲に軽度の線維化あり，脂肪組織侵潤なし，炎症細胞侵潤なし，間質浮腫なし．以上より高血圧性心疾患に矛盾しない．

③ 本態性高血圧

　30歳代より高血圧を指摘されており，入院後，収縮期血圧180〜220mmHgと高値が続いた．二次性高血圧も疑われカテコラミンなどの採血や蓄尿検査，腹部CT，腎ドプラーなどを施行したが，褐色細胞腫，腎血管性高血圧，クッシング症候群などは否定的であった．高血圧の原因としては本態性と考えられるが，無呼吸症候群および肥満の関与が疑われた．最終的には内服治療にて血圧120〜130/70mmHg程度であった．

④ 睡眠時無呼吸症候群（CSR＋OSAS）

　以前より，いびきおよび無呼吸を家人に指摘されており，閉塞性無呼吸症候群が疑われた．また，入院後明らかなチェーンストークス呼吸を認めた．心不全加療としての効果も期待できるとの考えでASV（adaptive support ventilation）を導入した．導入時検査ではASVは有効でASV未使用時にはチェーンストークス呼吸が出現した．心不全改善，減量後，ASV未使用下で睡眠検査を施行したが，AHI 1.5と睡眠時無呼吸は改善していた．HOTやCPAP/ASVは導入せず退院とした．

⑤ 高脂血症

　食事療法のみでコントロール．退院時T-chol 210, TG 300, LDL-C 109, HDL-C 25であった．

⑥ 糖尿病

　内服薬なしで前医のHbA$_{1c}$ 7.7％であり，入院後FBS 170〜200mg/dL程度であったが，食事制限のみでコントロール可能であった．

⑦ 気管支喘息

　気管支喘息の既往があり，β遮断薬はβ$_1$選択性のビソプロロールを選択した．喘息発作は認めなかった．

表　血行動態の推移

	肺動脈カテーテル挿入直後	NTG投与中	NTG＋ACE阻害薬
HR（/min）	134	126	110
BP（mmHg）	200/130（153）	186/110（135）	151/85（105）
PCWP（mmHg）	42	28	24
PA（mmHg）	65/42（50）	55/28（40）	44/22（30）
RA（mmHg）	17	6	5
CI（L/m/m^2）	1.5	3.3	3.8
SVR（dynes）	3,680	1,588	1,066

⑧ 腎機能障害

　　入院時より腎機能障害を認めた．腎動脈狭窄は腎ドプラー上，否定的で，高血圧による腎硬化症や糖尿病性腎症が疑われ，また心不全の関与も否定できない．退院時 Cr 1.33，Ccr 79 mL/min．

⑨ 非持続性心室頻拍（NSVT）

　　急性期 NSVT の散発を認めた．心不全改善後，VPC 13/日の単発を認めるのみであった．加算平均心電図でも異常所見はなく，ビソプロロール 5 mg/日にて経過観察とした．

⑩ 肥　満

　　入院直後，体重は 92.6 kg であったが，心不全改善，食事療法にて最終的に 79 kg まで減量し退院となった（BMI 30.2 → 25.8）．

10．退院時処方

① ビソプロロール 5 mg 分 2 朝夕
② イミダプリル 5 mg 分 1 朝
③ スピロノラクトン 25 mg 分 1 朝

11．考　察　▶Advice from Professional 1 参照

　　入院時からすでに左室収縮能は著しく低下しており（Dd/Ds 67/65），ベースにすでに遠心性肥大のステージにあったと考えられる．腎機能障害も伴っており，相当期間の高血圧歴があったものと推測される．肺動脈カテーテルから全身血管抵抗は著しく高値（3,680 dynes・sec・cm^{-5}：正常 1,500 以下），心係数は 1.5 L/m^2 と著しく低値であった．初期治療としては血圧が 200 mmHg と相当高いことからまずは血管拡張薬が妥当と考えられる．いきなり正常血圧まで降圧するのではなく 200 から 180 で数時間，さらに 160 へと比較的ゆっくりと降圧するのがコツである．大抵の症例では肺うっ血の改善とともに症状はすみやかに消失するのでそれ以降の降圧は急ぐ必要はない．血管抵抗が下がるにつれ利尿も得られるが，過度の利尿薬の投与は逆に低血圧を招き，収縮能の低下例ではショックに陥ることもあるので注意を要する．

【文　献】　▶Advice from Professional 2 参照

1）「急性心不全治療ガイドライン（2006 年改訂版）」：http://www.j-circ.or.jp/guideline/pdf/JCS2006_maruyama_h.pdf
2）Nohria, A. et al.：Clinical assessment identifies hemodynamic profiles that predict outcomes in patients admitted with heart failure. J. Am. Coll. Cardiol., 41：1797-1804, 2003
3）Mebazaa, A. et al.：Oractical recommendations for prehospital and early in-hospital management of patients with acute heart failure syndromes. Crit. Care Med., 36（1）：S129-139, 2008

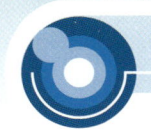

Advice from Professional

1 考察のポイント

Point 1
収縮不全をすでに起こしていた患者が高血圧を合併し，急性心不全に陥ったと考えられる．

Point 2
初期治療は血管拡張薬が第一選択と考えられるが，過度の降圧や利尿はときとしてショック状態となることもあり，特に収縮不全を合併している例では要注意である．

Point 3
慢性期の降圧には ACE 阻害薬が第一選択になる．ACE 阻害薬に不忍容なら ARB を使用する．

Point 4
慢性期の左室収縮不全に対してはカルベジロールやビソプロロールなどの β 遮断薬を用いるが，本例では気管支喘息の既往があり β_1 選択性のビソプロロールを選択した．

2 押さえておきたい論文

文献 1 ：急性心不全治療ガイドライン（2006 年改訂版）
日本循環器学会からのガイドライン

文献 2 ：Nohria, A. et al.：J. Am. Coll. Cardiol., 41：1797–1804, 2003
身体所見からうっ血の所見として dry/wet，低環流の所見として warm/cold の 4 つに分類し初期治療に用いようとした論文．最近汎用される．

文献 3 ：Mebazaa, A. et al.：Crit. Care Med., 36（1）：S129–139, 2008
主に血圧を用いることで急性心不全の病態を理解し治療に応用しようとする試み．病態を理解するのに有用．

memo

第6章 特殊な高血圧の診断と治療　§1 高血圧緊急症

患者抄録

3. 褐色細胞腫クリーゼ

成瀬光栄，立木美香，田辺晶代

Point

1. 褐色細胞腫の高血圧には持続型と発作型があり，後者は高血圧クリーゼを発症して初めて診断されることがある
2. 日常生活の種々の労作や薬剤，診断・治療行為が高血圧クリーゼの原因となる
3. 褐色細胞腫のクリーゼ時にはα遮断薬であるフェントラミンの点滴静注が必要である

1 はじめに

褐色細胞腫は高血圧クリーゼの原因となる代表的な内分泌性高血圧である．クリーゼを発症して初めて褐色細胞腫と診断される症例もあり，また適切な診断・治療をされなければ死に至ることもある．本章では，褐色細胞腫クリーゼの治療を中心に具体例を含めて説明する．

2 病態の特徴

1）概念

血圧が著明に上昇し，放置すれば不可逆的な臓器障害により致命的となるため直ちに降圧治療が必要な状態を高血圧クリーゼという．褐色細胞腫の経過中に，種々の誘因により高血圧クリーゼが引き起こされた状態を**褐色細胞腫クリーゼ**という．

2）原　因

日常の種々の動作，妊娠，診断・治療の行為（重い物を持ち上げる動作や前屈姿勢，妊娠中の子宮による圧迫，診察時の腹部の触診）によりクリーゼの発作は誘発される（**表1**）[1]．

薬剤による誘発も注意が必要で，虚血性心疾患，高血圧に対する β遮断薬単独投与[2]，グルカゴンやメトクロプラミドによる誘発試験，嘔気・嘔吐に対するメトクロプラミド投与などがある．β遮断薬単独は血管平滑筋の β2（血管拡張に作用）をブロックし，α作用が増強されるため禁忌である．メトクロプラミドは抗ドパミン作用（D2受容体拮抗薬）を有し，内服薬も注射薬も褐色細胞腫に対して使用禁忌である．同じくD2受容体拮抗薬であるドンペリドンには昇圧発作の報告はなく，添付文書に禁忌の記載がないが，メトクロプラミドと作用機序が同じであるため使用に注意を要する．

● 表1　褐色細胞腫クリーゼ発症の誘因

日常生活における誘因		前屈姿勢，運動，過食，飲酒，くしゃみ，排尿，排便，ストレス，喫煙，妊娠
手技・検査		腹部の触診，注腸検査，腫瘍生検，ヨード造影剤[※1]
薬剤・治療	薬剤	ドーパミン受容体拮抗薬〔メトクロプラミド（プリンペラン®）[※2]〕，ドンペリドン〔ナウゼリン®）[※3]〕，グルカゴン，β遮断薬単独投与，三環系抗うつ薬
	その他の治療	化学療法（CVD療法），放射線療法（^{131}I-MIBG内照射，外照射），カテーテル的動脈塞栓術（TAE）

※1 CTなどでの造影剤についての注意参照（p235，memo）
※2 内服薬も注射薬も禁忌
※3 D2受容体拮抗薬であるドンペリドンには昇圧発作はなく添付文書に禁忌の記載はないがメトクロプラミドに準じて注意

副腎腫瘍ではヨード造影剤による造影効果の有無が診断に有用であるが，極稀ではあるがクリーゼを誘発する可能性があるとのことから，添付文書では褐色細胞腫は原則禁忌となっている．実際の報告はきわめて稀であると考えられるが，十分に注意を要する．やむをえず使用する際にはフェントラミンやプロプラノロールを準備する（memo）．

> **memo** ヨード造影剤使用時の注意（添付文書より）
> 褐色細胞腫の患者及びその疑いのある患者では造影剤の使用により血圧上昇，頻脈，不整脈等の発作が起こる恐れがあるため使用は原則禁忌である．やむをえず造影検査を実施する場合には静脈確保の上，メシル酸フェントラミン等のα遮断薬及び塩酸プロプラノロール等のβ遮断薬の十分な量を用意するなど，これらの発作に対処出来るよう十分な準備を行い，慎重に投与する．

過去には副腎摘出術中のクリーゼ防止，安全な術中管理のため特定の麻酔薬が推奨されたが，現在では術前の適切な補液，一定期間の十分量のα遮断薬投与により術中クリーゼの危険性は遥かに低くなっている．

悪性褐色細胞腫に対する化学療法（CVD療法）[3]，^{131}I-MIBG内照射[4]，外照射，経カテーテル動脈塞栓術（transcatheter arterial embolization：TAE）[5]の施行に際して，腫瘍崩壊に伴い腫瘍内に貯留したカテコラミンが逸脱してクリーゼを誘発することがある．

3）臨床所見

カテコラミン過剰による症状（頭痛・動悸・発汗など），著明な血圧上昇に伴う症状（悪心・嘔吐・意識障害など）を呈する．また心筋梗塞類似の**胸痛**や**急性心不全**，肺水腫，ショックなどを呈することもある．急激な循環血漿量減少による脱水徴候（皮膚，皮下組織の弾力低下，粘膜の乾燥，頻脈，尿量減少）を呈する．

4）検査所見

脱水を示唆する血清蛋白濃度，BUN/クレアチニン比，ヘマトクリット上昇を認める．
また，腫瘍崩壊を伴う場合は血清LDH，ALP，BUN，Kの増加，さらに腫瘍からの炎症性サイトカインによる刺激で好中球優位の白血球増加，CRP著増を認める．

内分泌学的検査では血中，尿中カテコラミン高値および循環血漿量減少による血漿レニン活性，血漿アルドステロン濃度の増加を認める．ホルモン測定結果の判明には約1週間を要するため，入院初期に検体を提出することが望ましい．

腫瘍の局在確認のため，腹部エコー，CT，MRIなどの画像検査を全身状態に応じて実施する．腫瘍は通常3～10cmであるためエコーでも確認可能なことが多い．副腎部に腫瘍がみつからない場合はパラガングリオーマを疑い，全身検索を行う．

3 治療のメカニズムとストラテジー

原則として安静および薬物治療を目的とした入院治療が必要である．治療の基本は過剰なカテコラミン作用の阻害である．

第一選択としてα遮断薬であるフェントラミン（レギチーン®）を経静脈的に投与する．フェントラミンは非選択的α遮断薬であるため，交感神経$α_2$受容体も阻害し，その結果，神経末端でのノルアドレナリン遊離が増加し頻脈の原因となる．頻脈を合併した際にはβ遮断薬を投与するが，急激なβ遮断により致死的不整脈を生じることがあるので，緊急時を除き経口投与が望ましい．また経口投与が可能であれば経口選択的$α_1$遮断薬（ドキサゾシンなど）も開始する．

4 処方の実際

第一選択はα遮断薬であるフェントラミン（レギチーン®）の経静脈的投与である．ファントラミン静注は速効性であるが持続時間が短いため静注後に持続点滴する[6,7]．初期治療目標は拡張期血圧110mmHg以下，その後2～6時間の間は160/100mmHg程度である．その他，必要に応じて適宜，Ca拮抗薬（ペルジピン®）や硝酸薬の点滴静注を行うこともある．具体的な処方例を**表2**に示す．

急性期を脱した後は，手術的摘出と術中クリーゼ予防のためにドキサゾシンなどの選択的$α_1$遮断薬を中心に薬物治療を行う．頻脈や不整脈合併時にはα遮断薬にβ遮断薬を併用する．αβ遮断薬も使用可能であるが，一般にα遮断作用は弱いため，α遮

● 表2 褐色細胞腫における薬物治療

治療	対象	処方例
1	褐色細胞腫クリーゼ	・速効性だが持続が短いため①に続いて②を実施 　① フェントラミン（レギチーン®）10mg/1mL（原液）2〜5mg静注 　② フェントラミン（レギチーン®）100mg（10mL）/90mL 5％ブドウ糖液 　　（最終濃度1mg/mL）を2mL（2mg）/hで点滴静注，漸増（図1）. ・以後，投与量に応じて濃度を調整（10mg/h以上必要なときは最終濃度2mg/mLになるように希釈して使用） ・20mg/h以上必要なときは原液で使用
		ニカルジピン（ペルジピン®）25mg/25mLを原液で2μg/kg/minにて点滴静注
		ニトログリセリン（ミリスロール®）5mg/10mLを原液で0.5μg/kg/minにて点滴静注
2	術前，手術困難時の降圧治療，術中クリーゼの予防	下記のいずれかを血圧に応じて2，3週間かけて漸増 　① ドキサゾシン（カルデナリン®）（1mg）2〜10錠，分2〜3 　② プラゾシン（ミニプレス®）（1mg）4〜20錠，分3〜4 　③ ブナゾシン（デタントール®）（3mg）1〜3錠，分1〜3
3	頻脈，不整脈合併時	治療2を開始後に下記のいずれかを併用 　① プロプラノロール（インデラル®）（10mg）3〜6錠，分3 　② メトプロロール（セロケン®）（20mg）2〜6錠，分3
4	αβ遮断薬として	α遮断作用が弱いので必ず治療2と併用 　① ラベタロール（トランデート®）（50mg）3〜9錠，分3 　② カルベジロール（アーチスト®）（10mg）1〜2錠，分1〜2
5	血圧コントロールが困難な場合	治療2，3に追加あるいは代替として 　① アムロジピン（ノルバスク®またはアムロジン®）（5mg）2錠，分2 　② バルサルタン（ディオバン®）（80mg）1錠，分1

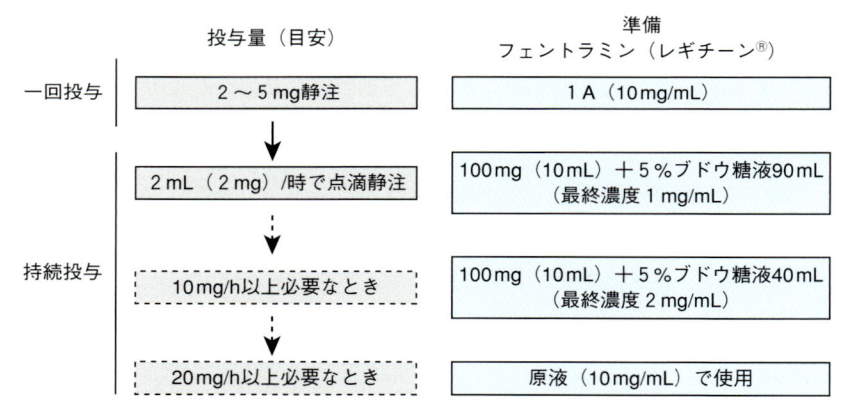

● 図1　褐色細胞腫クリーゼにおけるフェントラミンの処方

断薬との併用が推奨される．これらで血圧コントロールが不十分な場合には，Ca拮抗薬やARBを適宜併用する．

5 おわりに

　褐色細胞腫クリーゼは適切な診断・治療がされなければ，死に至ることもある．すでに褐色細胞腫と診断されている患者では，ストレス（運動や食事など）が高血圧クリーゼの誘因になる可能性を十分に説明する．
　褐色細胞腫と診断され経過観察中の症例ではクリーゼの診断は比較的容易だが，診断されていない症例での急激な発症は診断に苦慮することが少なくない．クリーゼは突然発症し，循環不全，肺水腫，腎不全，播種性血管内凝固症候群（DIC）などを急激に併発する．高血圧クリーゼの症例をみた際には，常に褐色細胞腫を念頭におき，適切かつ早急にαお

およびβ遮断薬による治療を開始するとともに，カテコラミン測定と可能な画像検査を実施し，診断を行う．動悸に対する安易なβ遮断薬の単独投与は避けなければならない．

<文　献>
1) 成瀬光栄，田辺晶代：代謝・内分泌疾患の緊急治療 褐色細胞腫クリーゼ．救急・集中治療，18：1099-1106, 2006
2) Sibal, L. et al.：Clin. Endocrinol., (Oxf) 65：186-190, 2006
3) Wu, L. T. et al.：Med. Pediatr. Oncol., 22：389-392, 1994
4) Teno, S. et al.：Endocr, J., 43：511-516, 1996
5) 西巻桃子 他：肝転移巣を経カテーテル的肝動脈塞栓術で治療した悪性褐色細胞腫の1例．日本内分泌学会雑誌，81（Suppl）：33-36, 2005
6) 高木佐知子，田辺晶代：高血圧クリーゼ．「最新内分泌検査マニュアル 第2版」（東京女子医科大学内分泌総合医療センター内科 編），日本医事新報社，194-197, 2006
7) 立木美香 他：褐色細胞腫クリーゼの治療．「褐色細胞腫診療マニュアル」，診断と治療社，p38, 2008

➡ 次頁：患者抄録

患者抄録

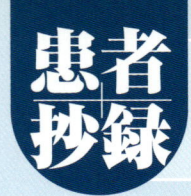

急性心筋梗塞が疑われた褐色細胞腫クリーゼ

【症　例】46歳，男性
1. 診　　断　褐色細胞腫
2. 主　　訴　胸痛
3. 家族歴　父：高血圧，母：肺結核
4. 既往歴　気管支炎，副鼻腔炎
5. 生活歴　飲酒，喫煙なし
6. 現病歴

　　生来健康であったが，5年前から月に1～2回の運動時に動悸，冷汗，顔面蒼白，頭痛発作を認めた．近医で血液・尿検査，心電図，胸部レントゲン，頭部CT検査を受けたが異常はなかった．この頃から食事療法をはじめ2～3年で体重が約10kg減少した．家庭での血圧は収縮期圧100～120mmHgと正常であった．今回，テニスの最中に転倒し腰部を打撲，その直後から腹満感と食欲低下が出現し，2日後から約10分間隔で激しい胸痛，嘔気，頭痛，冷汗，四肢冷感，眩暈，嘔吐が反復して出現したため，急性心筋梗塞の疑いで循環器内科CCUに救急搬送された．

7. 入院時現症

　　身長 170cm，体重 61kg，収縮期血圧 250mmHg，拡張期血圧 120mmHg，脈拍 130/分 整，37.5℃，意識は清明，頭頸部 異常なし，呼吸音 正常，心収縮期雑音（2/Ⅵ），腹部 異常なし，皮膚は乾燥，浮腫なし．

8. 入院時検査成績

　　臨床所見および胸部X線写真で心不全徴候はみられなかった．血液検査では白血球，ALT，AST，ALP，LDH，BUN，K，CRP，CPK-MBの増加を認めた（表1）．心電図では洞性頻脈，Ⅱ，Ⅲ，aV$_F$，V5-6でST低下，aV$_L$でST上昇，V1，2，3でT波増高とST上昇が認められた．急性心筋梗塞の疑いで施行した心臓超音波検査，左室造影検査（図1）では心尖部のみが正常運動，心基部から乳頭筋レベルまで全周性の著明な収縮低下を認めたが，冠動脈造影検査では狭窄を認めなかった．左室収縮異常は冠動脈支配領域に合致せず，急性心筋梗塞は否定された．

　　著明な高血圧から褐色細胞腫を疑い，カテコラミンを測定したところ，血中，尿中アドレナリン，ノルアドレナリンの異常高値を認め，CT検査で左副腎腫瘍（径4cm）（図2）を認めたため褐色細胞腫クリーゼと診断した．

9. 入院後の経過と治療

　　クリーゼに対してまずフェントラミン（レギチーン®）10mg/1mL，5mg静注後，フェントラミン（レギチーン®）100mg（10mL）/90mL 5％ブドウ糖液を2mL（2mg）/時で点滴静

表1　血液検査所見

血算
WBC 11,740/mm^3，好中球 80％，RBC 474×10^4/mm^3，Hb 15.4g/dL，Ht 45.6％，Plt 22.5×10^4/mm^3
生化学検査
TP 7.5g/dL，Alb 4.0g/dL，T-bil 0.5mg/dL，ALT 45IU/L，AST 35IU/L，LDH 697mg/dL，ALP 300IU/L，BUN 32.5mg/dL，Cr 1.0mg/dL，Na 133mEq/L，K 5.8mEq/L，T-chol 198，CPK 152，CRP 11.2mg/dL
内分泌学的検査
血中A 36,000pg/mL（基準：100以下），NA 8,300pg/mL（基準：100～450以下），尿中A 5,630μg/日（基準：15以下），尿中NA 1,690μg/日（基準：120以下），PRA 14ng/mL/h，PAC 461pg/mL
A：アドレナリン，NA：ノルアドレナリン

拡張期　　　　　　収縮期

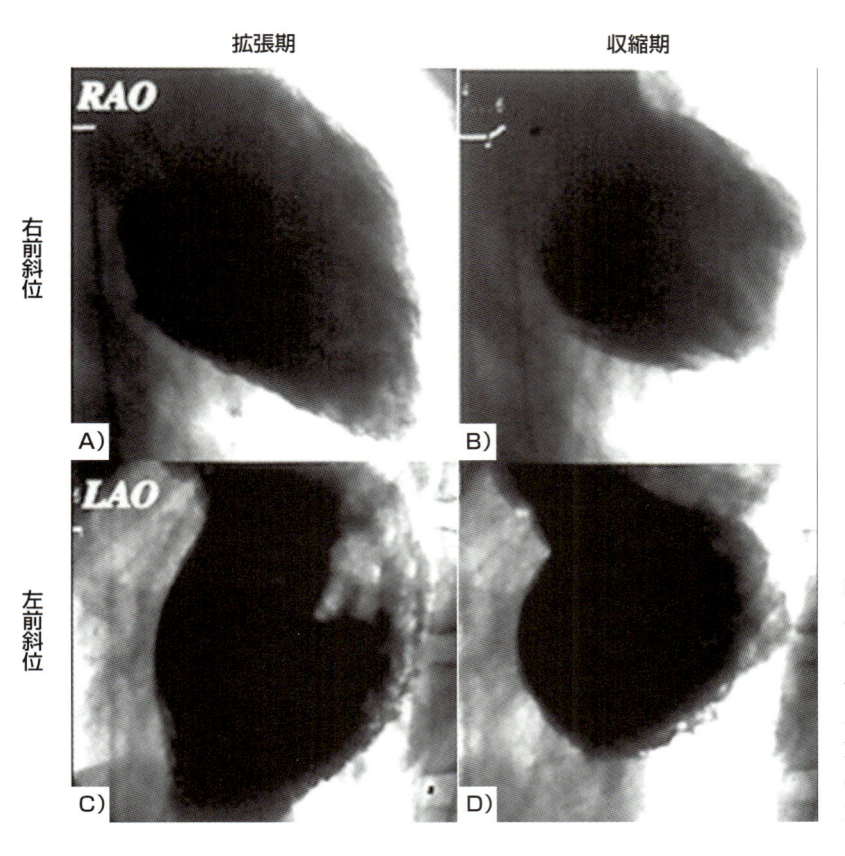

右前斜位
A)　　　　　　　　B)

左前斜位
C)　　　　　　　　D)

図1　左室造影検査所見
心尖部を除き，心基部から乳頭筋レベルまで全周性の収縮低下を認めた．
A) 拡張期右前斜位
B) 収縮期右前斜位
C) 拡張期左前斜位
D) 収縮期左前斜位

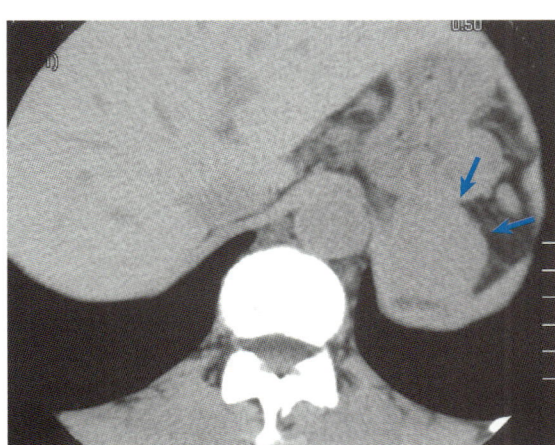

図2　副腎CT像（単純撮影）
左副腎に低吸収の腫瘍を認める（→）

注し，プロプラノロール60 mg　3×経口投与で併用した．血圧，脈拍が良好にコントロールされたため，ドキサゾシン4 mg 分4，プロプラノロール30 mg 分3の経口投与に変更し，入院から1週間後には各種自覚症状は消失し心機能も完全に正常化した．さらに約1カ月の経過で血中カテコラミンは正常化したが，尿中A，NA，M，NMは高値のままであった．その後，腫瘍摘出術を実施し，血圧，脈拍，カテコラミン値は完全に正常化した（図3）．

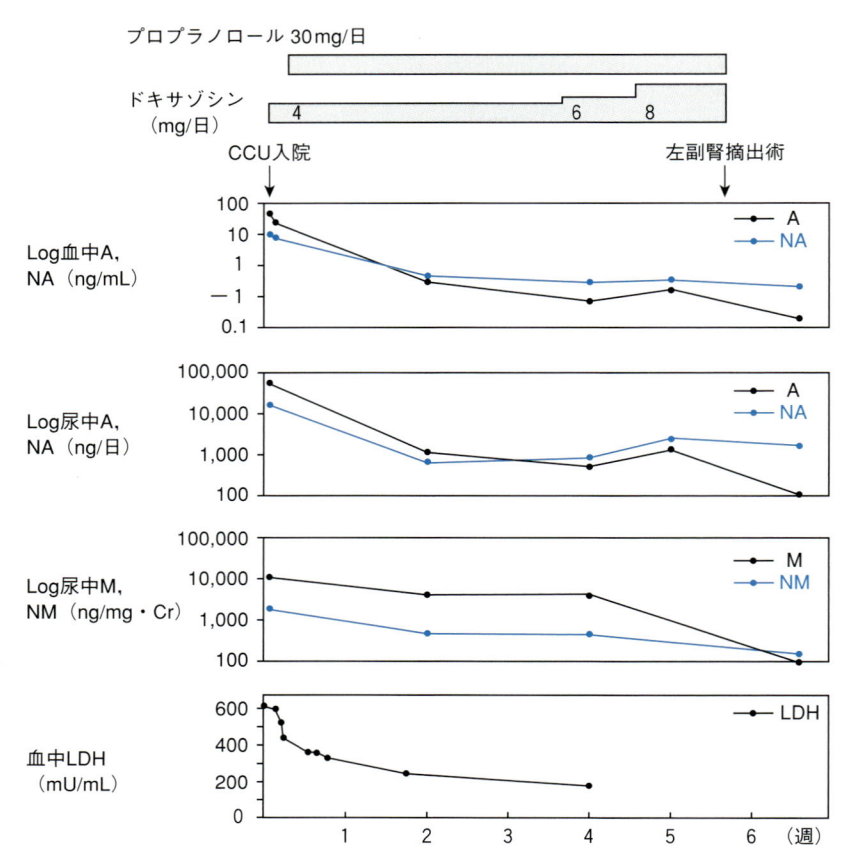

図3 入院後の検査結果の推移
A：アドレナリン，NA：ノルアドレナリン，
M：メタネフリン，NM：ノルメタネフリン

10. 退院後の処方

　術後，血圧，ホルモンは完全に正常化し服用はしていない．褐色細胞腫の約10％が悪性であることから長期の経過観察が必要であるが，術後10年後の現在，再発の所見はない．

11. 考　察　▶ Advice from Professional **1**参照

　各種刺激（運動，ストレス，過食，排便，飲酒，腹部触診）で高血圧発作が誘発され，ときに褐色細胞腫クリーゼを起こす．転倒，腹部打撲など腫瘍の機械的圧迫は腫瘍内に蓄積されたホルモンの逸脱を引き起こし，この際，激しい胸痛を呈して急性心筋梗塞と誤認される症例もある．

　カテコラミンクリーゼであれば救命のために早期に α 遮断薬を開始する必要があるため，高血圧クリーゼ，胸痛を主訴とする症例の診察時には褐色細胞腫を鑑別診断の1つとして考えることが重要である

Advice from Professional

考察のポイント

Point 1
症例抄録の考察の書き方：対象となった症例の特徴，臨床的に意義があると思われる点を 3 点程度ピックアップし，おのおのについてこれまでの報告をいくつか検索し，違う点，同じ点を考察する．

Point 2
胸痛があればまず虚血性疾患を第一に考えるが，それと並行して必ず褐色細胞腫を鑑別の 1 つとして考慮する必要がある．

Point 3
頻脈があっても β 遮断薬の単独使用は高血圧クリーゼを誘発する可能性がある点を考慮して，慎重に使用を決定する必要がある．

Point 4
褐色細胞腫は頻度の少ない疾患であるが，念頭になければ診断は遅れ，予想もしない事柄がきっかけとなって高血圧クリーゼと招来する可能性がある．

---

memo

第6章 特殊な高血圧の診断と治療　§2 その他

患者抄録

1. 治療抵抗性高血圧

東　公一，戸谷善幸，梅村　敏

Point

1. 治療抵抗性高血圧（狭義）とは，生活習慣の修正を行ったうえで利尿薬を含む適切な容量の3薬以上の降圧薬を継続投与しても，なお目標血圧まで下がらない場合を定義する
2. 治療抵抗性高血圧においては，肥満，睡眠時無呼吸症候群の合併，二次性高血圧，白衣高血圧症，服薬継続の不良，体液量の増加，降圧薬の不適切な選択や他剤服用による降圧効果の減弱などをまず考える
3. 治療抵抗性高血圧は，無症候性臓器障害を有するものが多く，また高リスク群に相当する患者を多く含むため，適切な時期に高血圧専門医へのコンサルトも考慮する

1 病態の特徴・疫学

2009年1月に改定された高血圧治療ガイドライン2009を中心に参考，引用しながら述べさせていただく．

生活習慣の修正を行ったうえで，利尿薬を含む適切な容量の3薬以上の降圧薬を継続投与しても，なお目標血圧まで下がらない場合を治療抵抗性高血圧ないし難治性高血圧と呼ぶ．さらに2～3剤の降圧薬を服用しているにもかかわらず持続的にコントロール不良であるが，定義を満足しないものも治療困難あるいはコントロール不良高血圧として扱い，治療抵抗性高血圧と同様の治療の対象とすることが実際的に考えられる．

コントロール不良および治療抵抗性高血圧であっても，表1にあげられるような要因を修正することで十分な降圧を得られることがある．

治療抵抗性高血圧の頻度は対象とする集団により異なる．定義に従うと治療抵抗性高血圧の頻度は高い．わが国の報告では，J-HOME研究で3剤以上服用しても，自宅または病院で血圧コントロールが不十分の人は13％であった．実地医家を対象としたわが国の断面調査におけるコントロールの状況についてみると，J-HOME研究（平均1.7剤の降圧薬を服用）では，診療室血圧によるコントロール不良の割合は58％であったが，家庭血圧によるコントロール不良（135/85 mmHg以上）は66％であった．一方，ともにコントロールされていた人の割合は19％であった．若年者・中年者および糖尿病合併者の降圧目標は，診察室血圧でそれぞれ130/85 mmHg未満，130/80 mmHg未満であるが，別の断面調査（平均1.4剤服用）では，達成されていた割合はそれぞれ16～19％，11％にすぎなかったことが報告されている．

以上から，一般診療において多くの患者がコントロール不良の状態に置かれていると考えられる[1]．

2 治療のメカニズムとストラテジー

1）治療抵抗性を示す要因

治療抵抗性を示す要因として，①正確に高血圧の診断がなされていない（白衣高血圧[※1]，カフサイズ

※1 白衣高血圧，仮面高血圧（逆白衣高血圧）
白衣高血圧は，未治療者において診察室で測定した血圧が高血圧であっても，診察室外の血圧では正常血圧を示す状態である．定義は"複数回測定した診察室血圧の平均が140/90 mmHg以上で，かつ家庭血圧やABPMで複数回測定した昼間血圧の平均が135/85 mmHg未満，もしくは平均24時間血圧が130/80 mmHg未満"をいう．
仮面血圧とは，診察室血圧が正常であっても診察室外の血圧では高血圧である状態である．"複数回測定した診察室血圧の平均が140/90 mmHg未満で，かつ家庭血圧やABPMで複数回測定した昼間血圧の平均が135/85 mmHg以上，もしくは平均24時間血圧が130/80 mmHg以上"をいう[1]．

● 表1　高血圧治療におけるコントロール不良と治療抵抗性の要因と対策

要因	対策
血圧測定上の問題 　小さすぎるカフ（ゴム嚢）の使用 　偽性高血圧	カフ幅は上腕周囲の40％，かつ長さは少なくとも上腕周囲を80％取り囲むものを使用 高度な動脈硬化に注意
白衣高血圧，白衣現象	家庭血圧，自由行動下血圧測定
アドヒアランス不良	十分な説明により長期服用薬に対する不安を取り除く．副作用がでていれば，他剤に変更 くり返す薬物不適応には精神的要因も考慮，経済的問題も考慮 患者の生活に合わせた服薬スケジュールを考える．医師の熱意を高める
生活習慣の問題 　肥満の進行 　過度の飲酒	カロリー制限や運動についてくり返し指導 エタノール換算で男性20〜30 mL/日以下，女性10〜20 mL/日以下にとどめるよう指導
睡眠時無呼吸症候群	CPAPなど
体液量過多 　食塩摂取の過剰 　利尿薬の使い方が適切でない 　腎障害の進行	減塩の意義と必要性を説明，栄養士と協力してくり返し指導 3種以上の併用療法では，1剤を利尿薬にする．血清クレアチニン2 mg/dL以上の腎機能低下例ではループ利尿薬を選択，利尿薬の作用持続を図る 減塩の指導と，上に述べた方針に従い，利尿薬を用いる
降圧薬と拮抗する，あるいはそれ自体で血圧を上昇させうる薬物の併用や栄養補助食品の使用	経口避妊薬，副腎皮質ステロイド，非ステロイド性抗炎症薬（選択的COX-2阻害薬を含む），カンゾウを含む漢方薬，シクロスポリン，エリスロポエチン，抗うつ薬などを併用していれば，その処方医と相談し，可能なかぎり中止あるいは減量する 各薬物による昇圧機序あるいは相互作用に応じた降圧薬を選択
作用機序の類似した降圧薬を併用	異なる作用機序をもち，かつ相互に代償反応を打ち消しあうような降圧薬を組み合わせる
二次性高血圧	特徴的な症状・所見の有無，スクリーニング検査

（文献1より引用）

が合っていない，偽性高血圧など），②降圧治療が不十分（コンコーダンスの不良，生活習慣の修正ができていない，降圧薬の使用が不十分など），③血圧が下がりにくい状態（体液量過多，肥満，睡眠時無呼吸症候群の存在，過度の飲酒，降圧薬の作用を減弱するような薬物や食品をとっているなど）がある．また，二次性高血圧を見逃していることもある．

このうち塩分摂取の過剰，過度の飲酒，体重の増加などは治療抵抗性において特に多い原因である．このようなコントロール不良の高血圧では，利尿薬の適正な使用により降圧が認められる場合が多い．

一方，患者との間のコンコーダンス（アドヒアランス）の問題も大きい．高血圧の治療の基本的な方針は生活習慣の是正と適切な薬物療法である．血圧コントロールの向上のためには，主治医自身の降圧治療の重要性の理解と積極的に治療に取り組む姿勢も大切であることはいうまでもない．降圧治療の理解と内服薬の調整のために，教育目的の入院も考慮するべきである．

2）実際の対応

十分な血圧コントロールが得られない患者の場合，まず表1にあげた各種の要因がないかどうかを検討する．二次性高血圧を示唆する所見がなく，血圧測定や服薬状況に問題がなく，3剤以上の降圧薬で治療しても満足な降圧効果が得られない場合は，減塩と適正体重の達成に向けた生活指導を再度行う．薬物の調整については，もし利尿薬が使用されていなければその使用を開始，また使用されていれば，その用量と種類の調整を試みる（表2）．

a）利尿薬

サイアザイド系利尿薬は1/4〜1/2錠からはじめ，最大限2錠までとする．また，腎機能低下がある場合はループ利尿薬を用いる．ループ利用薬のうちフロセミドは作用時間が短いため，十分な水・Na利尿や降圧を得るためには，1日2回（または3回）の投与が必要である．また，より作用時間の長いループ利尿薬（トラセミドなど）を利用することもよい[2]．

b）3剤以上の併用

利尿薬以外では，Ca拮抗薬，ACE阻害薬かARB，

● 表2　利尿剤を含む3剤で目標血圧に達しない場合の対応

3つの作用カテゴリー間のバランスを図る
血管拡張薬：ACE阻害薬，ARB，ジヒドロピリジン系Ca拮抗薬 　心拍数抑制薬：β遮断薬，非ジヒドロピリジン系Ca拮抗薬 　利尿薬（腎機能に応じた選択，作用持続を図る）
増量または1日1回投与を2回に
アルドステロン拮抗薬の追加（高K血症に注意）
適切な時期に高血圧専門医に相談
さらなる併用療法
αβ遮断薬（ラベタロール，カルベジロール）の使用 　ジヒドロピリジン系，非ジヒドロピリジン系Ca拮抗薬の併用 　ACE阻害薬，ARBの併用（血清カリウム，クレアチニン値に注意） 　アルドステロン拮抗薬，サイアザイド系利尿薬，ループ利尿薬間の2剤併用 　α遮断薬，中枢性交感神経抑制薬の追加 　直接的血管拡張薬ヒドララジンの追加（頻脈，体液量増加に対応が必要）

（文献1より引用）

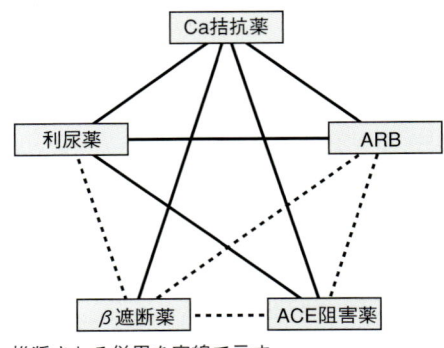

● 図　2剤の併用（文献1より引用）

推奨される併用を実線で示す

β遮断薬かα遮断薬（αβ遮断薬を含む）の3つの群から2〜3剤を選ぶ．しかし，3剤以上ではどの組み合わせが有用であるかについては明確な成績はまだない．

降圧薬の併用に関しては作用機序の異なる薬剤を組み合わせることが重要である．2剤併用に関して推奨される組み合わせについて図を参考に載せる．3剤併用に関して利尿剤以外にα遮断薬，スピロノラクトンを追加することによってさらに有意な降圧が得られることが示唆されている[3]．

c）血圧日内変動の評価

1日のなかの全ての時間の血圧を目標のレベルに低下させるため，朝夕の家庭血圧での評価をはじめ24時間自由行動下血圧測定による血圧日内変動の評価を行い，薬物種類の調節のみならず，投薬時間の調節も必要となる（長時間作動性薬物の朝・夕の投薬や朝・就寝前の投薬）．

以上の対処を行っても降圧不十分な場合は高血圧専門医に相談することも考慮する．

3　処方の実際

第一選択薬としてCa拮抗薬，ARB，ACE阻害薬，利尿薬，β遮断薬（αβ遮断薬を含む）の5種類のいずれの降圧薬を選択してもよいが，治療抵抗性高血圧に対しては，早期に併用すべきであろう．利尿薬の併用は禁忌でない場合ぜひ試みるべきであり，これによって良好なコントロールが得られることも少なくない．ただし，当然合併症のある場合の積極的適応について考慮のうえ降圧薬を選択する．サイアザイド系利尿薬は少量投与が望ましく，腎不全がある場合にはループ利尿薬を用いる．

1）Ca拮抗薬：アムロジピン（ノルバスク®）2.5〜10 mg/日・分1／ニフェジピン（アダラートCR®）20〜40 mg/日・分1

確実な降圧効果が期待でき，1st choiceとしてほぼすべての症例に使用することが可能である．

2）ARB：ロサルタン（ニューロタン®）50〜100 mg/日・分1，
　ARB：オルメサルタン（オルメテック®）10〜40 mg/日・分1，
　ACE阻害薬：イミダプリル（タナトリル®）5〜10 mg/日・分1，
　ACE阻害薬：ペリンドプリル（コバシル®）2〜8 mg/日・分1

降圧効果のみならず　臓器保護作用が期待される．腎障害がある場合は慎重に少量から使用し，採血にて腎機能（Cr, K）をチェックする．

3）サイアザイド系利尿薬：トリクロルメチアジド（フルイトラン®）0.5〜2 mg/日・分1，
　ループ利尿薬：フロセミド（ラシックス®）10〜120 mg/日・分2〜3，
　ループ利尿薬：トラセミド（ルプラック®）4〜8 mg/日・分1

サイアザイド系利尿薬は1/4〜1/2錠からはじめ，最大2錠までとする．腎機能低下がある場合

はループ利尿薬を用いる．ループ利用薬のうちフロセミドは作用時間が短いため，十分な水・Na利尿や降圧を得るためには，1日2回（または3回）の投与が必要である．また，より作用時間の長いループ利尿薬（トラセミドなど）を利用することも考慮する．

4) **α遮断薬**：ドキサゾシン（カルデナリン®）
   0.5～8 mg/日・分1，
   β遮断薬：ビソプロロール（メインテート®）
   2.5～5 mg/日・分1

α遮断薬は理論上交感神経活性の強い症例に有効であり，早朝高血圧に対し就寝前の投与が効果的である．

β遮断薬は若年〜壮年齢の症例や心拍数の多い症例に有効である．

注意点

① **ARB，ACE阻害薬**は重篤な腎機能障害（血清Cr 2 mg/dL以上）では慎重投与．高K血症に注意．両側腎動脈狭窄，片腎かつ腎動脈狭窄では使用を避ける．

② 特に老人における**α遮断薬**は起立性低血圧を起こす頻度が高いため症状を確認しながら経過観察する．

③ **サイアザイド系利尿薬**や**ループ利尿薬**を使用の際は低Na血症，低K血症，高尿酸血症に注意する．低K血症の際は0.5錠からのスピロノラクトン（アルダクトンA®）を追加投与すると有効な場合もある．

4 おわりに

初診時および降圧治療に抵抗性である場合，治療がうまくいかなくなった場合には二次性高血圧の存在を疑うことが重要である．難治性高血圧は，無症候性臓器障害を有するものが多く，また高リスク群に相当する患者を多く含むため，適切な時期に高血圧専門医へコンサルトすることが望ましい．

＜文　献＞

1) 「高血圧治療ガイドライン2009」（日本高血圧学会高血圧治療ガイドライン作成委員会 編），日本高血圧学会，pp43-45，2009
2) 「Kaplan's Clinical Hypertension 9th」, pp321-324, Lippincott Williams and Wilkins, 2006
3) ESH-ESC：「高血圧管理ガイドライン」，pp50-51，ヘスコインターナショナル，2007

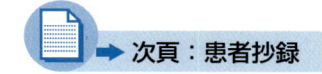

➡ 次頁：患者抄録

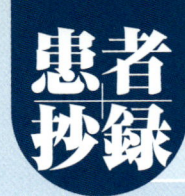

CKDを伴う治療抵抗性高血圧

【患者】28歳,男性
1. 診　断　①高血圧,②CKD（蛋白尿）
2. 主　訴　特になし
3. 既往歴　特記すべきことなし
4. 家族歴　父親：高血圧,母親：高血圧,兄：糖尿病
5. 生活歴　職業：自動車加工工場のクレーム課,喫煙歴：なし,飲酒歴：なし
6. 現病歴

　　2000年（19歳）に健診で収縮期血圧150mmHgと高血圧を指摘されたが放置していた．2008年4月の健診で血圧198/140mmHgと再び高値を指摘されたため7月に近医受診．受診時血圧200/140mmHgで左右差を認めず．近医の採血にて Cr 1.21mEq/L, Na 141mEq/L, K 3.3mEq/L, 尿所見上 蛋白3＋,潜血－であった．アゼルニジピン（カルブロック®）8mg/日処方するもほとんど効果みられず（血圧170〜180/110mmHg）,高血圧コントロール目的で当科を紹介受診した．

7. 初診時現症

　　身長165.5cm,体重82kg, BMI 29.3, 意識清明, 血圧（右）210/108mmHg（左）206/106mmHg, 脈拍102・整,体温36.7℃,結膜に貧血・黄染なし,頸動脈血管雑音なし．
　　胸部：心音：純,心雑音なし
　　肺　：正常肺胞呼吸音,ラ音なし
　　腹部：膨満,血管雑音なし

8. 初診時検査所見

　① 血算：WBC 8,200/μL, RBC 491万/μL, Hb 15.5g/dL, Hct 44.7％, Plt 28.5万/μL
　② 生化学：TP 6.7g/dL, Alb 4.1g/dL, BUN 12mg/dL, Cr 1.19mg/dL, UA 6.2mg/dL, Na 142mEq/L, K 3.7mEq/L, Cl 103mEq/L, Mg 2.2mEq/L, P 3.3mEq/L, Glu 109mg/dL, T-Bil 1.0mg/dL, γ-GTP 45IU/L, AST 22IU/L, ALT 48IU/L, LDH 218IU/L, ALP 329IU/L, CK 183IU/L, TC 172mg/dL, TG 440mg/dL, LDL-C 96mg/dL, IgG 858mg/dL, IgA 121mg/dL, IgM 82mg/dL, IgE 203mg/dL, C3 114mg/dL, C4 35mg/dL, 血清補体価 40.4U/mL, 鉄 84μg/dL, フェリチン 79ng/mL, BNP 45.2pg/mL
　③ 尿一般所見：pH 6.0, 比重 1.017, 蛋白2＋, 潜血－, 糖－, 尿沈査 赤血球－, 白血球－, 顆粒円柱－, 蛋白濃度132g/dL, Cr濃度189.26mg/dL, 尿蛋白/クレアチニン比 0.69
　④ 胸部単純X線：特に異常を認めず．心胸郭比46％
　⑤ 心電図：正常洞調律, 92bpm, 正常軸, Ⅰ,Ⅱ,Ⅲ, aV$_L$, aV$_F$で陰性T波, V5, V6でST低下, 左室肥大（＋）
　⑥ 心エコー：LVH（＋）, EF 69％, LV wall motion：no asynergy, LA mild dilatation（＋）, TR trivial〜mild, LAD 41mm, IVSd 11.7mm, LVDd 47.7mm, LVPWd 11.3mm

9. 経　過（図）

　① 高血圧,② CKD（蛋白尿）

　　若年性の高血圧であったため二次性を疑い,内分泌性,腎性高血圧の精査をした．TSH 1.315μIU/mL, f-T$_3$ 3.37pg/mL, f-T$_4$ 1.19pg/mLで甲状腺機能異常なし．血中コルチゾール 10.7μg/dL, 血中アルドステロン 95.8pg/mL, 血中アドレナリン 42pg/mL, 血中ノルアドレナリン 648pg/mL, 血中ドーパミン 18pg/mL, レニン活性 9.1ng/mL/hで血中ノルアドレナリン高値

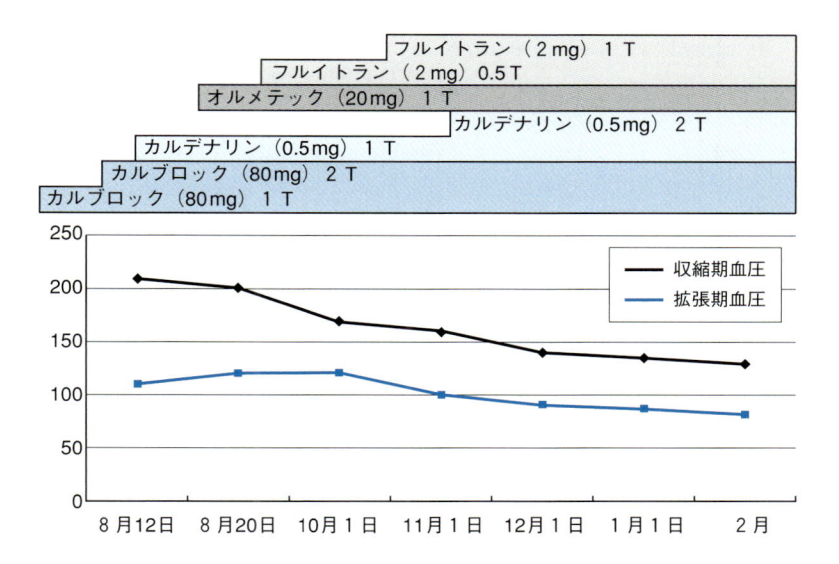

図　血圧の経過

を認めたがアルドステロン・レニン比（PAC/PRA）10.5であり腹部CTでも副腎に腫瘍は認めず，褐色細胞腫，原発性アルドステロン症は否定的であった．腎動脈ドップラーエコーでは，腎動脈に狭窄や石灰化は認めず，腎血管性高血圧も否定的であった．

　定期外来にて食事指導をしてアゼルニジピン（カルブロック®）（8 mg）を1Tから2Tに増量したが180/120 mmHgと高値．特に朝が収縮期血圧200 mmHgと高値であり，ABPMの結果でも昼間の平均がBP 141/94，夜間の平均がBP 119/78，早朝起床時の血圧が149/95と高かったため早朝高血圧に対してドキサゾシン（カルデナリン®）（0.5 mg）1Tを追加処方し，尿蛋白2＋の所見もあるため腎保護作用のあるオルメサルタン（オルメテック®）（20 mg）1Tを追加した．その後血圧150〜170/120〜130 mmHgと収縮期血圧は低下してきたが特に拡張期血圧が高値のためトリクロルメチアジド（フルイトラン®）（2 mg）0.5Tを追加．2週間後には拡張期血圧が低下してきたものの100〜110 mmHgと依然高値であったため，トリクロルメチアジド（2 mg）を0.5Tから1Tへ増量した．増量後血圧140台/90台mmHgに低下した．

　その後の外来で仕事でのストレスが強いためか最近血圧が上昇してきた（160/100 mmHg）との訴えがあったためドキサゾシン（0.5 mg）を1Tから2Tへ増量した．外来定期フォローで血圧130〜140/90〜100 mmHgで安定していたが尿蛋白2＋〜3＋が持続するため慢性糸球体腎炎合併の可能性を疑い，腎生検目的で入院となった．入院後1,600 kcal，蛋白60 g，食塩6 gで食事療法し経過を追っていた．眼科にて眼底検査を受けたところKW1H1S0．その後体重80 kgに減量．入院中での検査で尿蛋白±となり1日蛋白量も0.051 g/日と少なくなり血圧も135/85 mmHgに低下したため原因を慢性糸球体腎炎ではなく腎硬化症と考え腎生検は中止，退院とし経過観察．外来フォローとなった．

10．退院時処方

アゼルニジピン（カルブロック®）（8 mg）2T 2×　朝，夕
ドキサゾシン（カルデナリン®）（0.5 mg）2T 2×　昼，眠前
オルメサルタン（オルメテック®）（20 mg）1T 1×，朝
トリクロルメチアジド（フルイトラン®）（2 mg）1T 1×，朝

11. 考　察　▶Advice from Professional ❶参照

　　高血圧は自覚症状がないことも多く，長期にわたって放置されると臓器障害を呈してくるためsilent killerと呼ばれる．若年であるため二次性の高血圧を疑い，まず内分泌検査を行ったが褐色細胞腫，原発性アルドステロンなどは否定的であった[1]．

　　脈拍も高かったため，アゼルニジピン（カルブロック®）を処方した．アゼルニジピンはCa拮抗薬のなかでも交感神経活性抑制作用があるため，本例のように脈拍が多い場合は好適応である．ドキサゾシン（カルデナリン®）は持続時間の長いα遮断薬で早朝高血圧に有効である．本例はABPMで早朝高血圧が認められていたため処方した．

　　尿蛋白が認められているが，原疾患が何であろうとも血圧高値は糸球体内圧を増加させ尿蛋白量を増大させる．心電図，心エコーの結果でこれまでの高血圧の既往を反映して左室肥大の所見も認めた[2]．まず血圧を下げることが糸球体内圧低下により尿蛋白を減少させることに繋がる．本例でARBを追加処方したが，ARBは単に降圧作用を発揮するのみならず，腎臓の輸入細動脈より輸出細動脈を強く拡張し，糸球体内圧を減少させ蛋白尿を減少させるため，降圧を越えた腎保護作用をもつと言われている．ただし血清クレアチニン2.0 mg/dL以上の腎機能障害患者においては高K血症や急速な腎機能低下に注意し，少量から投与することが必要である．上記処方後も依然拡張期血圧が高いためにトリクロルメチアジド（フルイトラン®）を追加処方した（Cr値が2.0 mg/dLまではサイアザイド系利尿薬が有効とされているためトリクロルメチアジドを使用した．なお，Cr値2.0 mg/dL以上ではループ利尿薬を選択することが一般的である）．血圧安定後も尿蛋白陽性であるため慢性糸球体腎炎合併を考慮し腎生検目的で入院となったが，入院後の安静，血圧コントロール，院内食で尿蛋白がほぼ正常域まで低下したため腎生検を中止とした．退院後は外来で食事指導を定期的に受けてもらい食事療法を行っている．

【文　献】　▶Advice from Professional ❷参照

1) Moster, M. & Setaro, J. F.：Clinical practice. Resistant or difficult-to-control hypertension. N. Engl. J. Med., 355：385-392, 2006
2) Redon, J. et al.：Kidney and cardiovascular disese in the hypertensive population：The ERIC-HTA study. J. Hypertens., 24：663-669, 2006

Advice from Professional

1 考察ポイント

Point 1
若年性でもあり，まずは二次性の高血圧を疑うことが大切である．

Point 2
腎機能障害も進行しており，高血圧歴は長いものと考えられる．眼，心臓など全身状態のスクリーニングも必要である．

Point 3
治療抵抗性高血圧の原因に飲酒，生活不規則などが背景に多いので食事，内服指導を含めた生活習慣の修正が大切である．

2 押さえておきたい論文

文献 1：Moster, M. & Setaro, J. F.：N. Engl. J. Med., 355：385-392, 2006
治療抵抗性高血圧について書かれた論文である．

文献 2：Redon, J. et al.：J. Hypertens., 24：663-669, 2006
高血圧での心血管病と腎機能障害との関連について推定GFRをもとに検討した論文である．

memo

第6章 特殊な高血圧の診断と治療　§2 その他

2. 子癇

上竹勇三郎，下澤達雄

Point

1. 子癇は妊娠高血圧症候群の最重症型で，母児の生命予後を左右する重篤な疾患であるため，迅速な診断と治療，適切な胎児の娩出が必要となる
2. 子癇が強く疑われる場合には，迅速に産科医，高血圧専門医，放射線科医，脳外科医による集学的治療を開始すべきである
3. 痙攣重積による母体の低酸素状態および誤嚥のリスクを回避しつつ，高血圧に伴う脳血管障害を予防することが最大のポイントである
4. 妊娠時に痙攣を認めた場合，子癇を念頭に置き，子癇の治療を開始する
5. わが国では妊娠高血圧に対して投与可能な薬剤は少なく，適応外処方も必要となるため，降圧薬に対するより深い理解が必要であり，十分な説明と同意が重要となる

1 病態の特徴・疫学

妊娠高血圧症候群（pregnancy induced hypertension：PIH）によって起こった痙攣発作を子癇といい，「妊娠20週以降に初めて痙攣発作を起こし，てんかんや二次性痙攣が否定されるもの」と定義されている[1]．痙攣発作の発症した時期により，妊娠子癇，分娩子癇，産褥子癇と称する．急激に症状（特に血圧）が悪化した場合に起こりやすい．

子癇の頻度は欧米諸国では1/2,000〜3,448妊娠に1回[2]，わが国では0.05〜0.09％との報告がある．また，痙攣発現時期別の頻度は欧米諸国では妊娠子癇38〜53％，分娩子癇18〜36％，産褥子癇11〜44％である．さらに，子癇による母体死亡率は，先進国では0〜1.8％，開発途上国では14％である[2]．

子癇の病態は，脳血流の自己調節の破綻が原因となる．この破綻は脳血管の攣縮による脳血流の虚血・再灌流が生じて痙攣が発症するという，「脳血管攣縮による脳虚血性痙攣発作」説と，急激な血圧の上昇により脳血管拡張・血流過剰をきたして血管性浮腫を起こし，その結果二次的に脳血管循環が低下し，虚血から細胞障害性浮腫，梗塞が起こるという変化が複合したものであるという，「高血圧性脳症様痙攣発作」説[3]が考えられてきたが，機序確立には至っていない．最近では後者の仮説が支持されており，高血圧性脳症と類似した病態であることから，子癇の予防および管理を行ううえで，血圧の適正化が重要であると考えられている．

しかし，自己調節が働くとされている収縮期血圧が150mmHg未満でも，子癇が発症する症例も多く，病態のさらなる解明が待たれる．

2 治療のメカニズムとストラテジー

1）診 断

子癇はPIHの妊婦（収縮期血圧140mmHg以上，拡張期血圧90mmHg以上，蛋白尿300mg以上）に起こるが，重症例のみならず軽症例（約20％）でも発症する．

a）前駆症状

また，従来より，前駆症状の出現後に痙攣発作を起こすと考えられている．最近の報告では，前駆症状としては頭痛（前頭部または後頭部）が50〜70％と最も多く，視覚異常（目のかすみ，まぶしさ，キラッと光るものを感じる，物がゆがんで見える，など）が19〜32％，心窩部または右上腹部痛が12〜19％，嘔気なども認められ，これらのいずれかを認める場合が59〜75％であった[2]．しかし，

● 表1　子癇の鑑別診断

- 脳血管障害
  - 出血
  - 血栓・塞栓症
  - 動脈瘤・動静脈奇形の破裂
  - 低酸素虚血性脳症
  - 血管腫，もやもや病
- 脳炎・髄膜炎・脳膿瘍
- 脳腫瘍
- 機能性疾患
  - てんかん・ヒステリー
- 代謝異常
  - 低血糖・糖尿病・尿毒症・肝不全・低Na血症
- 脳外傷
- 薬物中毒
  - バルビタール・アルコール

25％は前駆症状を認めなかったことになるため，前駆症状の存在に注意すべきであるが，必ずしもすべての症例に前駆症状が認められる訳ではないという認識も重要であると思われる．

　b）発作の症状

発作は意識消失，眼球上転などの症状（1分以内）が出現した後，拳を握り腕を曲げ下肢を伸展させる強直性痙攣を10～30秒認め，さらに，呼吸停止，チアノーゼなどを伴う間代性痙攣に移行し，1～2分持続したところで痙攣は弱まり昏睡に陥る．

軽症例では意識は回復し可逆性に経過するが，重症例では昏睡のまま発作が重積し，致死的転帰をとる．

　c）鑑別診断と合併症

鑑別診断として，てんかん，脳出血，脳梗塞，脳腫瘍，ヒステリー，代謝異常，尿毒症などが重要である（表1）．

合併症としてHELLP症候群，胎盤早期剥離，DIC，急性腎不全などがあげられ，溶血，トランスアミナーゼの上昇，血小板の減少，凝固因子，血清クレアチニンなどにも注意を要する．

2）画像所見

子癇の補助診断としてCT，MRIなどの画像診断が有効である．子癇では高血圧による血管性浮腫が特徴的であるが，高血圧が持続すると脳虚血となり細胞障害性浮腫や脳梗塞を発症する．血管性浮腫と細胞障害性浮腫の鑑別にはMRI拡散強調画像が有用であり，拡散指数（apparent diffusion coefficient：ADC）を測定し評価する．血管性浮腫では拡散が亢進してADCが上昇するが，細胞障害性浮腫では拡散が制限されADCは低下する．

　a）MRI所見

子　癇：拡散強調画像で低信号とADCの上昇，T_2強調画像で高信号

脳出血：T_1強調画像で高信号

脳梗塞：拡散強調画像で著明な高信号とADCの低下，T_2強調画像で高信号

　b）CT所見

子　癇：低吸収域

脳出血：高吸収域

脳梗塞：低吸収域を呈するが浮腫との鑑別は困難

> **memo** RPLS（reversible posterior leukoencephalopathy syndrome）
>
> 近年，子癇はその経過からRPLSという概念でもとらえられている．臨床的に頭痛，意識障害，痙攣，種々の視覚異常を呈し，CT，MRIなどの画像診断により後頭-頭頂葉領域を中心に浮腫性病変を認め，原因の是正によりこれらの臨床的，画像的異常が可逆的に消失するという特徴を示す病態に対して提唱された概念である．

3）子癇のマネージメント

「Williams Obstetrics」[4]では，**子癇は迅速な初期治療が母体の予後の改善に重要であることから，妊婦が痙攣をきたした場合，鑑別診断がなされるまでの間は子癇として治療にあたることを勧めている**[4]．

ひとたび子癇が発症したら経時的に対応し，分娩前または分娩中の子癇であれば，分娩の終了（ターミネーション）が重要となる．米国産婦人科学会（ACOG）の指針では痙攣発作を制御した後は，必ずしも帝王切開の必要はなく，妊娠週数，胎位胎向，子宮頸管熟化などを考慮して分娩様式を決定するとしている[5]．産褥子癇の発症にも考慮し，少なくとも分娩後48時間はモニター装着などの厳重な管理を行うべきである．子癇のマネージメントの概要を（図）に示す．

　a）子癇の対応

● STEP1：気道を確保し，母体損傷を回避する

痙攣発作時の頭部の打撲や舌の損傷，さらに側臥

```
                    ┌─────────────────────────────────┐
                    │ ・脳神経学的所見の有無            │
                    │ ・痙攣再発防止策として抗痙攣薬を投与 │
                    │  （ジアゼパム，フェノバルビタール，  │
                    │   フェニトインナトリウム，硫酸マグ   │
                    │   ネシウム）                     │
                    │ ・マグネシウムをモニター           │
                    │   画像診断（CT，MRI）を併用する    │
                    │   ☆所見次第では脳外科医と連携      │
                    └─────────────────────────────────┘
```

┌────────────────────────────┐   ┌────────────────────────────┐
│ ・目標血圧を設定し迅速に降圧プラン │   痙攣発作の管理   │ ・分娩前なら児心音モニタリング │
│ をたてる   │   │ ・ターミネーションが重要   │
│ ・分娩前なら血圧を下げすぎない（胎│   母体血圧の   産科的   │ ☆分娩法など産科医と連携   │
│ 児胎盤血流の確保）   │   管理   モニタリング   └────────────────────────────┘
│ ・In outバランスチェック（尿量が大切）│   │
│ ・腎機能を評価   │   全身管理   │
│ ・ニカルジピン，ヒドララジン，ニト │   │
│ ログリセリンを中心に投与し血圧管 │   │
│ 理を行う   │   │
│ ☆高血圧専門医による血圧管理が重要 │   │
└────────────────────────────┘

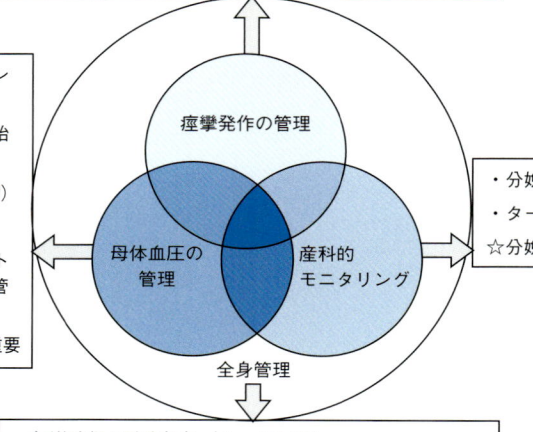

```
                    ┌─────────────────────────────────────┐
                    │ ・気道確保と酸素投与（8～10 L/分）      │
                    │ ・ルート確保                          │
                    │ ・血圧モニタリング                     │
                    │ ・意識レベルの確認                     │
                    │ ・仰臥位にして誤嚥を防止                │
                    │ ・外的刺激を避けなるべく部屋を暗くする    │
                    │ ・母体損傷を回避（バイトブロック，外傷）  │
                    │ ☆主治医による全身管理，必要に応じて麻酔科医と連携 │
                    └─────────────────────────────────────┘
```

● 図　子癇のマネージメントの概要

位にして誤嚥を防止する．嘔吐が認められなくても口腔内に分泌物や出血がないかを確認する．

● STEP2：痙攣の再発を予防する

初回の痙攣発作後，無治療のまま放置すると痙攣発作の重積が生じ，無呼吸から低酸素状態を招く．やがては呼吸性アシドーシスや子宮収縮を誘発する．痙攣発作の消失と再発予防に対し，ジアゼパム，フェノバルビタール，フェニトインナトリウム，硫酸マグネシウムの投与が有用である．

● STEP3：血圧を安全域に維持する

高血圧緊急症は単に血圧が高いだけの状態ではなく，高度の血圧上昇（多くは180/120 mmHg以上）によって，脳，心，腎，大血管などの標的臓器に急性の障害が生じ進行している病態である．迅速に診断し，直ちに降圧治療を開始しなければならない．

しかし，子癇は高血圧緊急症に該当するが，血圧が異常高値でない場合も存在する．子癇による高血圧性脳症では，血圧が異常高値でなくても緊急降圧の対象となりうるため，迅速に病態を把握し，どのような薬剤を用いるか，その投与法，降圧目標レベル，それに到達する時間などを決定する必要がある．一方，過度の降圧は妊娠中であれば胎児血流の減少を引き起こして胎児切迫仮死を招く他，母体の脳梗塞発症リスクにもなりうる．高血圧状態も急激な脳血流低下状態も避けるべく適度な降圧が必要となる．

b）降圧目標

子癇に随伴する高血圧に対する厳密な治療開始基準はない．ACOGの指針では，拡張期血圧が105～110 mmHgを超える場合には降圧薬の投与を勧めている．

● 表2　子癇に対し用いられる注射薬（降圧薬）

薬剤	用法・用量	効果発現	作用発現	副作用・注意点	主な適応
ニカルジピン	持続静注 0.5〜6 μg/kg/分	5〜10分	15〜30分	頻脈，頭痛，顔面紅潮，局所の静脈炎など	ほとんどの緊急症．頭蓋内圧亢進や急性冠症候群では要注意
ヒドララジン	静注 10〜20 mg	10〜20分	3〜6時間	頻脈，顔面紅潮，頭痛，狭心症の増悪，持続性の低血圧など	子癇（第一選択薬ではない）
ニトログリセリン	持続静注 5〜100 μg/分	2〜5分	5〜10分	頭痛，嘔吐，頻脈，メトヘモグロビン血症，耐性が生じやすいなど．遮光が必要	急性冠症候群 頭蓋内亢進では要注意

（文献6より引用．一部改変）

わが国では子癇に随伴する高血圧に対する指針はないが，緊急症に対する治療に準じるとするならば，はじめの1時間以内では25％以上は降圧させず，次の2〜6時間では160/100〜110 mmHgを目標とする．

しかし，血圧の上昇を認めない子癇では，治療を開始すべき血圧レベル，降圧目標値も低くなる[6]．その場合は妊娠前血圧，妊娠初期血圧を目標に降圧し，急激な血圧低下は避けるべきである．

c）降圧薬の選択

PIHに対し，わが国で一般的に有用性・安全性が確認され使用されているのは**メチルドパとヒドララジン**のみである．その他，有用性・安全性の報告はあるが[7, 8]，添付文章上，妊娠中の投薬が認められていない薬剤として，Ca拮抗薬，αβ遮断薬，β遮断薬，利尿薬などがあり，今後妊婦への適応拡大が期待される．

わが国と欧米を比較すると適応となる降圧薬も異なり，実際は適応外処方も行われているため，十分な説明と同意を得ることが重要である．最近ではCa拮抗薬の有用性が認められ，欧米のガイドラインでは使用を認めている．

わが国では多くのCa拮抗薬が妊娠中は禁忌とされているが，少なくとも重篤な副作用の報告がほとんどないこと，また諸外国では使用がガイドラインで勧められていることより，今後は必要に応じて十分な説明と同意を得たうえで使用してもよいと考えられる．実際ニカルジピンはすでに多くの施設で用いられている．

また，β遮断薬は一般にαβ遮断薬であるラベタロールが中心的に用いられている．一方，ACE阻害薬，ARBは羊水過少症，腎不全，成長障害などさまざまな障害をもたらすことが報告されており，妊娠中は禁忌とされている．

利尿薬に関しては，理論的に妊娠高血圧腎症の病態を考慮すると，胎盤血流量を低下させる可能性が強いため，肺水腫や心不全徴候がない限り原則として使用すべきでない．しかし，妊娠前より利尿薬を服用している場合は，胎盤血流量を大きく低下させることは少ないとされている．

実際に子癇に対し用いられる注射薬（降圧薬）を（**表2**）にまとめた．これらの薬剤を中心に，効果発現時間，作用時間，副作用，相互作用などを十分把握したうえで使用する．

現段階では，子癇の際に用いる降圧薬は欧米との適応の違いもさることながら，国内の施設間でも使用法はさまざまであり，一定の治療指針は設けられていない．

> **memo　子癇の予防**
> 重症のPIH合併妊婦において頭痛，視覚異常，心窩部または右上腹部痛などの前駆症状が認められた場合には，全身状態の集中管理が可能な個室に移動し，静脈ラインを確保するとともに，バイタルをモニタリングし，胎児well-beingなどを慎重に観察する．発作を誘発する刺激を回避するために部屋を遮光し，バイトブロック，気管内挿管の準備，抗痙攣薬，降圧薬の投与の準備をすべきである．また，ACOGの指針では重症のPIH合併妊婦において，硫酸マグネシウムの予防投与により発症率が0.9％と有意に減少したと報告している[5]．

3　処方の実際

1）痙攣に対する治療

a）ジアゼパム（セルシン®，ホリゾン®）：10 mg筋注あるいは静注，静注なら2分以上かけて投与する．呼吸抑制に注意する．

b）フェノバルビタール（フェノバール®）：100～200 mg を筋注する．
c）フェニトインナトリウム（アレビアチン®）：250 mg を約 30 分かけて静注する．
d）硫酸マグネシウム（マグネゾール®）：4～6 g を 15～20 分かけて静注した後に持続静注（2 g/h）を開始する（ACOG の指針）．わが国では体格を考慮し，減量して投与する施設も多い．呼吸抑制作用があるので呼吸数，血圧，心拍数を頻回にモニターし，さらに，血清マグネシウム濃度や尿量（過剰時尿量低下）も頻回に測定する．腎機能障害を有する症例ではマグネシウム中毒に特に留意する．分娩後 12～24 時間まで投与する方法が一般的である．無効例もある．

2）血圧に対する治療

a）Ca 拮抗薬：ニカルジピン（ペルジピン®）：0.5～6 μg/kg/min で持続静注．頭蓋内圧亢進や急性冠症候群症例では要注意．硫酸マグネシウムとの併用時は相乗作用に注意する．
b）血管拡張薬：ヒドララジン（アプレゾリン®）：1A（20 mg）を生理食塩水に溶解．初回 5 mL（5 mg）を緩徐に静注．30～60 分ごとに 5 mL（5 mg）を追加．静注の場合，1 日投与量は 10～20 mg とする．子癇ではよい適応．経口投与の場合は 1 日投与量を 30～200 mg/日とする．
c）硝酸薬：ニトログリセリン（ミリスロール®）：5～100 μg/min で持続静注．頭蓋内圧亢進や急性冠症候群症例では要注意．
d）中枢性交感神経抑制薬：メチルドパ（アルドメット®）：250～750 mg/日を経口投与．2,000 mg/日まで増量可．即効性はなく，4～6 時間後に効果が発現するが，十分な効果が認められるまで 2～3 日かかる．
e）αβ 遮断薬：ラベタロール（トランデート®）：10～15 分おきに 20～40 mg の投与（最大 220 mg）で持続静注．欧米では用いられるが，わが国ではあまり使用されない．

4 おわりに

子癇は PIH の最重症型であり，母児の生命予後を左右する重篤な疾患である．痙攣発作を起こさせないためにはハイリスク群の抽出とその予防が重要である．妊娠に痙攣が起こったら，子癇を念頭において迅速に痙攣および高血圧に対する治療を開始すると同時に画像診断なども考慮し，合併症の評価を行いつつ，必要に応じて高血圧専門医，産科医，脳外科医，麻酔科医が連携し集学的治療を行うべきである．

また，わが国において，子癇発作に随伴する高血圧に対する厳密な治療指針はないことから，今後，日本妊娠高血圧学会および日本高血圧学会主導の検討が必要と思われる．

<文　献>

1) 日本産婦人科学会：日産婦誌，57：1246-1247, 2005
2) Sibai, B. M. et al.：Obstet Gynecol, 105：402-410, 2005
3) Cipolla, M. J. et al.：Am. J. Physiol. Heart Circ. Physiol., 286：H2127-2132, 2004
4) Cunningham, F. G. et al.：Williams obstetrics (22nd ed)：761-808, MacGraw-Hill, New York, 2005
5) American College of Obstetricians and Gynecologist (ACOG) Practice Bulletin No33 Diagnosis and management of preeclampsia and eclampsia, 2002
6) 「高血圧治療ガイドライン 2009」（日本高血圧学会高血圧治療ガイドライン作成委員会 編），日本高血圧学会，2009
7) National high blood pressure education program working group on high blood pressure in pregnancy：Report of the national high blood pressure education program working group on high blood pressure in pregnancy.：Am. J. Obstet. Gynecol., 183：S1-S22, 2000
8) Sibai, B. M. et al.：Obstet. Gynecol., 100：369-377, 2002

➡ 次頁：患者抄録

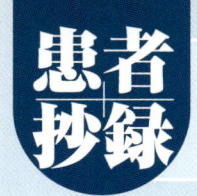

患者抄録　子癇を伴う妊娠高血圧症例

【患　者】33歳女性，0妊0産
1. 診　断　①妊娠高血圧症候群，②子癇
2. 主　訴　頭痛，全身性浮腫
3. 既往歴　特記事項なし
4. 家族歴　父親：高血圧
5. 生活歴　職業：専業主婦，喫煙歴：なし，飲酒歴：機会飲酒（妊娠前）
6. 現病歴

    生来健康．近医にて妊娠31週までの経過は順調であった．34週5日に近医定期受診の際，高血圧（142/90 mmHg）と蛋白尿（＋）が出現し，軽度のPIHと診断された．妊娠37週3日，朝方より頭痛が出現，食欲も低下していたため近医を受診したところ，外来血圧164/90 mmHg，蛋白尿（3＋），全身性浮腫を認めた．精査・加療が必要と判断し，子癇も視野に入れ当院搬送となった．当院産婦人科外来受診時血圧は182/103 mmHgと上昇し，緊急入院となった．

7. 入院時現症

    身長158 cm，体重57 kg，意識清明，血圧182/103 mmHg，脈拍72/分・整，体温37.1℃，結膜に貧血・黄染なし，眼球運動異常なし，複視なし，胸部 SⅠ→Ⅱ→Ⅲ（－）Ⅳ（－），心雑音なし，呼吸音正常

    腹部に異常所見なし，全身性浮腫著明，深部腱反射亢進

8. 入院時検査成績

    ① 血　算：WBC $6.4\times10^3/\mu L$，RBC $376\times10^4/\mu L$，Hb 13.9 g/dL，Ht 38.6%，Plt $21.2\times10^4/\mu L$
    ② 生化学：TP 6.3 g/dL，Alb 3.5 g/dL，LDH 240 IU/L，AST 33 IU/L，ALT 26 IU/L，T-Bil 0.7 mg/dL，CK 128 IU/L，BUN 30.4 mg/dL，Cr 1.5 mg/dL，Na 135 mEq/L，K 3.6 mEq/L，Cl 95 mEq/L，UA 6.2 mg/dL，Glu 102 mg/dL，CRP 0.35 mg/dL
    ③ 凝　固：PT 100.0%，aPTT 36.4 sec，Fib 309 mg/dL，FDP 5 μg/mL
    ④ 尿所見：SG 1.019，Pro（3＋），OB（2＋），U-pro 8.5 g/day
    ⑤ BGA：pH 7.38，$PaCO_2$ 43，PaO_2 88，HCO_3 24.3，BE 1.2，O_2 sat 94（O_2 2 L）
    ⑥ 胸部単純X線：右側Cp angle dull
    ⑦ 心電図：正常洞調律88 bpm，正常軸
    ⑧ 頭部CT：両側後頭葉に低吸収域あり
    ⑨ 頭部MRI（図）：両側後頭葉にT_2強調画像で高信号域（A），拡散強調画像で低信号域（B），拡散指数（ADC）の上昇（C），MRA上も脳血管障害は否定的

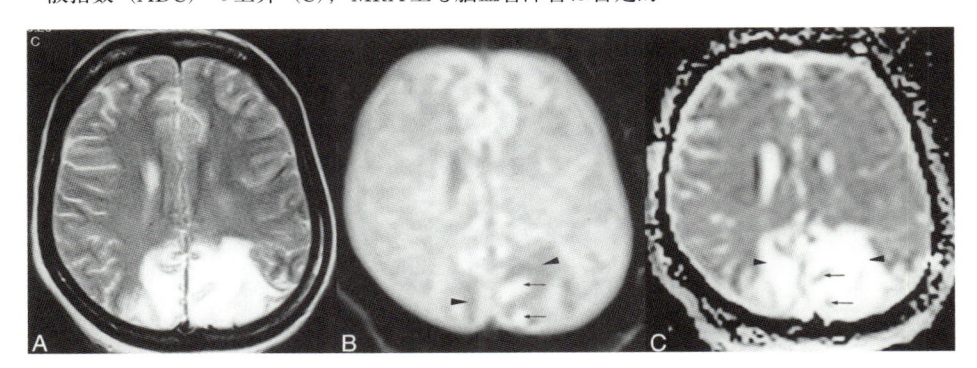

図　頭部MRI所見

⑩ NST（産婦人科外来にて）：FHB：baseline 140 bpm, variability（＋）, reassuring fetal status, uterine contractions：irregular

9．入院後の経過
① PIH，② 子癇，③ 腎機能障害

　　産婦人科外来にてバイタルの確認を行っていたところ，意識消失を伴う強直性痙攣発作を起こした．産科担当医師より子癇を疑うPIHの患者が搬送された旨の連絡を受け，産科，内科，放射線科医による集学的治療を開始した．まずは気道確保，酸素投与（8L），口腔内の分泌物吸引後，バイトブロックを挿入し，同時にバルーンを挿入，モニターを装着し，静脈ルートを確保した．胎児心拍モニタリングに関しては産科医により管理された．また，痙攣に対し，ジアゼパム（セルシン®）10 mg，硫酸マグネシウム（マグネゾール®）2 g/hの投与，ヒドララジン（アプレゾリン®）5 mgの静注およびニカルジピン（ペルジピン®）2 mg/h点滴持続静注による降圧を開始し，血圧のモニターを行った．

　　痙攣がおさまったところで，頭部CTを施行し脳出血が否定され，同時に頭部MRIによる評価を行ったところ，両側後頭葉にT_2強調画像で高信号域，拡散強調画像で低信号域，拡散指数（ADC）の上昇を認めたため，脳梗塞，てんかんなどによる痙攣は否定的と考え，子癇と診断した．

　　産科医により，早期の帝王切開術の適応と判断され，緊急手術を施行し2,834gの男児を娩出した．術前・術中の血圧はニカルジピン（ペルジピン®）4 mg/hの点滴持続静注にて150/85 mmHg程度でコントロールされた．術後はニカルジピン（ペルジピン®）の点滴持続静注，ニフェジピン（アダラートCR®）20 mg/dayの投与にて血圧 140/80 mmHg台で推移し，脳浮腫改善目的でグリセリンの点滴持続静注を3日間行った．硫酸マグネシウム（マグネゾール®）の投与は産褥2日目で終了した．入院時認めた腎機能障害はBUN 22.4 mg/dL，Cr 1.3 mg/dLと改善傾向であり，産褥10日目に母児ともに神経学的後遺症もなく退院した．

10．退院時処方
　　ニフェジピン（アダラートCR®）20 mg　1 T朝1回

11．考　察　▶Advice from Professional 1 参照

　　PIHは妊婦の合併症として頻度が高く，重要な疾患である．PIHの一型である子癇は，妊娠20週以降に初めて痙攣発作を起こし，てんかんや二次性痙攣が否定されるものであり，痙攣発作の起こった時期により妊娠子癇・分娩子癇・産褥子癇と称する．子癇の前駆症状としては，本症例のように頭痛が最多であり，次いで視覚障害や右上腹部痛，悪心，嘔吐などがあげられる．前駆症状を呈さない場合や典型的な発作の症状経過を示さない場合もあり，子癇の診断・鑑別にあたっては脳血管障害を否定するための画像診断が重要となる[1]．

　　子癇の治療としては痙攣の管理，母体血圧の管理，胎児管理がいずれも重要で，密接に繋がっている．硫酸マグネシウムは子癇の予防作用があるといわれており，本症例では前医にて硫酸マグネシウムの投与を開始すべき状況であったとも思われる．降圧薬としてニカルジピン（ペルジピン®）の持続点滴静注を第一選択薬とする施設も多いが，これは抗痙攣薬である硫酸マグネシウムとの併用で降圧作用が強く出る場合があり，子宮胎盤血流量低下および胎児低酸素症を引き起こすため，使用時は注意深く母体血圧および胎児心拍モニタリングを行うべきである．初期段階の管理目標としては，はじめの1時間以内では25％以上は降圧させず，次の2～6時間では160/100～110 mmHgを目標に緩徐に降圧することが重要である[2]．さらに，HELLP症候群，DICなどの合併症の評価も重要であり，検査データの詳細なる検討が必要である．

【文　献】　▶ Advice from Professional ②参照
1) Sibai, B. M. et al.：Diagnosis, Prevention, and Management of Eclampsia. Obstet Gynecol, 105：402-410, 2005
2) National high blood pressure education program working group on high blood pressure in pregnancy：Report of the national high blood pressure education program working group on high blood pressure in pregnancy. Am. J. Obstet. Gynecol., 183：S1-S22, 2000

Advice from Professional

1 考察ポイント

Point 1
軽症PIHから重症PIHに移行し，子癇が発症した症例である．

Point 2
今後の外来管理のポイントは，高血圧の評価である．慢性高血圧とは産褥12週目以降にも高血圧を認めるものをいうが，本症例においては，妊娠前の高血圧の有無が明らかでないことから，ニフェジピン（アダラートCR®）20 mg/day中止後も，定期的に外来にて血圧の評価を継続すべきである．高血圧であれば，第2子妊娠時に子癇が生じないよう，適切に管理すべきである．

Point 3
わが国と欧米では使用可能な薬剤，降圧目標などの違いがある．本症例における，抗痙攣薬，降圧薬の使用方法に問題がなかったか？　再度検証すべきである．わが国では適応のない薬剤でも実際には使用されるケースもあり，降圧薬の十分な知識と，患者さんに対する丁寧な説明と同意が必要とされる．

2 押さえておきたい論文

文献1：Sibai, B. M. et al.：Obstet Gynecol, 105：402-410, 2005
子癇に関する診断，予防，治療を適切にまとめている．

文献2：National high blood pressure education program working group on high blood pressure in pregnancy：Am. J. Obstet. Gynecol., 183：S1-S22, 2000
米国における，妊娠中の血圧管理法に関して適切にまとめている．

第7章

二次性高血圧の診断と治療

§1 腎性高血圧
　1. 腎実質性高血圧　　　　　　　　　　　260
　2. 腎血管性高血圧　　　　　　　　　　　271

§2 内分泌性高血圧
　1. 原発性アルドステロン症　　　　　　　285
　2. 甲状腺機能異常症　　　　　　　　　　293
　3. Cushing症候群　　　　　　　　　　　301
　4. 褐色細胞腫　　　　　　　　　　　　　311

§3 その他
　1. 睡眠時無呼吸症候群に伴う高血圧　　　319
　2. 薬剤誘発性高血圧　　　　　　　　　　327

第7章　二次性高血圧の診断と治療　§1　腎性高血圧

1. 腎実質性高血圧

吉田篤博，木村玄次郎

Point

1. 腎障害と高血圧は合併しやすい：高血圧の存在は腎臓への大きな負担となり，腎障害は体液の貯留を介して高血圧の増悪因子となる．高血圧と腎障害は悪循環のサイクルを形成している
2. 全身血圧と糸球体血圧は一致しない：通常，全身血圧によらず糸球体血圧は一定である．この自動調整能が失われると，糸球体血圧が上昇して腎障害が進行する
3. CKD症例では，より低い目標血圧が示されている：JSH2009ではCKD症例はリスク第Ⅲ層に分類されるため，正常高値血圧（130〜139/85〜89 mmHg）例でも高リスク群とされ，直ちに降圧療法を開始するようになっている
4. 腎障害がある症例では薬剤の調節が必要となる：多くの薬剤が腎排泄性であるため，腎障害時にはその蓄積が問題となる．腎機能に合わせた投与量の調節が必要である

1 腎実質性高血圧の特徴

血圧は血液量×末梢血管抵抗で表わされるが，これはNa（体液）×RA系と考えることができる．通常は体液が増えれば，RA系が抑制され，体液が減ればRA系が亢進するというバランスが成り立っている[1]．

体液量の調整を行う腎臓では，通常全身血圧が変動しても糸球体血圧は一定になるように調整されている．また，体液が減少して糸球体濾過率（glomerular filtration rate：GFR）が低下すれば，RA系が亢進して全身血圧を上昇させることでGFRを維持するという自動調整能が働いている．腎実質性高血圧は，GFR低下を補うためのこの自動調整能の破綻（過剰なRA系の亢進など）により糸球体血圧が上昇する．

また，糸球体が障害されると，それを代償する機構として，残された糸球体が代償性肥大を起こし，糸球体血圧をあげてGFRを維持しようとする．しかし，その糸球体高血圧の存在が，糸球体障害を強めてさらに腎機能が低下するという悪循環に陥る．この糸球体高血圧は，あらゆる腎疾患において共通の増悪因子と考えることができる．

腎機能を障害する腎疾患の代表が，慢性糸球体腎炎であり，糖尿病性腎症である．新しい疾患概念によれば，これらはすべてCKD（chronic kidney disease：慢性腎臓病）に分類される．

1) CKD

CKDは2002年にNational Kidney foundation（NKF）が定義したが，Goらの研究[2]で軽度の腎障害でも心血管系の大きなリスクになることから注目されるようになった．その定義として，下記の①，②のいずれか，または両方が3カ月間以上持続する状態とされている．

① 腎障害の存在が明らか
　・蛋白尿の存在，または
　・蛋白尿以外の異常として，病理・画像診断，検査（検尿/血液）
② GFR < 60（mL/min/1.73 m^2）

GFR測定のgold standardはイヌリンクリアランスであるが，非常に煩雑な検査のため，なかなか普及していない．日本腎臓学会では，GFRで腎機能を評価するということを普及させるため，"日本人のためのGFR推算式：eGFR"を提唱した．

血清クレアチニン（sCr）の3項目式：eGFR = $194 \times Cr^{-1.094} \times Age^{-0.287}$（mL/min/1.73 m^2）女性係数 0.739

sCrは筋肉量に比例するため，その実測値のみでは腎機能を評価しづらい．eGFRを利用することでより正確に腎機能の評価が可能となった．

JSH2009においてリスク層別化に用いる予後影響因子のなかに，蛋白尿（アルブミン尿）の存在，eGFR＜60mL/min/1.73m^{2}が含まれており，CKDの定義にも一致している．

2）目標血圧

JSH2009においてCKD症例では一段と低い降圧目標（130/80mmHg未満，尿蛋白 1g/day以上の場合は125/75mmHg未満）が設定されている．CKDの存在はリスク第三層に含まれ，ハイリスクとして分類されており，正常高値血圧（収縮期血圧130～139mmHgまたは拡張期血圧85～89mmHg）の段階で直ちに治療開始をすべきとされている．すなわち，CKDを合併する高血圧は，血圧管理が重要で，かつ"より低く"血圧を保つ必要がある[3]．

CKD症例における血圧管理は，より低い血圧管理が必要となる点，全身血圧のみならず糸球体血圧の是正が必要となってくる点で本態性高血圧とは異なってくる．この糸球体高血圧は全身血圧と必ずしも相関しているわけではないし，直接計ることができない．しかし，この**糸球体高血圧については，尿蛋白がよい指標になる**といわれている[4]．したがって，今回のJSH2009においては，血圧の絶対値のみならず，尿アルブミンが治療目標にあげられている（糸球体腎炎では300mg/g・Cr[※1]未満，糖尿病性腎症では30mg/g・Cr未満）[3]．これは全身血圧と糸球体血圧の両方に注意を払うべきであるということを示唆しているまったく新しい概念である．

> **memo 尿蛋白とは**
> なぜ，高血圧の治療目標に尿蛋白が含まれてい

るのであろうか？

一言で言うと，尿蛋白は腎臓の悲鳴である．糖尿病，高血圧をはじめとする種々の疾患で，糸球体に過剰な濾過がかかった糸球体高血圧の結果として出現する．

この糸球体高血圧が種々の腎疾患の進行の要因といわれている．すなわち，この糸球体高血圧の状態が続けば，腎機能は徐々に悪くなってしまう．この糸球体高血圧は全身血圧と必ずしも相関していない．糸球体血圧を直接計ることができないが，尿蛋白がこのよい指標になるといわれている．例えば，IDNT研究のサブ解析では尿蛋白と透析導入になるリスクの間にきれいな相関があることが示された[7]．尿蛋白が倍になると，透析導入リスクが倍になり，逆に治療で尿蛋白が半分になるとそのリスクも半分になる．これは糸球体高血圧がよくなれば，腎臓の負担が減っていることを表していると言える．したがって，治療により尿蛋白が減少すれば，その治療は腎臓に有用であると判断できる．

腎機能を診る場合，同じeGFR 60mL/min/1.73m^{2}であっても予備能力のある場合とない場合では意味が違う．図2のごとく，よい会社では残業もなく，休日出勤もなく，余裕をもって60の仕事をこなしているが，悪い会社では残業・休日出勤をくり返して60の仕事をこなしている．悪い会社では職員は悲鳴（尿蛋白）をあげて働いているので，尿蛋白の有無を診ることで腎臓の予備能力を評価できるのである．したがって，CKDを合併した高血圧の治療目標としては，血圧を十分に低下させ，尿蛋白を減らすことにある．

3）疫　学

腎実質性高血圧は二次性高血圧に分類され，高血圧全体の2～5％を占めるといわれる．わが国における高血圧の原因検索で剖検により診断をつけた久山町研究において，腎実質性高血圧は3.1％と報告[5]されている．

本態性高血圧でも尿蛋白が陽性になるため，本態性高血圧か腎実質性高血圧かの鑑別は，正確には腎

※1 g・Cr

尿アルブミンの指標として用いられているg・Crとはなんであろうか？クレアチニンは筋肉内のクレアチンの代謝産物で1日に筋肉量に応じて一定量が産生され，腎臓から排泄される．個人個人では異なるが，同一人物では大きな変化がないはずで，成人男性で大体1日1gに相当する．種々の物質の1日排泄量をみるのに24時間蓄尿ができない場合，同時に尿中Crを測定することで尿の希釈・濃縮の因子を除いて，1日排泄量を推定するのに使用する．尿アルブミン（mg/dL）×1,000/尿Cr（mg/dL）＝尿アルブミン（mg/g・Cr）となる．

例えば随時尿で尿アルブミン 40mg/dL，尿Cr 80mg/dLであった場合，

40×1,000/80＝500mg/g・Crとなる．

大きく体格が変化しなければ，これによりその症例の尿アルブミンの推移が正確に把握できる．

また，成人男性であれば1日クレアチニン排泄量が1g程度なので，500mg/g・Cr＝500mg/dayと概算することが可能である．女性ではこの値に0.85を乗じれば，同様に1日量に相当する．

ただし，Naのように排泄に大きな日内リズムがある物質では，この方法に限界があることを念頭に置くべきである．

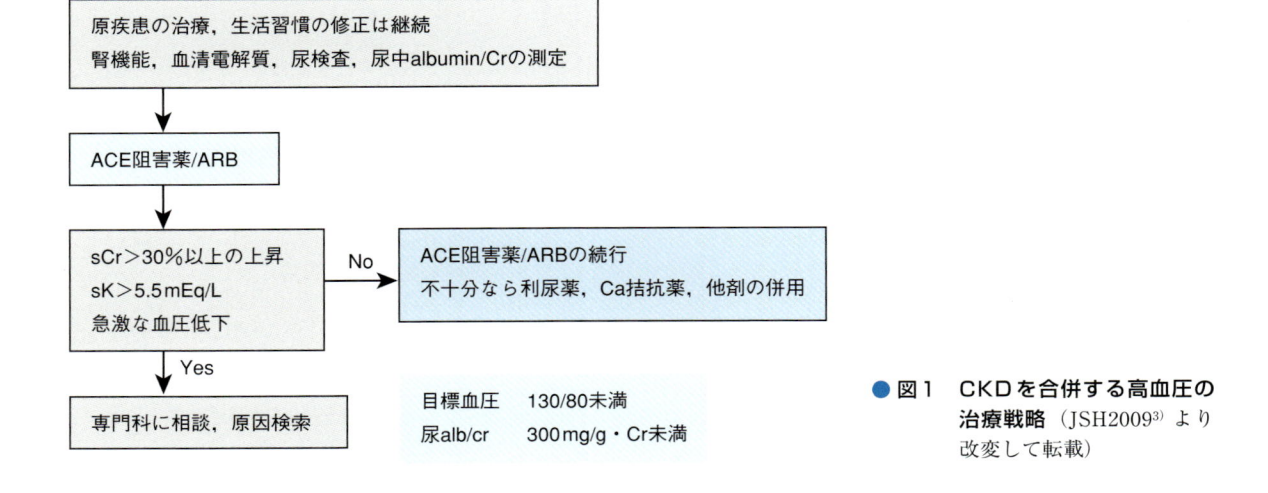

```
┌─────────────────────────────────────────┐
│ 原疾患の治療，生活習慣の修正は継続        │
│ 腎機能，血清電解質，尿検査，尿中albumin/Crの測定 │
└─────────────────────────────────────────┘
                  ↓
┌──────────────────┐
│ ACE阻害薬/ARB    │
└──────────────────┘
                  ↓
┌──────────────────┐  No  ┌──────────────────────────────┐
│ sCr＞30％以上の上昇 │─────→│ ACE阻害薬/ARBの続行           │
│ sK＞5.5mEq/L      │      │ 不十分なら利尿薬，Ca拮抗薬，他剤の併用 │
│ 急激な血圧低下     │      └──────────────────────────────┘
└──────────────────┘
         │Yes
         ↓
┌──────────────────┐
│ 専門科に相談，原因検索 │
└──────────────────┘

目標血圧    130/80未満
尿alb/cr   300 mg/g・Cr未満
```

● 図1　CKDを合併する高血圧の治療戦略（JSH2009[3]より改変して転載）

生検をしなければならない．しかし，一般的に前者では，高血圧が検尿異常，腎機能障害に先行し，血尿には乏しく，尿蛋白が1 g/dayを超えることはまずない．後者では，検尿異常が高血圧に先行し，血尿を認めることがあり，尿蛋白も1 g/dayを超えることがある．

日常臨床では，高血圧の鑑別のために腎生検を行うことは稀でこれらの臨床像から鑑別をしている．

2 治療のストラテジー

本態性高血圧や腎実質性高血圧では，高血圧の存在が腎疾患の進展を進めるため，高血圧と腎障害が悪循環を形成している．前述したように，CKD症例における血圧管理は，より低い全身血圧と，糸球体血圧の是正が必要である．このため，CKD合併高血圧症例の目標血圧は130/80 mmHg（尿蛋白 1 g/day以上では125/75 mmHg未満）とされている．

JSH2009では治療計画も示されており（図1），生活習慣の修正項目として**減塩**（6 g/day未満），野菜・果物・魚を積極的に摂取する，コレステロール，飽和脂肪酸の摂取を控える，減量（BMI 25未満），運動療法（心血管障害のない症例では中等度の有酸素運動を毎日30分以上），節酒（エタノールとして男性＜20〜30 mL/day，女性＜10〜20 mL/day），禁煙などがあげられている[3]．

減塩を守っているかどうかをみるには，尿中Na排泄量をチェックする必要がある．Naは消化管でほぼ100％吸収され，異常喪失がなければ摂取量が尿中排泄量にほぼ匹敵する．本来は24時間蓄尿による評価が望ましいが，実際の外来ではなかなか困難である．このようなときにも前述のg・Crの考え方が有用となる．例えば随時尿で尿Na 40 mEq/L，尿Cr 80 mg/dLであった場合，40/10 × 1,000/80 = 50 mEq/g・Crとなる．食塩1 gが17 mEqのNaに相当するので，1日に排泄されるクレアチニンあたりのNa量はほぼ（50/17 ≒）3 g/g・Crと推定できる．また，成人男性であれば1日クレアチニン排泄量が1 g程度のため，この症例での1日のNa排泄量（≒摂取量）は3 g/g・Cr＝3 g/dayと概算することが可能である．

原疾患の治療，生活習慣の修正は継続しつつ，薬物療法ではACE阻害薬/ARBを第一選択としている．

● RA系阻害薬の意義

なぜ，腎臓内科医はRA系阻害薬（ACE阻害薬/ARB）を選ぶのであろうか？　糸球体が減少すると，残された糸球体は予備能力を使い果たすまで過剰な仕事をこなす．ちょうど，残業・休日出勤をするサラリーマンのようである．しかし，この状態が続くと，糸球体はさらに荒廃していく．いわゆる"過労死"状態である．ACE阻害薬/ARBはこの**糸球体高血圧**を是正するので，残業・休日出勤がなくなり，糸球体は楽になる．"過労死"も減るわけである．前述したごとく，尿蛋白はこの**腎臓（糸球体）の悲鳴**

であるから，腎臓の状態を評価するのに"もってこい"なわけである（図2）．このため，ACE阻害薬/ARB使用直後には，腎臓の仕事量が減る（GFRが低下する）のでsCrが多少上昇する．しかし，このこと自体は腎臓が休息しているわけであるから，ACE阻害薬/ARBが**腎保護**に働いていると考えてよい．

ACE阻害薬/ARBで一定期間観察して，sCr 50%以上の上昇，血清K 5.5 mEq/L以上，急激な血圧低下を認めた場合には中止する．sCrが著しく上昇する病態は，腎がRA系に依存しすぎている状態であり，その原因の精査が必要となる（図3）[6]．具体的には激しい減塩，利尿薬の過剰投与，脱水などで体液が減少している場合や，両側性の腎血管病変（腎動脈狭窄，腎静脈血栓など），高齢者の前立腺肥大などを否定する必要がある．これらの要因が除去されれば，再度少量から始める．

ACE阻害薬/ARBでのsCr上昇は可逆的であり，中止すればもとに戻るのであまり怖くない．しかし，**高K血症**は不整脈の原因となり，死に至る場合もあるので注意が必要である．もともとACE阻害薬/ARBを最も使用したい対象である腎不全症例や糖尿病症例では高K血症を起こしやすい．ここに副作用として高K血症があるACE阻害薬/ARBを投与するのであるから，注意が必要である．Bakris, G. L.らは[6]，代謝性アシドーシスを補正し，かつ食事によるK制限をしても**5.6 mEq/L**以上の高K血症が存在したら，ACE阻害薬・ARBを中止すべきと警告している．

この他，妊娠例，血管神経性浮腫例では禁忌となっているので注意が必要である．また，多くのACE阻害薬が腎排泄性であるので，腎機能が著しく低下した症例では投与量の調節が必要である．

sCr上昇が30%以内で，血清Kが5.5 mEq/L未満であれば，ACE阻害薬/ARBを続行する．効果不十分な場合は利尿薬，Ca拮抗薬，他剤の併用をして，

糸球体を会社員にたとえると

A) 健康な会社　100の仕事　／　不健全な会社　100の仕事を1人1人のがんばりでカバー

つらいよ〜　この悲鳴が尿蛋白

楽に100の仕事をこなしているので，悲鳴も出ない．

100の仕事を無理にこなそうとして，休日返上，残業でどんどん職員が過労死に陥る．

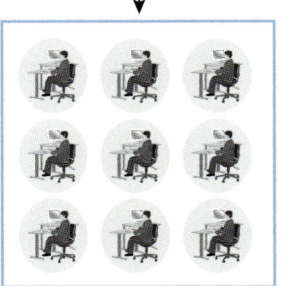

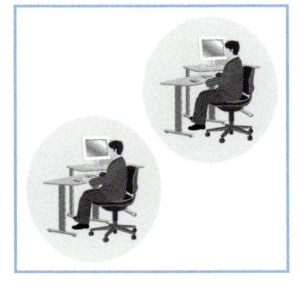

B) 不健全な会社

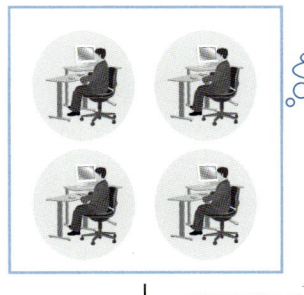

つらいよ〜　この悲鳴が尿蛋白

RA系阻害薬を使うと…職員にあった仕事量に減らすため，糸球体は楽になり，悲鳴も減る．

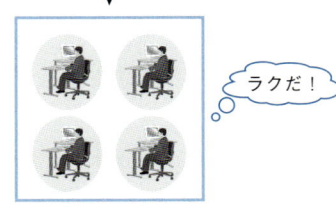

ラクだ！

● 図2　RA系阻害薬の働き

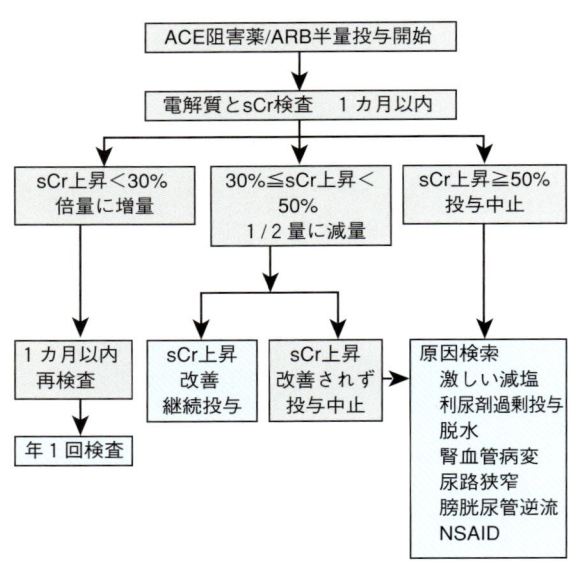

● 図3 慢性腎臓病（CKD）に対するACE阻害薬/ARBの投与の戦略（文献6より改変して転載）

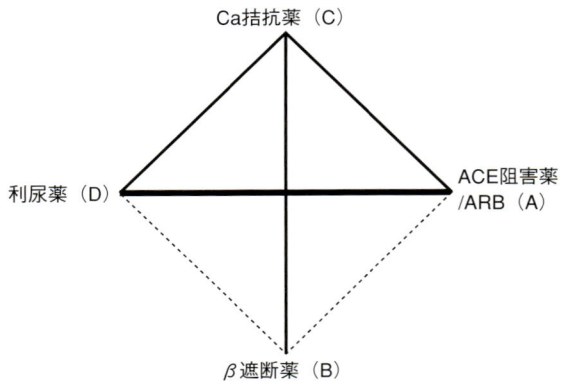

● 図4 降圧薬の併用 "相々傘モデル"
実線がより好ましい組み合わせを表す．このなかでACE阻害薬/ARBと利尿薬の組み合わせは，単に降圧効果の増強だけでなく，お互いの欠点を補完し合うよりよい組み合わせである．
点線についての組み合わせは十分なevidenceがないので薦められない

血圧 130/80 mmHg 未満，尿alb/Cr 300 mg/g・Cr 未満（糖尿病性腎症では30 mg/g・Cr 未満）を目指す．

この際，おのおのの降圧薬の利点・欠点を考えた併用療法を考える必要がある．単に "1＋1＝2" ではなく，お互いの作用を補完しあう組み合わせが望ましい（相々傘モデル）（図4）[7]．ACE阻害薬/ARBはインスリン抵抗性を改善させるが，血清Kを上昇させる．利尿薬はインスリン抵抗性については悪化傾向にあるが，血清Kを低下させる，というようにACE阻害薬/ARBと利尿薬の組み合わせは，他の組み合わせと異なりお互いの欠点を補填しあう仲であり，重要な骨組みとなる．

このことから最近この2種類の合剤が多く開発されている．

3 処方の実際（表）

前述のごとく，CKD合併の高血圧症例では，ACE阻害薬/ARBが第一選択薬となる．効果不十分な場合は利尿薬，Ca拮抗薬を併用するが，体液過剰がある症例（食塩感受性）では利尿薬が，心血管リスクの高い症例ではCa拮抗薬が推奨される．

1) ARB：トランドラプリル（オドリック®） 1 mg，1錠1日1回

ACE阻害薬の多くは腎排泄性であり，腎不全時には蓄積が問題となる．この薬剤は尿中排泄率が7〜16％と低いため腎不全時の調節が不必要であり，T/P比も高く，1日1回投与で十分な効果が得られる．

ACE阻害薬に共通のブラジキニン蓄積作用があるため，高脂血症治療に用いるLDL吸着療法時には禁忌となる．また，サブスタンスP蓄積作用のため空咳の副作用があるが，最近は誤嚥性肺炎の予防のため，特に高齢者において積極的に使用することもある．

2) ARB：オルメサルタン（オルメテック®） 10 mg，1錠1日1回

オルメサルタンはプロドラッグで，服用後すみやかにエステラーゼにより脱エステル化されて活性体のオルメサルタンになり作用する．また，オルメサルタンは代謝されることなく肝臓から排泄されるので，P450の作用を受けず，腎機能低下時にも安心して使用が可能である．

作用時間が長いオルメサルタンは1日1回で安定した降圧効果が期待できる．

● 表　処方の実際

優先順位	分類	薬剤名	量	処方例	副作用・禁忌
第一選択薬	トランドラプリル（ACE阻害薬）	プレラン・オドリック	1錠1mg	1錠 1日1回朝食後	空咳
	オルメサルタン（ARB）	オルメテック	1錠10mg	1錠 1日1回朝食後	
第二選択薬	ヒドロクロロサイアザイド（サイアザイド系利尿薬）	ダイクロトライド	1錠25mg	0.5錠 1日1回朝食後	
	シルニジピン（Ca拮抗薬）	アテレック	1錠10mg	1錠 1日1回	

　また，オルメサルタンにより，腎障害症例で増加していた夜間Na排泄量が減少することが証明された[8]．このことは，糸球体の"夜間残業"を改善することで，腎保護に働いていると考えられた．

3）サイアザイド系利尿薬：ヒドロクロロサイアザイド：HCTZ（ダイクロトライド®）25mg，0.5錠1日1回

　利尿薬は最も古い降圧薬であり，以前から使用されていた．しかし，低K血症，インスリン抵抗性亢進などの副作用からあまり注目されることがなかった．いくつかの大規模試験ではpositive controlとして使用されるようになり，改めて見直しがされるようになった．

　最近では食塩感受性高血圧の概念や，食塩そのものがRA系を刺激する系の発見などから，注目を浴びるようになった．利尿薬の適応の幅も広がり，JSH2009では従来，代謝への悪影響から選択順位の低かった糖尿病症例においても第二選択薬に格上げされた．

　また，第一選択薬であるACE阻害薬/ARBとの相性のよさから，合剤が数多くつくられてきた（ニューロタン＋HCTZ → プレミネント，ディオバン＋HCTZ → コディア，ブロプレス＋HCTZ → エカード，ミカルディス＋HCTZ → ミコンビ）．

4）Ca拮抗薬：シルニジピン（アテレック®）10mg，1錠1日1回

　Ca拮抗薬は一般的に輸入動脈のみを拡張させるため，十分に全身血圧が低下しないと糸球体血圧が低下せず，腎保護に働かないとされてきた．しかし，アテレック®は動物モデルで輸出動脈の拡張が認められているのみならず，CARTER研究[9]の結果から尿蛋白減少効果が示された．

> **memo CARTER研究**
> 　CARTER研究はRA系阻害薬を服用している腎疾患合併高血圧症例をシルニジピン群，アムロジピン群の2群に無差別に分けて腎への影響を検討したものである．対象症例は尿蛋白300mg/g・Cr以上，sCr 3.0mg/dL以下で2〜3カ月間RA系阻害薬で治療した症例であった．治療期間最終月では同等の血圧低下であったが，アムロジピン群は尿蛋白が増加したにもかかわらず，シルニジピン群はUP/Cr比が14.4±5.6％低下を認めた．同じCa拮抗薬でも糸球体血圧への影響が異なり，腎保護効果に差があることを示した研究であった[9]．

注意点

① **ACE阻害薬/ARB**などのRA系阻害薬の使用時には，血清クレアチニンをみる．急激に上昇する症例はその原因を必ず検索する．30％以内の上昇は腎保護の表れと考える．

② **ACE阻害薬/ARB**などのRA系阻害薬の使用時には，血清Kをみる．血清K 5.6mEq/L以上の場合には中止を考える．

③ 尿蛋白は腎臓の悲鳴であるので，定期的に測定する．尿蛋白が減少する治療は腎保護に働いていると判断できる．と同時に，心血管リスクを軽減していると予測してもよい．

④ 体液過剰症例には減塩指導，利尿薬使用を行う．

⑤ 心血管系のリスクの高い症例，降圧が不十分な症例には**Ca拮抗薬**を使用する．Ca拮抗薬にも違いがあるので，尿蛋白減少が期待できるものを使う．

> **memo 蛋白尿とアルブミン尿**
>
> 　われわれが一般尿検査で行う試験紙法でも，実際にみているのは尿中のアルブミン量をみている．
> 　糸球体過剰濾過により尿中に増加するのはアルブミンであるので，正確には尿中アルブミン量を測る方がよい．しかし，保険診療上，早期糖尿病性腎症以外は尿中アルブミン測定ができない．また，尿蛋白定量は標準化が進んでおらず，施設によるばらつきが多いといわれている．
> 　尿中に漏れる蛋白質の大部分はアルブミンであるので，本文中には蛋白尿と記載した．

4 おわりに

　心臓と腎臓はいつもとても仲良しで，RA系という共通言語で話し合いをしています．しかし，障害が起こるとお互いに自分の仕事を押し付けあい，傷つけあってしまいます（心腎連関）．腎臓を助けることは心臓も助け，心臓を助けることは腎臓も助けます．共通することは，十分な降圧ということになります．

　2番目に，eGFRは現在の腎機能評価であり，尿蛋白は今後の進行性の指標ですので，腎機能評価は，GFRと尿蛋白の両方で行ってください．sCrではなかなか腎機能の正しい評価ができないので，MDRDではなく日本人に合ったGFR推算式（eGFR）を用いてください．尿蛋白は腎臓の悲鳴ですから，定期的に測定してください．

＜文　献＞

1) Laragh, J. H. et al.：JAMA, 241：151-156, 1979
2) Go, A. S. et al.：N. Engl. J. Med., 351：1296-1305, 2004
3) 「高血圧治療ガイドライン2009」（日本高血圧学会高血圧治療ガイドライン作成委員会 編），日本高血圧学会，2009
4) Kimura, G. & Brenner, B. M.：Hypertension：Pathophysiology, Diagnosis, and Management (2nd ed.)（Laragh, J. H. & Brenner, B. M. eds），pp1569-1588, New York, Raven Press, 1995
5) 尾前照雄：高血圧症の病態と予後．日内会誌, 74：401-415, 1985
6) Bakris, G. L. & Weir, M. R.：Arch. Intern. Med., 160：685-693, 2000
7) 木村玄次郎：呼吸と循環, 54：71-80, 2006
8) Fukuda, M. et al.：J. Hypert., 26：583-588, 2008
9) Fujita, T. et al.：Kidney Intern., 72：1543-1549, 2007

➡ 次頁：患者抄録

患者抄録 腎実質性高血圧で血圧管理が奏功した1例

【患　者】40歳，男性
1．診　断　①重症高血圧，②IgA腎症，③CKD stage 4
2．主　訴　倦怠感
3．既往歴
　　　20歳頃に初めて検尿異常の指摘を受けた．その後，A病院に通院，腎生検でIgA腎炎の指摘を受けた．この時点では検尿所見で蛋白（−），潜血（＋＋），血清クレアチニン（sCr）1.2 mg/dL程度であった．その後しばらく治療を続けたが，治療を自己中断した．
　　　昨年の健診で高血圧（160/100 mmHg程度），sCr 1.5 mg/dL，検尿で蛋白（＋＋），潜血（＋＋＋）の指摘をうけ近医を受診したが，十分な降圧治療を受けることなく，受診を自己中断した．
4．家族歴　特記事項なし
5．生活歴　職業：会社員，喫煙歴：なし，飲酒：機会飲酒のみ
6．現病歴
　　　体調不良で近医を受診，血圧 200/100 mmHgと異常高値であったため，当院心臓・腎高血圧内科を紹介されて受診した．初診時の検査でsCr 2.0 mg/dL，検尿蛋白（＋＋＋）潜血（＋＋＋）であったため，臓器障害を伴う重症高血圧の判断で入院した．
7．入院時現症
　　　身長 173 cm，体重 68 kg，意識清明，血圧 202/108 mmHg，脈拍 88/min・整
　　　胸部 異常所見なし
　　　腹部 異常所見なし
　　　四肢 浮腫なし
8．入院時検査成績
　　①血　算：WBC 4,900/μL，RBC 460万/μL　Hb 14.2 g/dL　血小板 30.1万/μL
　　②生化学：TP 6.3 g/dL，alb 3.6 g/dL，Na 143 mEq/L，K 4.0 mEq/L，Cl 108 mEq/L，Ca 9.3 mg/dL，Pi 2.9 mg/dL，Cr 2.1 mg/dL，BUN 21 mg/dL，UA 7.2 mg/dL
　　③血清学：IgG 1,560 mg/dL，IgA 457 mg/dL，IgM 98 mg/dL
　　④尿所見：Pro ＋＋＋ 1.6 g/day，OB ＋＋＋，glu −，RBC 50〜99/HPF
　　⑤胸部単純X線：心胸比 55％，胸水貯留なし，肺病変なし
　　⑥心電図：LVH ＋
　　⑦腹部エコー：腎臓は95 mmで左右差なし
9．入院後経過
　　　直ちに治療として，Ca拮抗薬の点滴（ペルジピン®），ACE阻害薬（オドリック®），ARB（ニューロタン®）で開始したところ，血圧は徐々に低下した．画像検索では，副腎腫大，腎動脈狭窄はなく，両腎の軽度萎縮を認めたのみであった．二次性高血圧の検索でもレニン，アルドステロン，カテコラミン，コルチゾールに有意な所見は得られなかった．腎生検ではIgA腎症であったが，腎炎としての活動性は低く，虚血性病変が主体であった（図）．
　　　これらのことから，基礎疾患としてIgA腎症があり，そこに腎実質性高血圧が加わったものと判断した．働き盛りのサラリーマンであり，食事も高熱量，高蛋白，塩分過剰の傾向があったため，塩分 7〜8 g/day，蛋白 1 g/kg/dayを指標とした食事指導を行った後に退院とした．
10．退院時処方
　　　ロサルタン（ニューロタン®）50 mg 1錠・朝1回，トランドラプリル（オドリック®）1 mg 1

A)

B)

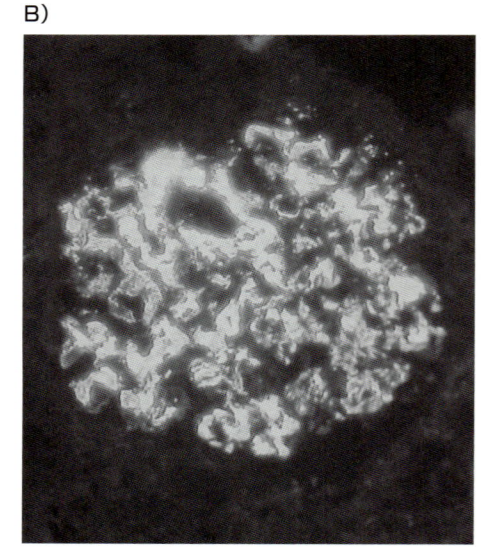

C)

図 腎生検組織像（p10，Color Atlas ❼ 参照）
光顕PAM染色弱拡大（A），蛍光抗体法IgA染色（B），光顕PAS染色強拡大（A）を示す．Paramesangiumに大量のIgA陽性のdepositを認める（→）

錠・朝1回，セリプロロール（セレクトール®）100 mg 1錠・朝1回

11．外来経過

　　降圧薬による降圧，食事療法の指導を行い，120～130/70～80 mmHg程度まで低下した時点で外来管理とした．その後の数カ月の外来経過で血圧のさらなる低下を認めた（110～120/60～70 mmHg）．定期的な24時間蓄尿検査で食事内容を確認，塩分摂取量は5～6 g/day，蛋白摂取量も0.8 g/kg/dayを維持していた．ほぼ1年の経過で尿蛋白は消失，血尿（＋）のみとなり，sCrも1.9 mg/dLで安定した．6年経過した現在でも，血清クレアチニン1.9 mg/dL，尿蛋白陰性で推移している．

12．最近の検査成績

① 血　算：WBC 7,100/μL，RBC 522万/μL　Hb 16.2 g/dL　血小板 24.5万/μL
② 生化学：TP 7.7 g/dL，alb 4.4 g/dL，Na 143 mEq/L，K 5.2 mEq/L，Cl 106 mEq/L，Ca 10.0 mg/dL，Pi 2.9 mg/dL，Cr 1.9 mg/dL，BUN 28 mg/dL，UA 7.3 mg/dL
③ 検　尿：Pro－0.07 g/day，OB＋＋，glu－，RBC 10～14/HPF
④ 蓄尿検査：塩分摂取量 6.2 g/day，蛋白摂取量 48 g/day（0.8 g/kg/day），尿中アルブミン排泄量

　　　　67 mg/day，アルブミン指数 52 mg/g・Cr

13. 考察　▶ Advice from Professional 1 参照

　IgA腎症に限らず各種腎炎，糖尿病性腎症，高血圧性腎症では終末期には同じ病態により腎疾患が進行する．そのcommon pathwayとしては，尿蛋白，間質の虚血，高血圧があげられる．

　尿蛋白は糸球体での過剰濾過の指標であるとともに，尿蛋白そのものが腎機能を悪化させるといわれている．

　尿蛋白の大部分はアルブミンであり，血中脂肪酸の99％はアルブミンと結合しているので，アルブミンが糸球体で濾過されると一緒に濾過される．尿細管では，アルブミン，脂肪酸が再吸収されるので，尿蛋白が多い症例では近位尿細管で吸収されるアルブミンの増加と比例して，脂肪酸再吸収も増加している．この過剰な脂肪酸は尿細管で過酸化され，マクロファージ遊走因子などを放出して間質障害を助長しているといわれている．

　糸球体を通過したのち，輸出動脈の血流は尿細管周囲の毛細管を流れて，尿細管細胞での再吸収に関与する．RA系が刺激されると輸出動脈は著しく収縮するため，この尿細管周辺の毛細血管に流れる血液量は減少，酸素供給は減少する．尿細管は最も酸素を必要とする部位であり，この酸素供給の減少は尿細管障害を助長する．RA系阻害薬の効果として，この輸出動脈の緊張をとることで尿細管への酸素供給の改善が期待できる．Nakamoto, T. らは，組織hypoxiaはAⅡによる血管収縮のためと，間質線維化による尿細管周囲毛細血管（PTC）の荒廃によると考え，尿中L-FABP（liver type-Fatty acid binding protein）排泄増加は腎疾患活動性のよい指標になると報告している[1]．

　これらのことからも，尿蛋白，血圧をみることが，腎実質性高血圧症例を管理するうえで大切なことがわかる．

【文　献】　▶ Advice from Professional 2 参照
1) Nakamoto, T. et al.：Angiotensin Ⅱ receptor antagonist reduces urinary liver-type fatty acid-binding protein levels in patients with diabetic nephropathy and chronic renal failure. Diabetologia, 50：490-492, 2007

---

memo　L-FABP

　FABPにはいくつかの種類があり，L型は肝臓や腎臓近位尿細管に，この他，E型が表皮細胞，H型が心臓，遠位尿細管，I型が腸管，B型が脳などに発現している．H-FABPは虚血性心疾患で上昇，I-FABPは虚血性腸炎で上昇することが知られており，虚血に対する生体の反応物質と考えられている．L-FABPは分子量 14 kDaの低分子可溶性蛋白で肝臓では脂肪酸と結合して，ミトコンドリアやペルオキシソームへの輸送に関与したり，脂肪酸代謝に関与する遺伝子の転写調節に関与している．尿細管では，アルブミンと一緒に再吸収された脂肪酸の輸送に関与している．また，腎臓の虚血再還流障害モデルで尿中L-FABPは急上昇することから，尿細管虚血マーカとして利用が図られている．

　糸球体の悲鳴が"尿蛋白"であるなら，尿細管の悲鳴が"L-FABP"と考えることもできる．

　残念ながら，現時点では保険収載されていない．

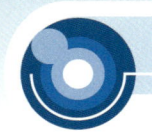

Advice from Professional

1 考察ポイント

Point 1
この症例はもともとあまり活動性の高くないIgA腎症があり，そこに高血圧が加わったことにより，急速に腎機能が悪化した症例と思われる．IgA腎症は日本人に多い慢性腎炎であり，腎生検症例の40％程度を占めるといわれているが，最初にBergerが報告したように予後のよい症例ばかりではない．特に腎機能低下例，高血圧例，尿蛋白高度例では進行性が高い．

Point 2
血圧治療には，降圧薬の使用と同時に，食事指導が重要である．減塩指導がうまくいかない症例では，RA系阻害薬の効果が期待できない場合がある．24時間蓄尿，g・Crを利用して，症例の塩分摂取量を正しく把握して指導する必要がある．

2 押さえておきたい論文

文献1 ： Nakamoto, T. et al. ： Diabetologia, 50 ： 490–492, 2007

腎機能障害を伴う糖尿病性腎症症例に対して，ARB（テルミサルタン）は近位尿細管障害マーカーであるL-FABPにどう影響するか？

30例の2型糖尿病（年齢52歳，sCr 2.5mg/dL，血圧 154/96mmHg）にテルミサルタンを40mg/日（n＝15），80mg/日（n＝15）投与した．観察期間中，この間両群で併用降圧薬，血圧，eGFRに差はなかった．

40mg群，80mg群で有意な尿蛋白とL-FABP減少を認めたが，後者の方がより効果が大きかった．このことより，テルミサルタンは糖尿病症例の糸球体障害のみならず尿細管障害にも有効であることがわかった．

memo

第7章 二次性高血圧の診断と治療　§1 腎性高血圧

2. 腎血管性高血圧

佐原　真，平田恭信

Point

1. 腎血管性高血圧は腎動脈の狭窄や閉塞に起因する二次性高血圧で，全高血圧患者の約1％にみられる．原因疾患として中高年者に多い動脈硬化性が最多で，若年者に好発する線維筋性異形成（FMD），大動脈炎症候群が続く
2. 動脈硬化性腎動脈狭窄症は他の心血管病を合併しやすく，また腎動脈狭窄自体が動脈硬化性疾患の独立した予後規定因子である
3. 腎灌流圧の低下によるRA系の賦活化が病態の発症機序として重要であり，重症高血圧や治療抵抗性高血圧を示すことが多い
4. 腎動脈狭窄症のスクリーニング検査としては腎超音波・腎血流ドプラ検査が有用である
5. 薬物治療抵抗性高血圧や加速型−悪性高血圧，進行性の腎機能障害（虚血性腎症），再発性のうっ血性心不全・肺水腫を認める場合はステントを用いた経皮経管的腎動脈形成術（PTRA）の施行を検討する

1 病態の特徴・疫学

1）頻度・原因疾患

　腎血管性高血圧（renovascular hypertension：RVH）は片側または両側腎動脈の狭窄や閉塞に起因した二次性高血圧であり，全高血圧患者の約1％に認められる[1, 2]．

　腎動脈狭窄の原因として，欧米の報告では中高年者に多い粥状動脈硬化症が約90％，若年者に好発する線維筋性異形成（fibromuscular dysplasia：FMD）が約10％とされている[1, 3]．

　一方，わが国でのRVH全国調査の集計（1990年度，厚生省調査研究班）では動脈硬化症が38％，FMDが24％，若年女性に多い大動脈炎症候群が15％と異なる様相を呈していた．しかし，①ライフスタイルの欧米化や高齢化社会の進展に伴い，わが国でも動脈硬化性RVHの頻度が年々増加していると考えられること，および②中高年者RVHの場合，腎血管病変の検索が十分に行われないうちに本態性高血圧と診断されてしまうケースが少なくないこと，などの理由により動脈硬化性RVHの実際の頻度を過少評価していると考えられる．

　他に腎動脈狭窄をきたす原因として，動脈瘤，動脈血栓・塞栓症，先天性奇形，動静脈瘻，外傷，腎内外からの腫瘍などによる圧迫，大動脈解離などがあげられるが，それぞれ頻度は少ない．

　全体的に片側性狭窄が多いが両側性狭窄も少なくなく，動脈硬化性では40％以上が両側性狭窄である[4]．粥状動脈硬化は腎動脈起始部に，FMDは中遠位部にそれぞれ好発する．

　FMDでは狭窄と拡張が交互にみられる連珠状狭窄像が特徴的で，狭窄部では病理組織上，中膜平滑筋が線維増殖にほとんど置換されている[1]．

2）病態生理

　図1にRVHの病態生理の模式図を示す[3, 5]．腎動脈の狭窄・閉塞により腎灌流圧が低下すると圧受容体が反応してレニン分泌が亢進し，同時にGFRが低下すると遠位尿細管の緻密斑に到達する尿細管液のNaCl濃度も低下してレニン分泌はさらに亢進する．その結果アンジオテンシンⅡの産生が亢進して，アンジオテンシンⅡの全身作用（血管収縮，アルドステロン産生亢進，近位尿細管でのNa再吸収亢進など）により血圧が上昇する．

　病態は狭窄が片側性か両側性かによって異なり，また病期によっても異なる．

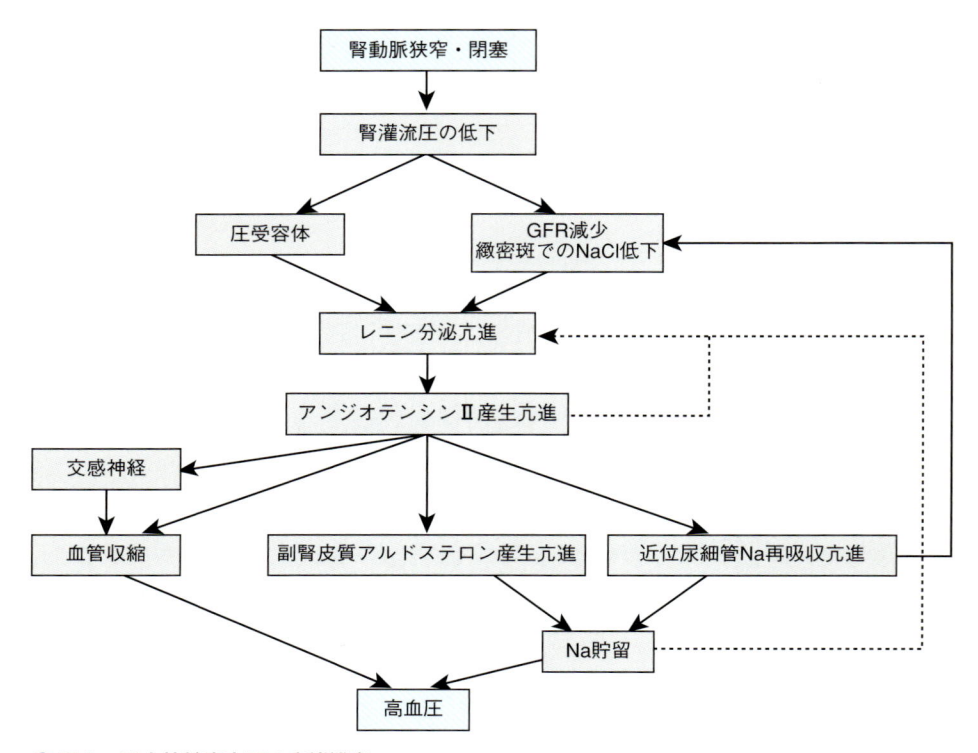

● 図1　腎血管性高血圧の病態機序
　　　　──▶：刺激,　　┄┄▶：抑制

　片側性の場合は血漿レニン活性（plasma renin activity：PRA）が上昇することが多く，血圧の上昇に伴う圧利尿により健側腎からのNa排泄が増加しているため食塩感受性はない．

　一方，両側性や単腎の狭窄の場合，初期にはPRAの上昇がみられるが，慢性期には体液貯留に伴ってPRAの上昇はみられなくなる．片側性の場合でも経過の長い場合，高血圧性の障害が対側腎に出現して両側性に腎機能低下が低下した結果体液貯留が起こりPRAは正常値をとる場合がある．

　このように，慢性期における高血圧の病態はレニン依存性から体液量依存性に次第に移行していく．

3）動脈硬化性腎動脈狭窄症と予後

　RVHの原因疾患の大きな割合を占める，動脈硬化性の腎動脈狭窄症（renal artery stenosis：RAS）は加齢に伴う進行性の疾患である．

　米国での超音波検査を用いた疫学的な調査では，65歳以上の高齢者の6.8％にRASを認めたという（男性9.1％，女性5.5％）[6]．また全身の動脈硬化が進行しているため，冠動脈疾患や閉塞性動脈硬化症など他の血管病変を合併することが多い．

　わが国でも，40歳以上の心筋梗塞患者の剖検297例中12％[7]，脳卒中患者の剖検346例中10％[8]に，また心臓カテーテル検査時に腹部大動脈造影を施行された289例中7％[9]にそれぞれRASを認めたと報告されている．糖尿病や腎機能低下例，末梢動脈疾患例では特にRASが高頻度に認められている．

　RAS症例は腎機能が正常なことも少なくないが，両側性RASでは虚血性腎症と呼ばれる進行性の腎不全をきたす．欧米では**虚血性腎症は末期腎不全の基礎疾患の12〜18％を占める**と報告されている[1, 10, 11]．また，**動脈硬化性RASの存在自体が腎不全の有無にかかわらず独立した予後規定因子である**．

　心臓カテーテル検査時に腹部大動脈造影を施行された約4,000症例の追跡調査では，RASのない場合の4年生存率が89％であるのに対しRASが存在する場合は57％であり（$p<0.001$），この差は冠動脈疾患の治療など他の因子で補正しても有意であった[12]．しかも狭窄度の重症度に比例した死亡率の上昇も認められており，RASの早期発見・早期治療的介入の重要性が示唆される．

2 診断

RVHは短い経過で増悪する重症高血圧や薬物治療抵抗性の高血圧を示すことが多く，加速型-悪性高血圧[※1]の原因となることもある．また腎動脈狭窄由来のRA系の賦活化は循環動態の恒常性を不安定化させ，うっ血性心不全や急性の肺水腫（"flash" pulmonary edemaと形容される），冠虚血の増悪などのcardiac disturbance syndromes[※2]を誘発させうる[13]．

表1にRVH/RASの存在を疑わせる病歴，臨床徴候をまとめた[1,2]．ただし，これらの所見はすべてのRVH症例に認められるわけではなく，特に中高年者の動脈硬化性RVHの場合，本態性高血圧と間違えられ腎血管病変の検索が十分に行われずRASの存在が見逃されていることも臨床上しばしば経験される．

表1にあるように，急激に重症化した高血圧や腎臓の萎縮またはサイズの左右差，突然発症で心機能からは説明しがたいうっ血性心不全・肺水腫，原因不明の腎機能障害などを有する例では，RVH/RASの可能性を常に念頭に置いて積極的にスクリーニングを行うべきである．

1）検査：ガイドライン非推奨

a）末梢血PRA

RVH/RASが疑われた場合，まず早朝空腹かつ安静臥床時の末梢血PRAを測定することが多いが，前述のように上昇を認めるのは片側性RASで約70％，両側性・単腎のRASで30〜40％程度である[5]．またPRA測定は降圧薬の影響を受けやすいという欠点がある．カプトプリル負荷試験（captopril 50 mg内服，1時間後PRA測定）も行われてきたが，同試験は全体として感度61％，特異度86％であり，また

● 表1 腎血管性高血圧/腎動脈狭窄症の診断の手がかり

- 30歳以下，または55歳以上で発症の高血圧
- 高血圧の経過が短い，あるいは最近増悪
- 加速型-悪性高血圧，治療抵抗性高血圧
- ACE阻害薬またはARB投与後の腎機能悪化
- 腎臓の萎縮（7〜8 cm），あるいは腎サイズの左右差（1.5 cm以上）
- 突然発症で説明しがたいうっ血性心不全・肺水腫
- 説明しがたい腎機能障害
- 他の動脈硬化性疾患（冠動脈疾患や末梢動脈疾患など）の存在
- 腹部の血管雑音の聴取（約50％）

腎機能障害例や両側性・単腎RAS例では精度が低下するため，最新の米国心臓病学会（ACC）/米国心臓協会（AHA）のガイドライン[1]ではRAS診断のスクリーニング検査として推奨されていない．

b）腎シンチグラム

腎シンチグラム（レノグラム）では^{99m}Tc-mercaptoacetyltriglycineまたは^{99m}Tc-diethylenetriaminepentaacetic acidが用いられ，RAS例において血管相・機能相のピーク値の低下と遅れ，および患側腎の縮小や放射能の腎内集積の減少が認められる．カプトプリルを負荷すれば異常がより明瞭となり，分腎機能の評価や狭窄病変が機能的に有意か否かの判定に有用である．RAS診断におけるカプトプリル負荷レノグラムの精度は，全体として感度85％，特異度93％と比較的良好であるが，腎機能障害例や両側性・単腎RAS例ではそれぞれ60〜70％前後まで低下するため[14,15]，やはり同ガイドライン[1]でRAS診断のスクリーニング検査としては推奨されていない．

c）分腎静脈血レニン活性測定

分腎静脈血のレニン活性測定（左右差が1.5倍以上で有意）は侵襲的検査であり，またβ遮断薬・ACE阻害薬/ARB・利尿薬・非ステロイド性抗炎症薬など，レニン分泌に影響するすべての薬物を最低

[※1] **加速型-悪性高血圧**（p70，第4章4参照）
拡張期血圧が120〜130 mmHg以上あり，腎機能障害が急速に進行し，放置すれば脳症状や心不全症状など全身症状の急激な増悪を示す予後不良の病態である．有効な降圧療法がなかった時代には悪性腫瘍と同様の予後であったため悪性高血圧と呼ばれた経緯がある．従来，眼底所見で乳頭浮腫（Keith-Wagener Ⅳ度）を伴う悪性高血圧と，網膜出血や滲出性病変のみ（Keith-Wagener Ⅲ度）の加速型高血圧を区分していたが，両者に合併症や予後に差がないため最近はまとめて加速型-悪性高血圧と呼ばれることが多い．

[※2] **cardiac disturbance syndromes**
高度な腎動脈狭窄（主に両側）により誘発される，うっ血性心不全，突然発症の肺水腫（"flash" pulmonary edema），不安定狭心症のことを指す．RA系の賦活化による末梢動脈収縮（後負荷増大），心筋酸素需要の増大，容量負荷（虚血性腎症で顕著），アンジオテンシンⅡの心筋への直接作用，などの機序で循環動態の恒常性が破綻して発症する．特にRASに起因する再発性のうっ血性心不全・急性肺水腫は，PTRAのよい適応とされている．

2週間中止にしなければいけないなどの制約が多いため，行われる機会は少なくなっている．

2）検査：近年の推奨

前述した機能的診断法に代わり，非侵襲的な腎超音波・腎血流ドプラ検査，CT/MRアンジオグラフィなどの形態的診断法が，RAS診断におけるスクリーニング検査として近年推奨されている[1]．

a）腎超音波・腎血流ドプラ検査

腎超音波・腎血流ドプラ検査（Duplex ultrasound）はB-mode法による腎形態評価に加え，ドプラ法により腎動脈起始部や腎内の区域・葉間動脈の血流を描出し，狭窄の評価を行う．腎動脈と腹部大動脈の収縮期最高血流速度の比（renal/aortic ratio：RAR）が3.5以上で60％以上の狭窄に相当するとされる[16]．また腎内血流のパターンから腎血管抵抗の指標とされる腎抵抗係数を算出でき，腎臓の萎縮程度の評価も併せて行える．

同検査法はやや検者の熟練を要するが，動脈造影との比較で感度84～98％，特異度62～99％でRASを診断できるとされ，ベッドサイドで簡便に行える点からも有用性が高い[1, 16]．

b）CT/MRアンジオグラフィ

CT/MRアンジオグラフィは造影剤使用による腎毒性の問題があるため，腎機能低下症例では慎重に適応を検討しなければいけないが，RAS診断の感度・特異度ともに80～100％と良好である[17]．

c）動脈造影

形態的診断の最終確認検査は，大動脈造影や選択的腎動脈造影検査である．治療，特に経皮経管的腎動脈形成術（percutaneous transluminal renal angioplasty：PTRA）の適応を決定するためには必須である．

---

memo 腎超音波・腎血流ドプラ検査
（Duplex ultrasound）

ドプラ法で腎動脈起始部や腎内動脈の血流を計測し，さまざまな指標を算出する．本文中のRAR（≧3.5）の他，腎動脈の収縮期最高血流速度（peak systolic velocity：PSV）が180～200 cm/秒以上，あるいは収縮期血流波の立ち上がりからピークに達するまでの時間（acceleration time：AT）が0.07秒以上で，それぞれ60％以上の腎動脈狭窄に相当すると報告されている．

また収縮期（S）および拡張期血流速度（D）から算出される腎抵抗係数〔renal resistive index（RRI）＝（S−D）/S：正常値≦0.7〕は，腎血管抵抗や腎硬化症の指標とされる．RRIはPTRAの治療効果（降圧，腎機能改善）を予測しうる因子としても一時注目され，RRI＞0.80の場合PTRAの効果は期待できないとされたが，現在は否定的な報告も多い．

---

3 治療のメカニズムとストラテジー

RVH/RASに対する治療の目的は，血圧を正常化させ，かつ腎機能を保護することであり，究極的には将来の心血管イベントや死亡の発生リスクを抑えることも含まれる．

治療法として薬物療法と血行再建術（revascularization）がある．血行再建術にはPTRAとバイパス術などの外科的血行再建とがあるが，より侵襲の少ないPTRAが広く施行されている．

本来，狭窄の解除により血圧の正常化が期待できる疾患であるため血行再建を考慮すべきであるが，後述のように降圧効果が全例に得られるわけではない点と，手技に伴うコレステロール塞栓症などの重篤な合併症のリスクが1～数％程度存在する点も念頭に置く必要がある．また，RASの存在自体は動脈硬化性疾患における独立した予後規定因子であるが，血行再建による狭窄の解除が生命予後の改善に貢献しうることはいまだ証明されていない．

よって，RVH/RASに対する血行再建（主にPTRA）の適応は症例ごとに慎重に検討する．図2にRVH/RASに対する治療戦略のフローチャートを示した．ただし，このチャートは現行のガイドライン[1]に従ったものであり，現在進行中の大規模臨床試験[18, 19]の結果次第では，PTRAの適応は拡大（あるいは縮小）する可能性がある（後述）．

1）血行再建術

PTRAは歴史的にバルーン血管形成術（balloon angioplasty）でスタートした．

FMD由来のRVH/RASに対するバルーン形成術の成績は初期成功率，長期開存率ともに比較的良好であり[20]，ステントの使用は緊急避難時のみ（bailout stenting）でよいとされる[1]．一方，動脈硬化性RVH/RASに対しては，バルーン形成術の初期成功率は約70％と低く，慢性期の再狭窄率も40

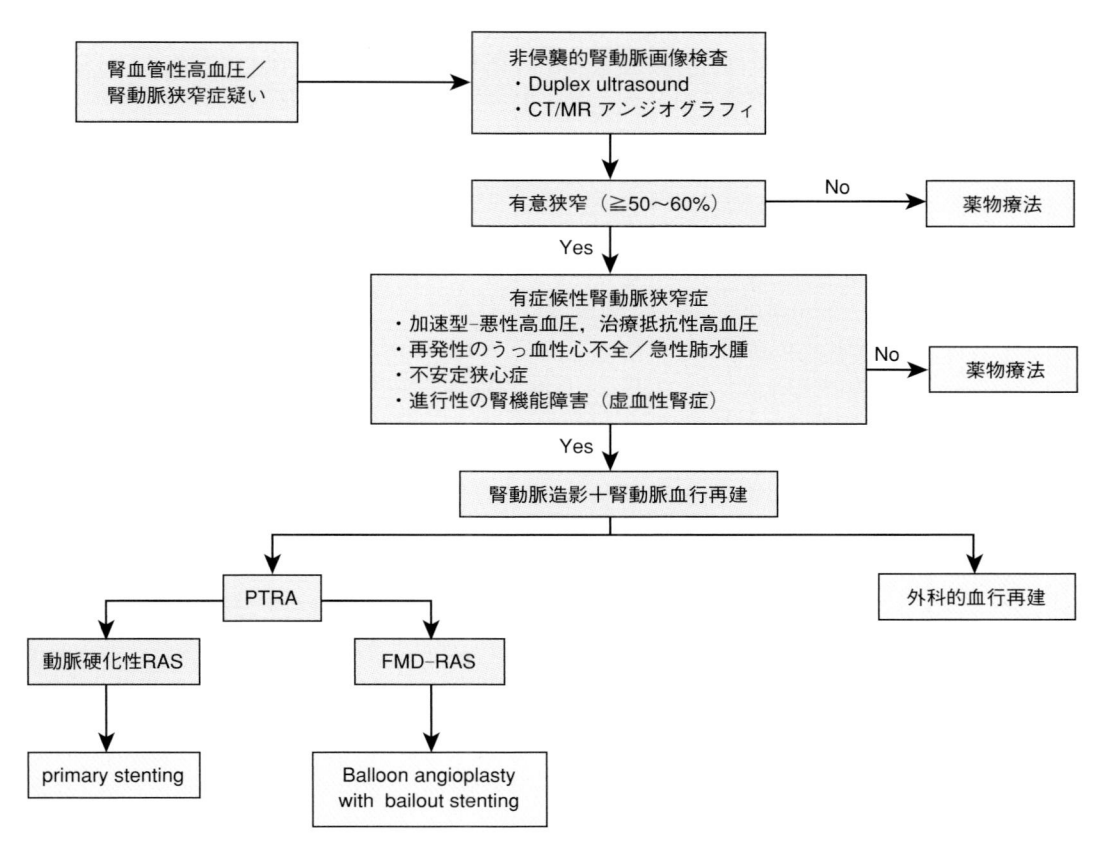

● 図2 腎血管性高血圧/腎動脈狭窄症に対する治療戦略
末梢動脈疾患の治療/管理に関するACC/AHAのガイドライン[1]に準拠
FMD：線維筋性異形成，PTRA：経皮経管的腎動脈形成術，RAS：腎動脈狭窄症

〜50％と高率であるなど成績が不良であった[21]．動脈硬化性RASは腹部大動脈壁から腎動脈入口部にかけて連続したプラークが豊富に認められることが多く，バルーン拡張後に血管リコイルをきたしやすいことが影響している．その後ステントの登場により，初期成功率は96％以上，再狭窄率は20％以下になるなど成績が有意に改善したため[22]，動脈硬化性RVH/RASに対するPTRAではステント留置が原則（primary stenting）となっている．

a）PTRAの適応

RASに対するPTRAの適応は最新のACC/AHAのガイドライン[1]によると，class I（有益であるという根拠があり，適応が一般に同意されているもの）の適応として「心機能からは説明しがたい再発性のうっ血性心不全・急性肺水腫（"flash" pulmonary edema）」，class IIa（有益であるという意見が多いもの）の適応として「不安定狭心症，加速型-悪性高血圧または治療抵抗性高血圧，進行性の腎機能障害（虚血性腎症）」がそれぞれあげられている．無症候性RASに対するPTRAはclass IIb（有益であるという意見が少ないもの）である．

両側性・単腎RASでは特に循環動態が不安定化しやすく，急性肺水腫やうっ血性心不全をくり返すことがある[23]．心不全入院をくり返すRAS症例へのPTRA（ステント）により入院回数が著明に減少することが報告されており[24]，また同様に狭心症状のコントロールにもPTRA（ステント）は有効であるとされている[25]．

b）PTRAによる血圧・腎機能改善効果と大規模臨床試験

本来PTRAの第一義的な目的は血圧と腎機能の改善である．これまでの報告を総合すると，PTRA

（ステント）後に血圧が改善するのはおおむね70％前後，腎機能が改善するのは30〜40％前後とされている[22, 26, 27]．

2000年に発表されたDRASTIC試験[28]は，動脈硬化性RVH/RASに対する薬物療法とPTRA（バルーン形成術）を比較した無作為化試験であり，結論はPTRAに薬物療法を越える降圧効果はないというものであった．しかし同試験は薬物療法に割り付けられた群のうち40％以上が1年以内にPTRAを受けるという高いcross-over率が批判の対象となっており，またPTRAの手技自体も古典的なバルーン形成術のみでステントを使用していないため，現在では同試験の意義および評価は低い．その後のエビデンス[22, 26, 27]により，動脈硬化性RVH/RASに対するステント留置術は，降圧にはある程度有効と考えられている．

PTRA後の血圧を改善する予測因子としては，両側性RAS・術前の降圧薬数の多さ・術前BNP高値などが報告されている[29, 30]．FMD由来のRVH/RASではPTRA後に60〜90％の割合で高血圧の完治が期待できるが，動脈硬化性RVHではPTRA後に降圧薬数が減ることはあっても完治に至ることは少ない．また，PTRAによる生命予後の改善効果や将来の心血管イベントの発生抑止効果は証明されていない．

難治性高血圧を伴う動脈硬化性RASに対して，ステントによるPTRAが主要心血管・腎イベント（死亡，心筋梗塞，うっ血性心不全，末期腎不全など）の発生を有意に抑止できるかどうかを検証する，大規模前向き無作為化比較試験（CORAL試験）が現在進行中である[18]．

一方，RAS症例の約半数は3〜5年の経過観察期間中に狭窄度が進行し経年的な腎機能低下を示すことから[3, 31, 32, 33]，PTRAによる腎機能の改善効果が期待されるところではあるが，降圧効果と比較するとPTRAによる腎機能の改善効果を示すエビデンスは十分とは言えない．

もう1つの大規模臨床試験（ASTRAL試験[19]）は，動脈硬化性RASに対するPTRAの腎機能保護・改善効果を薬物療法単独と比較して検証する試験であり，結果発表が待たれる．

c）外科的血行再建

解剖学的あるいはその他の理由でPTRAによる血行再建が困難な場合，バイパス術や内膜摘除術などの外科的再建を検討する．外科的再建も困難な場合，稀ではあるが狭窄側の腎摘出術が行われることもある[1]．

2）薬物療法

血行再建が行われるまでの期間や血行再建が不可能な症例では，降圧薬による薬物治療を行う．また，心不全・肺水腫・虚血性腎症のいずれも認められず，薬物治療のみで血圧コントロールが良好な場合は血行再建の積極的な適応とはならない（図2）[1]．虚血性腎症や両側RAS例では腎機能正常例や片側RAS例と比較して，薬物療法による血圧コントロールに難渋することが多い．

降圧薬はRA系を抑制するβ遮断薬，ACE阻害薬／ARBが有効である．ただし両側RASの場合，ACE阻害薬／ARBを使用すると糸球体濾過圧が低下して急性腎障害を誘発するので原則禁忌である．Ca拮抗薬はRA系への影響が少ないため頻用される．利尿薬はRA系を賦活化させるため補助的な使用にとどめる．ACE阻害薬／ARBを使用する際は少量より投与を開始し，腎機能・血清K濃度・過剰な降圧に注意しながら用量を調整し，急速な腎障害が出現する場合は投与を即刻中止する．

4 処方の実際

片側RASではβ遮断薬，ACE阻害薬／ARB，Ca拮抗薬を用い，両側または単腎RASではβ遮断薬，Ca拮抗薬を用いる．両側・単腎RASでもPTRAにより少なくとも片側の狭窄が解除されればACE阻害薬／ARBは使用可能である．虚血性腎症を伴い，体液貯留傾向を認める場合は利尿薬の適応となる．RVHは難治性のことが多く，しばしば多剤併用療法となる．表2に実際の処方例を示した．

1）β遮断薬

- アテノロール（テノーミン®）50mg，1錠1日1回（100mgまで増量可）
- フマル酸ビソプロロール（メインテート®）5mg，1錠1日1回

2）Ca拮抗薬

- ニフェジピン徐放剤（アダラートCR®）20mg,

● 表2 処方の実際

優先順位	分類	薬剤名	量	処方例	副作用・禁忌
第一選択薬	β遮断薬	アテノロール（テノーミン®）	1錠50mg	1錠，1日1回朝食後	心不全，徐脈，気管支喘息，冠攣縮性狭心症
	Ca拮抗薬	ニフェジピン徐放剤（アダラートCR®）	1錠20mg	1錠，1日1回朝食後	頭痛
第二選択薬	ACE阻害薬	マレイン酸エナラプリル（レニベース®）	1錠5mg	1錠，1日1回朝食後	両側・単腎RASでは禁忌 空咳
	ARB	オルメサルタンメドキソミル（オルメテック®）	1錠20mg	1錠，1日1回朝食後	両側・単腎RASでは禁忌

1錠1日1回（40mgまで増量可）
・塩酸バルニジピン（ヒポカ®）10mg，1カプセル1日1回（15mgまで増量可）

3）ACE阻害薬

・マレイン酸エナラプリル（レニベース®）5mg，1錠1日1回（10mgまで増量可）
・塩酸テモカプリル（エースコール®）2mg，1錠1日1回（4mgまで増量可）

4）ARB

・ロサルタンカリウム（ニューロタン®）50mg，1錠1日1回（100mgまで増量可）
・カンデサルタンシレキセチル（ブロプレス®）8mg，1錠1日1回（12mgまで増量可）
・バルサルタン（ディオバン®）80mg，1錠1日1回（160mgまで増量可）
・テルミサルタン（ミカルディス®）40mg，1錠1日1回（80mgまで増量可）
・オルメサルタンメドキソミル（オルメテック®）20mg，1錠1日1回（40mgまで増量可）

注意点

① **ACE阻害薬/ARB**を使用する場合は，両側性あるいは単腎の腎動脈狭窄を除外する必要がある．また使用する場合も腎機能や血清電解質をモニターしながら少量より投与を開始する．

② **ACE阻害薬**には10～20％前後の頻度で空咳の副作用がある．

③ **β遮断薬**には心臓に対する陰性変力・変時作用，および気管支平滑筋の収縮作用がある．よってその使用に際しては，心不全・徐脈・慢性閉塞性肺疾患（気管支喘息など）の出現・増悪に注意する．その他にも冠攣縮性狭心症の誘発，閉塞性動脈硬化症の症状悪化，糖代謝系に対する悪影響などに注意を要する．

5 おわりに

腎血管性高血圧/腎動脈狭窄症は決して稀な疾患ではなく，特に中高年者における動脈硬化性の腎血管性高血圧/腎動脈狭窄症は年々増加傾向にあります．**本態性高血圧と片付ける前に，まずその存在を疑い，適切なスクリーニング検査を行うことが重要**です．特に動脈硬化性の腎動脈狭窄症は進行性の疾患で，放置すれば予後不良であるため，早期発見・早期治療的介入が求められています．

一方，腎血管性高血圧/腎動脈狭窄症に対するPTRA（ステント）の真の有効性についてはいまだ完全に確立されていない面があり，現在も盛んに臨床研究が行われているホットな領域です．わが国では欧米と比し，PTRAの施行にやや消極的でその施行件数が相対的に少ない傾向にあります．しかしPTRAによってベネフィットを受けられる症例群が確実に存在することはよく知られた事実であり，また本稿では詳細は触れませんでしたが，近年末梢保護デバイスなどのカテーテル技術・デバイスの進歩により手技成功率や合併症発生率のさらなる改善が得られつつあることなどはもっと考慮されてよいと考えられます．

現在進行中の大規模臨床試験などにより，症例ごとのより適した治療法の選択・層別化に関して新たな知見が得られ，腎血管性高血圧/腎動脈狭窄症の治療法・予後の改善に繋がっていくことが期待されています．

<文　献>

1) Hirsch, A. T. et al.：Circulation, 113：e463-e654, 2006
2) 「高血圧治療ガイドライン2009」（日本高血圧学会高血圧治療ガイドライン作成委員会 編），日本高血圧学会，pp100-102, 2009
3) Safian, R. D. et al.：N. Engl. J. Med., 344：431-442, 2001
4) Rimmer, J. M. et al.：Ann. Intern. Med., 118：712-719, 1993
5) 伊藤貞嘉：日内会誌，92：37-43, 2003
6) Hansen, K. J. et al.：J. Vasc. Surg., 36：443-451, 2002
7) Uzu, T. et al.：Am. J. Kidney Dis., 29：733-738, 1997
8) Kuroda, S. et al.：Stroke, 31：61-65, 2000
9) Yamashita, T. et al.：Hypertens. Res., 25：553-557, 2002
10) Mailloux, L. U. et al.：Am. J. Kidney Dis., 24：622-629, 1994
11) Greco, B. A. et al.：Semin. Nephrol., 16：2-11, 1996
12) Conlon, P. J. et al.：Kidney Int., 60：1490-1497, 2001
13) Rundback, J. H. et al.：J. Vasc. Interv. Radiol., 13：1085-1092, 2002
14) Fommei, E. et al.：Eur. J. Nucl. Med. 20：617-623, 1993
15) Huot, S. J. et al.：Arch. Intern. Med., 162：1981-1984, 2002
16) Olin, J. W. et al.：Ann. Intern. Med., 122：833-838, 1995
17) Vasbinder, G. B. et al.：Ann. Intern. Med., 135：401-411, 2001
18) Cooper, C. J. et al.：Am. Heart J., 152：59-66, 2006
19) Mistry, S. et al.：J. Hum. Hypertens., 21：511-515, 2007
20) Tegmeyer, C. J. et al.：Circulation, 83：1155-1161, 1991
21) van de Ven, P. J. et al.：Lancet, 353：282-286, 1999
22) Leertouwer, T. C. et al.：Radiology, 216：78-85, 2000
23) Missouris, C. G. et al.：Lancet, 341：1521-1522, 1993
24) Gray, B. H. et al.：Vasc. Med, 7：275-279, 2002
25) Khola, S. et al.：Am. J. Cardiol., 80：363-366, 1997
26) Lederman, R. J. et al.：Am. Heart J., 142：314-323, 2001
27) Zeller, T. et al.：Circulation, 108：2244-2249, 2003
28) van Jaarsveld, B. C. et al.：N. Engl. J. Med., 342：1007-1014, 2000
29) Dorros, G. et al.：Catheter Cardiovasc, Interv., 55：182-188, 2002
30) Silva, J. A. et al.：Circulation, 111：328-333, 2005
31) Dean, R. H. et al.：Arch. Surg., 116：1408-1415, 1981
32) Zierler, R. E. et al.：Am. J. Hypertens., 9：1055-1061, 1996
33) Crowley, J. J. et al.：Am. Heart J., 136：913-918, 1998

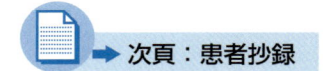

次頁：患者抄録

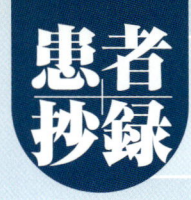

薬物治療抵抗性の動脈硬化性腎血管性高血圧

【患　者】 63歳，女性

1. **診　断**　①動脈硬化性腎血管性高血圧，②虚血性腎症，③狭心症（冠動脈3枝病変），
④閉塞性動脈硬化症，⑤2型糖尿病，⑥脂質異常症
2. **主　訴**　間欠性跛行
3. **既往歴**　一過性脳虚血発作（45歳），軽症糖尿病（60歳）
4. **家族歴**　父，祖父が60歳代にともに心筋梗塞で死亡
5. **生活歴**　職業歴：なし，喫煙歴：30本/日×40年（60歳まで），飲酒歴：機会飲酒のみ
6. **現病歴**

　　30歳時に検診で140/80 mmHg程度の高血圧を指摘されたが，自覚症状はなく放置していた．2006年（60歳時），近医で再び高血圧（160/90 mmHg）を指摘され，降圧薬〔アムロジピン（アムロジン®）5 mg/日〕の内服を開始した．また同じ頃より数百メートルの歩行で間欠性跛行が出現し，その後徐々に増悪した．2008年4月に当院血管外科を受診し，両側総腸骨動脈の高度狭窄と両側浅大腿動脈の閉塞を指摘され，下肢動脈バイパス術の適応とされた．さらに術前検査で冠動脈3枝病変が認められたため，冠動脈バイパス術を先行して行う目的で6月に当院心臓外科へ入院した．しかし入院数日後，重症高血圧（収縮期血圧＞200 mmHg）が出現したため手術は延期となり，高血圧に対する精査加療目的で当科へ転科した．

7. **入院時現症**

　　身長155 cm，体重57.0 kg（BMI 23.7），血圧204/90 mmHg，脈拍70/分・整，経皮的酸素飽和度98%（室内気），結膜に貧血・黄疸なし，頸静脈怒張なし，両側頸部血管雑音あり，心音：ＳⅠ（→）ＳⅡ（→）ＳⅢ（－）ＳⅣ（－），第3肋間胸骨左縁を最強点とする収縮期駆出性雑音あり（LevineⅡ/Ⅵ），呼吸音正常，腹部平坦・軟，圧痛なし，腹部血管雑音あり，前脛骨浮腫なし，両足背動脈触知不良，神経学的異常所見なし

8. **入院時検査成績**

　①血　算：WBC 8,100/μL，RBC 368×10⁴/μL，HB 11.1 g/dL，Plt 22.3×10⁴/μL
　②生化学：TP 5.5 g/dL，Alb 2.9 g/dL，AST 16 IU/L，ALT 10 IU/L，LDH 206 IU/L，ALP 204 IU/L，γGTP 20 IU/L，T-Bil 0.4 mg/dL，CK 60 IU/L，BUN 27.9 mg/dL，Cre 1.50 mg/dL，eGFR 30 mL/min/1.73m²，Na 138 mEq/L，K 3.7 mEq/L，Cl 105 mEq/L，Ca 9.2 mg/dL，P 4.4 mg/dL，UA 6.8 mg/dL，CRP 0.16 mg/dL，LDL-Cho 114 mg/dL，HDL-C 34.6 mg/dL，TG 240 mg/dL，Glu 100 mg/dL，HbA1c 6.4%，PRA 2.4 ng/mL/hr，アルドステロン 53 pg/mL，BNP 635.6 pg/mL
　③凝固能：PT-INR 0.92，APTT 33.7 sec
　④尿検査：pH 5.5，SG 1.015，PRO（3＋），GLU（－），OB（－），U-Na 91 mEq/L，FENa 2.5%，U-K 20.0 mEq/L，U-Cre 44.9 mg/dL，U-Pro 2,207 mg/日
　⑤胸部単純Ｘ線：心胸郭比54%，両肺野異常なし，肋横隔膜角は両側ともやや鈍
　⑥心電図：正常洞調律（70/分），正常軸，左房負荷，左室肥大
　⑦経胸壁心臓超音波：左室壁運動・収縮能は良好，左室全周性に中等度肥厚あり，AR（－），MR mild，TR trace，IVST 17 mm，LVPWT 18 mm，LVDd/Ds 48/30 mm，FS 38%，EF 67%，LAD 45 mm，AoD 32 mm，E/A 0.62，RVSP 24 mmHg，IVC 11 mm
　⑧腎超音波・腎血流ドプラ検査（図1 A）：〔右/左〕腎長径11.3/10.3 cm，RAR 3.6/6.6，PSV 270/346 cm/sec，腎抵抗係数（RRI）1.0/1.0

⑨腎動脈MR angiography（図1 B）：両側腎動脈起始部で高度な有意狭窄あり．
9．入院後の経過
　①動脈硬化性腎血管性高血圧，②虚血性腎症
　　急激に重症化した高血圧と顕性蛋白尿を伴う腎機能障害とから両側RASの存在が疑われ，腎超音波・腎血流ドプラ検査および腎動脈MRアンジオグラフィを施行したところ，両側腎動脈起始部に高度狭窄病変が認められ（図1），動脈硬化性RVHおよび虚血性腎症と診断された．循環器内科へ転科後，ACE阻害薬・ARBを除いた降圧薬の多剤併用療法〔ニフェジピン（アダラートL®）80 mg/日，ビソプロロール（メインテート®）5 mg/日，アムロジピン（アムロジン®）10 mg/日，ドキサゾシン（カルデナリン®）4 mg/日，トリクロルメチアジド（フルイトラン®）2 mg/日〕を試みたが，有意な降圧は得られなかった（図2）．薬物治療に抵抗性であったため，PTRAによる腎動脈の血行再建を施行する方針とした．本症例は両側総腸骨動脈に高度狭窄があり，大腿動脈からのカテーテルのアプローチは不可能であったため，上腕動脈からのアプローチとした（カテーテル/シース径：6-Fr）．PTRAは血管内超音波（IVUS）ガイド下で二期的に行い，細いシース径でも対応できるlow-profile型の新世代ステント（Palmaz-Genesis™）を両側腎動脈病変にそれぞれ留置した（右：6.0×18 mm，左：6.0×12 mm）（図3）．PTRAに付随する合併症は認められなかった．両側腎動脈へのPTRA後は著明に血圧が改善し，降圧薬の数・量ともに減量可能となった（図2）．一方，腎機能はPTRA前後で不変であった．2回目のPTRAから1カ月後に心臓外科へ再度転科した．
　③狭心症（冠動脈3枝病変），④閉塞性動脈硬化症（ASO）
　　明らかな胸部症状は認めなかったが，ASO（両側総腸骨動脈の高度狭窄と両側浅大腿動脈の閉塞）に対する大腿－膝窩動脈バイパス術施行のための術前検査で，冠動脈3枝病変（RCA#2 90%，LAD#7 90%，LCX#11 75%，#13 90%）が認められた．PTRAによる血圧の改善後，心臓外科へ再転科して冠動脈バイパス術（LITA-#8，SVG-#14-#4PD）が無事に施行された．いったん退院後，ASOに対する待機的手術の予定とした．
　⑤2型糖尿病
　　食事療法（1,400 kcal/日）を強化したところ，HbA$_{1c}$＜6.0%にコントロールされた．経口SU剤〔グリクラジド（グリミクロン®）80 mg/日〕は継続とした．
　⑥脂質異常症
　　食事療法でTG値は200 mg/dL前後まで軽度改善した．一方LDL-Cho値は120 mg/dL前後とほぼ不変であったため，スタチン剤を開始した．

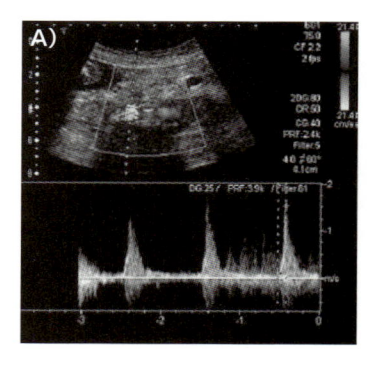

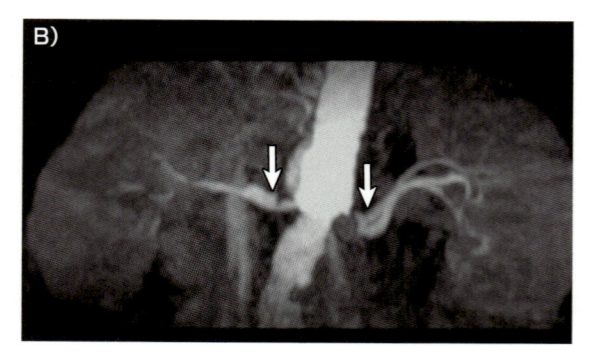

図1　腎血流ドプラ検査（A），腎動脈MR angiography（B）（p10, Color Atlas ❽参照）
　　　⇒：両側腎動脈起始部に高度狭窄病変を認める

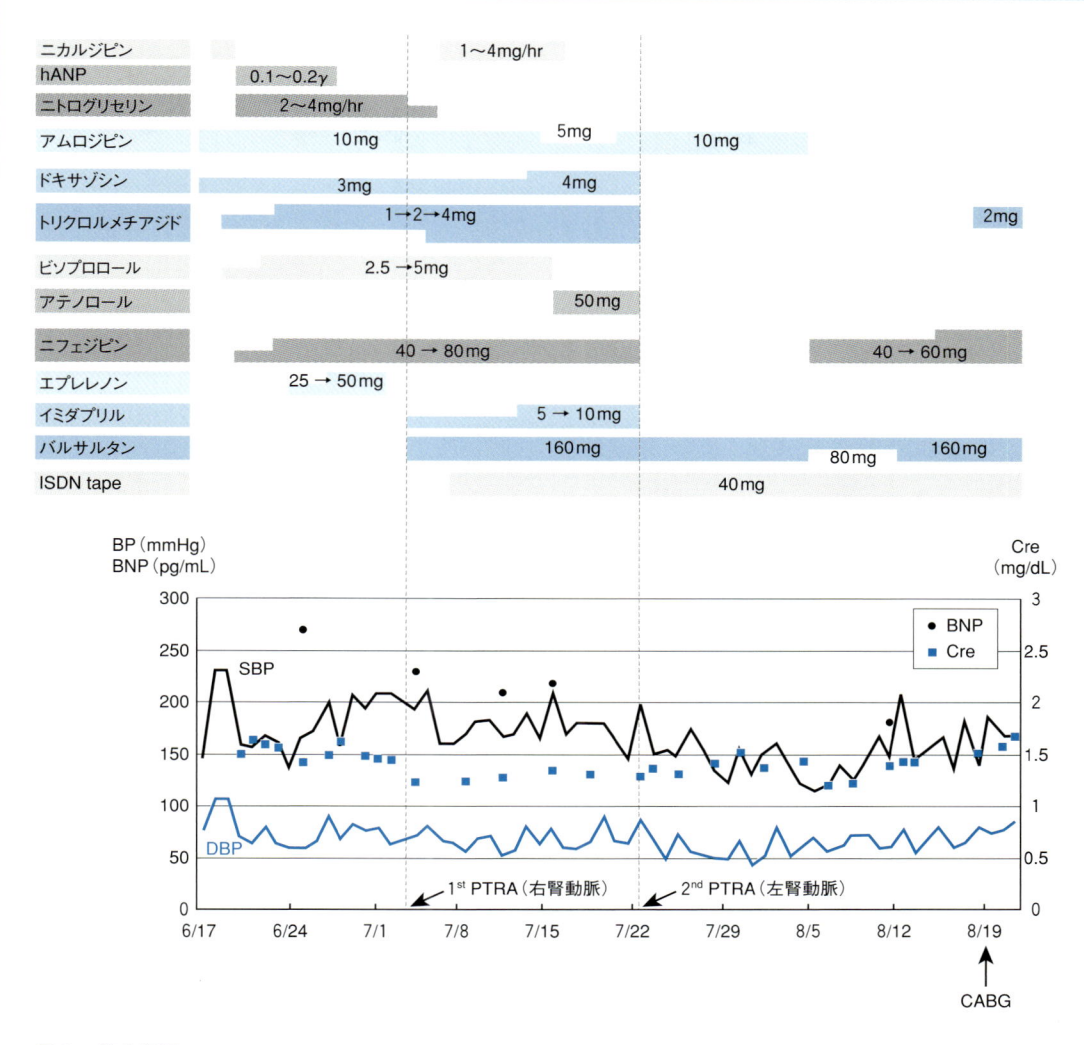

図2　臨床経過
　CABG：冠動脈バイパス術，Cre：血清クレアチニン値（mg/dL），SBP：収縮期血圧（mmHg），DBP：拡張期血圧（mmHg），PTRA：経皮経管的腎動脈形成術

10. 退院時処方

　ニフェジピン（アダラートCR®）60 mg 2×，バルサルタン（ディオバン®）160 mg 2×，トリクロルメチアジド（フルイトラン®）2 mg 1×，ドキサゾシン（カルデナリン®）4 mg 2×，クロピドグレル（プラビックス®）75 mg 1×，グリクラジド（グリミクロン®）80 mg 2×，ロスバスタチン（クレストール®）2.5 mg 1×

11. 考　察　▶Advice from Professional 1 参照

　本症例のように急激に高血圧が重症化することがあるのがRVHの特徴の1つである．本症例ではPRAの上昇はすでにみられず，また腎機能障害の進行（虚血性腎症）がみられることから，RVH/RASの経過は長いものと考えられる．さらに動脈硬化の危険因子を多数有し，他の動脈硬化性疾患（冠動脈疾患，閉塞性動脈硬化症）を合併していた点も動脈硬化性RVHの存在を強く疑わせる[1]．

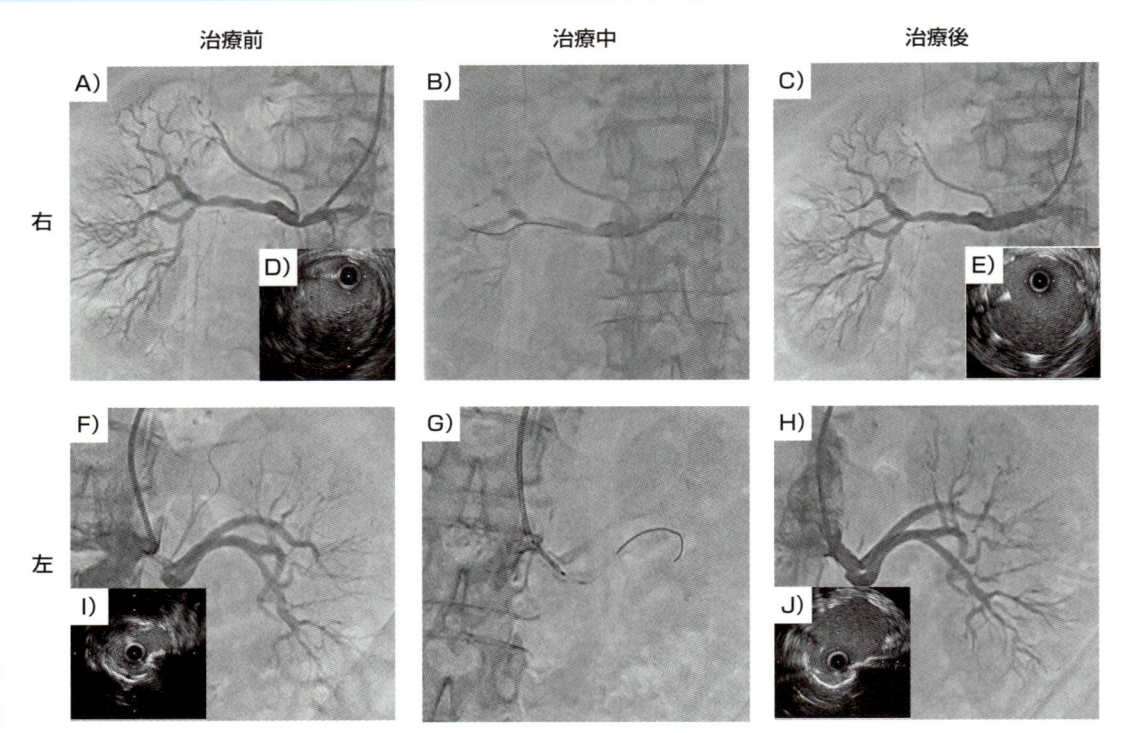

図3　経皮経管的腎動脈形成術（PTRA）
上段（A〜E）：右腎動脈起始部，下段（F〜J）：左腎動脈起始部のそれぞれ高度狭窄病変に対するPTRA．
血管造影像（A〜C，F〜H），血管内超音波像（D，E，I，J）．左列（A，D，F，I）：治療前，中央列（B，G）：治療途中，右列：（C，E，H，J）：治療後

　本症例では薬物治療による降圧が得られず（治療抵抗性），PTRAによる血行再建術を選択した．これまでバルーン血管形成術のみのPTRAの治療成績は芳しくなかったが，ステントの使用により初期成功率，血圧改善効果などの治療成績は向上した．ステントの性能にも革新がみられ，本例で使用されたPalmaz-Genesis™ステント（Cordis社，Miami，FL）は従来のPalmaz™ステントの弱点（large profileで硬い）を改良し，low-profile型で血管追従性の点で優れている[2]．腎動脈狭窄症に対する同ステントの欧米での使用成績は，手技成功，手技に伴う合併症の発生率，慢性期再狭窄率などの点において旧来のステントよりも良好であった[2]．本症例はASOのため大腿動脈からのアプローチが不可能であり，太い径（≧8-Fr）のカテーテル/シースの使用が困難な上腕動脈からのアプローチとせざるを得なかったが，low-profile型の同ステントは細い径のカテーテル/シース（6-Fr）で問題なく使用できた．なお，本症例ではこのGenesis™ステントをoff labelで使用したが，2009年6月よりわが国でもRASに対するGenesis™ステントの使用が保険適応となった．

　幸いにも本症例はPTRA後に血圧が改善したが，その効果が慢性期まで持続するとは限らず，今後も慎重な経過観察が必要である．また，RAS自体が動脈硬化性疾患における独立した予後規定因子であるが，PTRAが生命予後の改善に貢献するか否かについては本症例も含め不明である．現在進行中の大規模無作為化比較試験（CORAL試験[3]）は，難治性高血圧を伴うRAS症例に対する薬物療法＋PTRA（ステント）治療が薬物療法単独と比較して有意に将来の心血管・腎イベントを抑止できるかどうかを前向きに検証する試験であり，結果発表が待たれる．

【文 献】 ▶ Advice from Professional 2 参照

1) Hirsch, A. T. et al.：ACC/AHA 2005 Practice guidelines for the management of patients with peripheral arterial disease（lower extremity, renal, mesenteric, and abdominal aortic）. Circulation, 113：e463-e654, 2006
2) Sapoval, M. et al.：Low-profile stent system for treatment of atherosclerotic renal artery stenosis：the GREAT trial. J. Vasc. Interv. Radiol., 16：1195-1202, 2005
3) Cooper, C. J. et al.：Stent revascularization for the prevention of cardiovascular and renal events among patients with renal artery stenosis and systolic hypertension：rationale and design of the CORAL trial. Am. Heart J., 152：59-66, 2006

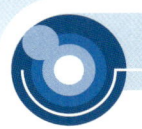

Advice from Professional

1 考察ポイント

Point 1
高血圧の急激な重症化や他の動脈硬化性疾患の合併は（動脈硬化性）RVHに特徴的である．PRAの正常化や腎機能障害の進行（虚血性腎症）より，本症例のRVH/RASの経過は長いと考えられる．できるだけ虚血性腎症が顕在化する前にRVH/RASの早期発見に努めたい．

Point 2
本症例は両側性RASに起因する薬物治療抵抗性のRVHであり，ACC/AHAのガイドライン[1]に照らし合わせてclass ⅡaのPTRA適応と考えられた．

Point 3
PTRAの治療成績は使用するデバイスによって，また原因疾患によっても異なる．FMD由来のRVH/RASでは，バルーン血管形成術の成績は良好であり第一選択となるが，動脈硬化性RVH/RASではバルーン形成術のみだと初期成功率が約70％と低く，また慢性期再狭窄率が40～50％と高いなど治療成績が不良であった．ステントの使用により初期成功率は96％以上，再狭窄率は20％以下になるなど成績が著明に改善したため，動脈硬化性RVH/RASではステント留置が原則となっている．さらにlow-profile型で血管追従性の優れた新世代ステント（Palmaz-Genesis™）も登場し，旧来のステントを上回る臨床成績が報告されている．

Point 4
PTRAによる慢性期まで含めた血圧改善効果は，最新のステントを使用しても約70％前後である．また，RASは動脈硬化性疾患における独立した予後規定因子であるが，RVH/RASに対するPTRAが生命予後を改善しうるかどうかについては不明であり，前向きの大規模無作為化比較試験による検証が必要である．

2 押さえておきたい論文

文献1：Hirsch, A. T. et al.：Circulation, 113：e463-e654, 2006
腎動脈狭窄症を含む末梢動脈疾患の治療/管理に関するACC/AHAの最新のガイドラインである．治療法のみならず，疫学・病態・疾患分類・診断法についても詳細に述べられている．診断法の変遷やPTRAを含む腎動脈血行再建術の適応についてのエビデンスがまとめられている．血行再建術（主に

PTRA）の有効性・安全性および適応とすべき対象についての臨床研究は今なお盛んに行われており，ASTRAL/CORALに代表される大規模臨床試験の結果により，今後ガイドラインがさらに書き換えられていくものと考えられる．

文献 2 ： Sapoval, M. et al.： J. Vasc. Interv. Radiol. 16 ： 1195-1202, 2005

連続52例の動脈硬化性RASに対する，low-profile型新世代ステント（Palmaz-Genesis™）を用いたPTRAの有効性・安全性を，欧州の多施設で前向きに検証した臨床研究（GREAT試験）である．初期成功率100%，手技に伴う合併症の発生率0%，6カ月後の再狭窄率14%（再PTRA施行率8%）と旧来のステントと比べて良好な成績であった．一方PTRA後の治療効果（降圧，腎機能改善）については，旧来のステントとほぼ同等の結果であった．同ステントのRASに対する使用は2009年6月より，わが国でも保険適応となった．

文献 3 ： Cooper, C. J. et al.： Am. Heart J., 152 ： 59-66, 2006

難治性高血圧（降圧薬2剤以上内服下で収縮期血圧155 mmHg以上）を伴う動脈硬化性RASに対し，薬物療法に加えてステント留置術（Palmaz-Genesis™ステントを使用）を行う方が薬物療法単独と比較して主要心血管・腎イベントの発生を有意に抑止できるかどうかを検証する，多施設共同前向き無作為化比較試験（CORAL試験）の概要・試験デザインについて述べた論文である．同試験は現在米国において進行中で，1,000例以上の症例を集める予定としており，2010年以降に終了する．

memo

第7章 二次性高血圧の診断と治療　§2 内分泌性高血圧

患者抄録

1. 原発性アルドステロン症

大村昌夫, 西川哲男

Point

1. 原発性アルドステロン症は高血圧10〜20例に1例の原因となる臓器障害を合併しやすい二次性高血圧である
2. 原発性アルドステロン症は的確な診断にもとづく適切な治療で高血圧の治癒が期待できる
3. 原発性アルドステロン症はアルドステロンとレニン活性の同時測定によるスクリーニングで発見し,手術適応の判定は副腎静脈採血で行う

1 病態生理

原発性アルドステロン症（primary aldosteronism：PA）は副腎からの自律性アルドステロン過剰分泌が原因となり,高血圧,アルドステロンの腎臓作用により生じるNa貯留とK排泄増加による低K血症,アルカローシス,多尿,四肢麻痺,アルドステロンの臓器障害としての心肥大,心臓血管障害,脳卒中,腎臓障害などを生じる.

2 疫学

PAの代表的疾患であるアルドステロン産生腺腫（aldosterone-producing adenoma：APA）は,1955年アメリカのConnにより,過剰分泌されたアルドステロンの電解質作用による低K血症を契機に発見されたことから,低K血症がPAの疾患特異的な所見とされてきた.そして低Kを疾患マーカーとして診断されたPAの頻度は高血圧の1％以下であったため,きわめて稀な疾患と考えられてきた.

しかし,1994年オーストラリアのGordonらが,アルドステロン（plasma aldosterone concentration：PAC）とレニン活性（plasma renin activity：PRA）の比（aldosterone-renin ratio：ARR）でスクリーニングを行うことで,低K血症のない高血圧患者の8.5％がPAである可能性を報告した[1].その後,ARRやPAC,PRA測定によるスクリーニングを行った疫学調査結果が報告され,紹介高血圧の10〜20％,初診高血圧の5〜10％がPAであることが報告されるようになった.

3 原発性アルドステロン症の特徴

以上に述べたように,PAは「きわめて稀ではあるが,低K血症という疾患特異的所見をもつため,診断が容易な疾患」と従来考えられてきたが,この10年で「高血圧の10例から20例に1例の原因となるが,高血圧以外の特徴的な所見がないため診断がきわめて困難な疾患」へと,その疾患概念が大きく変貌した.

そしてPAの3分の2の原因となるAPAは外科的治療によりPAのみならず高血圧の治癒も期待できるという点で,臨床上重要な二次性高血圧といえる.

4 原発性アルドステロン症の予後

PAではアルドステロンの増加によりRA系が抑制され,臓器障害の重要なリスクファクターであるアンジオテンシンⅡが低下することから,10年前まで臓器障害の少ない予後良好な高血圧と考えられてきた.

しかしアルドステロンブレイクスルー現象[※1]と臓器障害の関連や,アルドステロン拮抗薬（aldosterone blockade：AB）が心不全の死亡率を著明に低下させたRandomized aldactone Evaluation

Study（RALES）²⁾以来，アルドステロン自体が臓器障害のリスクファクターとなることが次第に明らかとなっている．さらに，Milliezらの報告では本態性高血圧と比較しPAでは心血管病の発症率が心筋梗塞6.5倍，心房細動12.1倍，脳卒中4.2倍でありPAは予後不良の高血圧であることが判明した³⁾．

したがってPAは的確な診断をもとに適切な治療が重要な二次性高血圧ということができる．

5 原発性アルドステロン症の診断

このようにPAは高血圧の原因としての頻度が高く，診断が難しく，臓器障害の多い予後不良な疾患であるが，適切な治療を行うことで高血圧の治癒までも期待できる疾患でもある．このようなPAを的確に診断しないまま"本態性高血圧"として生涯にわたる薬物治療を行うことは高血圧患者のQOLを著しく損なうことが想像される．

したがってPAを早期に発見するためには，その頻度も考慮すると，**可能であれば高血圧全例でPACとPRAを同時測定し，PAの可能性の有無を検討する**ことが重要である．ただしPACとPRAは採血時の姿勢や降圧薬の影響を受ける．このためPACやPRAの測定は降圧薬投与前の初診時に行うことが最も有効である．降圧薬の投与を中断できない場合は，PACやPRAに影響の少ない降圧薬で血圧をコントロールしつつ検査を行う（p288，処方1）．PAの特徴である低レニン性高アルドステロン血症が疑われた場合，さらに確認検査としてのカプトプリル負荷試験，フロセミド立位試験，生理食塩水負荷試験などを行いPAの診断を進めてゆく（図）．

6 原発性アルドステロン症の原因疾患の鑑別

PAの治療は，片側副腎からアルドステロンが過剰分泌されている場合はその原因副腎を外科的に切除し，両側副腎からアルドステロン過剰分泌が生じている場合は内科治療が選択される．このため両者の鑑別診断はきわめて重要である．

従来，片側副腎からのアルドステロン過剰分泌の原因はAPAであり，両側副腎からのアルドステロン過剰分泌の原因疾患は，両側副腎のアルドステロンを産生する球状層の過形成による特発性アルドステロン症（idiopathic hyperaldosteronism：IHA）であるため，両者の鑑別はCTなどの画像検査での副腎腫瘍の有無を確認することで可能とされてきた．

しかし，片側アルドステロン過剰分泌の原因となるAPAの約40％がCTで腫瘍を確認できない径6mm以下の微小腺腫（aldosterone-producing microadenoma：APmicroA）が原因となっていること⁴⁾，さらに片側副腎に微細な結節と球状層の過形成がアルドステロン過剰分泌の原因となる片側副腎過形成（unilateral adrenal hyperplasia：UAH）や片側副腎にアルドステロン産生能をもつ微細な結節が多発する片側多発副腎皮質微小結節（unilateral multiple adrenocortical micronodules：UMN）という新たな片側副腎微小病変が原因となるPAも報告され，CTで副腎腫瘍が発見されなくとも片側副腎手術で治癒が期待できるPAが全体の1/3を占めることが判明した．

さらに，近年画像検査により多くの副腎腫瘍が発見されるようになったが，このような副腎腫瘍の最多の原因はホルモン異常産生を伴わない非機能性副腎腫瘍であり，臨床症状を呈さない程度の潜在的なコルチゾール分泌能をもつサブクリニカルクッシング症候の腺腫も多い．そして，手術の必要はないが画像検査で容易に発見可能な大きさをもつ腫瘍がAPmicroAやUAH，UMNの存在する副腎と反対の副腎に合併することもPA全体の約10％にある．

したがって，PAの約半数は腫瘍の有無で手術適応を判定できない⁵⁾．

このようなPAの病態から，PAの手術による治療を行う前に両側副腎静脈にカテーテルを挿入し，副腎静脈血を採取しホルモン測定を行い，アルドス

※1 アルドステロンブレイクスルー
ACE阻害薬やARBを投与すると血圧が低下し，アルドステロンも低下する．しかし半年～1年経過すると，約半数の症例で血圧のコントロールに変化はないがアルドステロンが治療前の値よりも上昇することがあり，この現象をアルドステロンブレイクスルーという．
アルドステロンブレイクスルーが生じるとACE阻害薬やARBの臓器保護作用である心肥大抑制効果や尿中アルブミン排泄減少効果が減弱することが報告されている．

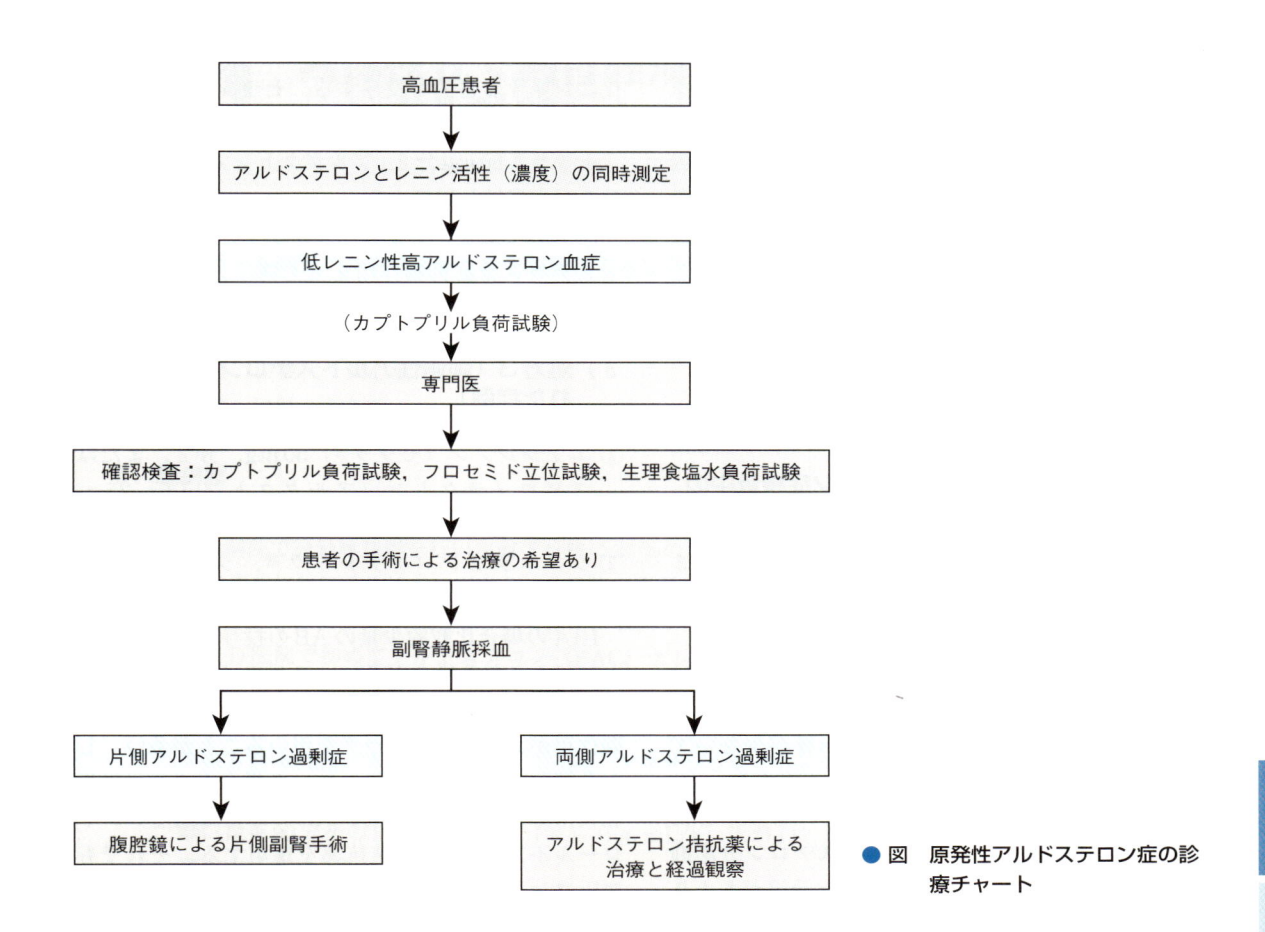

```
            ┌─────────────────┐
            │    高血圧患者    │
            └────────┬────────┘
                     ▼
  ┌──────────────────────────────────────┐
  │ アルドステロンとレニン活性（濃度）の同時測定 │
  └────────────────┬─────────────────────┘
                   ▼
       ┌───────────────────────────┐
       │ 低レニン性高アルドステロン血症 │
       └─────────────┬─────────────┘
              （カプトプリル負荷試験）
                     ▼
                ┌─────────┐
                │  専門医  │
                └────┬────┘
                     ▼
  ┌──────────────────────────────────────────────────┐
  │ 確認検査：カプトプリル負荷試験，フロセミド立位試験，生理食塩水負荷試験 │
  └────────────────────┬─────────────────────────────┘
                       ▼
         ┌────────────────────────────┐
         │ 患者の手術による治療の希望あり │
         └──────────────┬─────────────┘
                        ▼
                ┌──────────────┐
                │  副腎静脈採血  │
                └──┬────────┬──┘
                   ▼        ▼
   ┌──────────────────┐ ┌──────────────────┐
   │ 片側アルドステロン過剰症 │ │ 両側アルドステロン過剰症 │
   └─────────┬────────┘ └─────────┬────────┘
             ▼                     ▼
   ┌──────────────────┐ ┌──────────────────────┐
   │ 腹腔鏡による片側副腎手術 │ │ アルドステロン拮抗薬による │
   │                        │ │   治療と経過観察         │
   └──────────────────┘ └──────────────────────┘
```

● 図　原発性アルドステロン症の診療チャート

テロン過剰分泌部位を判定する副腎静脈採血が推奨されている．JSH2009では副腎CT，副腎シンチグラフィ，副腎静脈採血で総合的に判断すると記載されているが，米国内分泌学会と日本内分泌学会のガイドラインでは手術治療を予定するPAでは，副腎静脈採血は必須であり，CTはPA自体の診断には用いない，と記載されている．

7　原発性アルドステロン症の治療

　副腎静脈採血で片側副腎からのアルドステロン過剰分泌が診断され，患者さんが手術による治療を希望される場合，腹腔鏡下片側副腎摘除術が行われる．
　APmicroAやUMN，UAHの術後の高血圧の治癒率は80〜90％と高いが，径7 mm以上の画像検査で腫瘍が確認できるAPAでの高血圧の治癒率は約60％と劣るため，PAでも早期発見，早期治療が重要である．PAではアルドステロン過剰により糸球体濾過率が増加しているため，腎機能障害を合併していながら一見腎機能が正常と思われるような症例もある．手術後の急速なアルドステロン低下に伴う糸球体濾過量低下による腎機能悪化予防と低K血症改善のため，ABを用いて術前の血圧コントロールを行う（p288，処方2）．
　術後，アルドステロン過剰分泌が解消した後は低レニン性低アルドステロン血症となる．高血圧が残存する場合は，通常の本態性高血圧と同様の治療を行う．
　副腎静脈採血で両側からのアルドステロン過剰分泌が認められた場合は，その大多数はIHAと考えられる．IHAは比較的少量のAB投与で血圧がコントロール可能となる場合が多い．ABのみで血圧がコントロール不良の場合は副腎からのアルドステロン分泌抑制作用を有するCa拮抗薬を併用する（p288，処方3）．ABとCa拮抗薬の併用で血圧コントロールが不良な場合は両側APAの可能性も考慮し，降

PACとPRAを測定し，PAの可能性が高い症例では副腎静脈採血が施行可能な施設に患者さんを紹介することが重要である．

【文　献】　▶ Advice from Professional ❷参照

1) Mulatero, P. et al.: Increased diagnosis of primary aldosteronism, including surgically correctable forms, in centers from five continents. J. Clin. Endocrinol. Metab., 89 : 1054-1050, 2004

Advice from Professional

❶ 考察ポイント

Point 1
PAの疾患概念が，以前の「きわめて稀であるが低K血症などの疾患特異的症状から診断が容易な疾患」から，「高血圧に占める頻度が高く疾患特異的症状が少なく診断が難しい疾患」に変化したことが重要である．

Point 2
高血圧，特に初発高血圧全例でのPACとPRAの測定により，治癒が期待できる二次性高血圧であるPAを早期に発見し，臓器障害を予防することが重要である．

Point 3
PAの1/3で画像検査で発見できないが手術により治癒の期待できる片側副腎微小病変が原因となっているため，PAの原因疾患の鑑別には副腎静脈採血が必須である．

Point 4
PA症例の記載にあたっては，副腎静脈採血の結果で治療法が正しく判定されているかが重要であり，画像検査所見のみで手術を行った症例報告は受理されない．

❷ 押さえておきたい論文

文献1 ： Mulatero, P. et al. ： J. Clin. Endocrinol. Metab., 89 ： 1054-1050, 2004
近年アルドステロン症の頻度が増加したこと，副腎静脈採血を行わない施設では特発性アルドステロン症と診断される症例の割合が多くなることを報告した論文である．

第7章 二次性高血圧の診断と治療　§2 内分泌性高血圧

2. 甲状腺機能異常症

患者抄録

北　俊弘，北村和雄

Point

1. 甲状腺疾患の頻度は高く，一般診療で遭遇する機会が多い
2. 甲状腺機能亢進症，機能低下症ともに特有の症状があり，これが診断の契機となることが多い
3. 甲状腺機能亢進症による高血圧は頻脈を伴う収縮期高血圧であり，β遮断薬が有効である
4. 甲状腺機能異常症では，甲状腺機能を正常化することが重要であり，高血圧治療は補助的なものとなる
5. 甲状腺疾患治療に関しては，適宜，専門家へコンサルテーションを行う必要がある

1 病態の特徴・疫学

甲状腺疾患は内分泌疾患としては頻度が高く，機能異常を伴う場合と伴わない場合があるが，いずれの甲状腺疾患も女性に圧倒的に多い．一般住民での調査では，慢性甲状腺炎（橋本病）や甲状腺癌の方がBasedow病よりも頻度が高いといわれており，機能異常としても甲状腺機能低下症の方が甲状腺機能亢進症よりも多い．

表1のように，甲状腺機能障害は特徴的な症状を伴うことが多く，これらの症状から診断に至る場合が多い．また，末梢組織の代謝状態を反映した検査値異常も認められる．ただし，高齢者では典型的な症状が目立たず，不定愁訴として甲状腺機能異常が見逃されることも少なくない．

血圧上昇の機序は異なっているものの，甲状腺機能低下症も機能亢進症もともに高血圧の原因となる可能性がある．本稿では，頻度の多い疾患（病態）に焦点を絞って記述しており，稀な疾患にはあてはまらない部分もある．

memo
甲状腺腫
正常の甲状腺は約20gであり，触診では触れないことが多い．甲状腺の全部ないし一部が腫大して触れるようになった場合を，甲状腺腫という．全体が腫脹するびまん性甲状腺腫と一部が腫大する結節性甲状腺腫に分類される．代表的な疾患は，前者ではBasedow病，慢性甲状腺炎，単純性甲状腺腫，後者では腺腫様甲状腺腫，腺腫，悪性腫瘍である．甲状腺腫を触れた場合は，機能検査とともに，まずは甲状腺エコーを行う必要がある．

周期性四肢麻痺
Basedow病の合併症として，わが国や東南アジアで頻度が高い．特に男性に多く，わが国では男性Basedow病の8％にみられたとの報告がある．起床時に四肢の脱力発作をきたすことが多く，発作時には血清Kが低下する．当科では，血清Kが2台となった若年男性を経験している．甲状腺機能が正常化すると，発作は起きなくなる．

1）甲状腺機能低下症

後天性の甲状腺機能低下症の原因疾患としては，慢性甲状腺炎による原発性が最も多く，次がBasedow病治療後である．日本各地の甲状腺検診データをみると，慢性甲状腺炎がBasedow病の10倍以上の頻度で発見されているが，慢性甲状腺炎のなかで症状を伴う顕性の甲状腺機能低下症を呈するのは1/10以下である[1]．なお，顕性の機能低下症頻度は，久山町の住民検診データ（40歳以上）では，男性0.4％，女性0.7％となっている[2]．

甲状腺機能低下症における高血圧の頻度は21％との海外報告があり，さらにわが国で慢性甲状腺炎の女性患者477人中の高血圧頻度を検討したデータでは，甲状腺機能低下例で23.7％，甲状腺機能正常例で14.6％であり，甲状腺機能低下状態が高血圧と

● 表1　甲状腺機能異常に伴う症状

	症状	一般検査異常
甲状腺機能亢進症	甲状腺腫 動悸，頻脈 全身倦怠感 手指振戦 暑がり，発汗過多 眼球突出 前脛骨の粘液水腫 周期性四肢麻痺（男性）	コレステロール低下 ALP上昇 耐糖能異常 洞性頻脈，心房細動
甲状腺機能低下症	寒がり 易疲労感 嗄声 動作緩慢，眠気 皮膚の乾燥，脱毛 便秘 食欲低下 粘液水腫（全身）	コレステロール上昇 中性脂肪上昇 CPK，AST，LDH上昇 貧血 心陰影拡大 心電図の低電位

関連していた[3]．

　甲状腺機能低下状態がどのような機序で高血圧を発症してくるのかは確定していないが，体液量の増加，末梢血管抵抗の上昇，併存する高脂血症に伴う動脈硬化などが想定されている．

　甲状腺機能低下症では，心収縮力・心拍数が低下し，心拍出量が低下するため，末梢循環維持のため動脈の収縮が起き，血圧が上昇する可能性がある．さらに，腎よりのNa排泄も低下するので，体液貯留傾向となり，これも血圧上昇に寄与する．これらの血行動態の変化により，特に**拡張期血圧が上昇する**．ただし，高度の機能低下症では，心囊液貯留を伴う心不全が高度となり，血圧は低下傾向となる．

　一般に，甲状腺機能低下症は症状や検査値異常から診断されることが多く，高血圧が診断契機となることはほとんどない．また，甲状腺機能低下症に起因する高血圧治療で難渋するケースは少ない．

2）甲状腺機能亢進症

　甲状腺機能亢進症の原因疾患としては，Basedow病が最も多い．一般住民におけるBasedow病の頻度は0.02〜0.32％と報告されており[4]，他の甲状腺疾患よりやや若い20歳代後半から30歳代前半に多く，男女比は1：4.6となっている．ただし，病院を受診する甲状腺疾患のなかではBasedow病が最も多く，慢性甲状腺炎よりも発見効率はよいかもしれない．若年のBasedow病の1/3に高血圧を合併していると報告されており[5]，典型的には**収縮期高血圧（脈圧の増大）を呈する**．

　甲状腺機能亢進症に伴う高血圧は，**甲状腺ホルモンによる交感神経β受容体刺激に起因する**．β受容体刺激により，心拍数と心拍出量が増加し，末梢血管抵抗が低下し，体液量が増加することで収縮期高血圧となる．甲状腺機能亢進症では心房細動を合併することも多く，**頻脈や心房細動を伴う高血圧**の存在から，甲状腺機能亢進症が診断されることも少なくない．また，甲状腺機能亢進症を治療する場合，過剰なβ受容体刺激を抑制することは重要である．

2 治療のメカニズムとストラテジー

　甲状腺疾患では，甲状腺機能の評価と原因疾患の鑑別が重要である．

　甲状腺機能は，血中のTSH（thyroid-stimulating hormone，甲状腺刺激ホルモン）と甲状腺ホルモン（free T_3，free T_4）を測定することで容易に把握できるが，機能異常が一過性のものか，永続的なものかは慎重に判断する必要がある．次に，各種自己抗体測定や甲状腺の画像診断（エコーやRI検査など）により，原因疾患の鑑別を行う．

　機能異常を伴う疾患としては，慢性甲状腺炎とBasedow病が大半であり，一過性機能亢進として無痛性甲状腺炎や亜急性甲状腺炎がときにみられる．しかし甲状腺検診で多くみつかる単純性甲状腺腫は

● 表2　甲状腺機能亢進症治療の比較

	長所	短所
抗甲状腺薬	利用しやすい 施設を問わない	副作用が多い 致死的副作用がある 長期投与が必要 再発が比較的多い
手術	効果が確実ではやい 重症例も治療可能	熟練の技術が必要 手術痕が残る，合併症がある 後に機能低下となることがある
放射線治療	効果は確実 傷が残らない	施設が限定される 晩発性機能低下症が多い 妊婦や小児には禁忌

もとより，腺腫・腺腫様甲状腺腫でも治療対象となる機能異常を伴うことは非常に少なく，甲状腺癌も機能異常を伴うことはほとんどない．

1）甲状腺機能低下症の治療

TSH上昇のみで甲状腺ホルモンが正常な潜在性甲状腺機能低下症はそのまま経過をみる．

甲状腺ホルモンが低下し，自覚症状や検査値異常がみられる症例は甲状腺ホルモンの補充を行う．甲状腺ホルモンを正常範囲内にもっていくことが目的であるが，原発性甲状腺機能低下症では **TSHが敏感な指標** となる．甲状腺ホルモンの補充は少量より開始し，漸次増量しながら，ゆっくりと維持量にもっていく．一方で甲状腺ホルモンの補充により心拍数・心拍出量が増加し，心仕事量が増加するため，心疾患や冠動脈硬化症が存在すると心血管事故に繋がる危険がある．甲状腺機能低下症患者では高脂血症などから動脈硬化が進行している場合も少なくなく，特に高齢者では虚血性心疾患の鑑別は非常に重要である．よって，心疾患が存在する場合の補充療法は，心電図や副作用をチェックしつつ，きわめてゆっくりと行う必要があり，場合によっては亜硝酸薬やCa拮抗薬などを事前に投与しておく必要がある．

甲状腺機能の回復によって，甲状腺機能低下症に伴う高血圧も正常化する場合が少なくないので，軽度の高血圧は経過をみてもよい．

高血圧の治療を行う場合は，脈拍低下作用がなく，虚血性心疾患にも有益なジヒドロピリジン系Ca拮抗薬が使用しやすい．また，体液量コントロールのために利尿薬が必要となることもある．

2）甲状腺機能亢進症の治療

現在のところBasedow病の原因となっている自己免疫機序をコントロールして甲状腺機能を正常化する治療法は確立していない．現在の治療は，薬物により甲状腺ホルモンの合成を抑制するか，手術や放射性ヨードによって甲状腺組織を縮小し，甲状腺ホルモンの産生を制限する方法が行われている．表2のように各治療法には特徴があり，それぞれ長所と短所があるので，患者背景を十分吟味し，可能な限り専門家に相談すべきである．

通常は抗甲状腺薬による薬物療法から開始し，薬物としてはチアマゾール（thiamazole：1-methyl-2-mercapto-imidazole，MMI）とプロピルチオウラシル（propylthiouracil：PTU）がある．MMIの方が10倍ほど作用が強く，一般的にはMMIより投与することが多い．両薬剤とも，甲状腺ペルオキシダーゼを阻害して甲状腺ホルモン合成を抑制するため，甲状腺に蓄積されたホルモンが減少するまでは効果が発現せず，甲状腺機能正常化には投与後1カ月ほどの期間を要する．効果発現後に減量し，維持量に持っていくが，少なくとも1年以上，多くは数年間投与継続が必要である．副作用として，**薬物アレルギーと顆粒球減少症**があり，皮疹がしばしば認められるが，軽症の場合は薬剤変更や抗ヒスタミン薬で対処できる．重症例や肝障害，関節炎が出現すると継続使用が難しくなる．また，頻度は低いが無顆粒球症には十分注意しなければならない．

内科的治療が困難な若年者や，甲状腺腫が巨大な場合は，甲状腺亜全摘術を行うが，術前に甲状腺機能を正常化しておかないと**甲状腺クリーゼ**を起こす危険性がある．

内科的治療が困難な場合や，中等度の機能亢進症の中年以降の患者の場合は放射線ヨード治療を選択することもある．2週間のヨード制限を行った後に，甲状腺グラムあたり40～80Gyの^{131}Iを経口投与する．放射線治療では**晩発性の甲状腺機能低下症**に移行することが多い．

甲状腺機能亢進症に伴う，**高血圧，頻脈，振戦に対してはβ遮断薬が有効**である．薬剤としては短時間作用で調節性に富み，中枢への移行がある（振戦に効果がある）プロプラノロールが使用されることが多い．

3 処方の実際

1）甲状腺機能低下症

- 合成サイロキシン（チラーヂンS®）100μg，1日1回朝食後

1日量25μgないし50μgから開始し，1～2週間ごとに25μgずつ増量する．TSHと甲状腺ホルモン値を指標として，維持量（75μg～150μg/日）にもっていく．緩徐に増量していくことが重要であり，慢性期には定期的にTSHなどをチェックする．

2）甲状腺機能亢進症

a）投与開始用量
- MMI（メルカゾール®）30mg，1日3回各食後
- PTU（チウラジール®）300mg，1日3回各食後

b）維持量
- MMI（メルカゾール®）5～10mg，1日1～2回，食後
- PTU（チウラジール®）50～100mg，1日1～2回，食後

初期には十分量を投与し（症例によっては上記投与量より少量でよい），1カ月ほどして甲状腺機能が十分正常化してから減量する．常に，血中甲状腺ホルモンが正常域にあるように注意しつつ，1～2カ月ごとに少しずつ減量し，維持量にもっていく．中止後に甲状腺機能亢進症が再発することも少なくなく，中止には専門家の判断を仰いだ方がよい．

c）β遮断薬
- プロプラノロール（インデラル®）30mg，1日3回各食後

必要に応じて適宜増量するが，おおむね1日60～90mg以内で十分な効果が得られる．β受容体の選択性が低いので喘息などに注意し，心不全の発症にも気をつける．

4 おわりに

甲状腺疾患の頻度は比較的多く，症状がはっきりしないケースでは見逃されていることも多い．治療法は確立しているので，鑑別疾患として甲状腺疾患を常に念頭に置いておくことが大切である．

<文 献>
1) Konno, N. et al.：Clin. Endocrinol., 38：273-281, 1993
2) Okamura, K. et al.：J. Am. Geriatr. Soc., 37：317-322, 1989
3) Saito, I. et al.：Hypertension, 5：112-115, 1983
4) Maruchi, N. et al.：Endocrinol. Jpn., 16：665-672, 1969
5) Hurxthal, L. M.：Arch. Intern. Med., 47：167-181, 1931

➡ 次頁：患者抄録

患者抄録

甲状腺機能亢進症を合併する高血圧

【患　者】53歳，女性
1．診　　断　①Basedow病，②大動脈炎症候群
2．主　　訴　動悸，頻脈
3．既 往 歴　37歳時に子宮筋腫のため子宮全摘術
4．家 族 歴　母に卵巣癌
5．生 活 歴　職業：自営業事務，喫煙歴なし，飲酒歴なし
6．現 病 歴
　　　50歳時，就寝時に動悸を感じるようになったが，更年期障害と思い放置していた．本年4月から10月にかけて食欲は正常であったが，体重が6kg減少した．11月に感冒のため近医を受診したところ，頻脈と高血圧を指摘された．甲状腺機能亢進症が疑われたため，12月7日，当院を紹介受診し，緊急入院となった．
7．入院時現症
　　　身長 157 cm，体重 48 kg，BMI 19.5，意識清明，血圧：右上肢 190/70 mmHg，左上肢 110/70 mmHg，脈拍数 124/分・整，体温 37.0℃，眼球突出なし，結膜に貧血・黄疸なし，びまん性甲状腺腫あり（弾性硬），胸部：異常所見なし
　　　腹部：臍周辺に血管雑音あり，前脛骨浮腫なし
　　　神経系：膝蓋腱反射・アキレス腱反射亢進，病的反射なし
8．入院時検査成績
　①血　　算：WBC 7,200/μL，RBC 480万/μL，Hb 12.6 g/dL，Hct 38.6％，Plt 17.7万/μL
　②生 化 学：TP 7.54 g/dL，Alb 3.80 g/dL，T-Bil 0.5 mg/dL，AST 20 IU/L，ALT 21 IU/L，LDH 135 IU/L，ALP 427 IU/L，γ-GT 32 IU/L，CK 33 IU/L，BUN 15.5 mg/dL，Cre 0.3 mg/dL，UA 4.9 mg/dL，Na 139 mEq/L，K 4.0 mEq/L，Cl 102 mEq/L，Ca 9.7 mg/dL，T-Cho 121 mg/dL，HDL-C 35.9 mg/dL，TG 152 mg/dL，Glu 90 mg/dL，CRP 0.2 mg/dL
　③凝 固 系：PT-INR 1.22，APTT 29.0 sec
　④甲状腺関係：TSH 0.03 μIU/mL 未満，free T_3 14.16 pg/mL，free T_4 5.52 μg/mL，抗Tg抗体 34.8 IU/mL，抗TPO抗体 71.8 IU/mL，抗TSHレセプター抗体 74.6％，TS-Ab 999％，thyroglobulin 60 ng/mL
　⑤血清学他：RA test（1＋），LE test（－），抗核抗体・抗DNA抗体 陰性，血清補体価 57 U/mL，ESR 56 mm/1 hr
　　　血漿レニン活性 2.39 ng/mL/h，アルドステロン 94.5 pg/mL
　⑥尿一般検査：pH 5.0，Glu（－），Pro（－），OB（－），ket（－）
　⑦胸部単純X線：CTR 52.5％，両肺野異常なし，CP angle sharp
　⑧心 電 図：洞性頻脈 92 bpm，正常軸，aV_L 平坦T波，LV high voltage 5.32 mV
　⑨経胸壁心エコー：EF 79％，LAD 31 mm，IVSTd 10 mm，LVPWTd 10 mm，大動脈弁に異常なし
9．入院後の経過
　①Basedow病
　　　収縮期高血圧，頻脈，びまん性甲状腺腫が存在し，原発性の甲状腺機能亢進であり，さらに各種自己抗体の存在からBasedow病と診断した．入院当日からチアマゾール（メルカゾール®）20 mg/日，プロプラノロール（インデラル®）40 mg/日の投与を開始した．1週間後，血圧

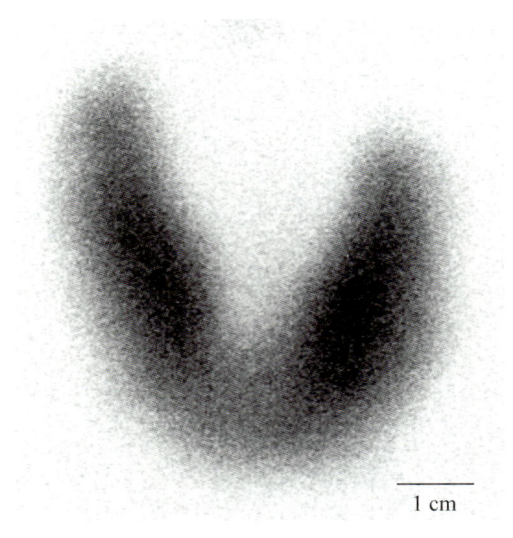

図1　甲状腺シンチグラフィ
両側の甲状腺がびまん性に腫大している
（右 5.9 × 1.8 cm，左 5.2 × 2.2 cm）

160/70 mmHg，脈拍数 90/分以下となり，動悸が消失した．2 週間後，血圧 130/80 mmHg，脈拍数 80/分前後となり，甲状腺ホルモンも free T$_3$ 5.46 pg/mL，free T$_4$ 2.15 mg/mL に低下した．4 週間後，free T$_3$ 3.92 pg/mL，free T$_4$ 1.24 mg/mL と甲状腺機能は正常範囲内に低下したが，両膝関節，両手指関節に疼痛がみられるようになった．チアマゾールの副作用と判断し，投薬を中止したところ，中止後 5 日で症状が消失した．中止 1 週間後からプロピルチオウラシル（PTU，チウラジール®）150 mg/日を開始したところ，10 日後に 38.5 ℃の発熱と両膝，両手指のこわばりが出現した．投薬を中止し，2 日後に関節炎は軽快した．抗甲状腺薬なしで経過をみたが，甲状腺機能は初診時と同程度に再上昇し，血圧 190/70 mmHg，脈拍数 120/分となった．内科的治療困難と判断し，ヨード制限食を十分行い，I^{123} 摂取率（図 1：甲状腺シンチグラフィ）が 82.9％であることを確認後に，放射線ヨード治療（I^{131} 370 MBq）を行った．また，眼球突出予防目的で，放射線治療前からプレドニゾロン 20 mg/日を投与開始し，その後徐々に漸減した．放射線治療後 10 日にて，free T$_3$ 3.13 pg/mL，free T$_4$ 2.13 mg/mL となり，退院した．

② 大動脈炎症候群

　上肢血圧に明確な左右差があり，左橈骨動脈の触知も不良であったが，下肢の血圧に左右差はみられなかった．大動脈炎症候群を疑い，CT angiography を施行したところ，左鎖骨下動脈がほぼ閉塞しており（図 2），胸部大動脈に壁肥厚と石灰化が認められた．大動脈炎症候群と診断したが，病状が落ち着いているため，経過観察とした．なお，合併症として腎血管性高血圧も疑われたが，甲状腺機能安定後の追加検査で否定された．

10. 退院時処方

プレドニゾロン（プレドニゾロン®）5 mg，2 T 朝 1 回
プロプラノロール（インデラル®）10 mg，3 T 3 × 毎食後

11. 考　察　▶ Advice from Professional 1 参照

　甲状腺機能亢進症に伴う高血圧は収縮期高血圧であり，脈圧が増加するとともに，頻脈を伴っている．本症例のように高血圧と頻脈から甲状腺機能亢進症が診断されることも稀ではない．高血圧と頻脈の原因は，甲状腺ホルモンによる交感神経 β 受容体刺激であり，β 遮断薬の投与で血行動態と自覚症状の改善が期待できる．

　甲状腺機能亢進症では抗甲状腺薬により治療を開始するのが定法であり，十分量の投薬を行う

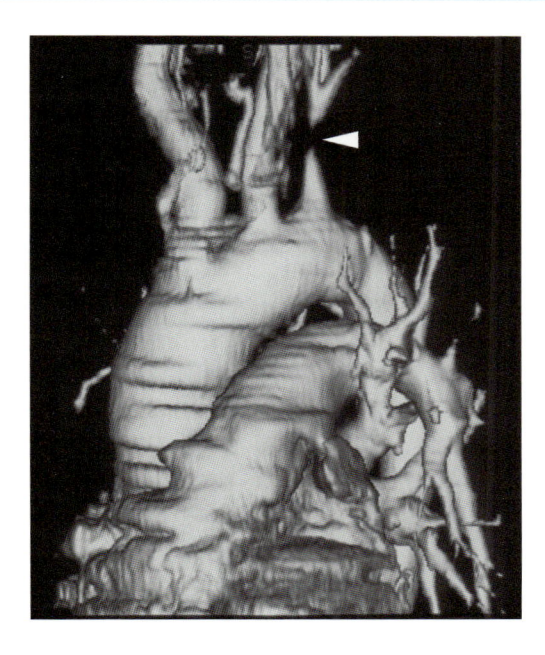

図2　大動脈のCT angiography
左鎖骨下動脈は起始部から1.5 cmのところで高度に狭窄している

と，約1カ月で甲状腺機能が正常化する．初期の効果判定には甲状腺ホルモンの値が重要であり，TSHの上昇は遅れて認められる．抗甲状腺薬の副作用として，薬物アレルギーと無顆粒球症が重要であるが，本症例にみられたような慢性関節リウマチ様の関節炎（antithyroid arthritis syndrome 1～2％）も稀ではない[1]．関節炎の副作用はMMIとPTUともに報告されており，発症した場合の投薬継続は難しい．抗甲状腺薬は，少なくとも1年以上継続投与する必要があり，本症例のように早期に中止すると必ず再発する．

　抗甲状腺薬が使用できない場合，手術か放射線治療を行うことになるが，本症例では患者希望により放射線治療を選択した．機序は不明であるが，放射線ヨード治療後1年以内に15％の症例に眼球突出が出現または増悪するといわれており，ステロイド同時投与でこれが2％程度に減少するとの報告があり[2]，本症例では眼球突出は出現しなかった．また，晩発性の甲状腺機能低下症の頻度は高く，10年で40～70％に達する．本症例は放射性ヨード投与後，2カ月で甲状腺機能低下状態となり，以後甲状腺ホルモン補充療法を受けている．

　甲状腺機能亢進症に伴う高血圧は，甲状腺機能が正常化した後は正常血圧へと戻っていくのが通常である．ところが本症例では，甲状腺機能が正常に維持されているにもかかわらず，徐々に収縮期高血圧を呈するようになった．本態性高血圧が発症してきたと判断したが，加えて大動脈炎症候群による大動脈の硬化が収縮期高血圧の原因と考えられた．異なる原因で収縮期高血圧を呈した興味深い症例である．

【文　献】　▶ Advice from Professional 2 参照

1) Cooper, D. S.: Antithyroid drugs. N. Engl. J. Med., 352: 905-917, 2005
2) Bartalena, L. et al.: Relation between therapy for hyperthyroidism and the course of Graves' ophthalmopathy. N. Engl. J. Med., 338: 73-78, 1998

Advice from Professional

1 考察ポイント

Point 1
頻脈を伴う収縮期高血圧と血圧左右差という身体所見から，甲状腺機能亢進症と大動脈炎症候群がみつかった症例であり，身体診察の重要性を示す症例といえる．

Point 2
抗甲状腺薬は広く使用されているが，副作用の頻度は多く（約20％），継続使用不能となる重症の副作用が存在する．他の治療にもそれぞれに長所と短所が存在する．文献を交えてこれらの情報を記載し，当該症例の経過を絡めて記述する．

Point 3
退院後の経過であっても，甲状腺機能低下症への移行など重要なものは追加して，患者の全体像をわかりやすくする．

Point 4
当該症例に関して，予想外な点や興味を感じる点がある場合は，その点に関する考察を行う．本症例では収縮期高血圧に関して考察してみた．

2 押さえておきたい論文

文献 1：Cooper, D. S：N. Engl. J. Med., 352：905-917, 2005
抗甲状腺薬の薬理作用，使用方法，副作用などについて丁寧に解説したレビュー論文であり，必要十分な情報が上手に整理されている．

文献 2：Bartalena, L. et al.：N. Engl. J. Med., 338：73-78, 1998
Basedow病（Graves病）患者を無作為に放射線単独治療，放射線治療＋プレドニゾロン，メチマゾール治療の3群に割り付け，眼球突出の経過を比較検討した論文．プレドニゾロンを併用すると眼球突出が有意に抑制された．

memo

第7章 二次性高血圧の診断と治療　§2 内分泌性高血圧

3. Cushing症候群

平田結喜緒

Point

1. Cushing症候群（CS）はコルチゾール過剰分泌によってもたらされる病態であり，ACTH依存性CS（Cushing病と異所性ACTH産生腫瘍）とACTH非依存性CS（副腎腫瘍と結節性過形成）に大別される
2. CSはメタボリックシンドロームや生活習慣病のなかに潜んでいることが多く，特異的なCushing徴候を見逃さないことが重要である
3. CSのスクリーニング検査では血中（尿中）コルチゾール測定と，少量デキサメタゾン（DEX）抑制試験を行い，ホルモンの過剰および自律分泌を証明する
4. CSの病型の鑑別診断のための内分泌検査と画像検査による腫瘍の局在診断を行う
5. 各病型のCSの治療の第一選択は腫瘍の外科的切除である．手術不能例や再発例に対しては放射線治療や薬物治療が用いられる．特に高コルチゾール血症に対するステロイド合成阻害薬の使用はコルチゾールのコントロールに有効な薬物治療である

1 病態の特徴

1）概要，病型，疫学

慢性のコルチゾール過剰分泌により特有の徴候（Cushing徴候）を呈する病態をCushing症候群（CS）と呼ぶ．CSはACTH過剰分泌によるもの（ACTH依存性）と，ACTHとは関係なく副腎からのコルチゾール過剰分泌によるもの（ACTH非依存性）とに分けられる（表1）[1,2]．

ACTH依存性CSは下垂体ACTH産生腺腫によるCushing病[※1]（CD）と非下垂体由来腫瘍による異所性ACTH症候群（ectopic ACTH syndrome：EAS）からなる．CDの大部分（＞90％）は微小腺腫（径＜1cm）で，稀に異所性にトルコ鞍近傍（海綿静脈洞，下垂体柄など）にみられる．EASの腫瘍の組織型は，約半数が肺癌（肺小細胞癌，気管支カルチノイド），次いで胸腺腫，膵ランゲルハンス島腫，他に褐色細胞腫，甲状腺髄様癌，などがある．

ACTH非依存性CSは副腎腫瘍および過形成からなる．大部分は片側性病変の副腎腺腫（95％）と副腎癌（5％）であり，稀に両側性病変としてACTH非依存性大結節性副腎過形成（ACTH-independent bilateral macronodular adrenocortical hyperplasia：AIMAH）[※2]，原発性色素性小結節性副腎皮質異形成（primary pigmented nodular adrenocortical dysplasia：PPNAD），両側副腎腺腫がある．

わが国でのCSの全国推定患者数（平成9年度厚

※1 Cushing症候群とCushing病
脳外科医のパイオニアとして有名なH. Cushing（1869-1939）が，1932年，下垂体腫瘍によるホルモン異常のため多彩な症状を伴う症例を最初に記載したことからCushing症候群と命名された．その後，副腎腫瘍や下垂体以外の腫瘍でも同様の症状を呈することが明らかとなり，現在ではコルチゾールの過剰分泌によってもたらされる病態をCushing症候群と総称する．このうち下垂体ACTH産生腺腫によるものをCushing病と定義している．

※2 ACTH非依存性大結節性副腎過形成（AIMAH）と原発性色素性小結節性副腎皮質異形成（PPNAD）
AIMAHは両側副腎に複数の大結節を認め，複数のホルモン膜受容体の副腎での「異所性」過剰発現が発症に関与しているとされる．PPNADは副腎皮質に多発性の黒褐色の小結節を認め，約半数にCarney complex（心臓・皮膚粘液腫，皮膚色素沈着，内分泌腫瘍，神経鞘腫など）を伴う．常染色体優性遺伝疾患で，蛋白キナーゼA（PKARS1A）の不活性型変異が発症に関与するとされる．

● 表1　クッシング症候群の病型分類

1．ACTH依存性
　クッシング病（下垂体腺腫）
　異所性ACTH症候群（異所性ACTH産生腫瘍）
2．ACTH非依存性（副腎性）
　片側性：副腎腺腫・副腎癌
　両側性：ACTH非依存性大結節性副腎過形成（AIMAH）
　　　　　原発性色素性小結節性副腎皮質異形成（PPNAD）
　　　　　腺腫

生省班会議「副腎ステロイド異常症」報告書）は1,250人（1,100〜1,400人）であり，副腎腫瘍（47%），CD（36%），EAS（3.6%），である．発症年齢は40〜50歳代に，また，男女比は1：4で女性に多い．

2）主要症状

コルチゾール過剰分泌にもとづく特異的症候（満月様顔貌，中心性肥満，野牛肩，皮膚線条，皮膚の菲薄化と皮下溢血など）と非特異的症候（高血圧，糖尿病・耐糖能異常，骨粗鬆症，多毛，月経異常など）を呈する（表2）．
一般検査では白血球増多（好中球増多，リンパ球・好酸球減少），低K血症，代謝性アルカローシス，高コレステロール血症，高血糖などを認める．

3）病態生理[1, 2]

CSにおける高血圧の合併率は高く（70〜80%），また二次性高血圧として高血圧の1%未満を占める．グルココルチコイド（GC）による昇圧機序として，
① 血管平滑筋でのノルアドレナリン・アンジオテンシンなどの収縮反応の亢進，
② 降圧系因子（キニン，プロスタグランディン）の拡張反応の低下，
③ NO生成の低下，
④ アンジオテンシノーゲンの増加，
⑤ コルチゾール代謝酵素である11β-HSD 2型の基質飽和によるミネラルコルチコイド受容体への作用，

などがあげられる．GCの過剰症状には他にも，

① 蛋白異化の促進による筋力低下や浮腫，
② 肝での糖新生の促進や末梢での糖利用の低下（インスリン抵抗性）による耐糖能異常・糖尿病，
③ 肝でのリポ蛋白合成の促進（LDL-Cholの増加，HDL-Cholの低下）や脂肪組織再分布（中心性肥満，満月様顔貌，野牛肩など），
④ 骨芽細胞の増殖・分化の抑制による骨粗鬆症，
⑤ コラーゲン合成の低下による皮膚の脆弱化と皮膚線条，
⑥ 免疫・炎症の抑制による易感染性，

など多彩である．

4）病型の鑑別診断[1〜3]

CSの診断は特異的なCushing徴候があれば内分泌検査（日内リズム，DEX抑制試験，CRH刺激試験）を実施し，コルチゾールの自律的で過剰な分泌を確認し，血中ACTHが増加あるいは抑制されていれば，それぞれACTH依存性CS，ACTH非依存性CSと診断される（図）．次いで画像検査によって腫瘍の局在診断を行う．CDであれば頭部MRIにより下垂体微小腺腫（検出率は40〜50%）を，EASであれば肺・縦隔を中心に全身の腫瘍検索を行う．両者を鑑別するゴールドスタンダード検査法に下錘体静脈洞（inferior petrosal sinus：IPS）・海綿静脈洞（cavernous sinus：CS）サンプリング[※3]がある．ACTH依存性CSは副腎性CSなので画像検査（CT，MRI，副腎シンチグラフィ）により片側性の副腎腫瘍（腺腫，癌）と両側性の結節性過形成（AIMAH，PPNAD）を鑑別する．

2　治療のメカニズムとストラテジー[1〜4]

CSの治療は高コルチゾール血症の是正である．CSの病型により治療方法は異なるものの，原則はホルモンの過剰分泌の原因となる腫瘍の選択的摘出術である．補助治療として放射線治療および薬物治療がある．

※3　下錘体静脈洞（IPS）・海綿静脈洞（CS）サンプリング
Cushing病と異所性ACTH症候群を鑑別するためのゴールドスタンダード検査である．血中ACTHの中枢側/末梢側（C/P）比≧2，CRH刺激後≧3であればCushing病と診断できる．C/P比がそれ未満であれば全身の画像検査にて下垂体以外の異所性ACTH腫瘍の検索を行う．

● 表2　Cushing病の診断基準（H18年厚労省班研究「間脳下垂体機能障害」報告書より引用）

I 主症候
① 特異的症候 　満月様顔貌 　中心性肥満または水牛様脂肪沈着 　皮膚の伸展性赤紫色皮膚線条（幅1cm以上） 　皮膚の菲薄化および皮下溢血 　近位筋萎縮による筋力低下 　小児における肥満を伴った成長遅延 ② 非特異的症候 　高血圧，月経異常，痤瘡（にきび），多毛，浮腫，耐糖能異常，骨粗鬆症，色素沈着，精神異常 上記の①特異的症候および②非特異的症候のなかから，それぞれ一つ以上を認める．
II 検査所見
① 血中ACTHとコルチゾール（同時測定）が高値～正常を示す． ② 尿中遊離コルチゾールまたは17-OHCS値が高値～正常を示す． 　上記のうち①は必須である． 上記のIとIIを満たす場合，ACTHの自律性分泌を証明する目的で，IIIのスクリーニング検査を行う．
III スクリーニング検査
① 一晩少量DEX抑制試験：前日深夜に少量（0.5mg）のDEXを内服した翌朝（8～10時）の血中コルチゾール値が5 μg/dL以上を示す． ② 血中コルチゾール日内変動：深夜睡眠時の血中コルチゾール値が5 μg/dL以上を示す． ③ DDAVP試験：DDAVP（4 μg）静注後の血中ACTH値が前値の1.5倍以上を示す． ①および②，③のいずれかを満たす場合，異所性ACTH症候群との鑑別を目的に確定診断検査を行う．
IV 確定診断検査
① CRH試験：ヒトCRH（100 μg）静注後の血中ACTH頂値が前値の1.5倍以上に増加する． ② 一晩大量DEX抑制試験：前日深夜に大量（8 mg）のDEXを内服した翌朝（8～10時）の血中コルチゾール値が前値の半分以下に抑制される． ③ 画像検査：MRI検査により下垂体腫瘍の存在を証明する． ④ 選択的静脈洞血サンプリング（海綿静脈洞または下錐体静脈洞）：本検査において血中ACTH値の中枢・末梢比（C/P比）が2以上（CRH刺激後は3以上）ならクッシング病，2未満（CRH刺激後は3未満）なら異所性ACTH産生症候群の可能性が高い．
【診断基準】
確　実　例：I，II，IIIおよびIVの①，②，③，④を満たす ほぼ確実例：I，II，IIIおよびIVの①，②，③を満たす 疑　い　例：I，II，IIIを満たす

1）Cushing病（下垂体ACTH産生腺腫）

① 治療の第一選択は経蝶形骨洞下垂体手術（TSS：Hardy法）[※4]である．微小腺腫のみを選択的に摘出する高度な技術が必要とされるため，熟練した下垂体専門の脳外科医へ紹介する．完全に腫瘍が摘出されれば，術後の血中ACTH（< 10pg/mL），コルチゾール（< 1 μg/dL）は低値となり，コルチゾールの補充療法（20 mg/日）が6カ月～1年間必要となる．しかし術後の血中ACTH・コルチゾールの高値やCushing徴候が持続すれば，腫瘍が残存する可能性がある．

② 残存腫瘍がある場合や手術不能な場合，下垂体照射（^{60}Co，γ-ナイフ，回転照射など）を行う．放射線治療の効果発現には長期間（数カ月～数年）かかるため薬物治療を併用することが多い．また晩発性汎下垂体機能低下症となるリスクがある．

③ 薬物療法として下垂体に作用してACTH分泌を抑制する薬剤（ドパミン作動薬，セロトニン拮抗薬，GABA作動薬，ソマトスタチン誘導体など）が報告されているが，その効果は限定的である．確実に高コルチゾール血症を是正するには副腎皮質ステロイド合成阻害薬（メチラポン，ミトタン，トリロスタンなど）が有効である．

④ 手術，放射線，薬物のいずれの治療法でも高コルチゾール血症がコントロールできない場合，

[※4] **経蝶形骨洞下垂体手術（TSS）とHardy法**
TSS（trans-sphenoidal surgery）は脳外科医 J. Hardyにより開発された選択的下垂体腫瘍切除術であることから別名Hardy法とも呼ばれる．顕微鏡下や内視鏡下TSSにて習熟した脳外科医により下垂体腫瘍切除術が行われる．

```
                          Cushing徴候
                              ↓
                  血中コルチゾール（尿中遊離コルチゾール）の上昇
                              ↓
                    ┌─────────────────────┐
                    │ 一晩DEX（0.5/1.0 mg）抑制試験 │
                    └─────────────────────┘
                     （コルチゾール≧5/3 μg/dL）
                              ↓
                    ┌─────────────────────┐
                    │       ACTH測定        │
                    └─────────────────────┘
            ACTH非依存性                    ACTH依存性
           （＜10 pg/mL）                  （≧10 pg/mL）
                ↓                              ↓
      ┌──────────────────┐          ┌──────────────────┐
      │ 一晩DEX（8 mg）抑制試験 │          │ 一晩DEX（8 mg）抑制試験 │
      └──────────────────┘          └──────────────────┘
                ↓                        ↙        ↘
               (−)                      (−)        (+)
                ↓                                   ↓
                                          ┌──────────────┐
                                          │  CRH刺激試験    │
                                          └──────────────┘
                ↓                          ↙        ↘
          画像検査                         (−)        (+)
      （腹部CT, MRI, エコー,
        副腎シンチグラフィ）
                                      異所性ACTH症候群   Cushing病
  診断        ↓                            ↓              ↓
          副腎腫瘍（腺腫, 癌）         胸・腹部CT, MRI, FDG-PET   頭部MRI
          結節性過形成（両側）        （オクトレオチドシンチグラフィ）
                                                  
                                （腫瘍検索）→ ┌──────┐ ←（下垂体腺腫検索）
                                             │ IPSS │
                                             │  ＋  │
                                             │ CRH  │
                                             └──────┘
                                              C/P比
                                         （＜2 基礎値≧2
                                          ＜3 CRH値≧3）
                ↓                            ↓              ↓
  治療     副腎摘出術（片側, 全摘）         手術           下垂体手術（TSS）
              （薬物療法）               化学療法          （放射線療法）
                                        （薬物療法）       （薬物療法）
                                       （オクトレオチド）
```

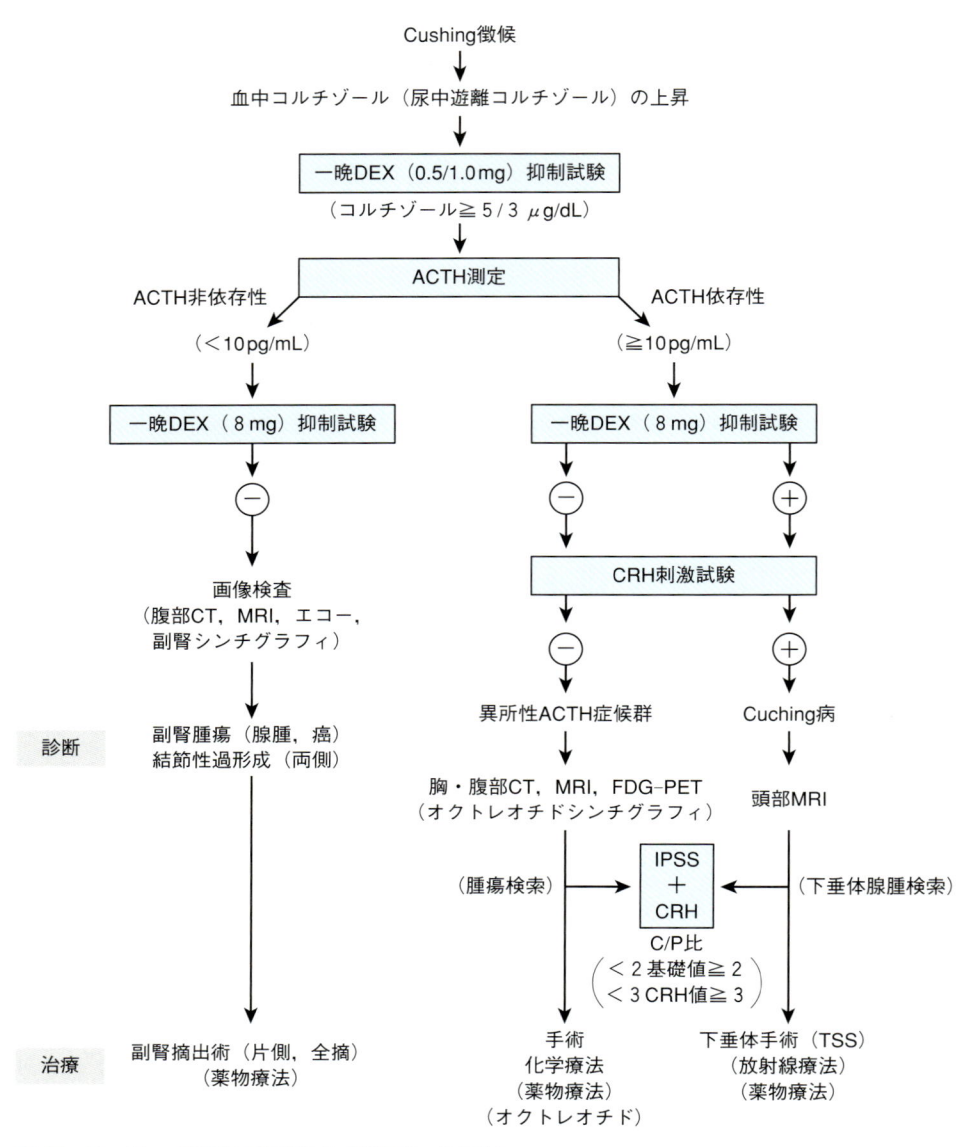

● 図　Cushing症候群の診断と治療のアルゴリズム

両側副腎摘出術を行う．術後は生涯にわたってコルチゾール補充が必要である．下垂体巨大腫瘍の出現（Nelson症候群）に注意する．また副腎クリーゼの出現を防止するためにストレス負荷時のコルチゾール補充量を増量（2〜3倍）して対応する．

2）副腎性CS

副腎腺腫は通常一側性であるために腹腔鏡下副腎摘出術を実施する．術中・直後は多量のコルチゾール補充（200〜300 mg）を行い，術後は補充量を徐々に減量し，維持量（20 mg）とする．副腎癌は摘出可能であればできるだけ手術療法を行うが，手術不能であればミトタンの投与と化学療法を行う．両側副腎の結節性過形成（AIMAH，PPAND）の場合は両側副腎摘出術や亜全摘術を選択する．

3）異所性ACTH症候群

可能であれば異所性ACTH産生腫瘍の腫瘍摘出術を行う．しかし原発巣が小さい（特にカルチノイ

● 表3　クッシング症候群の薬物治療

一般名（商品名）	メチラポン（メトピロン®）	ミトタン（オペプリム®）	トリロスタン（デソパン®）
対象疾患	手術適用とならないクッシング症候群	副腎癌，手術適用とならないクッシング症候群	手術適応とならないクッシング症候群
治療薬としての保険適用	（−）ただし検査薬としては（＋）	（＋）	（＋）
作用機序	11β-水酸化酵素阻害	細胞毒性による副腎皮質細胞変性，ステロイド合成酵素阻害	3β-ヒドロキシステロイド脱水素酵素（3β-HSD）阻害
用量	海外での用量設定：500〜4,000mg/日（分2〜4）．1カプセル（250mg）	1,500mg/日（分3）で開始して漸増（有効な治療閾値は血中濃度14g/L以上）．1カプセル（500mg）	240mg/日（分3〜4）で開始して漸増．維持として240〜480mg/日（分3〜4）．1錠（60mg）
副作用	悪心，嘔吐，肝機能異常，男性化，月経不順，不正出血，高血圧，副腎不全	消化器症状，中枢神経症状，副腎不全	悪心，嘔吐，肝機能異常，発疹などの過敏症状
併用禁忌	なし	スピロノラクトン，ペントバルビタール（併用注意：エプレレノン）	なし（併用注意：ミトタン）

ド）ために潜在性となっている場合や，発見時にはすでに転移（特に肝）があり，手術適応がない場合にはステロイド合成阻害薬（ときに両側副腎全摘術）を投与して高コルチゾール血症を是正する．またソマトスタチン誘導体（オクトレオチド）がACTH分泌阻害効果を示すことがある．

3　処方の実際

著しい高コルチゾール血症（＞30μg/dL）のため，重症感染症・敗血症，胃潰瘍出血，高血糖，低K血症を合併する場合，まずコルチゾール合成阻害薬による高コルチゾール血症の是正と合併症の対症療法を行い，病態が安定してから原疾患（腫瘍）の外科的治療を行う[5]．

1）ステロイド合成阻害薬

わが国で使用可能なコルチゾール合成阻害薬はメチラポン，ミトタン，トリロスタンのみである（表3）．
① メチラポン（メトピロン®）は11β水酸化酵素の特異的阻害薬ですみやかに，また可逆的に作用し，副作用も軽微であることから薬物治療の第一選択である（わが国では検査薬としてのみ承認）．血中コルチゾール濃度が20μg/dL以下となるよう投与量を調節する．副腎不全が危惧される場合は合成GC（デカドロン®：0.5〜1mg）の補充を併用する（'block and replace'）．
② ミトタン（オペプリム®）は効果発現までに1〜2週間を要し作用が非可逆的であること，肝障害，消化器症状，神経症状などの副作用の頻度が高いことから慎重な投与が必要である．効果を確認しながら1〜2週間ごとに徐々に増量する．
③ トリロスタン（デソパン®）は主に3βHSDの可逆的阻害薬で，ステロイド合成阻害作用は弱いが副作用も少ない．
④ その他，わが国では未承認のケトコナゾール，アミノグルテチミド，エトミデート（注射用），グルココルチコイド受容体拮抗薬のミフェプリストン（RU486）がある[4]．

転移巣が広範な手術不能例や原発巣不明例で著明な高コルチゾール血症を伴い，ステロイド合成阻害薬でもコントロールできない場合は副腎全摘術（腹腔鏡下）を考慮する．

2）合併症に対する薬物治療

胃潰瘍（H2拮抗薬あるいはプロトンポンプ阻害薬），骨粗鬆症（ビスホスホネート製剤），高血圧（Ca拮抗薬，ACE阻害薬，アンジオテンシン受容体拮抗薬などの降圧薬），高血糖（インスリン療法），低K血症（K製剤，スピロノラクトン，エプレレノン），精神症状（向精神薬）などの対症治療を行う．

4 おわりに

　二次性高血圧として知られている内分泌性高血圧のうち，コルチゾールの過剰および自律性分泌によるCSは代表的な副腎性高血圧である．生活習慣病やメタボリックシンドロームの患者からCSを見逃さないためには日常診療で特異的な徴候を見逃さない観察力が望まれる．さらに内分泌検査と画像検査により的確なCSの病型診断と腫瘍の局在診断を行い，各病型ごとに選択的腫瘍摘出術が実施できれば，「治癒可能な高血圧」("curable hypertension")といえる．ステロイド合成阻害薬による薬物治療は腫瘍の残存・再発例，手術不能な場合に用いられているが，術前の高コルチゾール血症のコントロールにも有用である．残念ながらわが国におけるステロイド合成阻害薬の種類や適応は限られており，早期の保険適応が望まれる．

<文　献>

1) Orth, D. N.：N. Eng. J. Med., 332：791-803, 1995
2) Newell-Prince, J. et al.：Lancet, 367：1605-1617, 2006
3) Nieman, L. K. et al.：J. Clin. Endocrinol. Metab., 93：1526-1540, 2008
4) Biller, B. M. K. et al.：J. Clin. Endocrinol. Metab., 93：2454-2462, 2008
5) 「クッシング症候群診断マニュアル」(平田結喜緒，成瀬光栄 編)，診断と治療社，2009

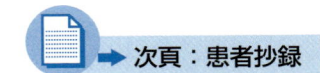

→ 次頁：患者抄録

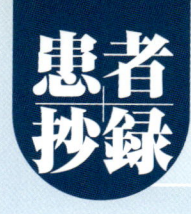

Cushing症候群

【患　者】 22歳 女性

1. 診　　断　①Cushing症候群，②高血圧，③耐糖能異常，④脂質異常症，⑤骨粗鬆症
2. 主　　訴　下腿浮腫，筋力低下
3. 既 往 歴　16歳時に腎盂炎
4. 家 族 歴　特記すべきことなし
5. 生 活 歴　喫煙歴：20本/日×5年，飲酒歴：なし
6. 現 病 歴
　　19歳の妊娠中に下腿浮腫を自覚し，水分制限で様子観察していたが，出産（9カ月で早産）後も改善せず，また月経不順，筋力低下を自覚するようになった．その後下腿浮腫は増悪し，この頃に腹部から四肢にかけて皮膚線条が認められるようになったが放置していた．22歳時に感冒に罹患して近医を受診，このときに高血圧および特徴的な体型と顔貌からCushing症候群が疑われ，当院内分泌・代謝内科を紹介され，精査加療の目的で入院した．
7. 入院時現症（図1）
　　身長 150 cm，体重 60 kg（BMI 26.7），血圧 156/92 mmHg，脈拍数 78/分，整，体温 36.5度
　① 頭頸部：顔面の満月様顔貌（+），痤瘡（+）．後頸部の野牛肩（+），多毛（+），結膜の貧血（−），黄疸（−）
　② 胸　部：S1（→），S2（→），S3（−），S4（−），心雑音（−），呼吸音 正常
　③ 腹　部：中心性肥満（腹囲 96 cm），下腹部に赤色皮膚線条（+）
　④ 四　肢：両側上腕屈側および大腿内側に赤色皮膚線条（+），皮膚の菲薄化，出血斑（+），両足背に圧痕浮腫（+）
　⑤ 神経系：特記すべき所見なし
　⑥ 筋　力：しゃがみ立ち不能，握力 10/13 kg
8. 入院時検査成績
　① 血　算：WBC 5,900（Stab 1％, Seg 84％, Lym 11％, Mo 4％, Eo 0％, Ba 0％），RBC 416万, Hb 14.0 g/dL, Ht 42.3％, Plt 18.3万
　② 生化学：TP 6.1 g/dL, Alb 3.8 g/dL, BUN 11 mg/dL, Cre 0.55 mg/dL, UA 4.4 mg/dL, Na 143 mEq/L, K 3.5 mEq/L, Cl 103 mEq/L, Ca 9.3 mg/dL, IP 3.7 mg/dL, LDH 348 IU/L, AST 20 IU/L, ALT 29 IU/L, γ-GTP 39 IU/L, ALP 245 IU/L, CK 46 IU/L, BNP 24 pg/mL, Glu 89 mg/dL, T-Bil 0.7 mg/dL, T-Chol 276 mg/dL, TG 175 mg/dL, LDL-Chol 135 mg/dL, Glu 83 mg/dL, HbA$_{1c}$ 5.1％, CRP 0 mg/dL, Fbg 153 mg/dL

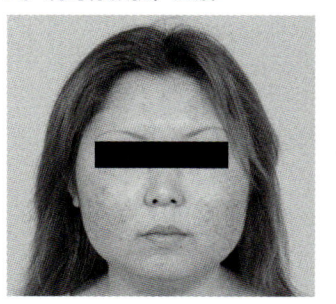

A）満月様顔貌，痤瘡　　B）野牛肩　　C）腹部肥満と赤色皮膚線条

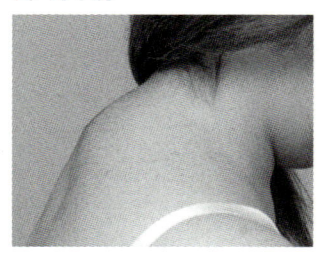

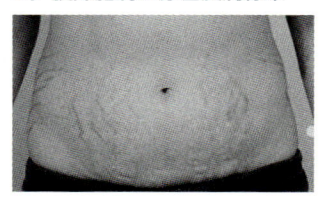

図1　身体所見（p11, Color Atlas ❿ 参照）

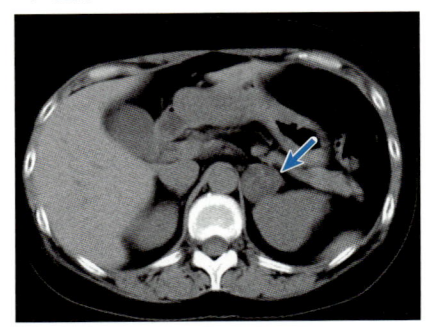

A）腹部CT　　　　　　　　B）アドステロールシンチグラフィ

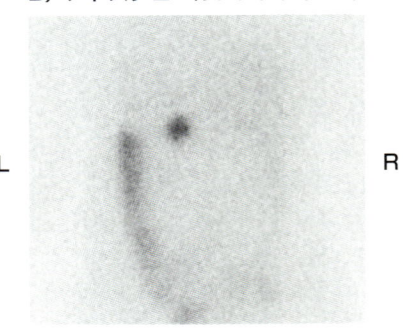

図2　画像所見

③ 検　尿：pH 7.5，蛋白（－），糖（－），ケトン体（－），潜血（－），ウロビリノーゲン（±）
④ 凝　固：PT（％）123.0％，PT-INR 0.91，APTT 26.0 s
⑤ 心電図：正常洞調律 64 bpm，ST-T 変化（－）
⑥ 画像検査（図2）
　胸部X線：CTR 48％，胸水（－），肺うっ血（－）
　造影CT：左副腎部に径27 mm大の円形の低吸収腫瘤を認める
　アドステロールシンチグラフィ：左副腎に集積の増強を認め，右副腎は描出されず
　骨塩定量：腰椎 BMD 0.206 g/cm^2，T-Score －3.78 ± 0.1，Z-Score －3.83 ± 0.1
⑦ 内分泌検査
　ACTH＜5 pg/mL，コルチゾール（F）34.7 μg/dL，PRA 0.1 ng/mL/hr，アルドステロン 85 pg/mL，アドレナリン＜0.01 ng/mL，ノルアドレナリン 0.09 ng/mL，DHEA-S 160 ng/mL，尿中遊離コルチゾール（UFC）318.6 μg/日
　血中F（μg/dL）の日内リズム：22.1（8:00），19.3（16:00），20.0（23:00）

75gOGTT	前	30分	60分	90分	120分
血糖（mg/dL）	80	158	281	340	357
インスリン（μU/mL）	4.4	40.5	53.5	85.3	135

　デキサメタゾン（DEX）抑制試験：20.0（1 mg），23.5（8 mg）
　CRH刺激試験：25.4（前），23.7（30分），23.6（60分）

9．入院後経過
① Cushing症候群，② 高血圧

　コルチゾール分泌過剰による❶ 特異的な症候（満月様顔貌，中心性肥満，赤色皮膚線条，皮膚の非薄化と皮下溢血）および❷ 非特異的症候（高血圧，耐糖能異常，脂質異常症，痤瘡，多毛，浮腫，骨粗鬆症など）からCushing症候群（CS）が疑われた．血中FおよびUFCの高値とACTHの抑制からACTH依存性CSが考えられた．画像検査では腹部CTにて左副腎腫瘤を認め，副腎シンチグラフィで左副腎への取り込み亢進と右副腎への抑制から左副腎腺腫による副腎性CSと診断した．内分泌検査ではコルチゾールは❶ 日内リズムの消失，❷ 少量（1 mg）と大量（8 mg）DEX抑制試験での抑制（－），❸ CRH試験で無反応，❹ DHEA-Sの低値，から副腎性CSと結論した．

　手術適応と考えられたため，高血圧に対してニフェジピン（アダラートCR® 20 mg）およびステロイド合成阻害薬のメトピロン（メチラポン® 750 mg）の投与を開始し，コルチゾール腹腔鏡下左

副腎摘除術を実施した．摘出腫瘍は径27mmの被膜に包まれた結節状で，割面は赤褐色で隔壁を認めた．組織学的に腫瘍は淡明細胞と充実細胞から構成され，コルチゾール産生腺腫と病理診断された．コルチゾール（ハイドロコートン®）の補充は術中（300mg）および術後2日目から（200 → 150 → 100mg）と減量，7日目からは20mgの維持量とした．術後，降圧薬を服用しなくても血圧（100〜110/70mmHg）は正常となった．特徴的なCushing徴候も数カ月後には全て消失した．約6カ月後にはACTHおよびコルチゾールも正常化してコルチゾール補充を中止した．
③耐糖能異常（糖尿病型），④脂質異常症（Ⅱb型），⑤骨粗鬆症（ステロイド誘発性）
　術後いずれも正常となり，コルチゾールの過剰分泌による二次性と考えられた．

10. 考　察　▶ Advice from Professional 1 参照

　本症例は若年発症の高血圧であり，二次性高血圧の鑑別診断が必要となる．特に内分泌性高血圧は特徴的な顔貌や体型の有無および一般検査（血糖，電解質）の異常などに注意する．本症例ではコルチゾール過剰分泌による特徴的な身体所見（Cushing徴候）とホルモン検査で血中（尿中）コルチゾールの増加とACTHの抑制を認めたことから副腎性CSと診断できる．次いでCTによる画像検査で左副腎腫瘍を確認し，腹腔鏡下副腎摘出術にて腺腫を切除した結果，高血圧および糖・脂質・骨代謝異常は全て消失した．

　本症例のように高血圧ならびに多彩な代謝異常（腹部肥満，糖尿病，高コレステロール血症，骨粗鬆症など）はコルチゾール過剰分泌による合併症といえる．このようにCSは複数の心血管リスク因子を合併することから，動脈硬化性疾患（心筋梗塞，脳卒中）の発症率および死亡率が高い．またCSはメタボリックシンドロームのなかに高率に潜んでいることも指摘されていることから，日常診療ではCSの特徴的な身体所見を見逃さないことが肝要である．

【文　献】　▶ Advice from Professional 2 参照
1）「クッシング症候群診療マニュアル」（平田結喜緒，成瀬光栄 編），診断と治療社，2009
2）Nieman, L. K. et al.：The diagnosis of Cushing's syndrome；An Endocine Society Clinical Practice Guideline. J. Clin. Endocrinol. Metab., 93：1526-1540, 2008

Advice from Professional

1 考察ポイント

Point 1
本症例は高血圧，耐糖能異常，脂質異常，肥満といったメタボリック症候群を呈していたが，特異的な徴候（Cushing徴候）からCSを疑い，病型をACTH依存性かACTH非依存性として分類すれば，内分泌検査と画像検査によって原因となる腫瘍の局在診断へと進める．

Point 2
治療はCSの病因による選択的な腫瘍摘出術であるが，手術不能あるいは再発例については内科的治療も考慮する．

Point 3
グルココルチコイドのもつ多彩な生理作用ならびにその過剰分泌によってもたらされる高血圧の発生やその他の代謝異常のメカニズムを説明できるようにしておくと，CSの病理生理が理解しやすい．

2 押さえておきたい論文

文献1：「クッシング症候群診療マニュアル」（平田結喜緒，成瀬光栄 編），診断と治療社，2009

CSについてホルモン作用と分泌調節といった基礎編と総論と各論からなる臨床編から構成される．CSに関する最新の知見を全て網羅した内容の成書である．

文献2：Nieman, L. K. et al.：J. Clin. Endocrinol. Metab., 93：1526-1540, 2008

最近の米国内分泌学会診療ガイドライン（2008）によるCSの診断をアルゴリズムを用いてわかりやすく解説してある．

memo

4. 褐色細胞腫

岩嶋義雄，河野雄平

Point

1. 褐色細胞腫は比較的稀であるが，しばしば重篤な合併症をもたらすために念頭においておくべき疾患である
2. 発作性高血圧などの特徴的な症状を呈することが多いが，無症状の場合もある．また，疑わしい症状は他の疾患によることも多い
3. 褐色細胞腫の診断には，カテコラミンの上昇と腫瘍の確認が必須である．治療は外科的な腫瘍摘出が第一選択となる．内科的治療では，高用量のα遮断薬を主体とし，低用量のβ遮断薬を併用する
4. 良性・悪性の鑑別は困難であり，術後も長期にわたる観察が必要である

1 病態の特徴・疫学

1) 頻度

副腎あるいは傍神経節などに生じるカテコラミン産生腫瘍であり，高血圧や頻脈，耐糖能異常などといった多彩な症状を呈する．頻度は一般診療では10万人あたり1人程度で，高血圧患者10万人あたり5人程度と考えられ[1]，比較的稀であるがその診断と治療は重要である．一定の検査により診断は可能であるが，診断されずに心血管系疾患が発症して剖検でみつかる例や，初回の発作から診断までに平均で約3年を要していたとの報告[2]があり，高血圧の診療にあたっては常に念頭に置いておくべき疾患である．

すべての年齢層で発症するが，性差はなく，40～50歳代で診断されることが多い．一方，多発性内分泌腫瘍症（multiple endocrine neoplasia：MEN）※1，von Hippel-Lindau病（VHL），神経線維腫症1型（neurofibromatosis type I），遺伝性パラガングリオーマ（familial paraganglioma）といった遺伝性の褐色細胞腫では40歳未満で発見されることが多い．

2) 症状

特徴的な症状を表1に示す．頭痛・動悸・発汗・顔面蒼白・体重減少・発汗性高血圧といった特徴的な症状がある．しかし，同様の症状は急性不安反応やパニック発作などにおいてもよくみられる．高血圧

● 表1 褐色細胞腫の特徴的症状

症状	頻度（％）
頭痛	60～90
動悸	50～70
発汗	55～75
顔面蒼白	40～45
嘔気	20～40
顔面紅潮	10～20
体重減少	20～40
疲労感	25～40
精神症状（不安感・パニックなど）	20～40
持続性の高血圧	50～60
発作性の高血圧	30
起立性低血圧	10～50
高血糖	40

（文献6より改変して転載）

※1 多発性内分泌腫瘍症
常染色体優性遺伝の神経外胚葉由来の腺腫症．病型により，MEN type 1，MEN type 2A型（Wermer症候群），MEN type 2B型（Shipple症候群）に分類される．type2Aは褐色細胞腫，甲状腺髄様癌，副甲状腺腺腫・過形成を合併し，type 2Bは褐色細胞腫，甲状腺髄様癌，多発性神経腫，Marfanoidを合併する．

は発作性あるいは持続性であるが，後者の場合でも血圧の変動は大きい[3, 4]．頭痛・動悸・発汗の3症状がすべて認められていた場合の特異度は90％以上との報告もある[5]．

> **memo 褐色細胞腫の症状**
> 褐色細胞腫の症状はカテコラミンの過剰分泌のためであるが，多くの例では持続性ではなく間欠性である．間欠性の過剰分泌の原因は明らかでない．症状の出現は，多くは週に1回程度であるのに対し，日に1度から数カ月に1度の例もある．また，症状の持続時間は多くは1時間未満である．

また，高血圧発作はメトクロプラミド静注，運動，ストレス，排便，飲酒などで誘発される．偶発性腫瘍として診断されることが多いのも特徴の1つで，偶発性腫瘍のうち5％を占めるとされ，褐色細胞腫の25％は偶発性腫瘍で発見されるとされる[6]．

両側副腎，副腎外，家族性，悪性例などがそれぞれ10％の頻度で認められることから10％病とも呼ばれているが，近年の研究の結果，副腎外発生は15〜20％を占め，家族性の褐色細胞腫では25％近くなることが明らかになっている．一部は両側副腎発生で，悪性例では遠隔転移がある．家族性（遺伝性）は24％近くあるとの報告もあり，家族歴に注意する．

> **memo 褐色細胞腫と遺伝子**
> 病因として感受性遺伝子との関係が報告されており，VHLではVHL遺伝子（33p25-26），MEN type2ではRET遺伝子（10q11.2），神経線維腫症1型遺伝子（17q11.2），遺伝性パラガングリオーマではコハク酸脱水素酵素（SDH）を構成する4つのサブユニットのうち2つ（1p36.13と11q23）の遺伝子の欠失・変異が報告されている．

3）診　断

診断の手順を図に示す．**カテコラミンの過剰産生と腫瘍の局在の証明が診断において必須である**．血中遊離メタネフリンや尿中分画メタネフリンが鋭敏な検査とされる．診断における各代謝産物の血中・尿中濃度と，それらの感度・特異度を表2に示す．ただし，これら代謝産物量については，基礎疾患（腎不全など）を含む全身状態（昏睡，脱水，極度のストレスなど），内服薬（メチルドパや三環系抗うつ薬など），食事（大量のバニラなど）により影響を受けるので注意する．**カテコラミンの軽度の高値は本態性高血圧患者においてもしばしば認められるが，正常の10倍以上の異常高値があれば褐色細胞腫の可能性がきわめて高い**．カテコラミンやカテコラミン代謝物の濃度や測定に影響を与える因子を表3に示す．診断の際には，影響を与える薬物は休薬し，複

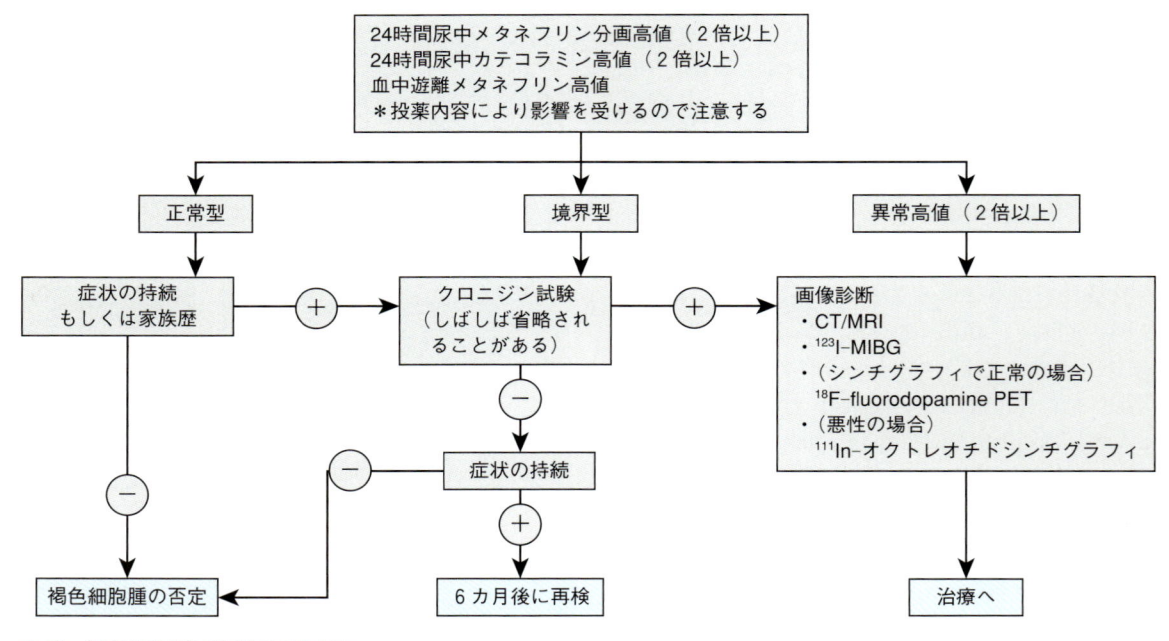

● 図　褐色細胞腫の診断までの流れ

● 表2　褐色細胞腫の診断における各代謝産物の濃度および感度・特異度

	褐色細胞腫の存在の可能性*			感度	特異度
	かなり低い	低い	高い		
血中遊離メタネフリン				99%	89%
ノルメタネフリン（nmol/L）	<0.60	0.60〜1.40	>1.40		
メタネフリン（nmol/L）	<0.30	0.30〜0.42	>0.42		
血中カテコールアミン				84%	81%
ノルアドレナリン（nmol/L）	<3.00	3.00〜7.70	>7.70		
アドレナリン（nmo/L）	<0.45	0.45〜1.20	>1.20		
尿中カテコールアミン				86%	88%
ノルエピネフリン（nmol/24h）	<500	500〜1,180	>1,180		
エピネフリン（nmol/24h）	<100	100〜170	>170		
尿中メタネフリン分画				97%	69%
ノルメタネフリン（nmol/24h）	<3,000	3,000〜6,550	>6,550		
メタネフリン（nmol/24h）	<1,000	1,000〜2,880	>2,880		
尿中総メタネフリン（μmol/24h）	<6	6〜12.7	>12.7	77%	93%
バニリルマンデル酸（VMA）（μmol/24h）	<40	40〜55	>55	64%	95%

＊かなり低い：真陰性＞偽陽性，低い：偽陽性＞真陽性，高い：真陽性＞偽陽性

（文献10より改変して転載）

● 表3　カテコラミンやカテコラミン代謝産物に影響を与える物質

分析手法に対して影響	測定法	影響を受ける物質	影響
コーヒー（カフェイン抜きも含む）	高速液体クロマトグラフィ	カテコラミン	↑
ラベタロール	分光学的定量法ならびに蛍光分析	尿中カテコラミンならびにメタネフリン	↓
ソタロール	高速液体クロマトグラフィ	血中カテコラミン	↑
ブスピロン	高速液体クロマトグラフィ	尿中メタネフリン	↑
アセトアミノフェン	高速液体クロマトグラフィ	血中遊離メタネフリン	↑
Lドーパ	高速液体クロマトグラフィ	カテコラミンならびにメタネフリン	↑
αメチルドパ	高速液体クロマトグラフィ	カテコラミン	↑
交感神経興奮薬（アンフェタミンやエフェドリン）	分光学的定量法ならびに蛍光分析	血中および尿中カテコラミン	↑

薬力ならびに薬行動態に影響	影響を受ける物質	影響
三環系抗うつ薬	血中および尿中ノルエピネフリン，ノルメタネフリン，VMA	↑
フェノキシベンザミン	血中および尿中ノルエピネフリン，ノルメタネフリン，VMA	↑
モノアミン酸化酵素（MAO）阻害薬	血中および尿中メタネフリン	↑
Lドーパ	カテコラミン	↑
αメチルドパ	カテコラミン	↑
カフェインやニコチン	血中および尿中カテコラミン	↑
交感神経興奮薬（アンフェタミンやエフェドリン）	血中および尿中カテコラミン	↑
Ca拮抗薬（ジヒドロピリジン系）	血中および尿中カテコラミン	↑

数の代謝産物を同時に測定することが望ましい．

　クロニジン試験は鑑別において用いられることがある．α₂受容体刺激薬であるクロニジンを投与すると，正常例では血中カテコラミンは低下する（前値に比べて50％以上の低下もしくは前後の血中ノルエピネフリン＜3 nmol/L）が，褐色細胞腫ではあまり低下しない．他の誘発試験（グルカゴン，メトクロプラミド）や抑制試験（フェントラミン）は，特異性，安全性に問題があり推奨されない．

　CTやMRI，シンチグラフィなどの画像診断は診断の確定や腫瘍の局在を確認するうえで重要である．また，褐色細胞腫の腫瘍は比較的大きい場合が多く，

超音波検査で検出できることも少なくない．ただし，**造影剤はクリーゼ誘発の可能性があるため原則禁忌**で，やむをえず実施する際には必ずフェントラミン，プロプラノロールを準備する．MRIではT1強調像で低信号，T2強調像で高信号を示すのが特徴である．局在が不明あるいは副腎外原発の場合，シンチグラフィ，MRI，CTで全身検索する．シンチグラフィの種類としては^{123}I-MIBGが有効とされている．シンチグラフィは悪性例での転移巣検出に有用であるが，小病変や機能が弱い例では偽陰性を示すことがあり注意を要する．MIBG陰性例ではpositron emission tomography（PET）検査が有用とされる．

2 治療のストラテジー

褐色細胞腫の治療では，腫瘍の外科的摘出が第一選択となる．術前の血圧管理と循環血漿量補正を含めた十分な管理が必要である．**内科的治療**では，**ドキサゾシンなどのα遮断薬の投与を主とし，少量のβ遮断薬を併用する場合が多い**[7]．クリーゼにおいてはα遮断薬のフェントラミンの静注・点滴を行う．また，心電図でのST-T変化やT波の陰転化の出現などに注意する[6]．起立性低血圧の防止のために，塩分や水分摂取の励行も有効である．

α遮断薬は，血圧の正常化ならびに術中のクリーゼ防止のために第一選択薬として使用される．ドキサゾシン，プラゾシン，ウラピジルなどが用いられている．2〜3日間隔で，約2週間かけて適量まで増量するが，血圧コントロールには高用量を要する場合が多い．主な副作用として頻脈・起立性低血圧・胃腸症状・鼻粘膜の腫脹などがある．

褐色細胞腫においては，β遮断薬は頻脈や不整脈などに対して有効であるが，単独投与は禁忌である．アテノロール，メトプロロール，プロプラノロールといったβ$_1$選択性のβ遮断薬が推奨される．

αβ遮断薬は，αとβの両受容体の遮断作用を有することから褐色細胞腫の治療に有用である．しかし，薬剤により両受容体の遮断作用に差があり，β受容体への効果が強いものが多いことに注意を要する．アモスラロール，次いでラベタロールはα遮断作用が比較的強く，これらは褐色細胞腫での高血圧に対する保険適応となっている．

術中の血圧上昇には，フェントラミン・ニトロプルシド・ニカルジピンなどの静注・点滴が有効である．また，頻脈に対しては短時間作用型のβ遮断薬を用いる．

術後は血中カテコラミンの急激な低下や，排泄されずに蓄積された降圧薬による低血圧，腫瘍の摘出に伴う反射性の急激なインスリン濃度上昇による低血糖の出現に注意する．低血圧に対しては，十分な輸液ならびにエフェドリン，必要があればカテコラミンを用いる．

術後も高血圧が持続する場合も少なくない．また，**病理組織での良性，悪性の鑑別が困難なため，術後も長期にわたる観察が必要である**．腫瘍の再発は約17%に認められるとされ，副腎原発に比べ副腎外原発に，また非家族性に比べ家族性に多い[8]．残存された副腎からの再発が10%であるのに対し，家族性の褐色細胞腫では反対側からの再発が30%を占めるとされる．転移臓器としては，骨・肺・肝臓・リンパ節が多い．悪性例に対する治療法は確定されておらず，手術によりできるだけ腫瘍を取り除いた後に，α遮断薬の内服，抗癌剤による化学療法，動脈塞栓療法，放射線療法（^{131}I-MIBGによる内照射療法）などが行われているが，効果については確立されていない．悪性の褐色細胞腫は予後不良で，5年生存率は50%程度である[9]．

3 処方の実際

第一選択としてα遮断薬を用いる．頻脈や不整脈防止のためにβ遮断薬（β$_1$選択性）を追加することも多い．また，α遮断作用が比較的強いαβ遮断薬は単独での治療効果が期待できる．

1）α遮断薬：ドキサゾシン（カルデナリン®）：1mg錠を1錠 1日1回朝食後〜2mg錠を3錠 1日2回朝・夕食後

ドキサゾシンとして1日1回1mg/日より投与を始め，効果が不十分な場合は漸増する．一般に高用量（8〜12mg/日）を必要とすることが多く，わが国では褐色細胞腫の場合は12mgまでの使用が認められている．血圧値・副作用をみながら2〜3日の間隔で増減する．

2）β遮断薬：アテノロール（テノーミン®）：25mg錠，1錠1日1回朝食後

α遮断薬が開始されたのちに，頻脈・不整脈防止として追加投与する．

3）αβ遮断薬：アモスラロール（ローガン®）：10mg錠，1錠1日2回朝夕食後〜同3錠1日2回同

αβ遮断薬のなかではα：β遮断比が最も高い．1日20mgより開始し，最高用量は1日60mgである．

4 おわりに

褐色細胞腫は比較的稀な疾患であるが，適切に診断ならびに治療を行うことで良好な血圧コントロールが得られ，高血圧の治癒が期待できる場合も少なくない．一方で，適切に診断されないことで，脳出血や心室細動などの重篤な合併症をもたらすこともあり，すべての高血圧患者の診療においてその可能性は念頭におくべきである．

<文　献>

1) Kaplan, N. M.：Pheochromocytoma（with a practice about incidental adrenal mass）．Kaplan's Clinical Hypertension.（9th ed），Williams and Wilkins, Philadelphia, 389-409, 2006
2) Amar, L. et al.：J. Clin. Endocrinol. Metab., 90（4）：2110-2116, 2005
3) Sinclair, A. M. et al.：Arch. Intern. Med., 147（7）：1289-1293, 1987
4) Manger, W. M. & Gifford, R. W.：J. Clin. Hypertens（Greenwich）., 4（1）：62-72, 2002
5) Plouin, P. F. et al.：Nouv. Presse. Med., 10（11）：869-872, 1981
6) Lenders, J. W. et al.：Lancet, 366（9486）：665-675, 2005
7) 「高血圧治療ガイドライン2009」（高血圧治療ガイドライン作成委員会編），日本高血圧学会，pp204
8) Brunt, L. M. et al.：Ann. Surg., 235（5）：713-720；discussion 720-711, 2002
9) Eisenhofer, G. et al.：Endocr. Relat. Cancer, 11（3）：423-436, 2004
10) Lenders, J. W. et al.：JAMA, 287（11）：1427-1434, 2002

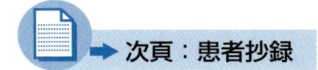

➡次頁：患者抄録

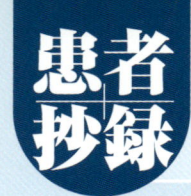

褐色細胞腫

【患　者】　28歳，女性
1．診　断　①褐色細胞腫，②うっ血性心不全
2．主　訴　動悸，頭痛，嘔気，呼吸困難
3．既往歴　一子出産
4．家族歴　特記すべき事項なし
5．生活歴　職業：主婦，喫煙歴：なし，飲酒歴：機会飲酒
6．現病歴
　　　　以前より週に一度程度の発作性の頭痛・動悸・発汗を自覚していたが，放置していた．2週間前に発熱を伴わない咽頭痛を自覚し，市販薬の内服にて3日で改善している．受診当日の夕食中に突然強い動悸と吐き気を自覚し嘔吐した．頭痛も出現してきたため当院受診となった．
7．入院時現症
　　　　身長 156 cm，体重 48 kg，BMI 19.7，意識清明，血圧 108/50 mmHg，脈拍 117/分・整，体温 36.8 ℃，SpO_2 85 %（room air），粘膜に貧血・黄染なし，頸静脈怒脹なし
　　　　胸部　　心音：異常なし，肺野に水泡音聴取（左＞右）
　　　　腹部　　異常所見なし
　　　　下腿浮腫　なし
　　　　神経学的異常所見　なし
8．入院時検査成績
　① 血　算：WBC 15,200/μL，RBC 5.10万/μL，Hb 12.4 g/dL，Hct 38.7 %，Plt 46.4万/μL
　② 生化学：TP 7.0 g/dL，Alb 3.8 g/dL，T. Bil 0.2 mg/dL，BUN 12 mg/dL，Cr 0.81 mg/dL，Na 139 mEq/L，K 3.6 mEq/L，Cl 103 mEq/L，AST 194 IU/L，ALT 100 IU/L，LD 338 IU/L，CK 71 U/L，CRP 0.03 mg/dL，トロポニンT 陽性，Glu 64 mg/dL，HbA_{1c} 5.4 %
　③ 凝固系：PT-INR 1.12，APTT 29.7 sec
　④ 血液ガス分析：pH 7.44，pCO_2 58，pO_2 80，HCO_3 28.0，BE 3.8，O_2 sat 88（room air）
　⑤ 尿一般検査：pH 7，SG 1.000，Glu（－），Pro（－），Ket（－），WBC（－），RBC（－）
　⑥ 内分泌検査
　　　血中：遊離トリヨードサイロニン 3.7 pg/mL，遊離サイロキシン 1.2 ng/dL，甲状腺刺激ホルモン 1.6 μU/mL，コルチゾール 15.6 μg/dL，レニン活性 3.1 ng/mL/hr，アルドステロン 28.2 ng/dL，ノルアドレナリン 2,365 pg/mL，ドーパミン 52 pg/mL，アドレナリン 131 pg/mL
　　　尿中：ノルアドレナリン 483.5 μg/day，アドレナリン 66.4 μg/day，ドーパミン 372 μg/day，バニリルマンデル酸（VMA）7.6 mg/day
　⑦ 心電図：洞性頻脈 118 bpm，正常軸，Ⅶ，Ⅲ，aV_F，V4-6 ST-T 低下
　⑧ 胸部単純X線：CTR 45 %，左肺に congestion（＋），両側CP angle sharp
　⑨ 経胸壁心エコー：左室は全周性に収縮低下，MR（－），AR（－），IVSTd 10 mm，LVPWTd 10 mm，LVDd/Ds 44/28，%FS＝36.4，E/A 0.88，DcT 180 msec，IVC 22 mm（呼吸性変動なし），pericardial effusion（－）
9．入院後の経過
　① 褐色細胞腫
　　　　血中および尿中カテコラミンに異常高値を認めた．腹部エコーならびに腹部CTにて左副腎の腫大を認め，^{123}I-MIBGにて診断した（図1）．メシル酸ドキサゾシン錠（カルデナリン®）

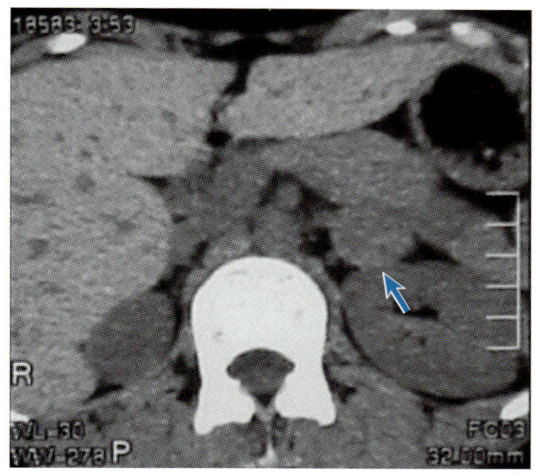

A) 腹部CT　　　　　　　　　B) MIBG

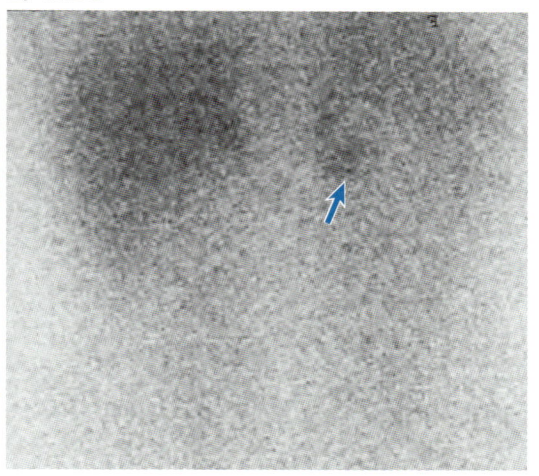

図1　腹部CTならびにMIBG
左副腎に不均一で3 cmの腫瘍病変を認める（→）

を1 mg/日より開始し，8 mg/日まで増量した．胸部単純X線所見・動脈血ガス検査データ・心エコー所見の改善を確認し，腹腔鏡下で腫瘍摘出術を行った．術後はノルアドレナリン，BNPともに著明に低下した．

② うっ血性心不全
　　来院時の胸部単純X線および動脈血ガス検査などより診断し，経鼻的酸素投与を行うとともに，心不全の改善の目的にてドブタミン（ドブトレックス®）およびフロセミド（ラシックス®）の経静脈投与を行った．

10. 退院時処方
　　なし

11. 考　察　▶ Advice from Professional 1 参照

　病歴などより褐色細胞腫を疑い，内分泌学的検査にてカテコラミンの過剰分泌を認め，画像診断により確定診断した症例である．褐色細胞腫に起因する心不全についてはこれまでにも報告があるが，その機序については，持続するカテコラミンの分泌により心臓のβ_1受容体への過剰刺激によりダウンレギュレーションやreceptor uncouplingが起こり，心不全を発症すると考えられている．褐色細胞腫では一般に高血圧を呈するが，心不全を伴う場合には，血圧は正常ないしは低値となることもある．

　褐色細胞腫は可能な限り腫瘍摘出術が第一選択となるが，手術のリスク低下のためにはカテコラミンの分泌過剰による高血圧や心不全などを厳重にコントロールする必要がある．第一選択はα遮断薬で，高用量を要する場合が多い．頻脈や不整脈に対しては，少量のβ遮断薬を併用する．α受容体遮断作用が比較的強い$\alpha\beta$遮断薬を用いてもよい．

　褐色細胞腫で摘出手術を受けた症例のうち，約50％が術後も高血圧が持続したとの報告[1]や，長期観察で約17％に再発を認めたとの報告[2,3]もあり，血圧を含めた厳重な管理および長期的な経過観察が必要である．本症例においても，術後も当院外来において経過観察を行っている．

【文 献】　(▶ Advice from Professional 2 参照)
1）Plouin, P. F. et al.：Tumor recurrence and hypertension persistence after successful pheochromocytoma operation. Hypertension, 29（5）：1133-1139, 1997
2）Amar, L. et al.：Year of diagnosis, features at presentation, and risk of recurrence in patients with pheochromocytoma or secreting paraganglioma. J. Clin. Endocrinol. Metab., 90（4）：2110-2116, 2005
3）Lenders, J. W. et al.：Phaeochromocytoma. Lancet, 366（9486）：665-675, 2005

Advice from Professional

1 考察ポイント

Point 1
褐色細胞腫の症状の多くは一過性であるが，特徴的な症状を呈する．

Point 2
本疾患は二次性高血圧の疾患として有名であるが，その頻度は低い．多くは診断に至るまでに一定の期間を要することが多く，疾患の存在を疑わせる所見や診断に必要な検査所見を理解しておく必要がある．

Point 3
術後においては血圧コントロールだけでなく腫瘍の再発に注意する必要がある．外来での定期的な採血ならびに尿中カテコラミン濃度の測定が必要である．

2 押さえておきたい論文

文献 1：Plouin, P. F. et al.：Hypertension, 29（5）：1133-1139, 1997
褐色細胞腫における術後の経過観察の重要性を報告した論文である．

文献 3：Lenders, J. W. et al.：Lancet, 366（9486）：665-675, 2005
褐色細胞腫の頻度・分類・治療法などについてレビューした論文である．

memo

第7章 二次性高血圧の診断と治療　§3 その他

患者抄録

1. 睡眠時無呼吸症候群に伴う高血圧

葛西隆敏，百村伸一

Point

1. 睡眠時無呼吸症候群（SAS）は高血圧発症の危険因子となりうる
2. 交感神経亢進と血管内皮障害が高血圧発症にかかわる機序と考えられている
3. SASに伴う高血圧の特徴として治療抵抗性高血圧が多い
4. SASに対する持続気道陽圧治療で血圧が低下する
5. SASに伴う高血圧の薬物治療選択に関するデータは乏しく明らかでない

1 病態の特徴・疫学

睡眠時無呼吸症候群（sleep apnea syndrome：SAS）は，大きく閉塞性睡眠時無呼吸（obstructive sleep apnea：OSA），中枢性睡眠時無呼吸（central sleep apnea：CSA）に分類されるが，CSAが主に心不全と強い関連をもっている一方，OSAは循環器疾患全般との関連性が強く，特に高血圧との関連においては多数のエビデンスが蓄積されており，高血圧の発症・進展要因であると考えられている．したがって本稿ではSAS＝OSAと考えていただきたい．

高血圧に関する米国合同委員会第7次報告では，SASは二次性高血圧の筆頭にあげられ，日本高血圧学会による高血圧治療ガイドライン2009でも，高血圧診療におけるSASの位置付けが示されている[1]．

1）疫学データ

SASと高血圧に関する疫学データとしては，米国での2つの研究が有名である．2000年のSleep Heart Health Studyは，米国における40歳以上の中年人口6,132人を対象とした横断研究で，無呼吸低呼吸指数※1≧30回/hの群では，SASを認めない群と比較して高血圧合併のリスクが有意に高いことが報告されている[2]．また，米国の一般人口709人を対象とした縦断研究では，4年間の前向き調査により，年齢・性・体格・飲酒・喫煙などの要因を補正後も高血圧発症の危険度とSASの重症度との間に有意な関連を認めた[3]．

2）発症機序

SASが高血圧発症に関わる機序として，まず①交感神経亢進，②血管内皮障害の2つがあげられる．

頻回な無呼吸からの覚醒・低酸素血症・高二酸化炭素血症により交感神経活性の亢進に加え，無呼吸時の肺の伸展刺激を介した迷走神経反射の抑制により，結果的に交感神経活性が亢進する．また，くり返す一過性低酸素血症が酸化ストレスや全身性の炎症を介して血管内皮機能異常（NO産生低下・エンドセリン分泌亢進）をもたらすことも報告されており[4]，高血圧発症への関与が考えられる．

睡眠中に無呼吸が起こるSAS患者においては，睡眠中（夜間）の血圧上昇を認めることは当然のことといえるが，昼間の血圧も上昇することに関しては，いまだ議論の余地がある．交感神経活性の持ち越し効果や，血管内皮より産生され，数時間の半減期を有する強力な血管収縮物質であるエンドセリンの影響が示唆されている[5]．

※1 無呼吸低呼吸指数（apnea-hypopnea index：AHI）
SASの診断においては，睡眠ポリグラフによって，1時間あたりの平均無呼吸低呼吸回数を表す，無呼吸低呼吸指数（apnea-hypopnea index：AHI）を評価し，AHI≧5で眠気などの症状があればSASと診断される．5≦AHI＜15を軽症，15≦AHI＜30を中等症，AHI≧30を重症として扱う．

<文　献>
1) 日本高血圧学会高血圧治療ガイドライン作成委員会：「高血圧治療ガイドライン2009」
2) Nieto, F. J.：JAMA, 283：1829-1836, 2000
3) Peppard, P. E.：N. Engl. J. Med., 342：1378-1384, 2000
4) Kato, M.：Circulation, 102：2607-2610, 2000
5) Gjørup, P. H.：Am. J. Hypertens., 20：44-52, 2007
6) Longan, A. G.：J, Hypertens., 19：2271-2277, 2001
7) 葛西隆敏：CPAP療法．日本臨床，65（Suppl 4）：176-181, 2008
8) Bazzano, L. A.：Hypertension, 50：417-423, 2007
9) Kraiczi, H.：Am. J. Respir. Crit. Care. Med., 161：1423-1428, 2000
10) Kim, S. H.：Am. J. Cardiol., 101：1663-1668, 2008

➡ 次頁：患者抄録

SASを伴う高血圧

【患　者】 53歳，男性

1. **診　断**　①睡眠時無呼吸症候群（sleep apnea syndrome：SAS），②高血圧
2. **主　訴**　安静時に気が遠くなるように感じる
3. **既往歴**

    10年前から高血圧と高尿酸血症の診断で，ニフェジピン徐放剤（アダラートCR®）40mg分1朝食後，バルサルタン（ディオバン®）160mg分2朝夕食後，塩酸ベタキソロール（ケルロング®）10mg分1朝食後，トリクロルメチアジド（フルイトラン®）2mg分1朝食後，ブナゾシン塩酸塩徐放剤（デタントールR®）6mg分1夕食後，メチルドパ（アルドメット®）1,000mg分2朝食後と就寝前を内服しているが，血圧は不安定．3年前に内分泌関連の精査が行われたが異常がなく，減量，飲酒を控えるなどの指導と降圧薬の調節をくり返すことで対応していた．服薬状況は全く問題ない．

4. **家族歴**　特記事項なし
5. **生活歴**　職業：会社員，飲酒歴：ビール700mL/日連日，喫煙歴：なし，
6. **現病歴**

    治療抵抗性高血圧に加え，最近，仕事中に気が遠くなるような感覚が週に1～2回程度起こるということで，精査加療目的で近医より紹介され受診した．

7. **現　症**

    身長163cm，体重68.0kg，BMI 25.7，体温36.4℃，血圧158/96mmHg，脈拍数60/分（整），意識：清明，眼瞼，眼球結膜：貧血，黄疸なし，口腔：粘膜軽度乾燥・口蓋扁桃軽度肥大あり，胸部：聴診所見異常なし，腹部：肝脾触知せず，四肢：下腿浮腫なし

8. **検査所見**

    ① 血　算：RBC 533万/μL，Hb 15.2g/dL，Plt 17.3万/μL，WBC 7,800/μL
    ② 生化学：TP 7.7g/dL，T. bil 0.6g/dL，UN 18mg/dL，Cr 0.9g/dL，UA 7.7mg/dL，Na 147mmol/L，K 4.0mmol/L，Cl 103mmol/L，AST 34IU/L，ALT 33IU/L，LDH 160IU/L，CK 144IU/L，CRP 0.2mg/dL，TC 194mg/dL，TG 148mg/dL，HDL 48mg/dL，FBS 108mg/dL
    ③ 心電図：正常同調律，高電位
    ④ 経胸壁心エコー：IVST 13mm，LVPWT 13mmとの左室肥大あるもその他は異常なし（EF 68%）
    ⑤ 24時間心電図：徐脈性不整脈を認めない
    ⑥ 24時間血圧モニタリング（図）：平均血圧は149/99と高く，夜間（18～5時）の平均が日中よりもむしろ高い
    ⑦ 頭部MRI & MRA：異常所見なし
    ⑧ 脳　波：てんかんを疑う所見はない

9. **経　過**

    24時間血圧モニタリングで夜間の高血圧を認めたことに加え，脳波検査や心エコーの際に睡眠中の無呼吸の指摘があり，さらには家人より普段からいびき，無呼吸がひどいという指摘もあったため，睡眠ポリグラフを施行した．その結果，無呼吸低呼吸指数（apnea-hypopnea index：AHI）48.3回/hと重症のSASと診断された．主観的眠気のスケールであるEpworth Sleepiness Scale（ESS）でも17点（24点が最大で大きいと眠気が強い）と眠気が強く，気が遠くなるよう

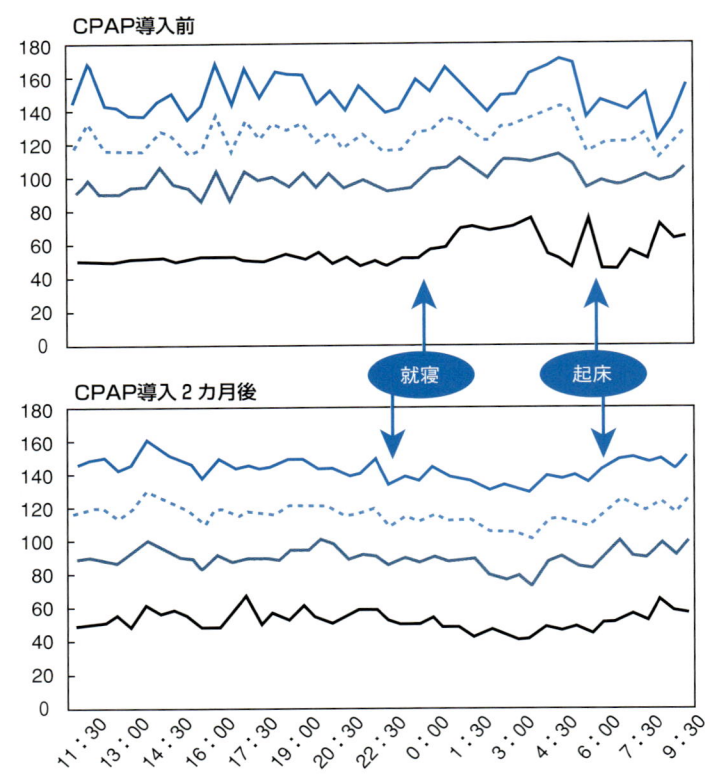

	前	2カ月後	p値
24hr			
sBP	149	142	＜0.01
mBP	124	116	＜0.01
dBP	99	89	＜0.01
HR	55	52	n.s
Day-time （6～18時）			
sBP	145	146	n.s.
mBP	121	118	n.s.
dBP	97	91	＜0.01
HR	54	54	n.s.
Night-time （18～6時）			
sBP	154	138	＜0.01
mBP	128	112	＜0.01
dBP	102	87	＜0.01
HR	57	50	0.03

図 24時間血圧モニタリング

な感覚は日中の過度の眠気によるものと判断された．

また治療抵抗性高血圧に関してもSAS治療で改善する可能性が考えられたため，CPAP治療を導入しCPAP使用下で再度睡眠ポリグラフを行ったところAHI 4.2/hと著名な無呼吸の改善を認めた．その後CPAP治療を家庭でも継続したところ，気が遠くなるような感覚は消失した．2カ月後に再度ESSによる主観的眠気の評価および24時間血圧モニタリングを行ったところ，ESSは4点と眠気はほとんど消失し，平均血圧も低下，特に夜間の血圧の低下を認めた（図）．

10．その後の処方

ニフェジピン徐放剤（アダラートCR®）40mg分1朝食後，バルサルタン（ディオバン®）80mg分1夕食後，塩酸ベタキソロール（ケルロング®）10mg分1朝食後，

11．考察　▶Advice from Professional 1 参照

治療抵抗性高血圧患者に合併した重症SASの症例であった．SASと高血圧については，2003年には米国の高血圧ガイドラインである米国合同委員会第7次報告では二次性高血圧の原因としてSASがあげられており，わが国でもJSH2009では他疾患を合併する高血圧のなかでSASについてかなり詳細に言及されている[1]．さらには，本症例のような治療抵抗性高血圧とSASの関係性についても報告されているが[2]，わが国の現状としては，高血圧診療におけるSASの認知度はまだまだ低い．

本症例も10年前より高血圧と診断され，降圧薬による治療にもかかわらず血圧コントロールは不良であったものの，SASの存在を疑われることなく経過していた．本症例では，降圧薬による治療下ではあったものの，降圧コントロールが不良であったことが影響したであろう左室肥大を

呈しており，何らかの付加的精査加療が必要な症例と考えられ，内分泌関連の精査は行われたが，SASに関しての精査はこれまでに行われなかった．今回，ベッド上で安静にして行う検査中に睡眠時無呼吸を指摘されたことがSAS精査のきっかけとなった．さらにその後，家人からいびき，無呼吸の指摘をすでに受けていたことが問診で明らかとなった．一般的にはこのような簡単な問診によってSASの存在が疑われるケースが少なくない．

　SASに伴う高血圧はSASに対するCPAP治療で改善の可能性を考慮すると[3]，積極的なSASの診断および治療介入が好ましい症例であったと考えられる．実際に本症例ではCPAP導入2カ月後にまだ降圧コントロールとしては不十分であったものの血圧の低下が認められており，その後の処方では内服薬の減量もできている．これらのことから，治療抵抗性高血圧のみならず高血圧診療のなかでSASの精査加療を念頭に置くことが求められていることが理解できる．本症例はそれらを再認識させる症例であったと考えられる．

【文　献】　▶ Advice from Professional ②参照
1) 日本高血圧学会高血圧治療ガイドライン作成委員会：高血圧治療ガイドライン 2009
2) Longan, A. G.: High prevalence of unrecognized sleep apnoea in drug-resistant hypertension. J. Hypertens., 19：2271-2277, 2001
3) Bazzano, L. A.: Effect of nocturnal nasal continuous positive airway pressure on blood pressure in obstructive sleep apnea. Hypertension, 50：417-423, 2007

Advice from Professional

1 考察ポイント

Point 1
症例報告における考察については，症例から得られた知見を簡単にまとめ，それに対する論文的考察を加え，最後に実際の臨床に活かすためのメッセージを記載するとわかりやすい．

Point 2
本症例では検査中の無呼吸を睡眠検査をよく知る技師が発見し，担当医に報告した．その後，担当医がさらなる問診をしたことによりSASが疑われた．これは実際の臨床ではよく耳にすることであり，検査現場に立ち会うこと，検査技師とのコミュニケーションを密にとることの重要性を示すものである．

Point 3
CPAP導入後の経過で，降圧薬を減量できている．これは，CPAPによる降圧効果を強調するエピソードであるが，副作用などを軽減するうえでも有益であり，医療経済の面でも重要である．

2 押さえておきたい論文

文献1：高血圧治療ガイドライン2009
最近，日本高血圧学会より出されたわが国の高血圧診療の最新のガイドラインであり，内容とこれまでのガイドラインとの違いなどを理解しておくうえで目を通しておく必要がある．

文献2：Longan, A. G.：J. Hypertens., 19：2271-2277, 2001
3種類以上の降圧薬でもコントロール不良の治療抵抗性血圧患者41名に睡眠ポリグラフを行いSASの頻度を調べ，83％と高率にSASが合併していることを報告した論文である．

文献3：Bazzano, L. A.：Hypertension, 50：417-423, 2007
SAS患者におけるCPAP前後の血圧の変化を検討した研究をまとめてメタ解析したデータである．

memo

第7章 二次性高血圧の診断と治療　§3 その他

2. 薬剤誘発性高血圧

熊谷裕生，山本浩仁郎，武智華子

Point

1. 薬剤により誘発される高血圧を常に鑑別診断として頭に置いておく
2. 特に低K血症を伴う高血圧で，血漿レニン活性が抑制されているのに血漿アルドステロン濃度が高くない症例は，ミネラルコルチコイド受容体を活性化する薬剤を探すこと
3. 筋力低下，筋肉痛の原因として低K血症を忘れないこと

1 はじめに

筋力の低下や筋肉痛を伴う高血圧，または突然はじまった高血圧は薬剤誘発性高血圧の場合がある．このときの鑑別では，まず低K血症となっていないかをみることが重要である．

2 低K血症は筋肉症状を起こす

筋力低下，筋肉痛を主訴として整形外科を受診し，検査するうちに低K血症がみつかり，内科に紹介されてくる症例は珍しくない．したがって，**内科医は筋力低下，筋肉痛を訴える患者を診たら整形外科的疾患と決めつけずに，血清Kの測定を行うべきである**．また，腰痛が初発症状で，精査したら原発性アルドステロン症（PA）と診断され，良性腫瘍を摘出したことにより高血圧とともに腰痛が消失した症例を数例経験している．

一方，突然始まった高血圧をみたら，二次性高血圧を考えて，糖尿病，CKDの他に，副腎皮質腫瘍である原発性アルドステロン症，クッシング症候群，副腎髄質および副腎近傍の腫瘍である褐色細胞腫，下垂体腫瘍であるクッシング病を検索することは必須である．

ただし，やみくもにすべての確定検査を行うのは適切でなく，**低K血症という著しい特徴を頭に置きながら鑑別を行うべきである**．

3 低K血症を呈する高血圧をみた際に疑う疾患とそのメカニズム（図1）

低K血症を呈する高血圧では，PRA，PACの値が高いか低いかで原因となる二次性高血圧を絞ることができる．

1）レニンもアルドステロンも高い（PAC/PRA比が100未満）

低K血症を示す高血圧で，血漿レニン活性（PRA）と血漿アルドステロン濃度（PAC）がともに高いときは，二次性アルドステロン症（腎血管性高血圧，利尿薬の使用，レニン産生腫瘍，悪性高血圧，大動脈縮窄症）が考えられる．このなかで腎血管性高血圧が一番頻度が高い．

2）アルドステロンが高く，レニンは抑制されている（PAC/PRA比が200以上）

PAC/PRA比をARR（aldosterone/rennin ratio）と呼ぶが，これが200を超えているときは原発性アルドステロン症を検索することは内科医としての鉄則である．

3）レニンもアルドステロンも低い

PAC，PRAの低下を認めた場合，以下の疾患を疑う．

アルドステロン過剰症状があるにもかかわらず，低レニン，低アルドステロン血症がみられる病態を偽性アルドステロン症（または apparent mineralocorti-

```
                    高血圧＋低カリウム血症
                              │
                              ▼
        血漿レニン活性（PRA）ng/mL/h，血漿アルドステロン濃度（PAC）pg/mL
              │               │               │
              ▼               ▼               ▼
         ↑ PRA            ↓ PRA           ↓ PRA
         ↑ PAC            ↑ PAC           ↓ PAC
      PAC/PRA比＜100    PAC/PRA比≧200
              │               │               │
              ▼               ▼               ▼
         腎血管性高血圧    原発性アルドステロン症   先天性副腎過形成
         利尿薬                             外因性ミネラルコルチコイド
         レニン産生腫瘍                      DOC産生腫瘍
         悪性高血圧                         クッシング症候群
         大動脈縮窄症                        Liddle症候群
                                           偽性アルドステロン症
```

● 図1　低K血症を伴う高血圧の鑑別診断
（文献1より引用）

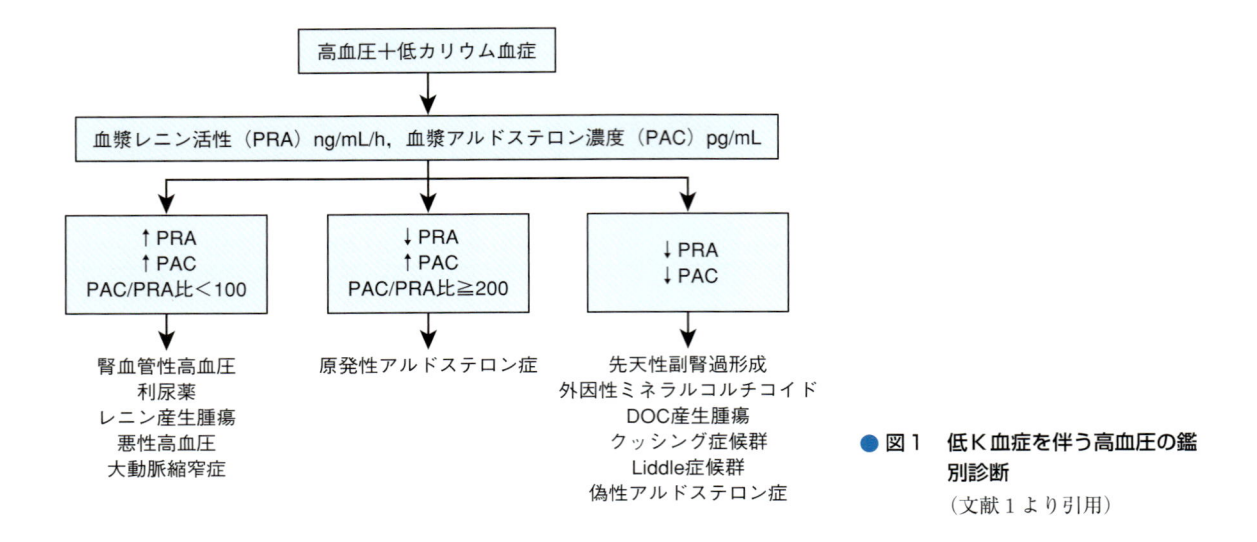

coid excess，AME症候群）と呼ぶ．この病態はアルドステロン以外のミネラルコルチコイドが過剰の状態であって，それゆえにレニンが抑制されているために起こる．この場合，先天性副腎過形成（11β-水酸化酵素欠損症，17α-水酸化酵素欠損症），デオキシコルチコステロン産生腫瘍を探す努力をする．

> **memo**
> ミネラルコルチコイドの英文綴りはmineralo-corticoidであるが，日本高血圧学会などでミネラルコルチコイドと記載するよう決定したので，それに従う．

クッシング症候群でも，過剰なコルチゾールがミネラルコルチコイド受容体を刺激して，この病態となる．

リドル症候群では，腎尿細管細胞の上皮性Naチャネル（ENaC）の変異により機能亢進となり，恒常的にNa再吸収が亢進するため，レニン，アルドステロンがともに抑制される高血圧が生じる．

最後に，p332の症例のごとく，外因性に内服したグリチルリチン酸が11β-水酸化ステロイド脱水素酵素2型（11β-hydroxysteroid dehydrogenase 2，11βHSD2と略す）を抑制して，過剰なコルチゾールがミネラルコルチコイド受容体を刺激する病態が考えられる．

4 病態の特徴

アルドステロンは腎臓の遠位尿細管や集合尿細管に作用して，上皮細胞の管腔側のNaチャネルを開口させて，尿中から血中へのNa取り込みを増やす．さらに血中から尿中へのKの分泌を増やす[2]．アルドステロンまたは類似のホルモンが長期に分泌されると，これらがミネラルコルチコイド受容体に結合してアルドステロン過剰症状（aldosteronism）が発現し，血漿レニン活性は抑制され，低K血症，高血圧となる．

また，偽性アルドステロン症は，血漿アルドステロン濃度が高くない，むしろ抑制されている点を除くと，原発性アルドステロン症と全く同様の症状と検査所見を呈する．

したがって，**高血圧，低K血症，代謝性アルカローシス，低レニン活性でありながら，血漿アルドステロン濃度が高くない症例をみたら，アルドステロンと同様の作用を発揮する薬剤を検索するべきである**（図1）．低K血症の程度は多様で，それにより臨床症状はごく軽度の筋力低下から強い筋肉痛までさまざまである．

5 病態生理

図2Aのように，11βHSD2は，腎臓尿細管の上

A) 正常

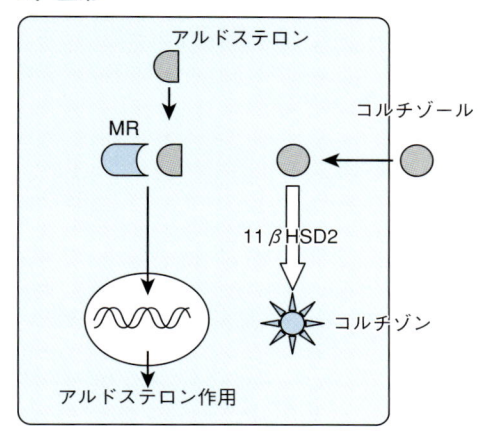

B) 偽性アルドステロン症

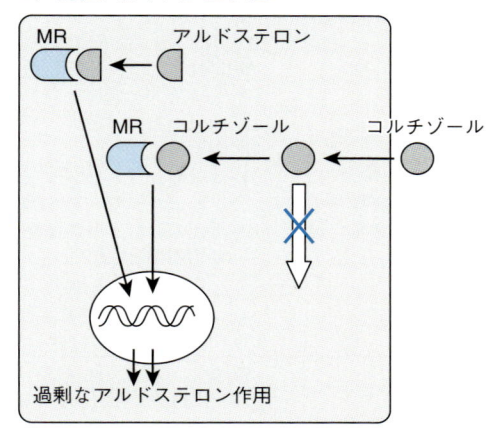

● 図2　尿細管上皮細胞におけるミネラルコルチコイド受容体の活性化
　　正常（A）では，11β-hydroxysteroid dehydrogenase 2（11βHSD2）によりコルチゾールはコルチゾンに変化し，コルチゾンはミネラルコルチコイド受容体に結合しない．しかしグリチルリチンなどにより11βHSD2の活性が抑制されると，コルチゾールはコルチゾンに変換されないのでミネラルコルチコイド受容体を活性化し，いわゆるアルドステロン作用が過剰に発現する（文献3より改変して転載）
　　MR：ミネラルコルチコイド受容体

皮細胞に存在し，グルココルチコイドであるコルチゾールをコルチゾンに変化させる酵素である[3,4]．コルチゾールはミネラルコルチコイド受容体に結合すると，アルドステロンと同様の作用を発揮する．すなわち遠位尿細管において，尿中からNaを血中に再吸収し，血中から尿へKを分泌する．それゆえに有効循環血漿量が増加して血圧が上昇する．

図2のように正常状態において細胞内に入ったコルチゾールは11βHSD2によりコルチゾンに変換され，コルチゾンはミネラルコルチコイド受容体に結合しないので，ミネラルコルチコイド症状は起こらない．

一方，肝炎治療薬として投与されるグリチルリチンは，腸内細菌のグルクロニダーゼによってグリチルレチン酸となる．グリチルレチン酸は強い11βHSD2阻害作用をもつ．それゆえ図2Bのように，グリチルリチンを内服すると，**コルチゾンに変換されないコルチゾールがミネラルコルチコイド受容体に結合しミネラルコルチコイド作用が出現するのである**[4]．生体内ではコルチゾールはアルドステロンの1,000倍以上の血中濃度で存在する．

6　どのような薬剤で生じるのか

甘草（リコリス）成分を含む薬剤としては，グリチルリチンを配合したグリチロン錠®だけでなく強力ミノファーゲンC®注射薬，胃炎・胃潰瘍治療薬のネオユモール®，ペクシー顆粒®，S・M散などがある．また，アメリカのお祭りでは屋台でリコリス成分の入ったお菓子を売っている．さらに，下肢のけいれんを防止するために芍薬甘草湯を内服している患者もいる．いずれにしても，アルドステロン症状を呈しながら血漿アルドステロン濃度が高くないときは，薬剤摂取歴，健康食品，サプリメントなどについてよくたずねることが重要である．

> **memo**
> グリチルリチンを内服している患者の約20％に偽性アルドステロン症の症状が発現する．コルチゾル／コルチゾン比は血圧の上昇度と強く相関する．

診療での対応については表を参照．

● 表　薬剤誘発性高血圧の原因薬剤と高血圧治療薬

原因薬物	高血圧の原因	高血圧治療への対策
非ステロイド性抗炎症薬（NSAIDs）	腎プロスタグランジン産生抑制による水・Na貯留と血管拡張抑制，ACE阻害薬・ARB・β遮断薬・利尿薬の降圧効果を減弱	NSAIDsの減量・中止，使用降圧薬の増量，Ca拮抗薬
カンゾウ（甘草） グリチルリチンを含有する肝疾患治療薬，消化器疾患治療薬，漢方薬，健康補助食品，化粧品など	11β水酸化ステロイド脱水素酵素阻害によるコルチゾール半減期延長に伴う内因性ステロイド作業増強を介した水・Naの貯留とK低下	漢方薬などの減量・中止，抗アルドステロン薬
グルココルチコイド	レニン基質の産生増加，エリスロポエチン産生増加，NO産生抑制などが考えられるが十分には解明されていない	グルココルチコイドの減量・中止，Ca拮抗薬，ACE阻害薬，ARB，β遮断薬利尿薬など
シクロスポリン・タクロリムス	腎毒性，交感神経賦活，カルシニューリン抑制，血管内皮機能障害	Ca拮抗薬，Ca拮抗薬とAEC阻害薬の併用，利尿薬など
エリスロポエチン	血液粘稠度増加，血管内皮機能障害，細胞内Na過度増加	エリスロポエチンの減量・中止，Ca拮抗薬，ACE阻害薬，ARB，β遮断薬，利尿薬など
エストロゲン 経口避妊薬，ホルモン補充療法	レニン基質の産生増加	エストロゲン製剤の使用中止，ACE阻害薬，ARB
交感神経刺激作用を有する薬物 フェニルプロパノールアミン，三環系抗うつ薬，四環系抗うつ薬，モノアミン酸化酵素阻害薬など	α受容体刺激，交感神経末端でのカテコールアミン再取り込みの抑制など	交感神経刺激作用を有する薬物の減量・中止，α遮断薬

（文献5より引用）

7 その他に注意すべき薬剤誘発性高血圧（表）

1）非ステロイド性抗炎症薬（NSAIDs）

　NSAIDsはアラキドン酸からさまざまなプロスタグランジン（prostaglandin：PG）が産生される過程でシクロオキシゲナーゼ（cyclooxygenase：COX）を阻害し，痛みや炎症を抑制する薬剤である．同じ過程で腎臓のPGE2など血管拡張性のPGを抑制するので，水・Na貯留と血管収縮が起こり血圧が上昇しうる．一方，高齢者やCKD患者では疾患に対する代償として腎PGが腎機能を保持し，血圧上昇を抑えようとしている．この状態でNSAIDsを投与するとPG産生が抑制されて腎機能は低下し，血圧も上昇する．

　高齢者ではNSAIDsと利尿薬を同時に投与するとなおさら腎機能障害，高血圧が誘発されやすく，心不全をきたすこともある．またNSAIDsは，ACE阻害薬，β遮断薬の降圧効果を弱めることもある．

2）グルココルチコイド（プレドニゾロンなど）

　中等量以上のグルココルチコイドの長期投与は，高頻度に高血圧を合併する．高齢者では37％に高血圧が観察されたという報告もある．高血圧発症の機序は，肝臓におけるアンジオテンシノーゲン（レニン基質）の産生増加によるアンジオテンシンⅡの増加，エリスロポイエチン産生増加による血管収縮，一酸化窒素（NO）の産生抑制，スーパーオキサイド産生によるNO利用障害による血管内皮機能障害などが考えられている．

3）シクロスポリンやタクロリムスなど免疫抑制薬

　高血圧発症の機序は，腎毒性，交感神経活動亢進，カルシニューリン抑制，血管内皮機能障害などが考えられる．免疫抑制薬による高血圧の治療にはCa拮抗薬が有効である．ただし，Ca拮抗薬はシクロスポリン，タクロリムスの血中濃度を上昇させる可能性があるため，1カ月に1度程度免疫抑制薬の血中濃度のモニタリングが必要である．

4）エリスロポエチン

透析患者を中心として使用している患者の29％に血圧上昇が報告されている．血圧上昇の機序として，貧血改善によるヘマトクリットの上昇，血液粘稠度増加に伴う末梢血管抵抗上昇，細胞内Na濃度上昇，血管内皮機能障害などが考えられる．これらの機序から考えて除水による降圧は見込めないので，Ca拮抗薬やARBが必要となる．

5）エストロゲン（経口避妊薬または更年期ホルモン補充療法として）

アンジオテンシノーゲン（レニン基質）の産生増加によるアンジオテンシンⅡの増加が高血圧の機序として考えられている．処方の際は低用量から開始することが重要である．またエストロゲンを投与している患者については，高血圧とともに血栓塞栓症の発症にも留意すべきである．

8 おわりに

どんな患者さんの診断をつけるときにも薬剤摂取歴を聴くことは重要である．原因から逆にたどって，「筋肉痛，高血圧 → 低K血症 → アルドステロンの代わりにミネラルコルチコイド受容体を刺激する薬物」という道筋を推測できるよう訓練することが必要である．

<文　献>

1) 内分泌検査.「高血圧専門医ガイドブック」（高血圧学会 編），pp52-62，診断と治療社，2009
2) Stewart, P. M.：Lancet, 353：1341-1347, 1999
3) 遺伝子異常による高血圧.「高血圧専門医ガイドブック」（高血圧学会 編），pp213-216，診断と治療社，2009
4) White, P. C. et al.：Endocrine Reviews, 18：135-156, 1997
5) 薬剤性高血圧.「高血圧治療ガイドライン2009（JSH2009）」（日本高血圧学会高血圧治療ガイドライン作成委員会 編），pp110-112，ライフサイエンス出版，2009

→ 次頁：患者抄録

患者抄録

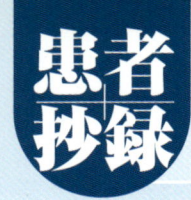

低K血症と腰痛を伴う高血圧（薬剤性高血圧）

【患　者】52歳，男性

1. 診　断　高血圧，肝機能障害
2. 主　訴　腰痛
3. 既往歴　特記すべきことなし
4. 家族歴　母：高血圧
5. 生活歴　会社員，喫煙：10本/日，アルコール：ビール700mL/日
6. 現病歴

　　生来健康であった．6カ月前に会社で検診があり，肝機能障害を指摘された．このとき血圧は138/84mmHgと正常だった．1週間前から腰痛と軽度の筋力低下を感じるようになった．頭痛も出現したので自宅にある上腕血圧計で測定したところ，176/96mmHgと高いため本総合病院を受診した．これまで血清コレステロールは高くなく，スタチンを内服していない．

7. 入院時現症

　　意識清明，体温 36.5度，血圧 182/98mmHg，脈拍 66/分，呼吸数 18/分．眼瞼結膜 貧血なし，眼球結膜 黄疸なし，心音 亢進なし，心臓雑音なし，呼吸音異常なし，腹部 平坦軟・圧痛なし，肝腎を触知せず，深部腱反射左右差なし，徒手筋力試験にて両上肢，両下肢ともに軽度の筋力低下あり4/5，腰部圧痛なし，腰部筋肉萎縮なし，ラセグ徴候 陰性，下腿浮腫なし．

8. 入院時検査成績

① 尿検査：尿赤血球 2～3/1視野，尿白血球 2～3/1視野，尿蛋白陰性，円柱なし
② 血　液：WBC 4,700/μL，RBC 433万/μL，Hb 14.1g/dL，Ht 43%，Plt 12.6万/μL
③ 生化学検査：TP 6.7g/dL，Alb 3.2g/dL，TBil 0.3mg/dL，Na 146mEq/L，K 2.3mEq/L，Cl 110mEq/L，Ca 9.9mg/dL，P 3.8mg/dL，LDH 188，AST 92IU/L，ALT 84IU/L，AlP 168IU/L，γGTP 27IU/L，BUN 22mg/dL，Cr 0.9mg/dL，UA 7.6mg/dL，TC 170mg/dL，LDL-C 98mg/dL，CK 118IU/L（基準値1～160），FBS 95mg/dL，HbA1c 5.4%

9. 内分泌検査

血漿レニン活性 0.2ng/mL/hr（基準値 0.5～2.1），血漿アルドステロン濃度 28pg/mL（基準値 30～180），血漿エピネフリン濃度 45pg/mL（基準値100未満），血漿ノルエピネフリン濃度 168pg/mL（基準値100～450），ACTH 15pg/mL（基準値7～63），血漿コルチゾール 11μg/dL（基準値4～19），TSH 1.4μIU/mL（基準値0.6～4.7），free T$_4$ 1.1ng/dL（基準値0.7～1.7）

① 畜　尿：尿量 1,800mL/日，Na 32mEq/L，K 65mEq/L，尿蛋白 0.1g/日
② 動脈血液ガス：pH 7.480，P$_{O_2}$ 95torr，P$_{CO_2}$ 42torr，HCO$_3^-$ 34mEq/L
③ 心電図：正常洞調律，左室肥大なし
④ 胸部レントゲン：心拡大なし，肺野に異常陰影なし
⑤ 画像検査

　　頭部MRI：下垂体などに異常なし
　　心エコー：心肥大なし，収縮能・拡張能ともに正常範囲
　　腹部エコー：軽度肝腫大あり，副腎に腫瘍なし．腎臓の長径（約11cm）に左右差なし
　　腎血流ドップラー検査：異常なし
　　腹部CTスキャン：軽度肝腫大あり，副腎，腎に異常なし
　　副腎アドステロールシンチグラフィ：副腎に取り込みなし
　　腰椎MRI：腰椎に異常なし

10. 入院後の経過

心電図および心エコーで左室肥大がないことから，この高血圧が長期にわたるものではないと考えた．突然始まった高血圧なので，二次性高血圧を考えて，副腎皮質腫瘍である原発性アルドステロン症（PA），クッシング症候群，副腎髄質や近傍の腫瘍である褐色細胞腫，下垂体腫瘍であるクッシング病，腎血管性高血圧（腎動脈狭窄）がないかを検査した．多くの検査を行って二次性高血圧を探したが否定的であった．

一方，代謝性アルカローシスが認められ，血漿レニン活性が強く抑制され，血清Kが低いので，血漿アルドステロン濃度は高いことが予想されたが，この症例では高くなかった．

この時点で主治医は診断に困ってしまい，もう一度患者の病歴をゆっくり聴取しなおしてみた．すると，4カ月前に近医を受診し，肝機能障害に対しウルソデオキシコール酸（ウルソ®）とグリチルリチン（グリチロン®）を処方され服用していたことがわかった．患者も夫人も，「肝臓の薬は高血圧や腰痛とは関係ないと思ったのでお話しませんでした」とのことであった．

現病歴，薬剤摂取歴からグリチルリチンによる偽性アルドステロン症と診断した．グリチルリチンを中止してみたところ，血圧は次第に低下し，1カ月後に血漿レニン活性も0.8 ng/mL/hrまで回復した．また，血清Kも次第に上昇し，正常化した．それに伴って腰痛，筋力低下も消失した．

11. 退院時処方

なし．グリチルリチンを中止した．

12. 考　察　▶ Advice from Professional ❶参照

解説の図1（p328）のように，低K血症を呈する高血圧は多い．本症例は血漿レニン活性が抑制されているのに血漿アルドステロン濃度も低いという図1の右端のグループの疾患であった．当初の医療面接における主治医の病歴の取り方が甘かったため，グリチルリチンを内服している薬剤摂取歴を把握してなかった．病歴聴取がいかに大切かを痛感した一例である．

11β-水酸化ステロイド脱水素酵素2型（11β-hydroxysteroid dehydrogenase 2, 11βHSD2）は，腎臓尿細管の上皮細胞に存在し，グルココルチコイドであるコルチゾールをコルチゾンに変化させる．コルチゾールはミネラルコルチコイド受容体に結合すると，アルドステロンと同様の作用を発揮する．正常状態においてコルチゾールは11βHSD2によりコルチゾンに変換され，コルチゾンはミネラルコルチコイド受容体に結合しないので，ミネラルコルチコイド症状は起こらない（p329, 図2参照）．

肝炎治療薬として投与されるグリチルリチンは，腸内細菌のグルクロニダーゼによってグリチルレチン酸となる．グリチルレチン酸は強い11βHSD2阻害作用をもつ．グリチルリチンを内服すると，コルチゾンに変換されないコルチゾールがミネラルコルチコイド受容体に結合しミネラルコルチコイド作用が出現する．

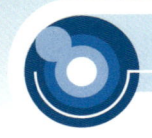

Advice from Professional

1 考察ポイント

Point 1
筋力低下，筋肉痛を主訴として整形外科を受診し，検査するうちに低K血症がみつかり，内科に紹介されてくる症例は珍しくない．したがって，内科医は筋力低下，筋肉痛を訴える患者を診たら整形外科的疾患と決めつけずに，血清Kの測定を行うべきである．

Point 2
急速に始まる高血圧をみたら，二次性高血圧を考えて副腎や腎血管，下垂体を調べるのはよいのだが，この症例には低K血症という著しい特徴があるのだから，それを手がかりに，解説の図1（p328）のようにシステマチックに検査すべきであった．ただやみくもにすべての確定検査を行ったわたくしどものアプローチは適切でなかったと反省している．

memo

索引 Index

数字・その他

11βHSD2 ……………… 328
11β-水酸化ステロイド脱水素酵素2型 ………… 328
131I-MIBG内照射 ………… 235
24時間自由行動下血圧測定 ……………………… 32
24時間蓄尿 ……………… 17
2剤併用 ………………… 39
β遮断薬 ………… 148，296

欧文

A・B

ABPM ……………… 33, 86
ACCESS研究 …………… 102
ACE阻害薬 … 262, 263, 264
ACTH非依存性大結節性副腎過形成 …………… 301
ACTION試験 …………… 146
AHI ……………………… 319
AIMAH ………………… 301
aldosterone/rennin ratio … 327
aldosterone-producing microadenoma ………… 286
ALLHAT ………………… 26
APA ……………………… 286
APmicroA ……………… 286
apnea-hypopnea index … 319
ARB ………… 148, 262, 263
ARR ……………………… 327
ASCOT …………………… 27
ASTRAL試験 …………… 276
ATⅡ受容体拮抗薬 ……… 148
atherothrombotic infarction ……………………… 100
bailout stenting ………… 274
Basedow病 ……………… 293
BNP ……………………… 118
Brennerの仮説 …………… 22

C

CAPRICORN試験 ……… 131
cardiac disturbance syndromes ……………… 273
CARTER研究 …………… 265
CASE-J試験 …………… 207
Ca拮抗薬 ………………… 146
central sleep apnea ……… 319
CHARM-Added試験 …… 129
CHARM-Alternative試験 … 129
CHARM-Overall試験 …… 130
CHARM-Preserved試験 … 129
CHARM試験 …………… 129
chronic kidney disease … 260
CKD ……………… 176, 260
COMMIT試験 ………… 132
continuous positive airway pressure ………………… 320
CORAL試験 …………… 276
CPAP …………………… 320
CS ……………………… 302
CSA ……………………… 319
Cushing症候群 ………… 301
Cushing病 ……………… 301
CVD療法 ……………… 235
CYP3A4 ………………… 211

D〜F

diastolic dysfunction ……… 225
DRASTIC試験 ………… 276
dry weight ……………… 185
Duplex ultrasound ……… 274
DW ……………………… 185
early CT sign …………… 103
ECASSⅢ試験 ………… 102
eGFR ………… 176, 260, 266
elastic artery …………… 168
EPK ……………………… 151
ESH/ESC ………………… 39
extracellular signal-regulated kinase …………………… 151
fibromuscular dysplasia … 271
flash pulmonary edema ……………………… 226, 273
FMD …………………… 271

き・く

逆白衣高血圧	242
急性期外科的治療	161
急性期内科的治療	159
虚血性腎症	272
虚血性ペナンブラ	100
虚血中心部	100
禁煙	48
筋性動脈	168
筋力低下	327
クッシング症候群	327
クッシング病	327
グリチルリチン	329
グリチルリチン酸	328
グレープフルーツ	212
クロニジン試験	313

け

経口避妊薬	331
経蝶形骨洞下垂体手術	303
経皮経管的腎動脈形成術	274
外科的治療の適応	102
血圧指標	19
血腫拡大	101
血漿アルドステロン濃度	327
血漿レニン活性	272, 327
減塩	44
健康日本21	18
減酒	47

原発性アルドステロン症 …… 285, 327
原発性色素性小結節性副腎皮質異形成 …… 301
減量 …… 47

こ

降圧目標	25
高K血症	179
交感神経系調節	22
高血圧緊急症	216, 252
高血圧クリーゼ	234
高血圧性心不全	225
高血圧性脳症	216
高血圧性脳内出血	101
甲状腺機能異常症	293
甲状腺機能亢進症	294
甲状腺機能低下症	293
甲状腺刺激ホルモン	294
甲状腺腫	293
高度狭窄	112
抗ドパミン作用	234
高尿酸血症	208
高齢者	50
国民健康・栄養調査	16
コディオ®	90
コルチゾール	329

さ・し

再灌流療法 …… 131

サイロキシン	296
左室収縮機能障害	116
酸素供給	131
ジアゼパム	253
歯科手術	65
歯科治療	65
子癇	250
糸球体血圧	261, 262
糸球体高血圧	177, 262
糸球体濾過率	177, 260
子宮内発育遅延	22
持続気道陽圧	320
周期性四肢麻痺	293
自由行動下血圧測定	86
収縮期型高血圧	50
収縮期血圧	19
収縮期高血圧	294
収縮機能低下	116
収縮不全	225
周術期	63
硝酸イソソルビド	226
食塩過剰摂取	95
食塩感受性	21, 264
食塩感受性高血圧	179, 265
食塩摂取量	17, 19
職場高血圧	86
腎機能	219
心筋梗塞	131
心筋梗塞急性期	131

心筋梗塞後左室リモデリング ………………………… 131
心筋酸素消費量 ………………… 131
神経液性因子 ………………… 123
腎血管性高血圧 …… 271，327
腎血流ドプラ検査 ………… 274
心原性脳塞栓症 …………… 100
腎糸球体数 ………………… 22
腎実質性高血圧
 ………… 260，261，262
心腎連関 ………… 36，266
腎超音波 ……………………… 274
腎抵抗係数 …………………… 274
腎動脈狭窄（症）…… 216，272
心肥大 ………………………… 116
心肥大の退縮 ……………… 116
心不全 ………………………… 122
心房細動 …………… 150，294
腎保護 ………………………… 263

す～そ

睡眠時無呼吸症候群
 ………………… 243，319
頭痛 …………………………… 216
ストレス解消 ………………… 47
線維筋性異形成 …………… 271
臓器障害 ……………………… 219
早朝高血圧 …… 86，95，138
組織プラスミノーゲン
 アクチベーター ………… 102

た行

第5次循環器疾患基礎調査
 ………………………………… 16
大動脈炎症候群 …………… 168
大動脈解離 ………………… 159
高安動脈炎 ………………… 168
多発性内分泌腫瘍症 ……… 311
弾性動脈 …………………… 168
チアマゾール ……………… 295
中枢性睡眠時無呼吸 ……… 319
治療抵抗性高血圧 ………… 242
痛風 …………………………… 208
低K血症 ……………… 285，327
電撃性肺水腫 ……………… 226
透析 …………………………… 219
透析患者 …………………… 184
糖尿病 ……………………… 194
動脈硬化 …………………… 22
ドキサゾシン ……………… 235
特発性アルドステロン症 … 286
ドライウェイト …………… 185

な行

内分泌性高血圧 …………… 23
ニカルジピン
 ………… 218，227，254
ニコニコペース ……………… 47
二次性アルドステロン症 … 212
二次性高血圧 ……… 22，285
ニトログリセリン … 226，254
日本高血圧学会ガイドライン
 ………………………………… 218
乳酸第1変移点 ……………… 47
尿蛋白 ……………………… 266
妊娠 …………………………… 54
妊娠高血圧症候群 … 56，250
年齢調整脳卒中死亡率 …… 16
脳血管障害急性期 ………… 100
脳血管障害慢性期患者 …… 112
脳血管の自動調節能 ……… 101
脳主幹動脈閉塞 …………… 112
脳出血 ……………………… 218
脳卒中発症リスク ………… 17
脳卒中罹患率 ……………… 16

は行

白衣効果 …………………… 79
白衣高血圧 ………… 79，242
破砕赤血球 ………………… 218
橋本病 ……………………… 293
発症率 ……………………… 16
微小血管性溶血性貧血 …… 218
微小腺腫 …………………… 286
非侵襲的陽圧換気 ………… 226
ヒドララジン ……… 253，254
ふいご効果 ………………… 168
フェニトインナトリウム … 254
フェノバルビタール ……… 254
フェントラミン …………… 235

腹腔鏡下片側副腎摘除術 … 287
副腎性CS … 304
プレミネント® … 90
プロドラッグ … 213
プロピルチオウラシル … 295
閉塞性睡眠時無呼吸 … 319
閉塞性動脈硬化症 … 155
片側多発副腎皮質微小結節 … 286
片側副腎過形成 … 286
本態性高血圧 … 219
末梢血管抵抗 … 123
慢性期外科的治療 … 161
慢性期内科的治療 … 161
慢性甲状腺炎 … 293
慢性糸球体腎炎 … 219
慢性腎臓病 … 176, 260

ま行
ミコンビ® … 90
ミネラルコルチコイド受容体 … 327, 328
ミルリノン … 228
無塩米飯食 … 44
無顆粒球症 … 295
無呼吸低呼吸指数 … 319
メタアナリシス … 18
メタボリックシンドローム … 202
メタボリック白衣高血圧 … 79
メチルドパ … 253, 254
メトクロプラミド … 234
モルヒネ … 226

や行
夜間高血圧 … 86
薬剤性肝機能障害 … 212
薬剤代謝酵素 … 211
薬剤誘発性高血圧 … 23, 327
薬物代謝 … 211
薬物療法 … 38
有病率 … 16
ヨード造影剤 … 235

ら行
ラクナ梗塞 … 100
ラベタロール … 254
罹患率 … 16
リスク層別化 … 24
リドル症候群 … 328
リポヒアリン変性 … 101
硫酸マグネシウム … 254
レニン活性 … 285
レニン基質 … 330
労作性狭心症 … 137

	医学とバイオサイエンスの 羊土社
	羊土社 臨床医学系書籍ページ　http://www.yodosha.co.jp/medical/

- 羊土社では，診療技術向上に役立つ様々なマニュアル書から臨床現場ですぐに役立つ書籍，また基礎医学の書籍まで，幅広い医学書を出版しています．
- 羊土社のWEBサイト"羊土社　臨床医学系書籍ページ"は，診療科別分類のほか目的別分類を設けるなど書籍が探しやすいよう工夫しております．また，書籍の内容見本・目次などもご覧いただけます．ぜひご活用ください．

▼ メールマガジン「羊土社メディカルON-LINE」にご登録ください ▼

- メディカルON-LINEでは，羊土社の新刊情報をはじめ，求人情報や学会情報など皆様の役にたつ情報をお届けしています．
- PC版は毎月2回の配信です．手軽にご覧いただけるモバイル版もございます（毎月1回配信）．
- PC版・モバイル版ともに登録・配信は無料です．登録は，上記の"羊土社 臨床医学系書籍ページ"からお願い致します．

患者抄録で究める　循環器病シリーズ 1

高血圧

2009年10月15日　第1刷発行

編　　集	小室一成	
発 行 人	一戸裕子	
発 行 所	株式会社　羊　土　社	
	〒 101-0052	
	東京都千代田区神田小川町 2-5-1	
TEL	03 (5282) 1211	
FAX	03 (5282) 1212	
E-mail	eigyo@yodosha.co.jp	
URL	http://www.yodosha.co.jp/	
装　　幀	上原　晃	
印 刷 所	広研印刷　株式会社	

ISBN978-4-7581-0737-2

本書の複写にかかる複製，上映，譲渡，公衆送信（送信可能化を含む）の各権利は（株）羊土社が管理の委託を受けています．
JCOPY ＜（社）出版者著作権管理機構　委託出版物＞
本書の無断複写は著作権法上での例外を除き禁じられています．複写される場合は，そのつど事前に，（社）出版者著作権管理機構（TEL 03-3513-6969，FAX 03-3513-6979，e-mail：info@jcopy.or.jp）の許諾を得てください．

自信をもって薬が選べる！

類似薬の使い分け

症状に合った薬の選び方とその根拠がわかる

編集／藤村昭夫

- 定価（本体 3,600円＋税）
- A5判
- 286頁
- ISBN978-4-7581-0665-8

薬の使い分けの難しい疾患別に，それぞれの類似薬の特徴と使い方の違いを比較して解説．分類図で類似薬が一目でわかり，豊富な症例から具体的な処方が学べて理解しやすい！

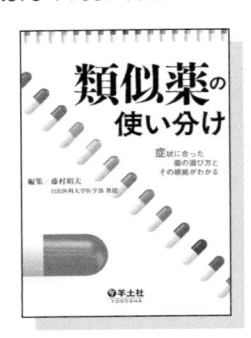

循環器救急の診療ですぐに役立つ！

ガイドラインに基づく
CCU実践マニュアル

フローチャートで一目でわかる循環器救急疾患の診断と治療

編集／田中啓治

- 定価（本体4,800円＋税）
- B6変型判
- 333頁
- ISBN978-4-7581-0674-0

各疾患の診断・治療のポイントとタイミングが一目でわかるフローチャートを数多く掲載！疾患や状況に合わせて，薬剤の処方例を具体的な用法・用量とともに解説！すべての循環器医必携！

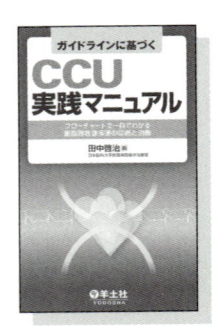

冠動脈の検査手技が身につく ➡ 病変部位の治療手技が身につく

確実に身につく
心臓カテーテル検査の基本とコツ

冠動脈造影所見＋シェーマで，血管の走行と病変が読める！

編集／中川義久

- 定価（本体7,500円＋税）
- B5判
- 327頁
- ISBN 978-4-7581-0667-2

目的の血管・病変を描出する撮影条件・穿刺部位・カテーテルの選択がわかる！シェーマ付きの造影像で，血管の走行が読める！

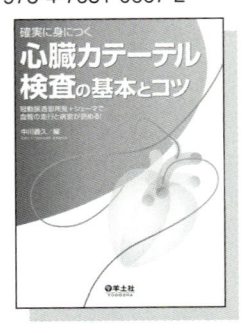

確実に身につく
PCIの基本とコツ

デバイスの選び方・操作から施行困難例への対策まで

編集／南都伸介

- 定価（本体 7,000円＋税）
- B5判
- 269頁
- ISBN978-4-7581-0640-5

豊富な画像・イラストで，PCIがみてわかる．充実のトラブルシューティングで，初学者がつまずきやすい様々な困難例にも対応できる！

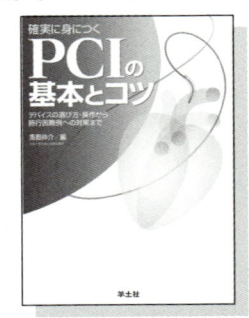

発行　羊土社 YODOSHA　〒101-0052　東京都千代田区神田小川町2-5-1　TEL 03(5282)1211　FAX 03(5282)1212
E-mail：eigyo@yodosha.co.jp
URL：http://www.yodosha.co.jp/

ご注文は最寄りの書店，または小社営業部まで

生活習慣病を診療するための流れがわかるハンドブックシリーズ

- 診療の進め方から患者指導まで，一般外来・病棟で役立つエビデンスやコツを幅広く解説
- 日常診療でよく出会う「悩み」を解決するアドバイスが満載

生活習慣病診療に基づく
CVD予防ハンドブック

監修／小室一成，編集／山岸昌一

- 定価（本体 4,000円＋税）
- B6変型判
- 333頁
- ISBN978-4-7581-0657-3

心血管疾患の予防・進行阻止のために必要な，生活習慣病の診療のコツや有用なエビデンスが満載！

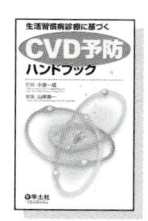

高血圧診療ハンドブック

エビデンスに基づく，食事・運動・薬物療法の進め方

編集／浦 信行

- 定価（本体 3,800円＋税）
- B6変型判
- 263頁
- ISBN978-4-7581-0663-4

血圧値に振り回されない診断力と個々の患者さんに適した治療法の選択眼が身につく！

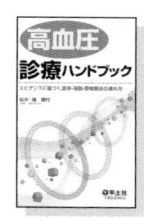

高血圧治療薬ハンドブック

様々な病態に応じた，エビデンスに基づく薬の選び方・使い方

編集／浦 信行

- 定価（本体 3,900円＋税）
- B6変型判
- 294頁
- ISBN978-4-7581-0664-1

降圧薬の解説，併用の注意点から合併症に応じた処方まで，日常診療に必要なポイントが満載！

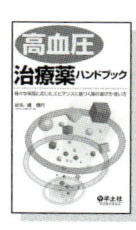

糖尿病診療ハンドブック

監修／河盛隆造，編集／日吉 徹

- 定価（本体 3,900円＋税）
- B6変型判
- 351頁
- ISBN978-4-7581-0638-2

医療面接から薬物療法，合併症治療まで幅広く解説したハンディな診療マニュアル

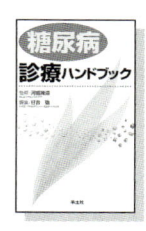

糖尿病治療薬ハンドブック

監修／河盛隆造，編集／日吉 徹

- 定価（本体 4,200円＋税）
- B6変型判
- 318頁
- ISBN978-4-7581-0646-7

糖尿病の薬物治療で「悩む」部分を経験豊かな医師がわかりやすくアドバイス！

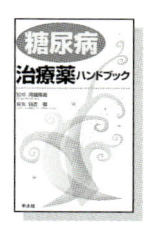

発行　羊土社 YODOSHA
〒101-0052　東京都千代田区神田小川町2-5-1　TEL 03(5282)1211　FAX 03(5282)1212
E-mail: eigyo@yodosha.co.jp
URL: http://www.yodosha.co.jp/

ご注文は最寄りの書店，または小社営業部まで

薬の選択と処方のポイントがわかる

循環器治療薬の選び方・使い方

症例でわかる薬物療法のポイントと根拠

編集／池田隆徳

- 定価（本体 4,500円＋税）
- B6変型　■ 383頁　■ ISBN 978-4-7581-0736-5

種類の多い循環器治療薬をどう使い分け，どれくらい処方するのか，症例から具体的に解説．処方の注意点や服薬指導のポイントも一目でわかる！臨床ですぐに活かせる一冊！

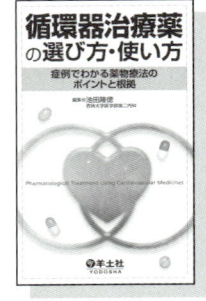

心疾患・腎疾患を統合的に治療する！

心腎相関の病態理解と診療

編集／磯部光章，佐々木 成

- 定価（本体 5,800円＋税）
- B5判　■ 292頁　■ ISBN978-4-7581-0642-9

心血管病や透析患者の診療に欠かせない，注目の概念「心腎相関（心腎連関）」がよくわかる！
高血圧をはじめ，生活習慣病の診療にも役立ちます．

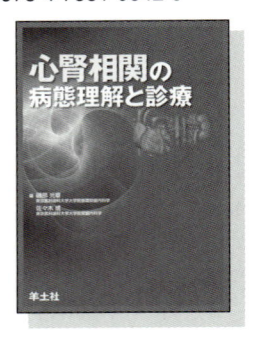

困ったときに役立つシリーズ！循環器内科後期研修医におすすめ！

不整脈診療 Skill Upマニュアル

編集／池田隆徳

- 定価（本体 6,000円＋税）
- B5判　■ 263頁　■ ISBN978-4-7581-0734-1

典型的な心電図だけでなく，鑑別が難しい例も掲載して丁寧に解説！具体的な薬剤処方例も紹介しており，日常診療ですぐに役立ちます！

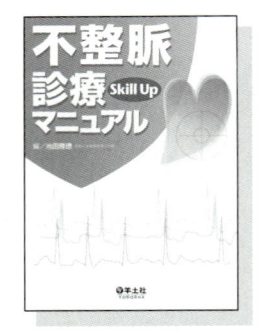

心不全診療 Skill Upマニュアル

編集／北風政史

- 定価（本体 6,000円＋税）
- B5判　■ 277頁　■ ISBN978-4-7581-0735-8

豊富な症例画像で，診断に迷いやすい例・間違えやすい例もよくわかる！
診療で役立つ具体的な薬剤処方例やフローチャート，エビデンスが満載．

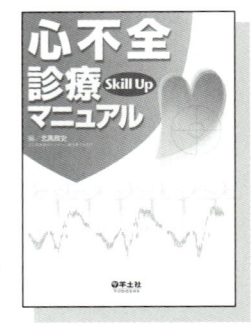

発行　羊土社 YODOSHA　〒101-0052　東京都千代田区神田小川町2-5-1　TEL 03(5282)1211　FAX 03(5282)1212
E-mail: eigyo@yodosha.co.jp
URL: http://www.yodosha.co.jp/

ご注文は最寄りの書店，または小社営業部まで